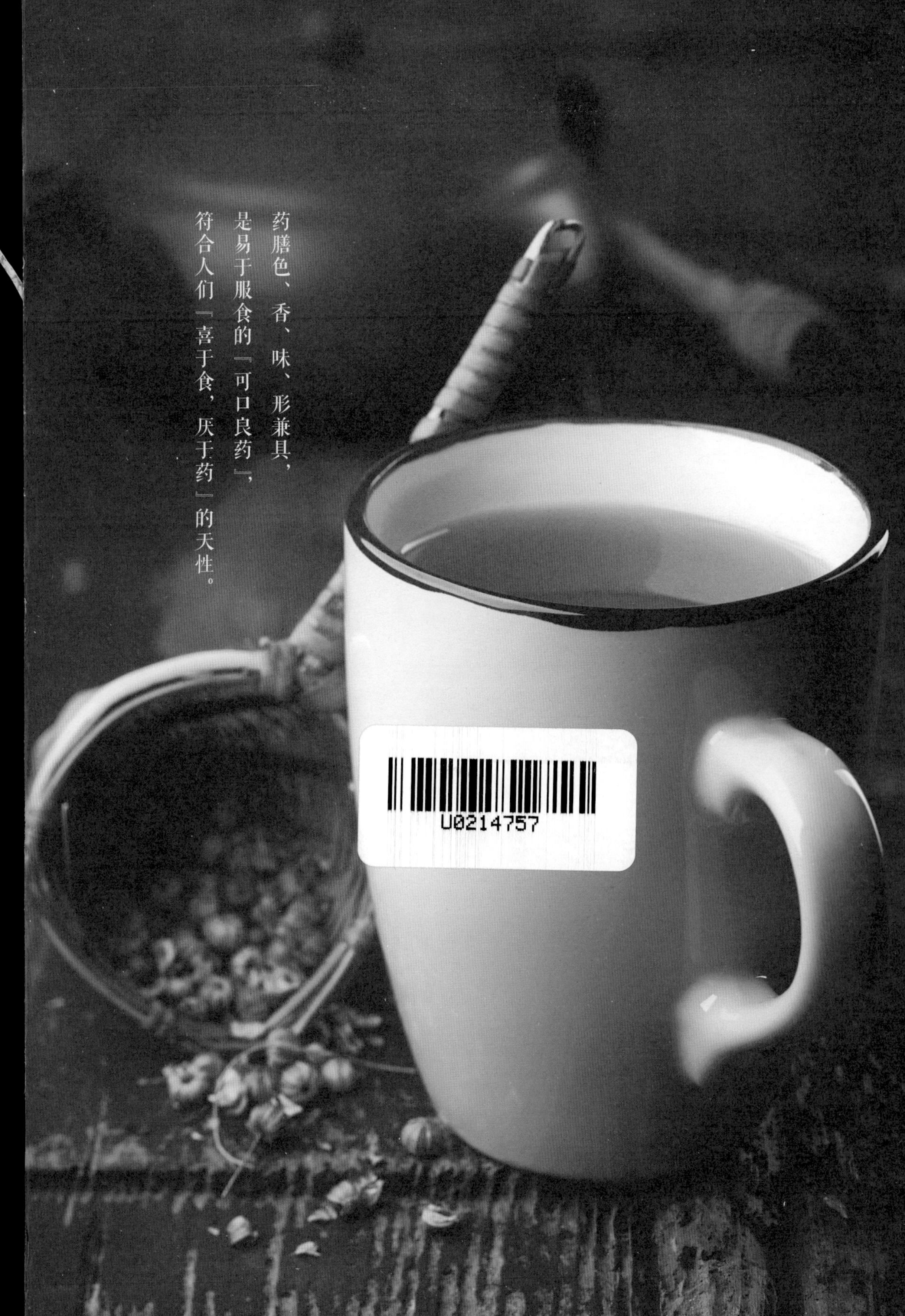
药膳色、香、味、形兼具，
是易于服食的『可口良药』，
符合人们『喜于食，厌于药』的天性。

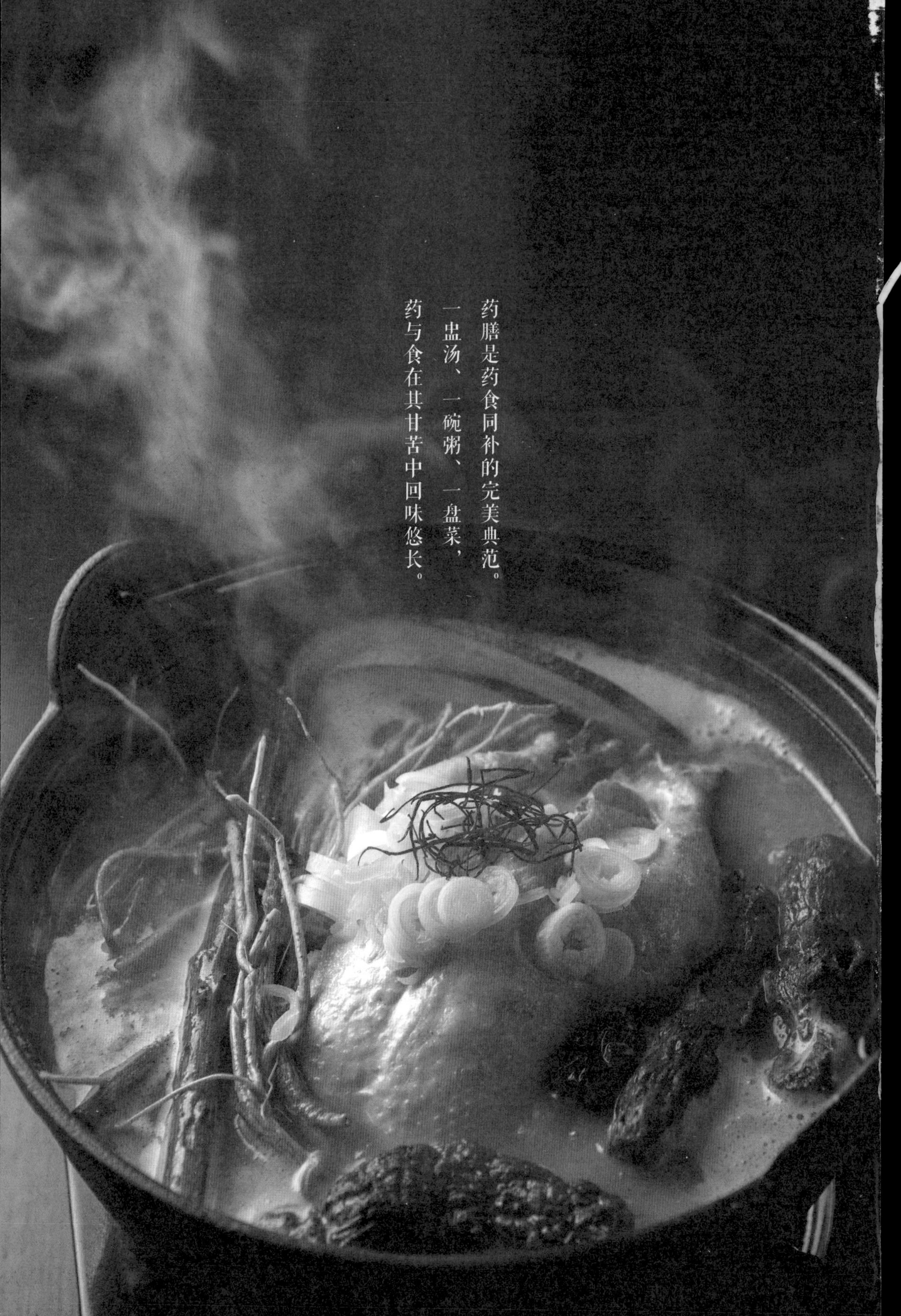
药膳是药食同补的完美典范。
一盅汤、一碗粥、一盘菜，
药与食在其甘苦中回味悠长。

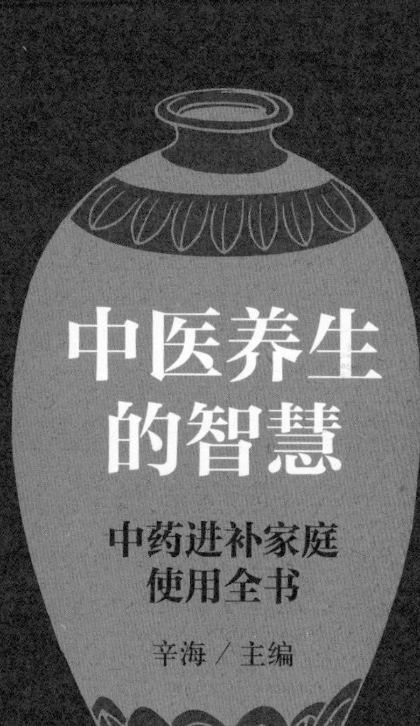

中医养生的智慧

中药进补家庭使用全书

辛海／主编

图书在版编目(CIP)数据

中医养生的智慧：中药进补家庭使用全书 / 辛海主编 . —福州：福建科学技术出版社，2017.6
ISBN 978-7-5335-5188-9

Ⅰ . ①中… Ⅱ . ①辛… Ⅲ . ①中草药 - 食物养生 Ⅳ . ① R247.1

中国版本图书馆 CIP 数据核字（2016）第 267549 号

书　　名　中医养生的智慧——中药进补家庭使用全书
主　　编　辛海
出版发行　海峡出版发行集团
　　　　　　福建科学技术出版社
社　　址　福州市东水路76号（邮编350001）
网　　址　www.fjstp.com
经　　销　福建新华发行（集团）有限责任公司
印　　刷　深圳市雅佳图印刷有限公司
开　　本　710毫米×1020毫米　1/16
印　　张　18
图　　文　288码
版　　次　2017年6月第1版
印　　次　2017年6月第1次印刷
书　　号　ISBN 978-7-5335-5188-9
定　　价　39.80元

前言

药膳在我国已有三千多年的历史，色、香、味、形兼具，是易于服食的“可口良药”，深受老百姓欢迎。

但药膳的运用和制作却并不简单。

◆ 中药材种类繁多，每一种药材的运用都有它的讲究；

◆ 药材和食材之间的搭配，要遵守药材、食物的性味和配伍原则；

◆ 药膳中用到的药材，要根据病症来选择，不可随意运用；

◆ 季节、地域、体质等也会影响到药材的选择与运用。

……

药膳若运用不当，不仅无法达到预期疗效，甚至还会产生副作用。所以，在烹饪药膳之前，需要掌握一定的药膳基础知识。

不少人对药膳还存在一定的误解，认为药膳食疗是以治疗疾病为主的膳食，是病人才用的，没病不必吃；或者认为只有用名贵中药制成的药膳才有效；或者认为药膳可治百病等。诸如此类，一知半解，似是而非，对老百姓正确使用药膳产生了一定的误导。

本书的出版正是为了厘清这些问题。书中深入浅出地解析了药膳的理论依据和搭配、制作原则，并按照体质、季节变化及常见病症推荐了一系列药膳配方，既能满足不同人群的口味需求，又能防病去病、益寿养生。

需要注意的是，药膳养生防病的效果虽然很好，副作用也相应较小，但药膳仍不能代替药物疗法。总之，药膳虽好，却不能滥用。

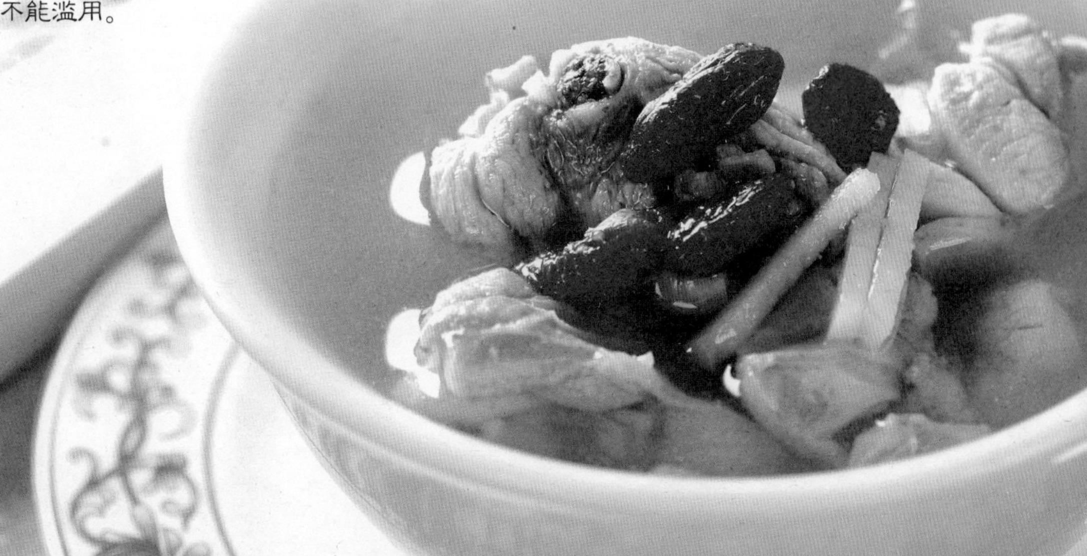

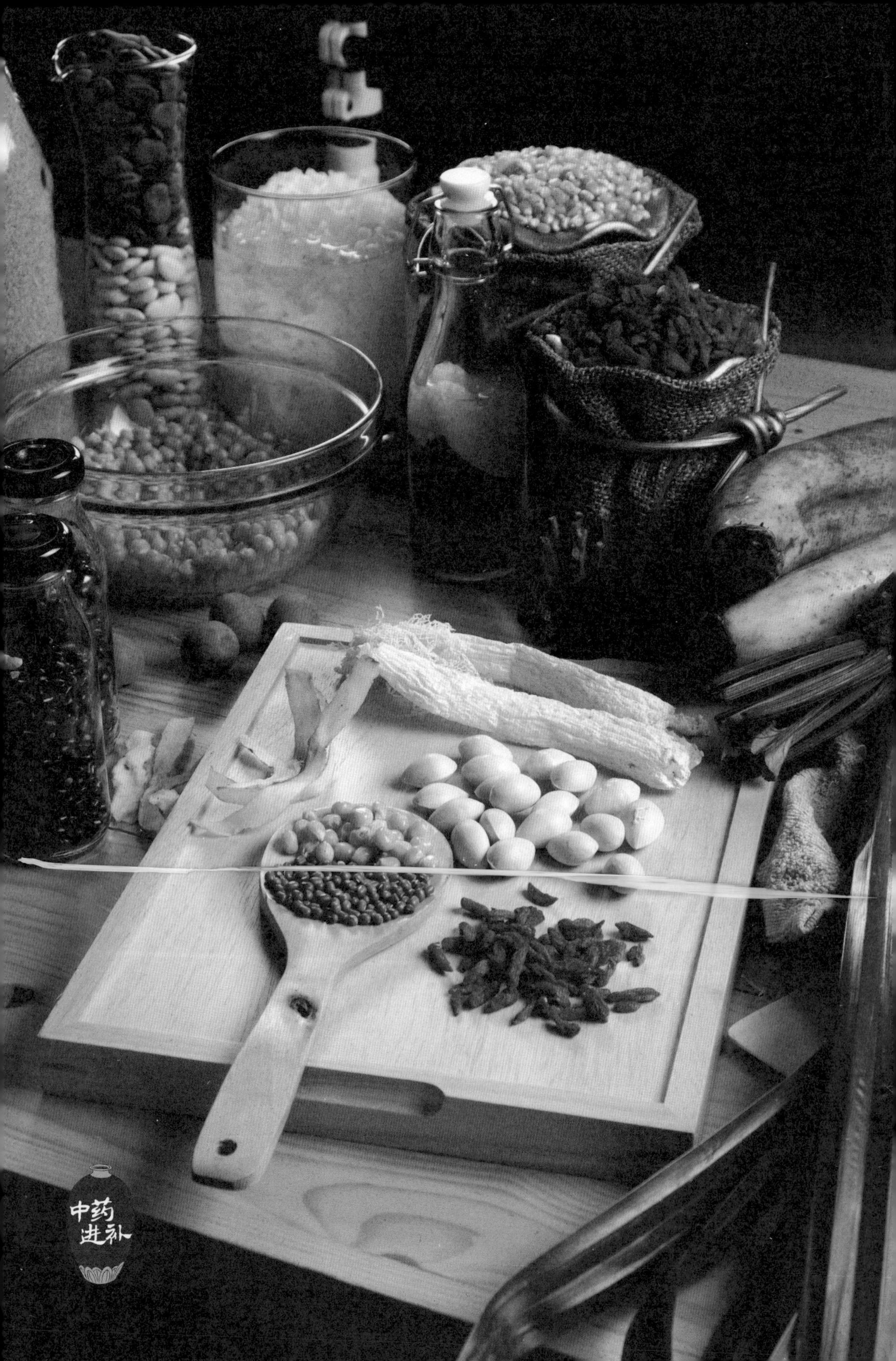
中药
进补

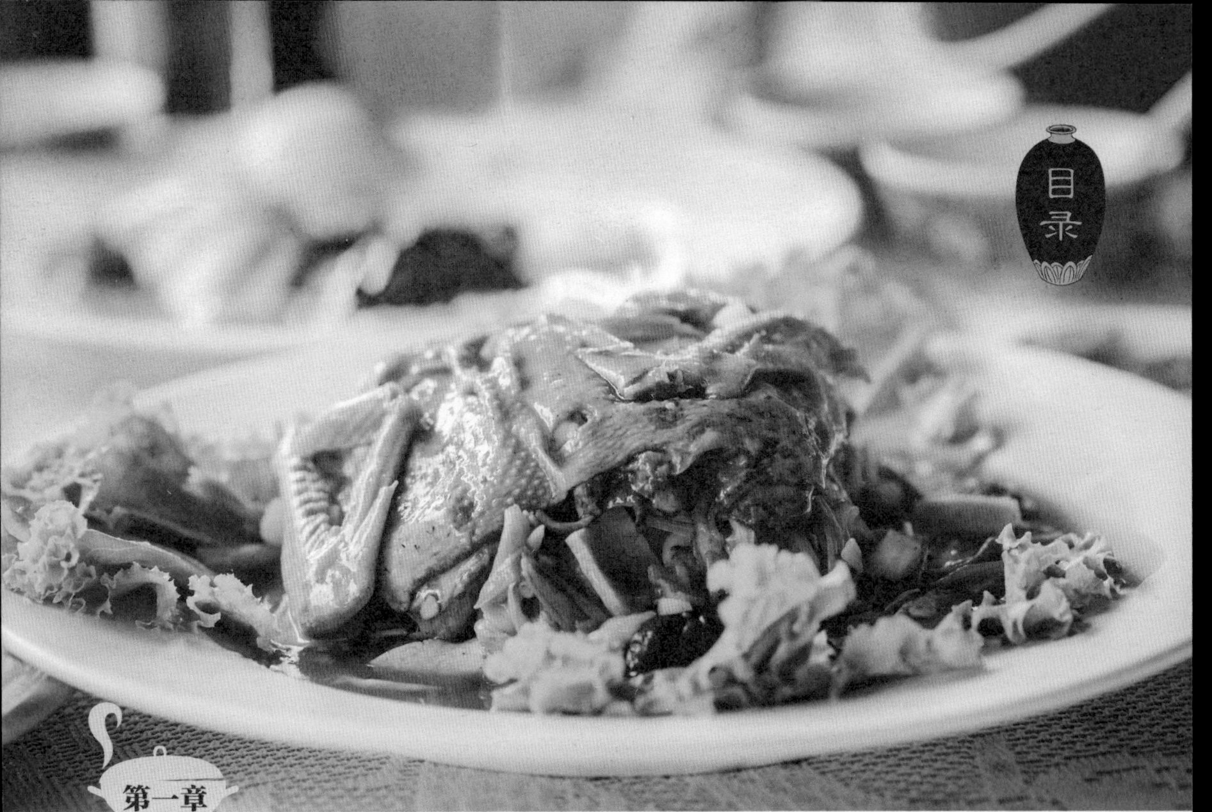

第一章

药膳——药食同调的完美典范 / 15

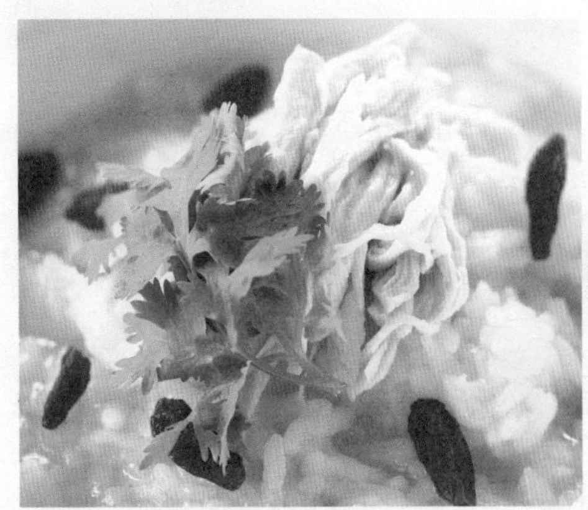

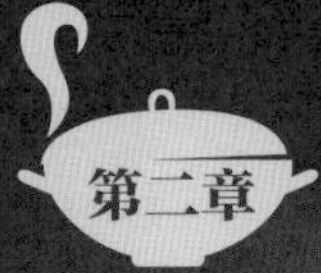

药膳材料——既是药物又是食物的药膳原材料 / 37

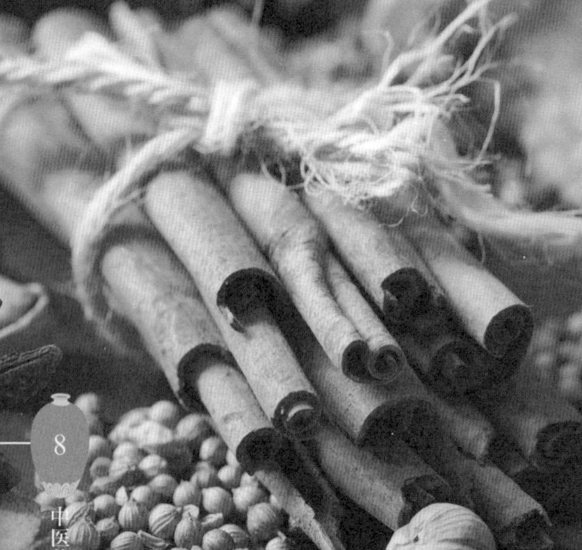

根茎类药膳材料 / 48

花类药膳材料 / 63

果、子实类药膳材料 / 67

其他类药膳材料 / 97

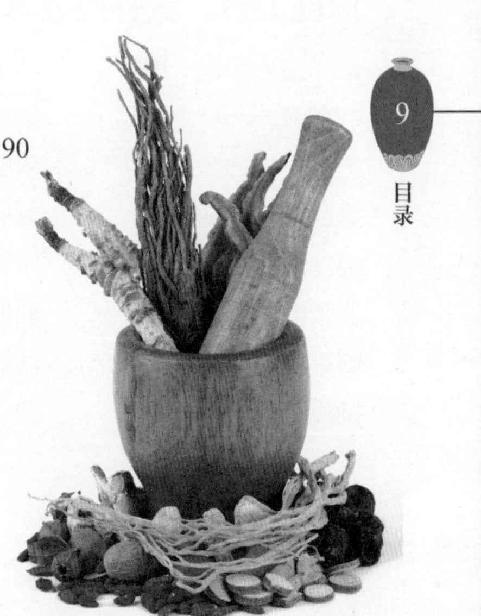

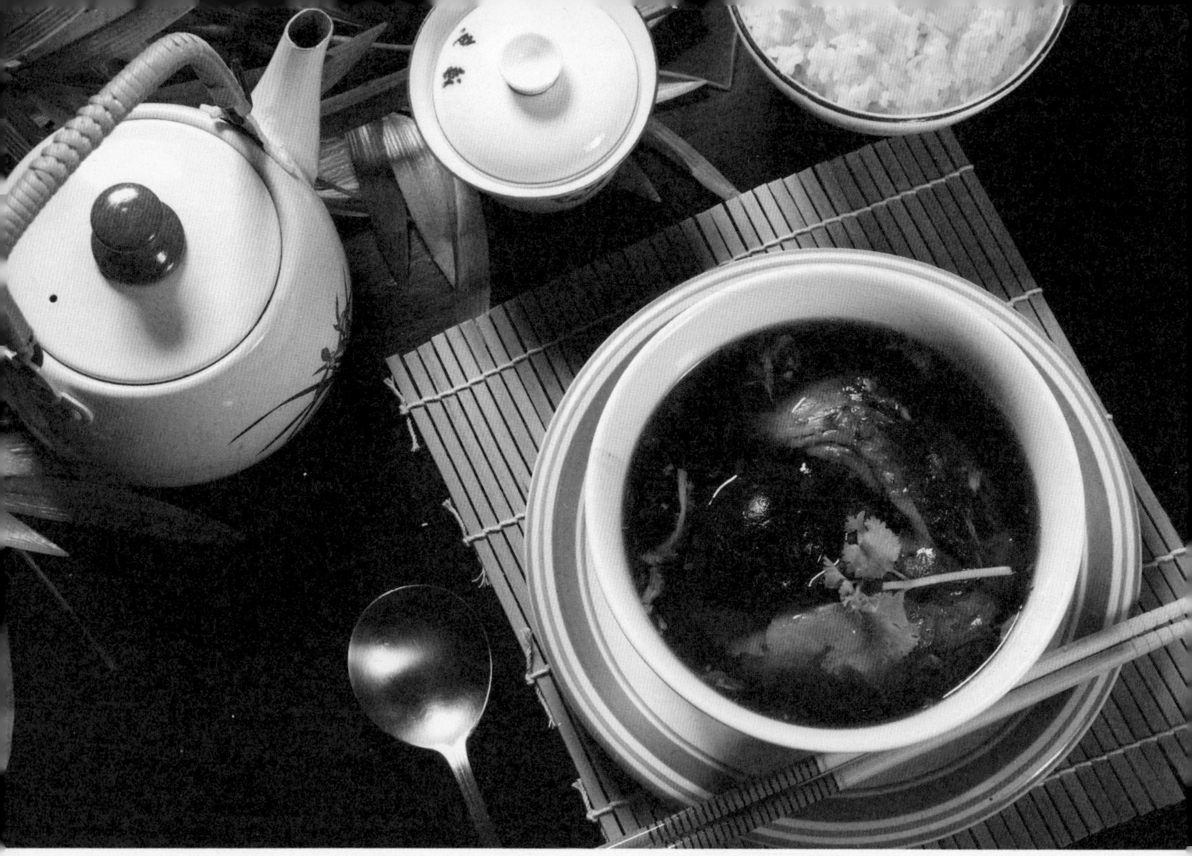

第三章

药膳调养——祛病保健美容颜，吃出健康好身体 / 103

保健美容，滋补药膳帮您拥有完美的人生 / 104

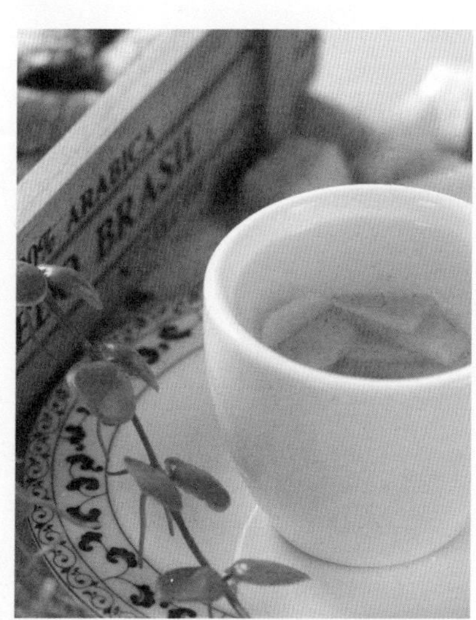

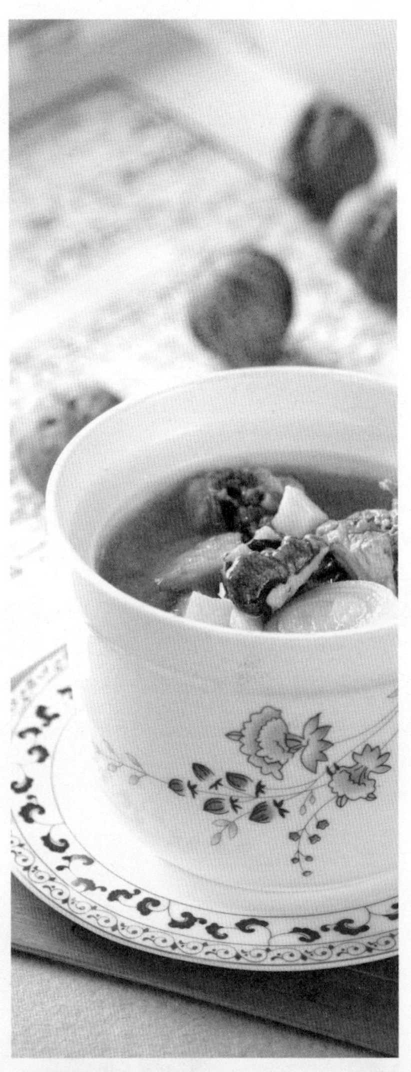

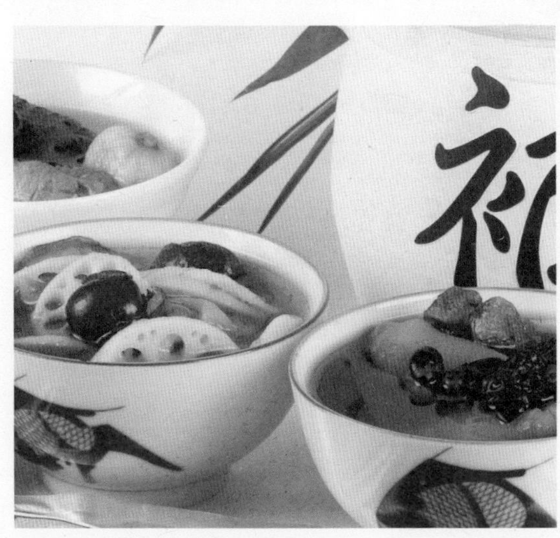

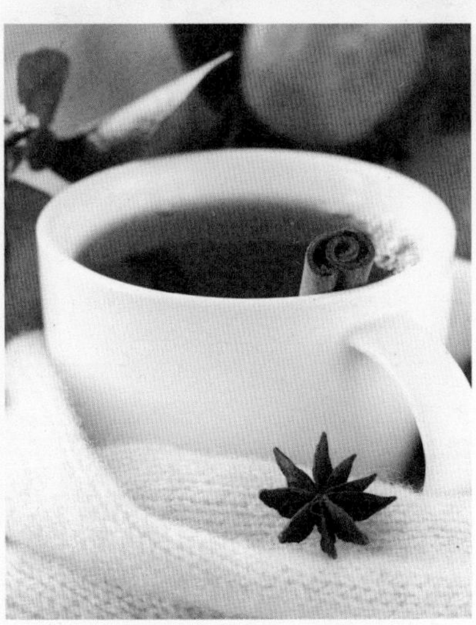

祛病强身，让药膳成为您最贴心的家庭医生 / 205

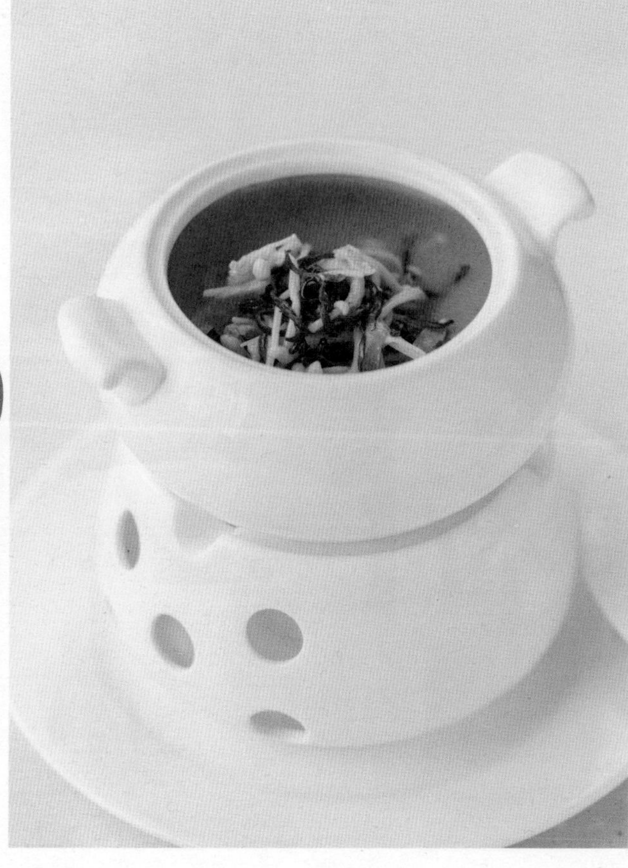

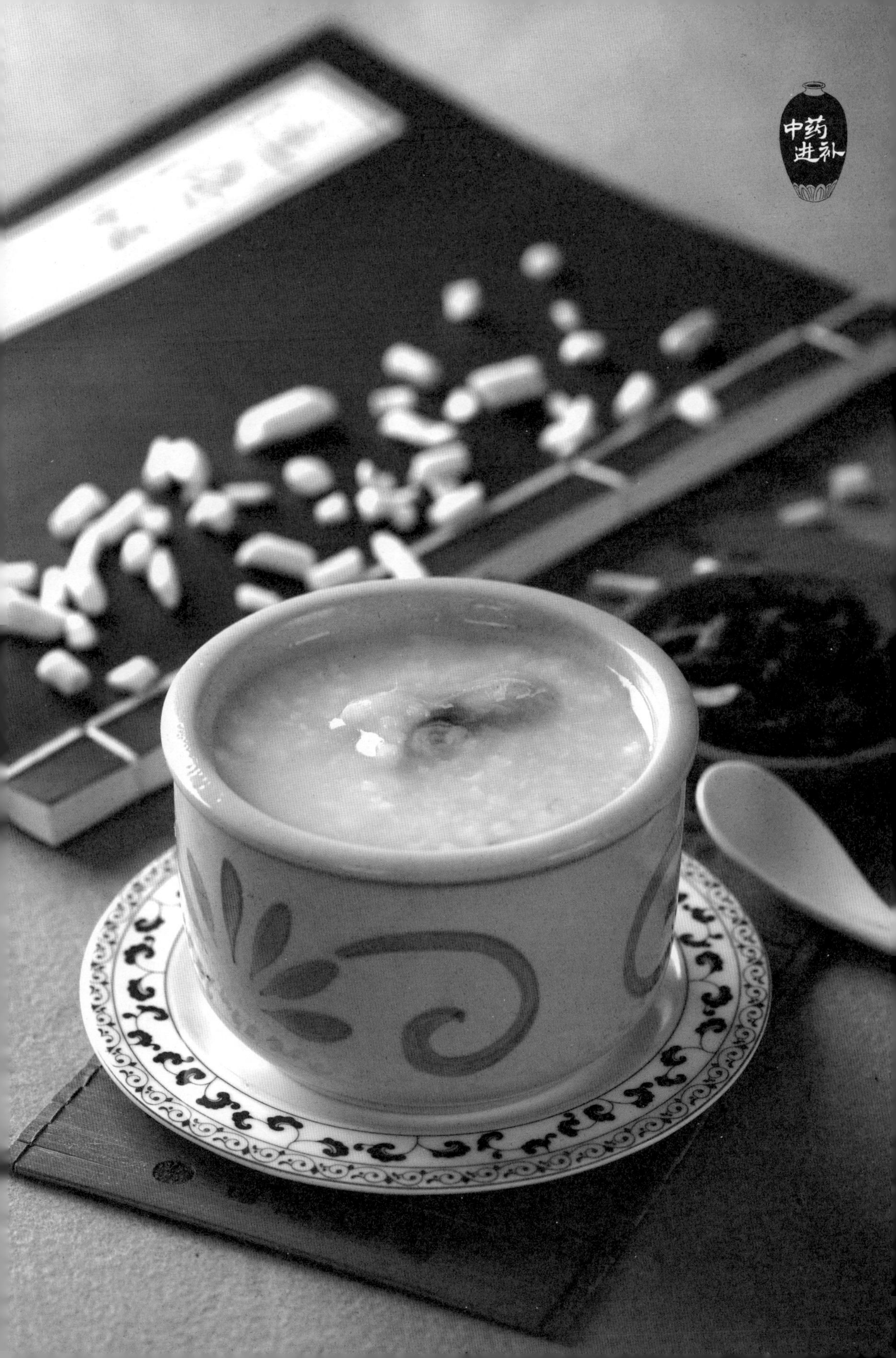
中药
进补

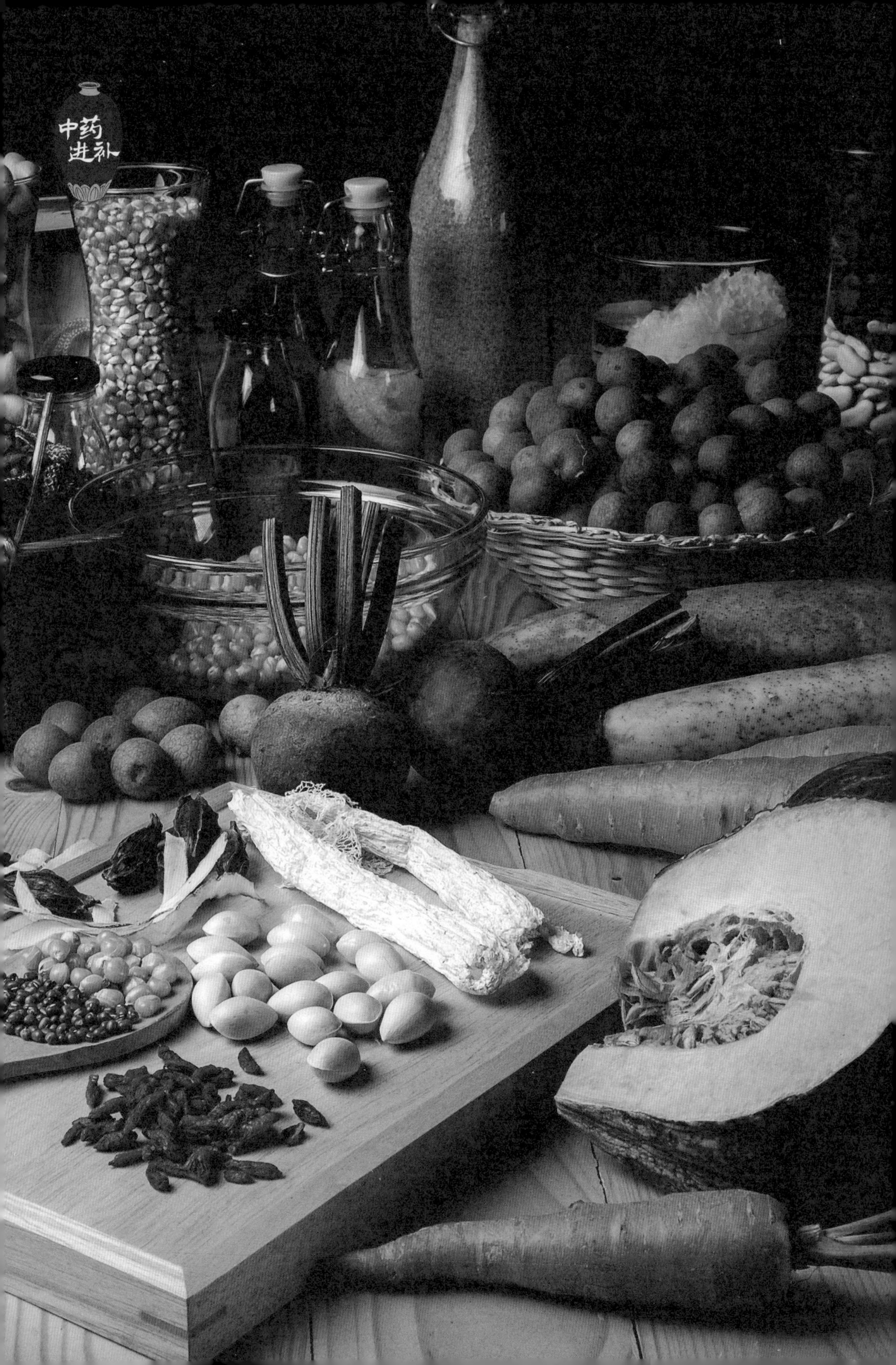
中药
进补

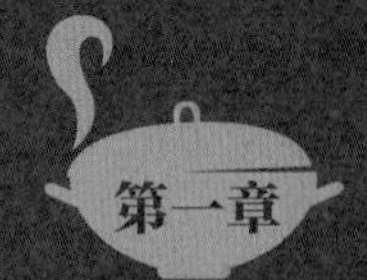

药膳

——药食同调的完美典范

药膳，顾名思义，就是以中药入膳，取中药药性，用食物味道，食借药力、药助食威，将中药的治疗功能与食物的自然美味完美结合，让人们在餐桌上吃出健康。即使只是一盅汤、一碗粥、一盘菜，也能让人将健康与美食兼得。可以说，药膳是药食同调的完美典范。

药食互搭，寓医于食话药膳

◎ 药膳是药与食的完美结合

所谓药膳，就是由中药与食物合理搭配，经过烹制完美结合而成的膳食，既可以补充营养，又可以养生祛病。药膳不同于一般的中药方剂，又有别于普通的饮食，是中医在长期的医疗实践中形成的方法。

◆ 药食本同源

在遥远的古代，人类为了生存，在与自然界和疾病的斗争过程中，逐步认识了各种各样的动植物。那时人们尚不知这些动植物还有药食之分，只知道有些有毒，有些无毒。随着经验的积累，人们逐渐将这些动植物分成了药材和食物两种，食物可果腹充饥，药材能祛病疗疾。此后，随着中医的不断发展，中药与食物不断碰撞，在中式烹调方式的基础上完美融合，由此诞生了既有食味又有药效的药膳。

“药膳”一词最早见于《后汉书卷·列女传》:“及前妻长子兴遇疾困笃，母恻隐自然，亲调药膳，恩情笃密”。早在西周时期，我国就出现了专职从事调理饮食的“食医”，根据成熟的药膳原则，专为黄帝调制饮食，类似于现代的营养医生。经过3000多年的沉积，独特的中医药膳调养已经有了十分系统、全面的理论体系，并因其“药食两用”的特点，深受老百姓的喜爱。

◆ 药膳是药与食的完美结合

酸甜苦辣的味道中，人们最不愿意品尝的就是苦。苦涩的东西让人难以下咽，但是有时候为了健康，还是要咬紧牙关品尝这份苦，正所谓“良药苦口利于病”。由于人皆“厌于药，喜于食”，而药膳则介乎药和食物之间，既不失食物的美好口感，又具有普通食物不可比拟的养生祛病功效，避免了“良药苦口”的烦恼。

中药做成药膳后，经过饮食方式进入人体，其有效成分便和食物一样，需要经过小肠的吸收才能进入血液和淋巴液，通过血液循环的运送，到达相应的组织和器官中发挥作用。而有些食物中含有的成分，可以促进药物吸收、增强其疗效、减少或避免不良反应。

◎ 药膳安全有保证

是药三分毒，过分依靠药物会伤及人体元气。

《黄帝内经》指出："大毒治病，十去其六；常毒治病，十去其七；小毒治病，十去其八；无毒治病，十去其九，谷肉果菜，食养尽之，无使过之，伤其正也。"意思是说，用药性猛烈的中药治病，到病去六分的时候就要停止使用；用药性平和的中药治病，到病去七分的时候就要停止用药；用药性轻微的中药治病，到病去八分的时候就要停止用药；而用无毒性的药物治病，才能用到病去其九，然后再用日常食物"谷肉果菜"等来加以调养，祛除病根，恢复人体正气。

◆ 以中医辨证理论为依据

中医药膳是以调节人体阴阳平衡为目的，每一道药膳都有它的主要功效和适用对象，其搭配方案都是有其理论依据的。跟中药配方一样，药膳搭配也讲究性味、君臣佐使、七情配伍。居家制作药膳也需要掌握一定的中医学常识，才能真正发挥出药膳的功效。

◆ 食为主，药为辅，安全

药膳，虽然是"药"字在前，但仍应该以"食"为主，说到底，这仍然是一道独特的菜，而不是药。因此，在家中做药膳，请一定要记住六个字："食为主、药为辅"。做药膳时要控制好药材的量，药材过量不一定功效更强，有时功效还会大打折扣，甚至适得其反，菜肴的口感也会大打折扣。

◆ 选择药性平和、药食两用的中药

药膳主要是为了调高机体的抗病能力，配合药物做辅助治疗用，不求迅速见效，所以选择的材料多是性味平和、安全无副作用的中药，不会损伤机体的元气。更有不少药材本身就是一种日常食物。例如大枣，它是一种果品，同时也是一种中药。中医认为大枣有补中益气、养血安神、宁心安神、益智健脑等功效。大枣的性味平和，可以和多种食材、药材搭配，做成药膳食用，效果更佳。如大枣和黄芪、鳝鱼做成的黄芪鳝鱼汤，具有补气养血、健美容颜的功效；加芹菜制成大枣芹菜汤，则具有平肝降脂、安神补脾、清热去火的功效。

为了减少中药材可能产生的毒副作用，本书药膳所选用的中药主要以2002年中华人民共和国卫生部颁布的《关于进一步规范保健食品材料管理的通知》中明确的87种既是食品又是药品的药材和114种可用于保健食品的材料为依据，保证了本书中所列药膳的安全性。

2002年中华人民共和国卫生部《关于进一步规范保健食品材料管理的通知》对中药材的划分（药材按拼音顺序排列）

既是食品又是药品的物品名单

八角茴香	白扁豆	白扁豆花	白果	百合	白芷	薄荷	赤小豆
代代花	淡豆豉	淡竹叶	刀豆	丁香	阿胶	榧子	蜂蜜
佛手	茯苓	覆盆子	蝮蛇	甘草	高良姜	葛根	枸杞子
荷叶	胡椒	黑芝麻	花椒	槐花	槐米	黄芥子	黄精
火麻仁	藿香	鸡内金	姜（生姜、干姜）			桔梗	金银花
菊花	橘红	菊苣	橘皮	决明子		昆布	莱菔子
莲子	龙眼肉（龙眼）		罗汉果	马齿苋		麦芽	木瓜
牡蛎	胖大海	蒲公英	芡实	青果	肉豆蔻	肉桂	桑椹
桑叶	沙棘	砂仁	山药	山楂	酸枣仁	桃仁	乌梅
乌梢蛇	鲜白茅根		鲜芦根	香薷	香橼	小茴香	小蓟
薤白	杏仁（甜、苦）		薏苡仁	益智仁		余甘子	郁李仁
鱼腥草	玉竹	枣（大枣、酸枣、黑枣）			枳椇子	栀子	紫苏
紫苏子							

可用于保健食品的物品名单

巴戟天　白豆蔻　白及　白芍　柏子仁　白术　北沙参　荜茇
鳖甲　补骨脂　苍术　侧柏叶　车前草　车前子　赤芍　川贝母
川牛膝　川芎　刺玫果　刺五加　大蓟　丹参　当归　党参　地骨皮
杜仲　杜仲叶　番泻叶　蜂胶　蛤蚧　骨碎补　龟甲　诃子
厚朴　厚朴花　湖北贝母　胡芦巴　黄芪　怀牛膝　槐实
红花　红景天　蒺藜　积雪草　姜黄　绞股蓝　金荞麦　金樱子
韭菜子　苦丁茶　芦荟　罗布麻　马鹿骨　马鹿茸　马鹿胎　麦冬
玫瑰花　玫瑰茄　墨旱莲　牡丹皮　木香　木贼　女贞子　牛蒡根
牛蒡子　佩兰　平贝母　蒲黄　茜草　青皮　人参　人参果　人参叶
三七　桑白皮　桑枝　沙苑子　山茱萸　生地黄　生何首乌
升麻　石决明　石斛（需提供可使用证明）　首乌藤　熟大黄　熟地黄
酸角　太子参　天麻　天冬　土茯苓　菟丝子　五加皮　五味子
吴茱萸　西洋参　香附　玄参　野菊花　益母草　银杏叶　淫羊藿
远志　越橘　泽兰　泽泻　浙贝母　珍珠　制大黄　制何首乌
枳壳　知母　枳实　竹茹

保健食品禁用物品名单

巴豆　八角莲　八里麻　斑蝥　白降丹　草乌　蟾酥　长春花　川乌
颠茄　甘遂　关木通　广防己　鬼臼　河豚　红豆杉　红粉
红茴香　红升丹　黄花夹竹桃　夹竹桃　京大戟　昆明山海棠
雷公藤　丽江山慈姑　藜芦　铃兰　硫黄　六角莲　骆驼蓬
马钱子　马桑叶　莽草　米壳（罂粟壳）　闹羊花　农吉痢
砒石（白砒、红砒、砒霜）　千金子　牵牛子　青娘虫　山莨菪　生半夏
生白附子　生狼毒　生天南星　石蒜　水银　天仙子　铁棒槌
土青木香香加皮（杠柳皮）　雄黄　雪上一枝蒿　洋地黄　羊角拗
洋金花　羊踯躅　鱼藤　朱砂

◎ 药膳配伍、施用有讲究

搭配药膳之前，必须了解药物与食物配伍的利害关系，明确药膳的药食宜忌。然后根据施膳对象的身体状况、具体病情、生活习惯以及季节变化等因素，灵活应用。这样才能真正收到防病治病、养生保健的预期效果。

配伍法则

药膳由不同的食物和药物组合在一起，各种食物和药物有各自的性能，烹调加热的过程还会产生各种物理、化学变化，因此，药膳的配伍是一门学问。

药膳的配伍自古以来就有一套法则，诸如“辨证论治”“随证配方”“四气”“五味”“君臣佐使”“十八反”“十九畏”以及制作技术等，让食材、药物与人体脏腑可以“五味相调，性味相连”，“寒者热之，热者寒之，虚者补之，实者泻之”。

现代药膳的药食配伍，须以传统的养生保健学、本草学和传统的烹调学为准则，并与现代营养学、现代生命科学、现代医药学和现代烹饪学有机地结合起来。

因证用膳

中医学讲究辨证施治，药膳的应用也应在辨证的基础上进行选料配伍。在选择药膳所用的药材和食物时，运用辨证的方法和论治原则，在正确辨证的基础上，选择组方和膳食搭配，才能取得预期的良好效果。如某人出现头昏自汗、食欲不振、便溏腹泻、舌质淡、舌苔白、精神困倦、四肢无力、懒言气短等，通过中医辨证为脾虚气弱，那么，此时便需要应用健脾益气的药膳，可选用的中药材有党参、白术、山药、大枣、茯苓等。只有选对材料，才能达到药膳的保健效果。

施用药膳宜因时而异

中医认为，人脏腑气血的运行，与自然界的气候变化密切相关。季节不同时，人们可选用的药膳也不同。在使用药膳进行调养时，使用寒凉药物应避开寒冷的冬天，使用温热药物则应避开炎热的夏天。例如，在盛夏时，常选用性质寒凉的食材，如绿豆、荷叶等。

此外，中医药膳还有“四季五补”之说，春天万物生长向上，以肝主疏泄为主，宜补肝；夏季炎热，人体喜凉，五脏属心，需清补；秋季凉爽，五脏属肺，宜平补；冬季寒冷、阳气深藏，寒邪易伤肾阳，则以收敛阳气为主。

食用药膳要因人而异

人的体质、年龄不同，对药膳的接受能力也存在差异，选择药膳时需要注意。如幼儿的体质娇嫩，不宜使用大寒大热的材料；老人一般肝肾不足，故用药不宜温燥；孕妇怕动胎气，因而不宜用活血滑利的药品。

选择药膳需因地制宜

不同地区，气候条件、生活习惯存在差异，人体的生理活动和病理变化也不相同。如潮湿地区，饮食多温燥辛辣；寒冷地区，饮食多热而滋腻。在选择药膳用料时，也是同样的道理。

经典药膳配伍举例：当归生姜羊肉汤

准备当归 45 克，生姜 45 克，羊肉 500 克。将羊肉洗净，除去筋膜，入沸水锅中焯去血水后，捞出冷却，切成约 5 厘米长、2 厘米宽、1 厘米厚的条，放入砂锅。当归、生姜用清水洗净后切片，用纱布包好，放入砂锅。在砂锅中加入适量清水，大火煮沸后撇去浮沫，再用小火炖 2 小时左右至肉烂，加食盐调味即可。

辨证用膳：此汤由东汉名医张仲景所创，是治血虚有寒的名方，对血虚有寒而见腹中冷痛，妇女产后虚寒腹痛，或虚寒性的痛经有很好的疗效。

药食配伍合理：主食材羊肉性质温热，能温中补虚；当归性质偏温，有活血、养血、补血的功效；生姜可以温中散寒、发汗解表，还能消除羊肉的腥臊味。三者配合具有很好的温中补血、祛寒止痛的作用。

因人而异：此汤特别适用于体质虚寒的人，尤其是女性，但肠胃功能弱、湿阻中满、不思饮食及大便溏泄者不宜食用。平时怕热、容易上火、口腔溃疡、手足心热的人，以及虚火过旺、感冒、发热咽喉疼痛、腹泻初愈等人群也不宜食用。

因时而异：此汤最适合冬季食用，是冬季进补佳品。

因地而异：此汤温热大补，尤其适合北方天寒地冻之时，南方大部分亚热带地区一年气温皆高，不宜多食用。

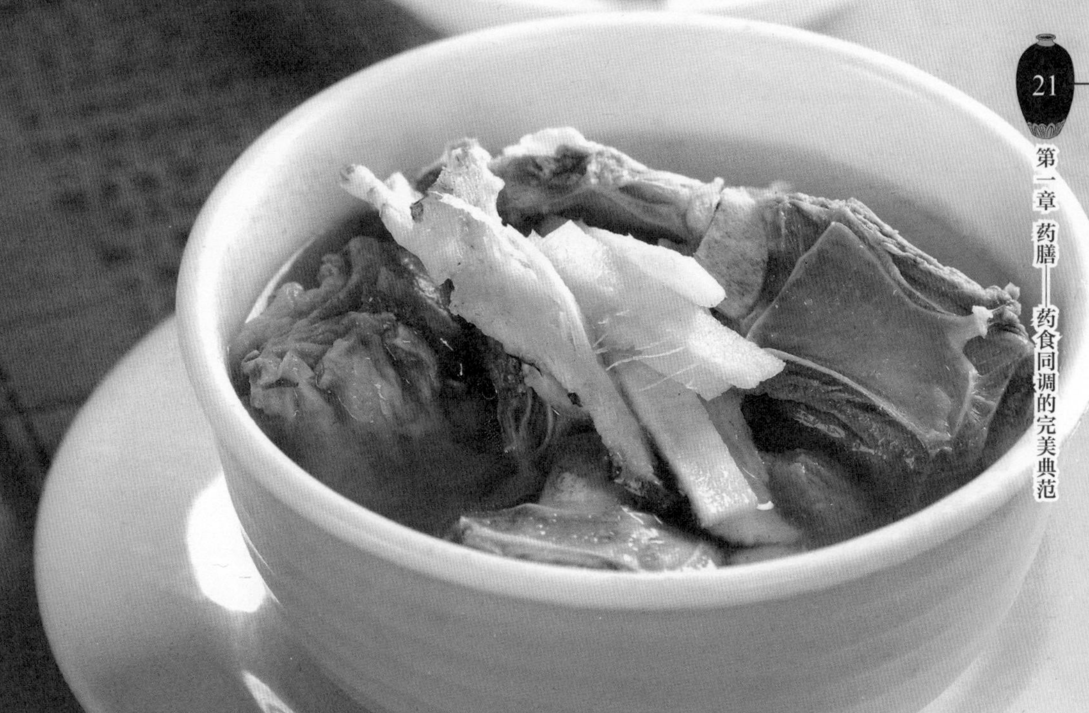

◎ 药膳的分类

◆ 根据药膳的功效分类

根据药膳的功效，可以将药膳分为强身健体、治疗疾病和延年益寿三大类。

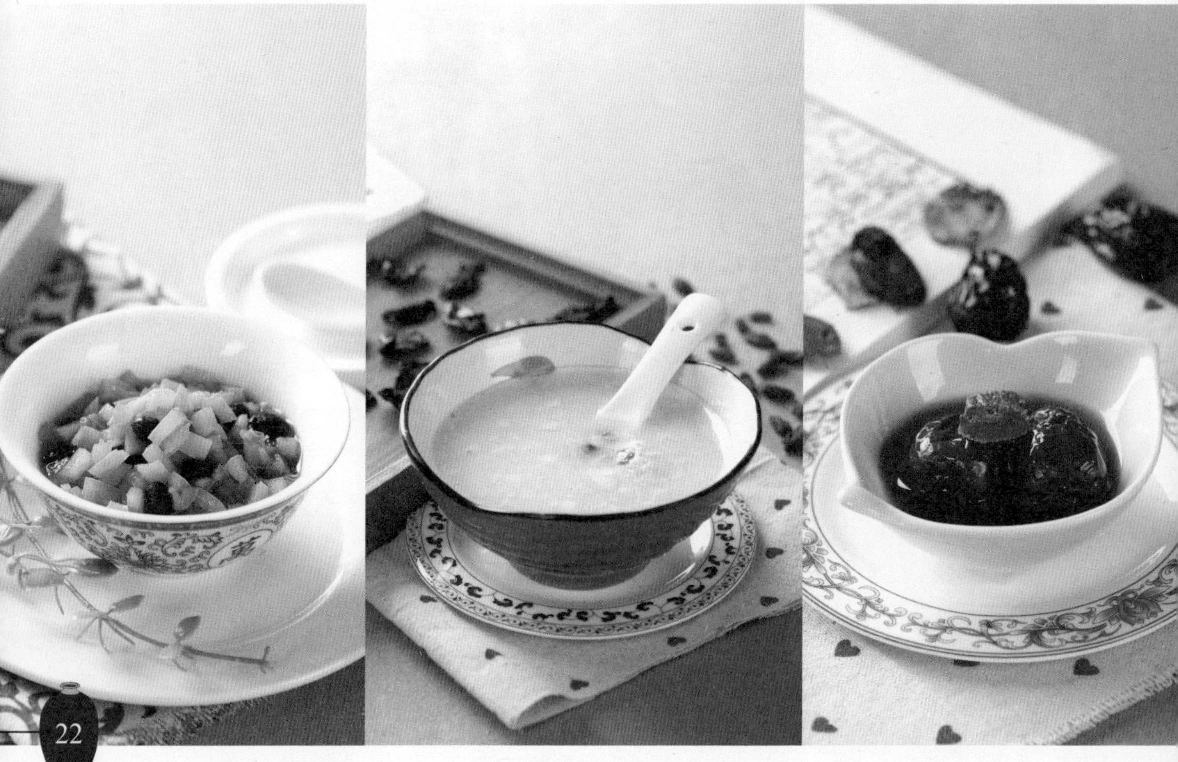

1. 强身健体类药膳：供无病但体质偏弱的人食用，具有保健强身、增强体质的功效。这类药膳主要是通过调理脏腑的功能，平衡人体阴阳，从而达到增强体质、促进健康的目的。

2. 治疗疾病类药膳：适用于各种罹患疾病的患者，利用药膳的特点来进行治疗，尤对慢性病如糖尿病、冠心病、神经衰弱、高血压、慢性支气管炎等疾病效果显著。此类人群长期遭受病痛折磨，身体虚弱，相对于服药、打针，饮食调养可极大减轻身体负担，并改善不适症状。

3. 延年益寿类药膳：老年人气血虚衰、五脏虚损、免疫功能降低，是导致衰老的主要原因。延年益寿药膳选用滋补强壮、扶正固本的中药，具有调整阴阳、补养气血、健脾益气、滋肾填精等功效，能增强机体免疫能力，预防疾病，最终实现抵抗衰老、延年益寿的目的。

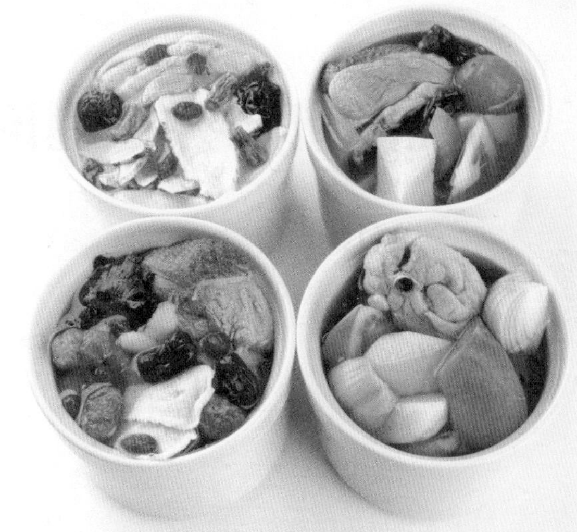

◆ 按药膳成品的形状分类

根据各种药膳的烹饪材料和不同的烹饪方法，可以将药膳分成 10 大类，包括菜肴药膳、米面食品药膳、饮料药膳、罐头药膳、汤羹药膳、糕点药膳、糖果药膳、蜜饯药膳、粥类药膳、精汁药膳。日常生活中，比较常见的药膳主要是菜肴、米面食品、汤羹、糕点及饮料类。

分类	做法	举例
菜肴药膳	以蔬菜、肉、蛋、鱼、虾等为材料，配一定比例的药物制成的菜肴	芝麻兔、凉拌鱼腥草、虫草蒸金龟，大枣蒸肘子、八宝鸡汤等
米面食品药膳	以米和面粉为基本材料，加一定补益药物或性味平和的药物制成的馒头、汤圆、包子等	豆蔻馒头、茯苓饼、人参菠饺、人参汤圆等
粥类药膳	以米、麦等材料，加一定的补益药物煮成的半流质饮食。这类药膳可以用具有药用价值的粮食制成，也可以由药物和粮食合制而成	麦冬粥、茯苓莲子粥、薏米莲子粥
汤羹药膳	以肉、蛋、奶、海味品等材料为主，加入药物经煎煮而成的较稠厚的汤液	归参鳝鱼羹、天麻猪脑羹等
糕点药膳	按糕点的制作方法制成的，花样繁多，一般由专业厂家制作	八珍糕、茯苓橘米糕、淮药金糕等
饮料药膳	将药物和食物浸泡和压榨，煎煮或蒸馏制成的一种专供饮用的液体	桑菊薄竹饮、鲜藕姜汁饮、山楂核桃茶、人参枸杞子酒、枸杞子酒等
罐头药膳	将药膳材料，按制造罐头的工艺进行加工生产	虫草鸭子、雪花鸡等罐头制品
糖果药膳	将药物加入糖料熬炼成混合固体食品	人参糖、山楂软糖等
蜜饯药膳	以植物的干、鲜果实或果皮为材料，经药液煎煮后，再附适量的蜂蜜或白糖而制成	蜜饯山楂、糖橘饼等
精汁药膳	将药物材料用一定的方法提取、分离后制成的有效成分含量较高的液体	药酒等

药膳有根，中医理论在其中

◎ 药食性能需辨清

药膳之所以能保健治病，与药食自身的性能密切相关。中医认为药食同源，二者均有四气、五味、升降浮沉等特点。了解药食的性能，是合理搭配药膳的重要前提。

◆ 四性

四性（也称为四气），是根据药物作用于人体后能缓解和消除某些病症而总结出来的药物性能，即寒、热、温、凉。寒凉与温热相对应，温次于热，而凉次于寒，它们有共性，但又有差异。此外，还有一种平性，性质平和，既不偏热也不偏寒，但实际上仍偏向微温或微凉，所以并不将其独立成一类，仍总称四气。

药食的四气正好与疾病的寒热性质相对应，人们常用属于寒性或凉性的药来治疗热证，用热性或温性的药来治疗寒证。如黄芩、黄连性寒凉，能治疗口苦、发热等温热性的疾病；附子、干姜性温热，能治疗畏寒、泄泻等寒性疾病。

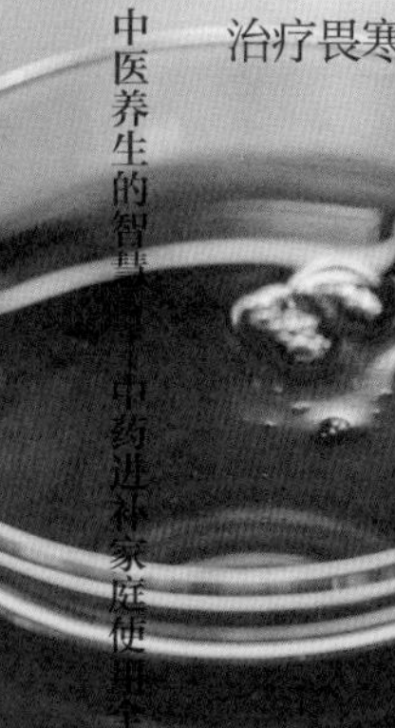

◆ 五味

中医将药材和食物分为五味，即酸、苦、甘、辛、咸。这个“味”不是指入口尝的味道，而是古人在长期的使用过程中总结出来的。

“味”和疗效有密切关系，酸味的药食能收敛、固涩，如乌梅能涩肠止泻；苦味的药食能泄热、燥湿，如大黄能泄热通便；甘味的药食能缓中、补虚、解毒，如黄芪能够益气补虚；辛味的药食能发散、理气、行瘀，如紫苏能发散解表；咸味的药食能软坚散结，如昆布能散痰气凝结。

也有一部分“味”是反映了药物的真实滋味的，如甘草的甘味、黄连的苦味、酸枣仁的酸味、鱼腥草的辛味、芒硝的咸味。

◆ 升降沉浮

升降浮沉是指药物和食物的定向作用，即药食在人体内的四种不同趋向：升浮的药食有升阳、发表、散寒、宣通等作用，沉降的药食有降逆、潜阳、泻下、渗利等作用。一般情况下，性温热、味辛甘的药食，多主升浮，如麻黄、荆芥；性寒凉、味苦咸的药食，多主沉降，如大黄、芒硝等。

◎ 性能相合方显药膳疗效

中药配伍讲究药性相合，药膳搭配同样也要注重药性相合，以能相互促进药效为佳。药膳配伍的常用方法，是相须为用，是将性能、功效类似的药材和食物进行配伍，以增强疗效。

四性相合、五味相佐、升降浮沉搭配作用，有助于提升药效，加强药膳的功效。如辛甘配伍可发散、益气升阳；甘苦同用，泻火护中、补气退热；酸甘合用，滋阴敛阳、缓急止痛；辛开苦降，合用可开降气机、消除痞满；辛甘配伍，通阳除湿、行水化气等。

反之，若药性配伍出现偏差，使药性相冲，不仅会导致做出来的药膳没有预期功效，还可能会对人体产生负面影响，危害健康。如食用人参进补时，不能再食用生萝卜等耗气之物，否则会降低人参的补气功效。

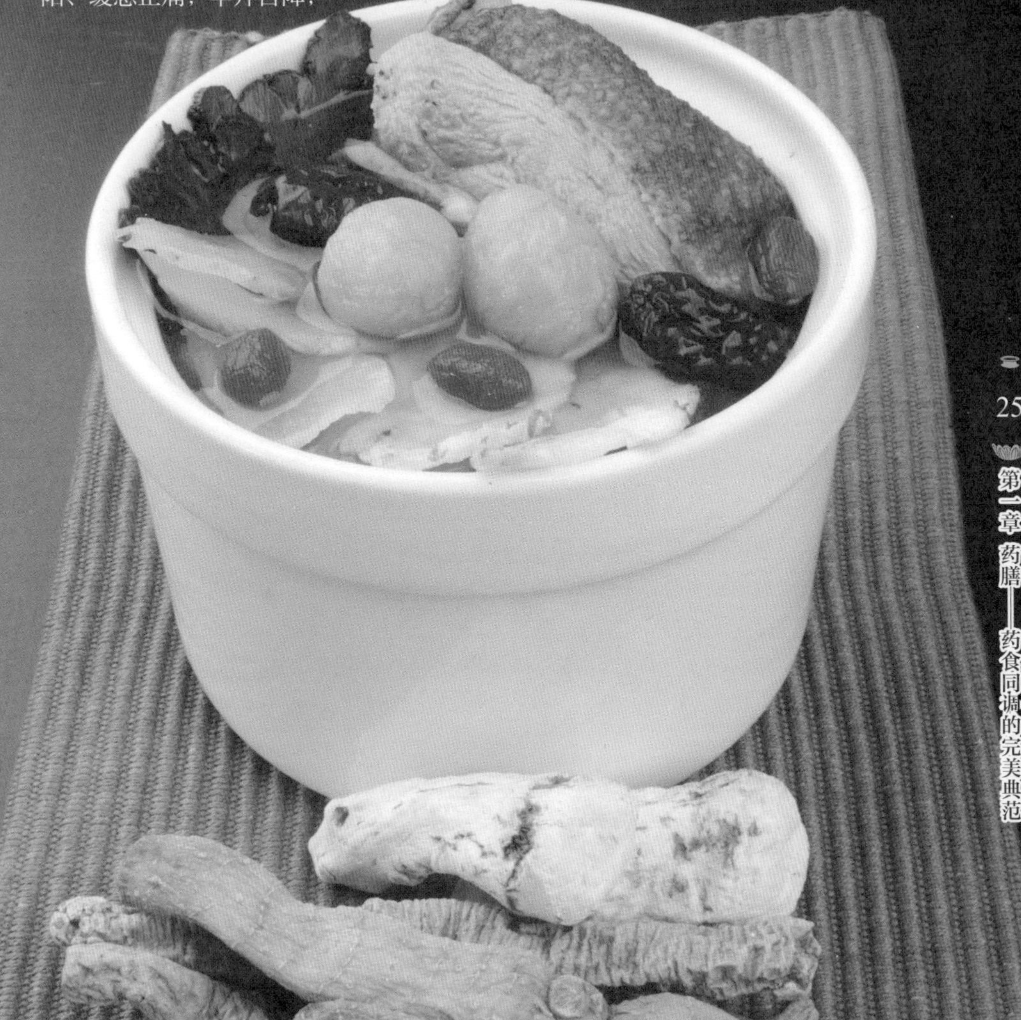

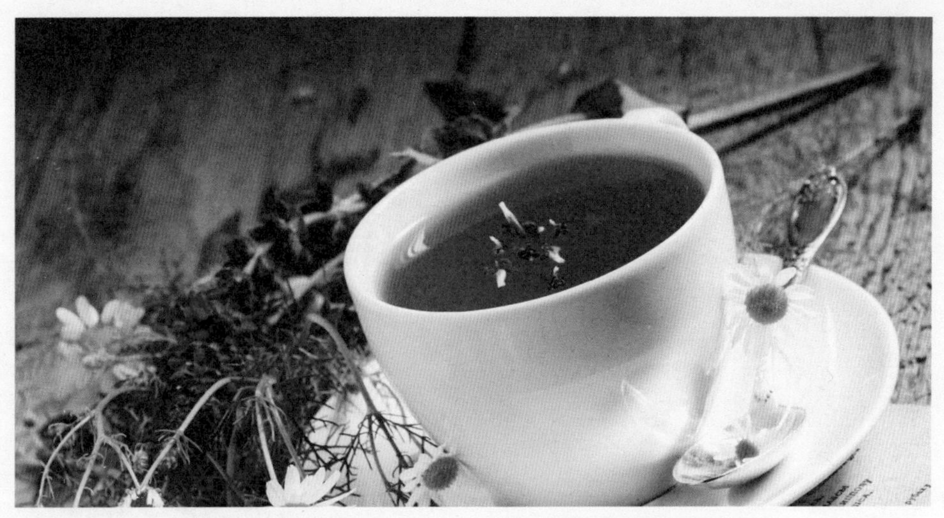

◎ 避开药膳配伍的禁忌

经过几千年的中医文化传承，遵循中药草本学理论和先人的经验，总结出许多关于药膳的配伍禁忌，不仅有药物之间的配伍禁忌，还有药物与食物之间的禁忌以及食物与食物之间的搭配禁忌。

药物搭配禁忌可参考“十八反”和“十九畏”，以及药物与食物之间的配伍禁忌。

分类	配伍禁忌
药物与药物	甘草：反甘遂、大戟、海藻、芫花 乌头：反贝母、瓜蒌、半夏、白蔹、白及 藜芦：反人参、沙参、丹参、玄参、苦参、细辛、芍药 硫黄畏朴硝、水银畏砒霜、狼毒畏密陀僧、巴豆畏牵牛、丁香畏郁金、川乌和草乌畏犀角、牙硝畏三棱、官桂畏赤石脂、人参畏五灵脂
药物与食物	猪肉反乌梅、桔梗、黄连、百合、苍术；羊肉反半夏、菖蒲，忌铜、丹砂；狗肉反商陆，忌杏仁；鲫鱼反厚朴，忌麦冬；猪血忌地黄、何首乌；猪心忌吴茱萸；鲤鱼忌朱砂；雀肉忌白术、李子；葱忌常山、地黄、何首乌、蜜；蒜忌地黄、何首乌；萝卜忌地黄、何首乌；醋忌茯苓；土茯苓、威灵仙忌茶等等

虽然这些禁忌中还有一些没有得到科学证明，但在得到可靠的结论前，我们还是要参照传统说法，谨慎搭配。如用发汗药时应禁生冷、止咳平喘药禁鱼腥、消肿理气药忌豆类、止泻药禁瓜果。

另外，在食用药膳时，还应根据不同疾病的要求忌口，如肝病忌辛辣；阴虚内热、津液耗伤者，忌生姜、羊肉等温燥发热食物。

◎ 善用药膳调阴阳，保安康

人体是一个充满着阴阳对立统一关系的有机整体，人体的正常生命活动是阴阳两个方面保持着对立统一的协调关系的结果，阴阳相对调和是人体健康的表现，阴阳失调则会导致疾病。

◆ 阴阳失衡疾病生

人体阴阳以寒热为表现形式，如果阳盛则热，就会出现发热、出汗、面红赤等热证；阴盛则寒，表现为腹痛、泄泻、色淡苔白、脉沉等症状。阳虚则外寒，表现为面色苍白、畏寒肢冷、神疲倦卧、自汗、脉微等；阴虚则内热，出现潮热、盗汗、五心烦热、口干舌燥、脉细数等症。

用药膳调和人体阴阳，需秉持“阳盛则清热，阴盛则祛寒，阴虚则滋阴，阳虚则温阳”的原则。

◆ 用对药食调阴阳

1. 五味之间具有一定程度的共性，故可分为阴阳两类：“辛甘发散为阳，酸苦涌泄为阴，咸味涌泄为阴，淡味渗泄为阳”。辛、甘、淡为阳，具有发散、渗利的作用；酸、苦、咸为阴，具有涌吐、泄降的作用。

2. 寒、热、温、凉四种不同的性质中，寒凉属阴， 温热属阳。寒凉类药食有清热泻火、凉血解毒、滋阴化痰、通便利水、清心开窍、凉肝息风等作用；温热类药食则具有温中散寒、暖肝散结、温阳利水、温经通络、引火归源、回阳救逆等作用。

3. 升降沉浮中，升浮的药食有升阳、发表、散寒、宣通等作用，沉降的药食有降逆、潜阳、泻下、渗利等作用。

根据人体的阴阳偏胜偏衰，运用药膳性能的阴阳属性，“补其不足，泻其有余”，恢复阴阳的相对平衡，从而达到防病治病、养生健身、抵抗衰老、延年益寿的目的。

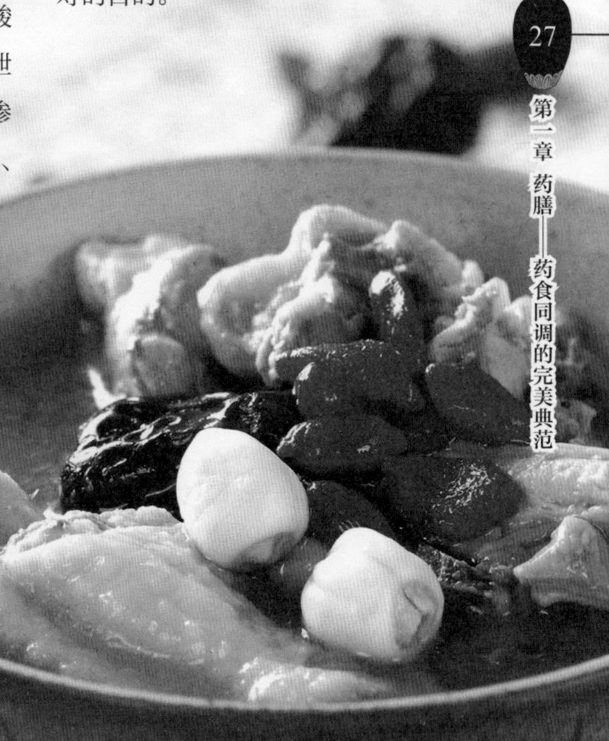

◎ 调和五味，药膳养五脏

五脏是指心、肝、脾、肺、肾，主要功能为化生和贮藏精气。所谓精气能充养脏腑，是维持生命活动不可缺少的营养物质，包括了气、血、津液。五脏安康是人体健康之本。

《灵枢 · 营卫生会》说："人受气于谷，谷入于胃，以传与肺，五脏六腑，皆以受气，其清者为营，浊者为卫。"也就是说，合理的饮食有助于脏腑发挥正常的生理功能，让人身体健康，长命百岁。

中医认为五味分别对应人体的五脏，也即"五味入五脏"，《黄帝内经》指出："五味入胃，各归其所喜攻，酸先入肝，苦先入心，甘先入脾，辛先入肺，咸先入肾。久而增气，物化之常也。" 五味对五脏有其特定的亲和性，五味调和才能对五脏起到全面的滋养作用，从而使五脏之间的功能保持协调。药膳依据这一原则，调和五味，滋养脏腑，维护人体健康。

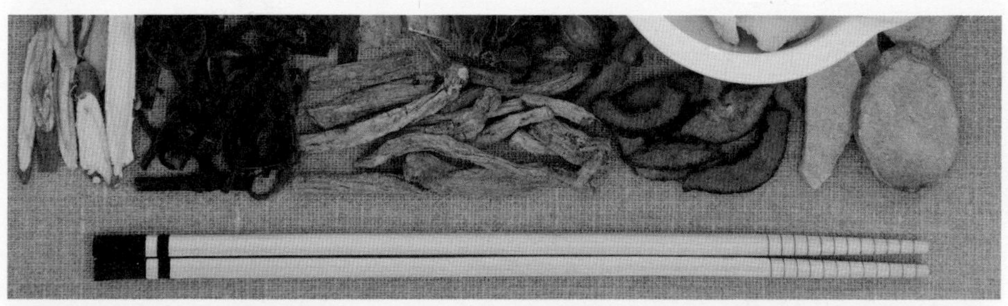

五味	五脏	功效	食物列举	中药列举
辛	肺	发散、行气行血	辣椒、葱、蒜、韭菜等	苏叶、木香、川芎、生姜、花椒等
甘	脾	补益、和中、调和药性，缓急止痛	西红柿、茄子、蘑菇、胡萝卜、土豆、黄瓜、冬瓜、南瓜、藕、梨、桃、苹果、香蕉、西瓜、鸡肉、蜂蜜等	人参、熟地黄、甘草、天冬、麦冬、黄精等
酸	肝	固表止汗、敛肺止咳、涩肠止泻、固精缩尿、固崩止带	橙子、橘子、橄榄、柠檬、枇杷、葡萄、芒果、石榴、醋等	五味子、乌梅、五倍子、山茱萸、赤石脂等
苦	心	清热泻火、下气平喘、降逆止呕、通利大便、清热燥湿、泻火存阴	苦菜、苦瓜、大头菜、百合、白果等	黄芩、栀子、杏仁、半夏、橘皮、黄连、苍术、厚朴、知母等
咸	肾	泻下通便、软坚散结	苋菜、紫菜、海参、螃蟹、火腿等	芒硝、海藻、牡蛎、鳖甲、昆布等

◎ 食用药膳前得辨清症状

辨证施治是中医学的一个特点，是以“证”为基础的普遍应用的诊治方法，施膳以“证”为依据，“证”是施膳的前提，辨证施膳，对症下药，方能功效卓著。

分类	作用	对应表现或对应证
解表药膳	疏散外邪，解除表证	外感初起，如恶寒发热、头痛项强、肢体疼痛、无汗或有汗等
下法药膳	补肝肾、滋阴液、通下大便、排除肠内积滞，荡涤实热等	阴液亏耗过度、引起内热、津枯肠燥、大便艰难等
温法药膳	温中祛寒	脾胃虚寒证
消食法药膳	消除食滞	饮食太过所致的脾胃失运；消化呆滞引起的嗳腐吞酸、胀满恶食
补法药膳	增强体质、改善机体虚弱状态、补气、补血、滋阴、补阳等	适用于一切虚证
理气法药膳	疏畅、调理气机	气机阻滞、气机逆乱、气滞、气逆、气陷等
祛湿法药膳	祛除湿邪、燥湿化浊、清热除湿、利水渗湿	淋雨涉水、久居潮湿地引起的外湿；因长期嗜酒好茶、过食生冷、中阳不振所致的内湿
清法药膳	清除热邪	各种热证如气分热证、血分热证，以及脏腑热证

药膳制作，原来如此简单

◎ 巧做药膳，兼顾美味与疗效

制作药膳并非将食物与药材搭配一起烹调这么简单。烹制优质的药膳，讲究“食无药味，回味悠长”，不仅要能够养生治病，还要让食用者在味觉上得到享受。

◆ 掌握一定的中医药知识

药膳材料必须有药物，而药物的性能、功效与药物的准备、加工过程常常有着密切的关系。如难溶解的药宜久煮，才能更好地发挥药效；易挥发的药物则不宜久熬，以防有效成分损失；气虚类药膳不宜多加芳香类调味品，以防耗气伤气；阴虚类药膳不宜多用辛热类调味品，以防伤阴助热等。如果对中药的性能不熟悉，或不懂中医理论，一味只讲究口味，便会导致药效降低，甚或引起相反的作用，失去药膳的基本功能。

◆ 配料必须严谨

药物的选用与配伍，必须遵循中医药基本原则，注意药物与药物、药物与食物、药物与配料、调味品之间的性效组合。任何食物和药物都有其四气、五味，对人体五脏六腑功能都有相应的促进或制约关系，只是常用药物的性味更为人们所强调。因此，选料应当注意药与药、药与食之间的性味组合，尽量应用相互促进的协同作用，避免相立制约的配伍，更须避开配伍禁忌的药食配合，以免产生不良反应。

◆ 做好药膳材料加工

在烹调药膳之前，不少材料需要经过一定的加工处理：

加工方式	做法
挑拣	除去药膳所用材料中混杂的异物及非食用部位，如去皮、去核、除叶等
切制	为了食物加工的需要，将药膳的原材料加工成片、段、丝块等
炮炙	将经过切制的药膳材料，直接加热或者和辅料一同加热制备
泡发	干品药材、食材在烹调前需要进行泡发处理

对于同一种药材，新鲜材料可能比干品具有更多的优点。比如，新鲜材料没有受到氧化、分解、霉变、虫蛀等不利因素的破坏，最大程度地保存了有效成分；新鲜材料用药部位广泛、汁液丰富，作用效果更显著；新鲜材料的有效成分更容易溶出，作用效果好、口感佳；另外，新鲜材料用途广泛、用药方法多样，用做药膳时更加便捷。

◆ 烹饪调味要合理

药膳首先应尽最大可能保持和发挥药的功效，其次需具有普通膳食的色、香、味、形，以便激发用膳者的食欲。如果药膳体现出来的全是“药味”，则会影响食欲。

1. 减少调味品对食物鲜味的改变。药膳材料的味也是其功能组成的一部分，在经过烹调后，都有独特的鲜美口感，除了常用的食盐、味精、食用油等，不需要调味品改变其本味。

2. 一些腥膻材料，如鱼、龟、羊肉、动物脏器等，可加入适当的去味增香类调料，如胡椒、茴香、川椒、桂皮等矫正异味。此类调料多为辛甘温热属性，不仅能调节药膳的色、香、味，还能增强药膳的调养效果。

掌握不同药膳的做法

烹调药膳时，要注意避免药物的有效成分流失，传统药膳烹制以炖、煮、蒸、焖为主，使药物在加工过程中，有效成分最大程度溶解在汤中，增强药效。

此外，制作药膳采用的烹饪方法不同，也会影响做出来的药膳的功效。甚至，同一种材料，改变辅料和做法，做出来的药膳功效可能就会随之发生细微的变化。比如山药，若做成山药茯苓糕，有健脾益胃、补中益气的作用；如果用山药炖小鸡，则有补肾壮阳的功效；山药莲子粥的作用则是益气健脾、补中止泻。

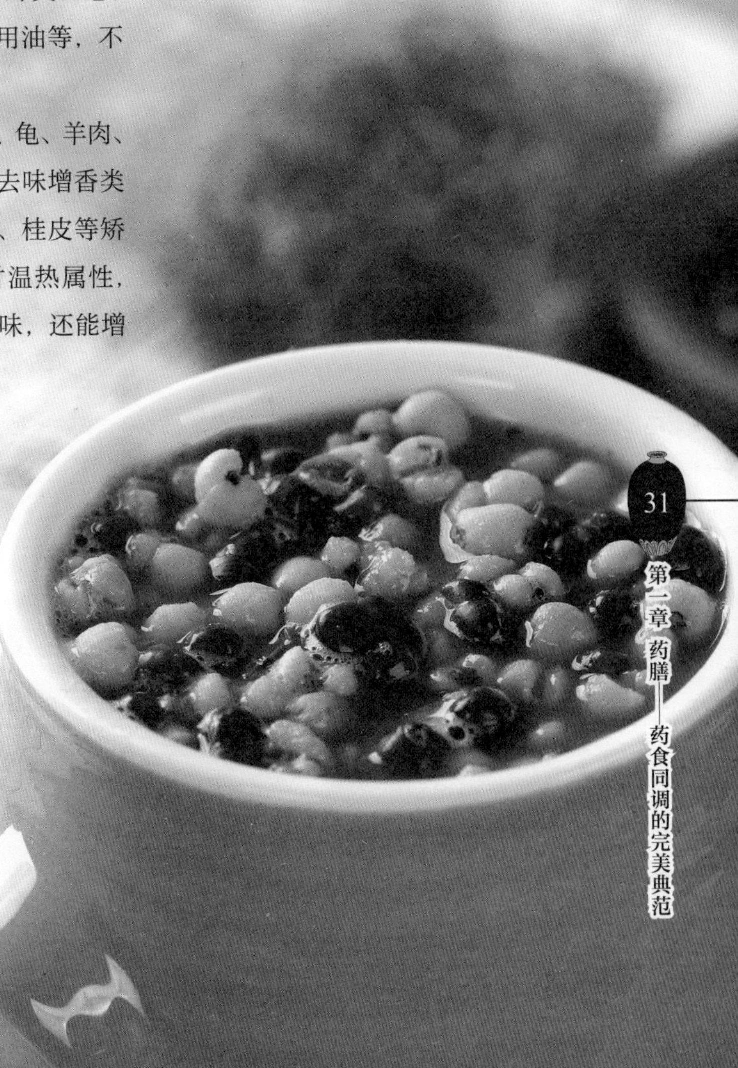

◎ 药膳类菜肴、汤羹的制作

药膳类菜肴主要是通过炖、蒸、煨、煮、炒、炸、拌等方法制作的热菜、凉菜、汤羹等，是药膳中运用最多的品种。

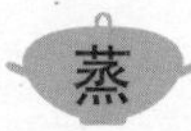

方法：将药物和食物经炮制加工后置于容器内，加好调味品、汤汁或清水，待水沸后上笼蒸熟，火候视材料的性质而定。一般蒸熟不易烂的食品可用大火，具有一定形状要求的则可用中火徐徐蒸制，这样才能保持形状和色泽美观。

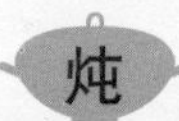

方法：先将食物在沸水锅中汆去血污和腥味，然后放入炖锅中。另将所用药物用纱布包好，用清水浸漂几分钟后放入锅中，再加入调料及适量清水。先用大火煮沸，撇去浮沫，再改用小火炖至熟烂。一般时间掌握在2～3小时。

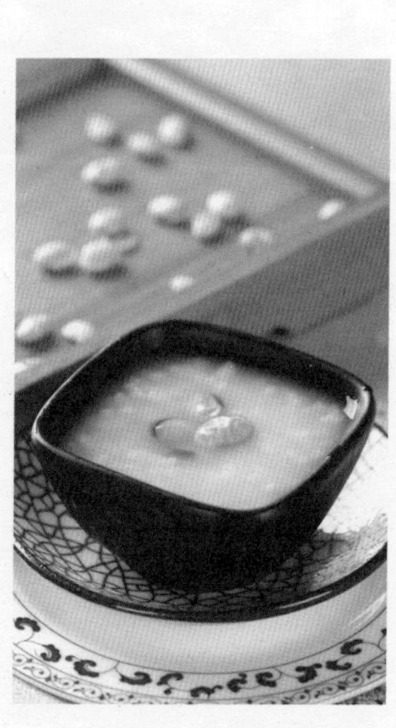

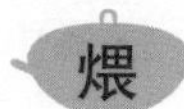

方法一：将食物和药物经炮制后，置于容器中，加入调料和一定数量的水慢慢地将其煨至软烂。

方法二：将所要烹制的药物和食物预先经过一定的方法处理，再用阔菜叶或湿草纸裹好埋入刚烧的草木灰中，利用余热将其煨熟。这种方法时间较长，中途要添几次热灰，保持一定的温度。

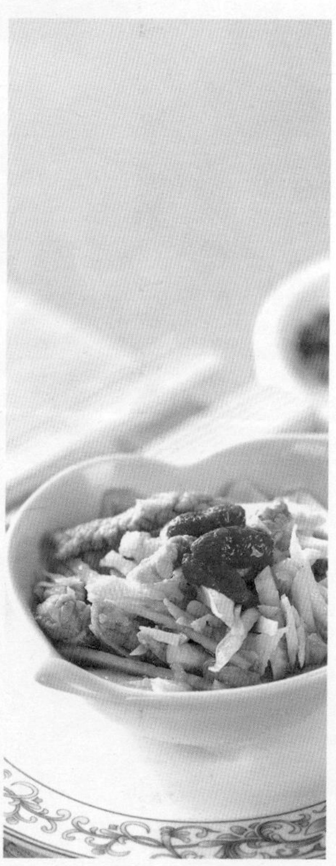

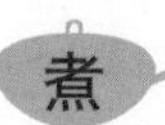

方法：将食物加工后放置在锅中，加入调料，注入适量的清水或汤汁，用大火煮沸后再用小火煮至熟。适用于体小、质软类的材料。

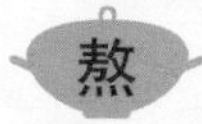

方法：将材料用水涨发后，拣出杂质，冲洗干净，撕成小块。锅中先注入清水再放入材料和调料，用大火烧沸后，撇净浮沫，改用小火熬至汁稠味浓即可。熬的时间比炖的时间更长，一般在3小时以上，多适用烹制含胶质的材料。

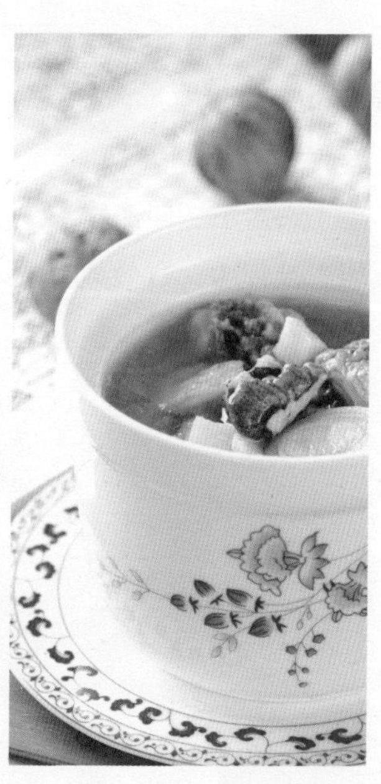

拌

方法：将药膳材料的生料或已凉后的熟料加工切制成一定形状，再加入调味品拌合制成。

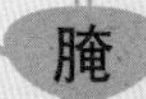

腌

方法：将材料浸入调味卤汁中，或以调味品拌匀，腌制一定时间以排出材料内部的水分，使材料入味。

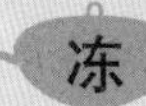

冻

方法：将含胶质较多的材料投入调味品后，加热煮达一定程度后停止加热，待其冷凝后食用。

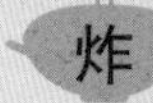

炸

方法：将药物制成药液或细末，糊裹在食物表面再入油锅中炸透至熟。要求大火、油热，材料下锅时有爆炸声，同时要防止过热烧焦。

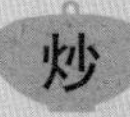

炒

方法：先烧热锅，用油滑锅后，注入适量的油，烧热后下入材料炒熟即可。有些直接食用的味美色鲜的药物也可以同食物一起炒成。而芳香类药物大多采用在临起锅的时候勾芡，以保持其药性。炒法又可细分为生炒、熟炒、滑炒、干炒。

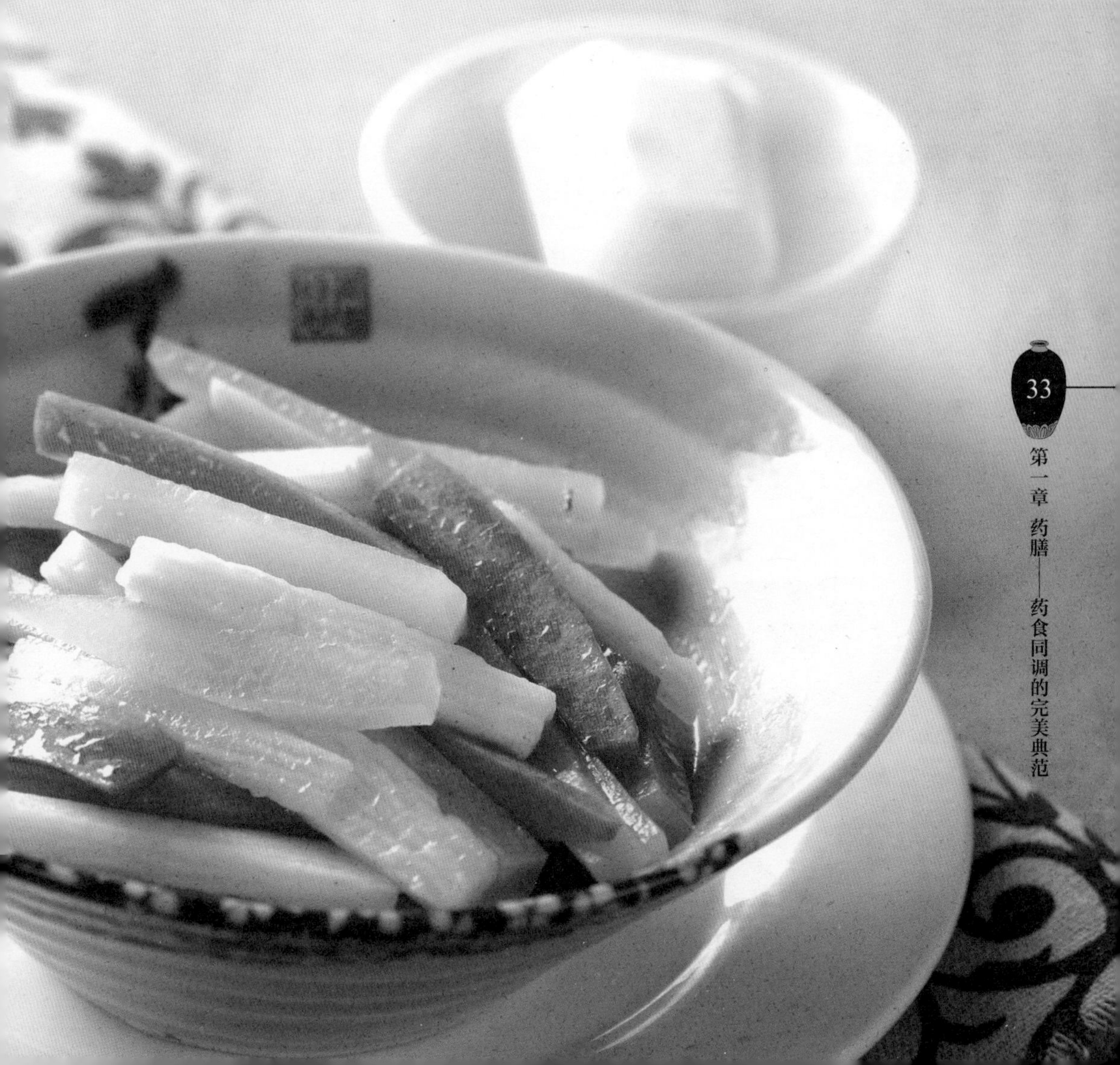

◎ 药膳类粥的制作

药粥做法简单，易于消化，也十分受欢迎。由于不同药材在质地、外形及药性等上有区别，因此药粥的熬煮方法也有所区别。药粥是用常见的米、谷、麦等粮食为材料，加入适当的补益药材，经过熬煮而制作成的半流质食品，是一种制法简单、服用方便、易于消化吸收的药膳。

因为加入药粥中的中药形式不同，制作药粥的方法也稍有区别。

◆ 以生中药煮粥

将形、色、味俱佳且可食用的生中药，如大枣、百合、龙眼肉等，与食材同煮成粥，既色鲜味美，又增强疗效。

药粥举例：薏米莲子粥

准备薏米75克，粳米75克，莲子25克，冰糖适量。将莲子洗净，泡开后剥皮去心，薏米、粳米均淘洗干净。将锅中倒入水，放入薏米、粳米，烧沸后用小火煮至半熟，放入莲子，煮至薏米、粳米开花发黏，莲子内熟时，加入冰糖搅匀即可。

◆ 将中药研末后煮粥

块头较大或是质地较硬、难以煮烂的中药，如茯苓、贝母等，将其粉碎成细末后，和食材一同煮粥。

药粥举例：茯苓莲子粥

准备粳米100克，莲子30克，茯苓30克，大枣(鲜)6颗。将茯苓晒干磨成粉末。将大枣、莲子洗净，放入砂锅中，大火煮沸后，改小火煮烂。另起一锅，放入淘洗干净的粳米煮成粥，加入大枣莲子汤和茯苓粉，再次煮沸即可。

◆ 煎取药汁来煮粥

不能直接食用对感官刺激过强的药物，如川芎、当归等不宜与食材同煮的中药，先煎煮取汁，再用药汁与食材同煮。

药粥举例：麦冬粥

粳米100克，麦冬50克，生地黄50克，姜10克，薏米15克。麦冬、生地黄放入砂锅中，加水适量，煎取药汁备用。姜洗净切片，薏米、粳米淘洗干净后，放入砂锅中，加生姜、清水，大火煮沸后转小火煮至粥成，再下入麦冬、生地黄药汁调匀，再次煮沸即可。

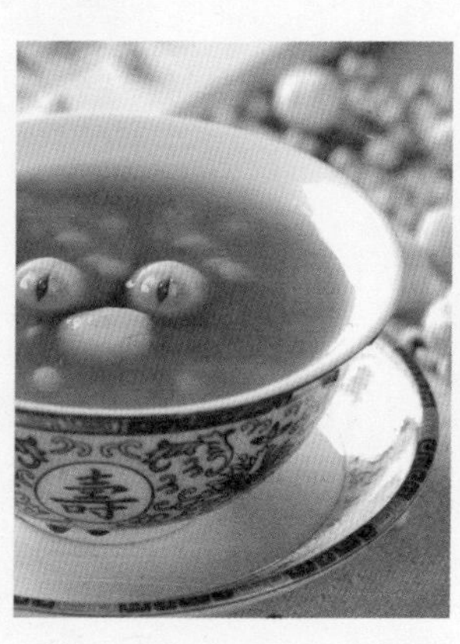

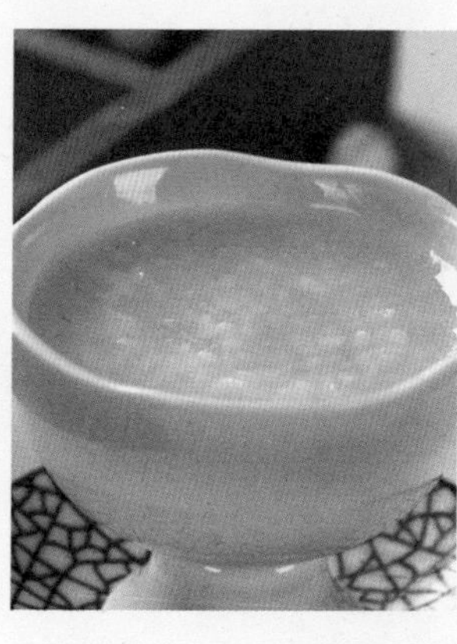

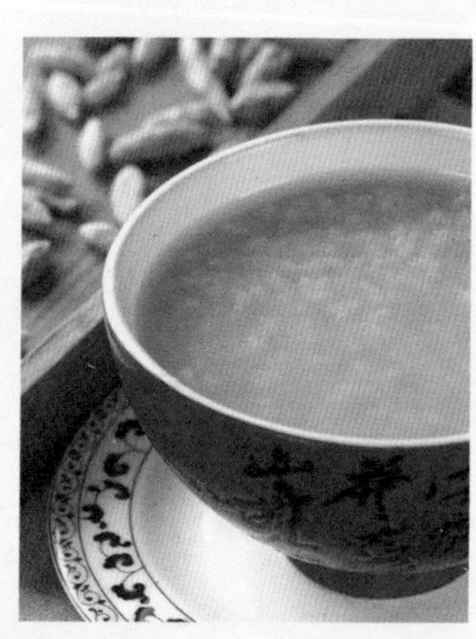

◎ 药膳类饮料的制作

药膳饮料是以药物和水或是药物和酒为主要材料加工制作而成的饮品，其中包括了药茶、药酒和保健饮料等，具有保健和治疗疾病的作用。

分类	做法	特点
药茶	将药物与茶叶进行搭配，或是将药物研磨成末分装，放入水杯中用沸水冲泡后饮用；或是将药物加水煎煮取汁饮用	清香提神、养阴润燥、生津止渴
药酒	将相应的药物进行简单处理后，以白酒、料酒等为基料浸泡或煎煮，滤去药渣后所获得的饮品	酒能通血脉、行药力、温肠胃、御风寒，与药相合，可促进药效
保健饮料	以药物、糖、水为材料，通过蒸馏、浸泡、煎煮等方法提取药液，提取的药液经过沉淀、过滤、澄清后，加入蜂蜜、糖兑制而成	生津养阴、止渴润燥

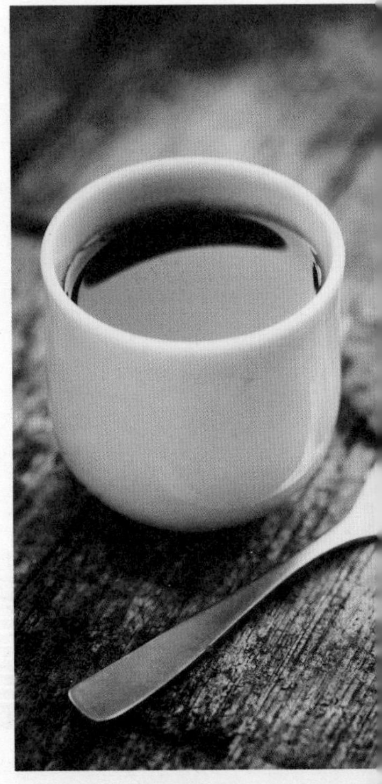

◎ 药膳类糕点的制作

糕点类药膳一般是用滋补中药配合米面等食物，按照糕点的制作方法加工生产的各种食品、副食品，花样繁多，主要有糕、饼、药糖、馄饨、饺子、包子、饭团等。

分类	做法	特点
糕、饼	一般是用米粉或面粉，和入相应的药材及其他辅料，制作成型后经蒸焙或烘烤而做成的食品	可批量生产，长期保存
药糖	在熬制糖浆的过程中加入了茶膏和相应的中药，熬好的糖浆倒在干净的青石板上晾凉，经过搓拉成条、切小块后，做成的糖果	药糖方便携带，常温保存即可
馄饨、饺子、包子	均是将具有相应效果的中药加以适当处理之后，放入馅中，再以面皮包馅制作后成型，经过蒸、煮而制成	常需要临时制作，不能长期保存

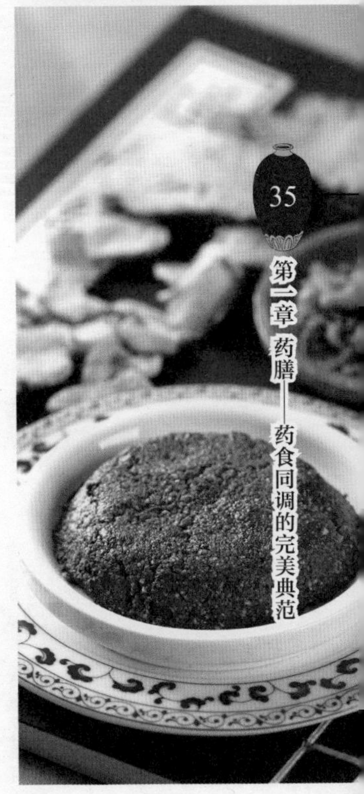

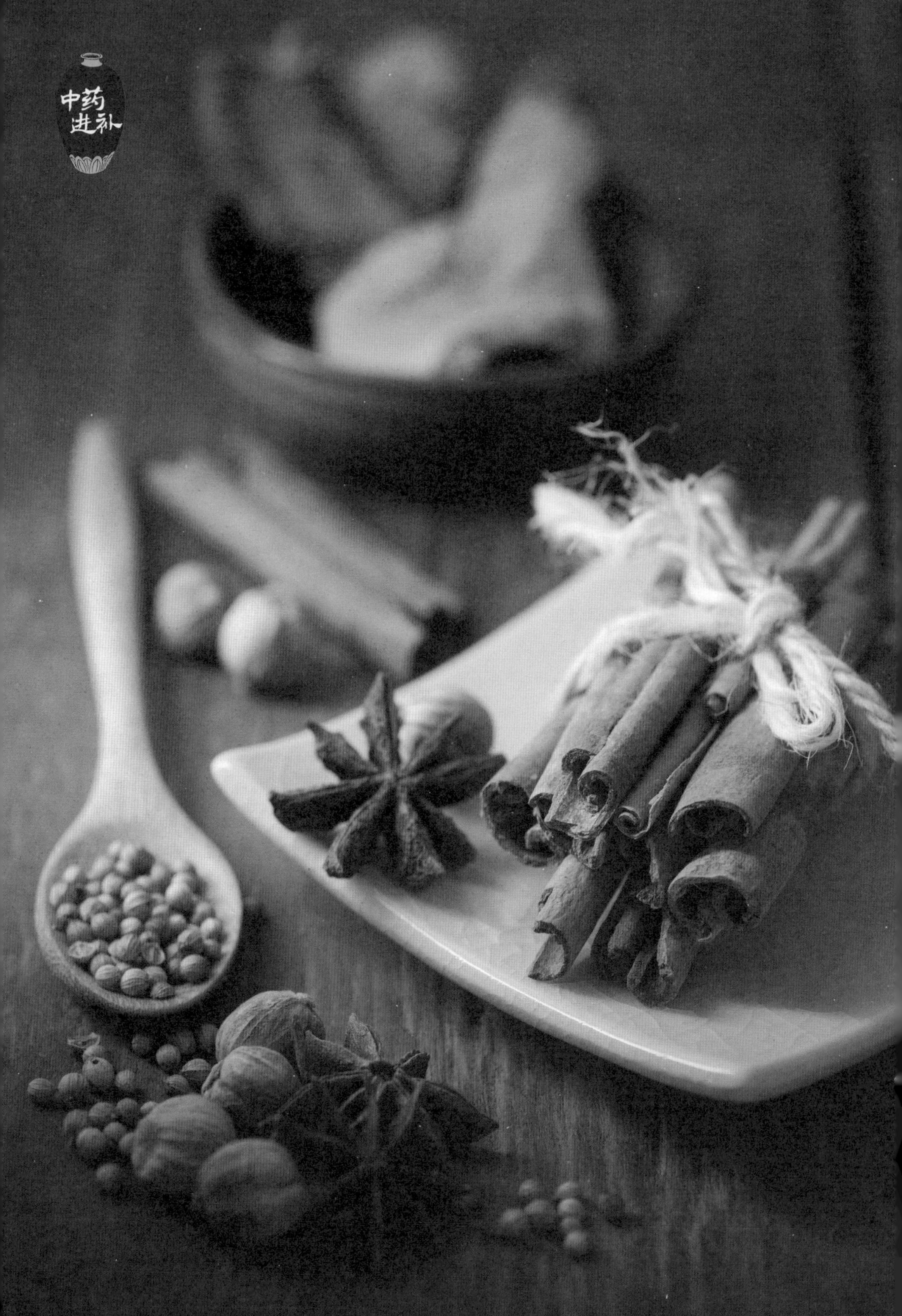
中药
进补

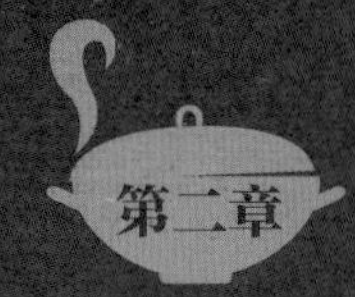

药膳材料

——既是药物又是食物的药膳原材料

“安生之本，必资于食”，药王孙思邈如是说。可见，食药同源，古已有之。许多食物既是生活中必不可少的食材，又具有中药的性味和养生治病功效。在日常的饮食制作中，只有将食材按照性味、功效进行正确搭配，才能避免营养流失，从而达到真正的食疗养生，营造健康生活。

特别提示：为方便查询药材，本章各小节下的药材均按拼音排序。

全草类药膳材料

薄荷

性味归经： 味辛，性凉，归肺、肝经

功能主治： 具有疏散风热、化湿和中、清利头目等功效，可用于治疗风热感冒、头痛目赤、咽喉肿痛、口疮、风疹瘙痒、胸闷胀痛等

用法用量： 每日煎服，用量 3~6 克，鲜品可适当加量

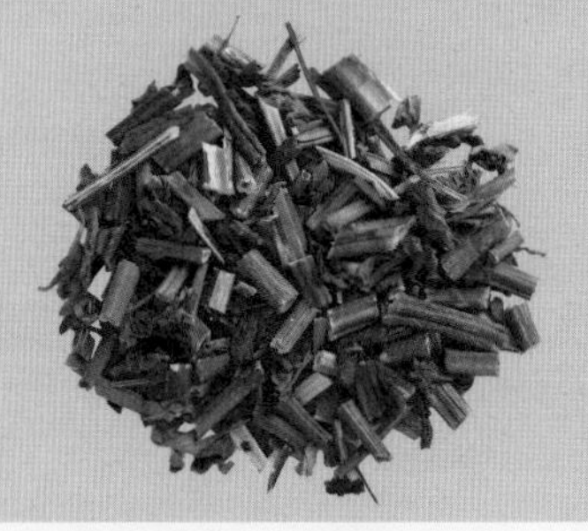

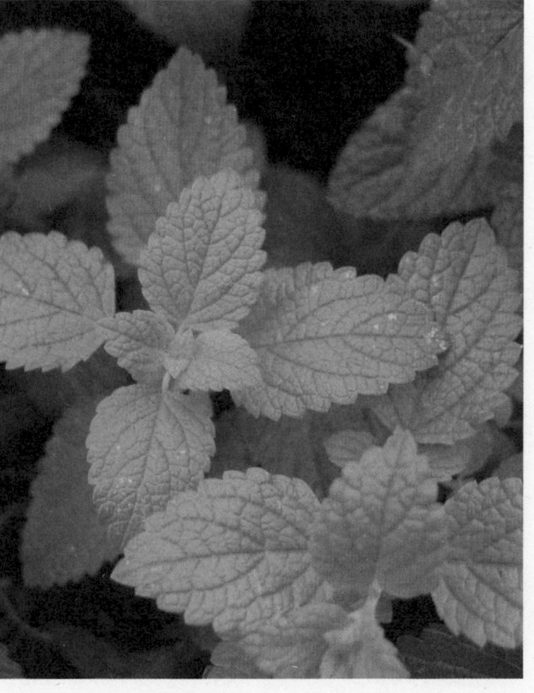

◆ 家庭用法

1. 干品薄荷可用来泡茶，泡法跟泡茶类似，适量饮用有不错的清热利尿作用，还可预防感冒和口腔疾病。

2. 可将煮沸的薄荷水冻制成薄荷冰，咽喉痛或口干时取冰粒咀嚼，有清凉利咽之效。

3. 新鲜薄荷可直接入菜、煮粥、煮汤，清凉解暑，夏日常吃能够防暑降温。

◆ 食用禁忌

1. 体虚多汗、脾胃虚寒、失眠、腹泻、便溏者切忌多食、久食薄荷。

2. 孕妇、产妇、哺乳期妇女不宜使用。

3. 薄荷中含有挥发油，煎煮时间不宜过长，一般 5~10 分钟为宜。

药食同补好搭档

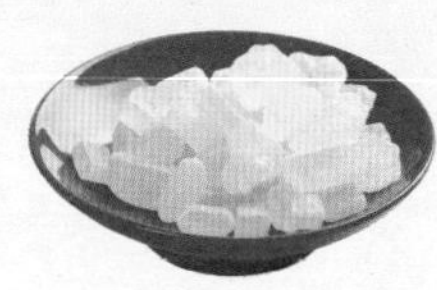

薄荷 + 冰糖 冰糖可温中益气，润肺。两者搭配有解暑散热、清心润肺的作用

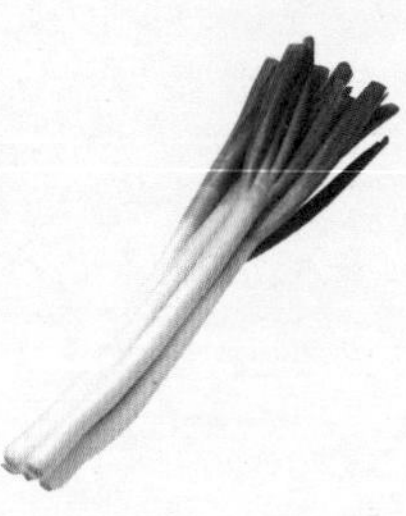

薄荷 + 大葱 大葱发汗解表，散寒通阳。两者搭配有发汗散热、清利头目的作用

淡竹叶

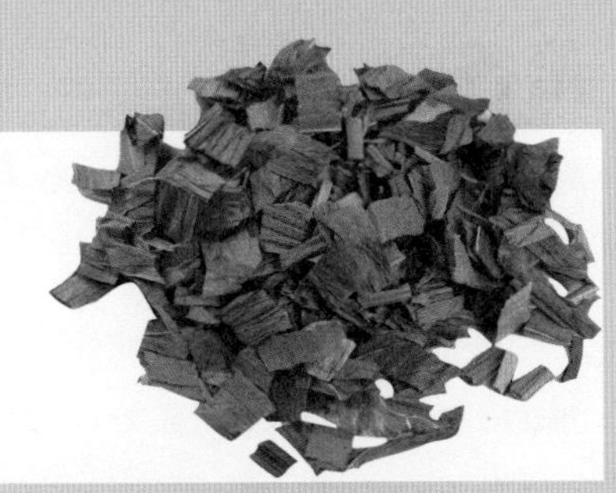

性味归经： 味甘、淡，性寒，归心、胃、小肠经

功能主治： 具有清热除烦、利水通淋等功效，多用于治疗热病、烦热口渴、口舌生疮、小便短赤等

用法用量： 每日煎服，用量 6~15 克

◆ 家庭用法

将淡竹叶煮 15 分钟后去渣留汁，可用于煮粥食用。具有清心火，利小便的功效。

◆ 食用禁忌

1. 淡竹叶性寒，胃寒者和孕妇忌服。

2. 淡竹叶中含有氨基酸、有机酸、糖类等成分，会增高血糖，糖尿病患者慎用。

药食同补好搭档

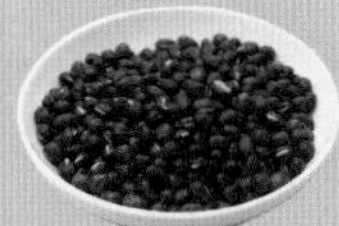

淡竹叶 + 赤小豆 赤小豆具有清热解毒、健脾益胃、利尿消肿等功能，与淡竹叶搭配可增强清热解毒、利水除湿的功效

菊苣

性味归经： 味苦，性凉，归肝、胆、胃经

功能主治： 具有清肝利胆、健胃消食、利尿消肿等功效。可用于湿热黄疸、胃痛食少，水肿尿少等，对糖尿病、高脂血症有一定的缓解作用

用法用量： 每日煎服，用量 9~18 克

◆ 家庭用法

1. 鲜菊苣洗净可作为凉菜直接蘸酱食用，也可根据个人口味与不同调料搭配，爽口解腻。

2. 直接用鲜菊苣煎水洗身，对黄疸有一定缓解作用。

3. 可将鲜菊苣洗净放入砂锅中，加水煎汁饮用，有清热解毒的功效。

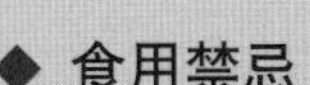

◆ 食用禁忌

1. 菊苣性凉，孕妇应忌用。

2. 脾胃虚寒者慎服。

药食同补好搭档

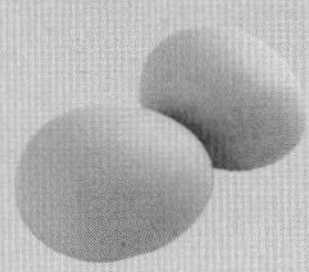

菊苣 + 鸡蛋 鸡蛋色泽金黄，香气扑鼻，与菊苣同食可增加食欲，适于高血压患者佐餐

藿香

性味归经： 味辛，性温，归脾、胃、肺经

功能主治： 具有解暑化湿、和中止呕的功效，可用于治暑湿感冒、胸脘痞闷、呕吐泄泻等

用法用量： 每日煎服，用量3~10克，鲜品适当加量

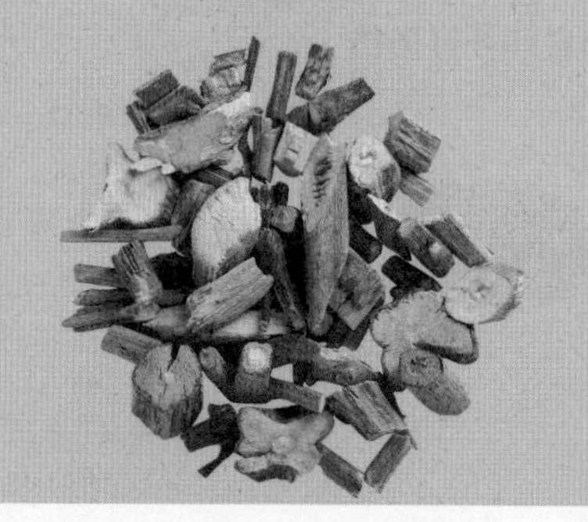

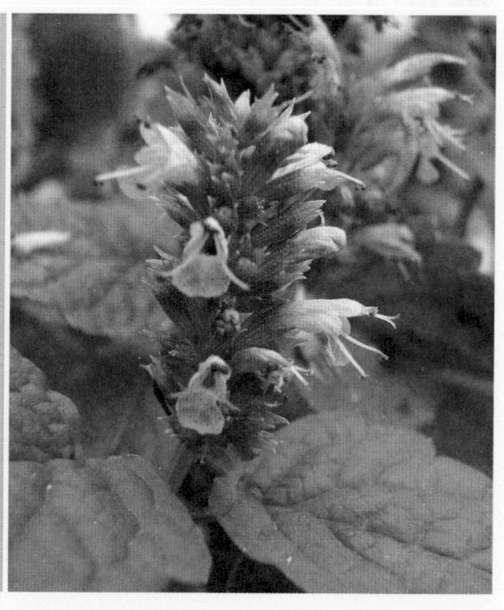

◆ 家庭用法

1. 干、鲜藿香均可以直接泡茶饮用，具有清热解暑的功效，还能促进消化。

2. 新鲜藿香也可以用于制作菜肴，食用藿香可预防感冒。

3. 干藿香可以煎取药汁，做藿香粥，有和中止呕的功效。

◆ 食用禁忌

1. 久病气虚及阴虚血燥者应谨慎食用藿香。

2. 食用藿香期间忌吃生冷油腻的食物。

3. 藿香药性容易挥发，煎煮时间不宜过长，一般5~10分钟为宜。

药食同补好搭档

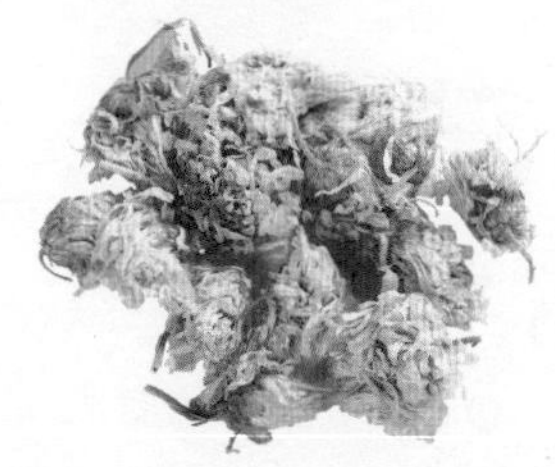

藿香＋菊花 菊花可清热明目，两者同用可清热明目，清利头目

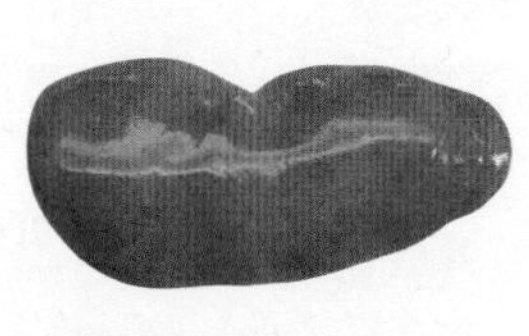

藿香＋猪腰 猪腰可补肾强身，两者同用可养胃祛湿，补气强肾

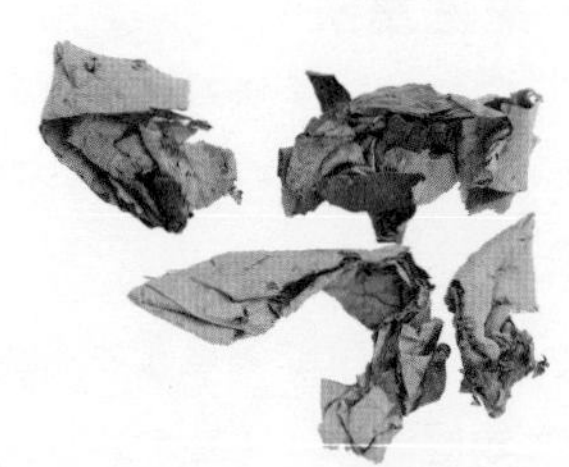

藿香＋荷叶 荷叶具有清热解暑、散瘀止血、解胸闷的功效，搭配藿香煎汁煮粥食用，可以宽中解郁、降脂减肥

昆布（海带）

性味归经： 味咸，性寒，归肝、胃、肾经

功能主治： 具有消痰软坚，利水消肿的功效。可用于脚气肿痛、水肿、小便不利等症状

用法用量： 每日煎服，用量 10~15 克

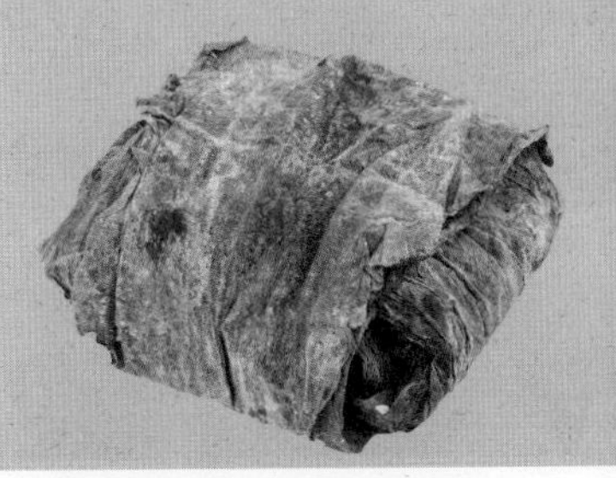

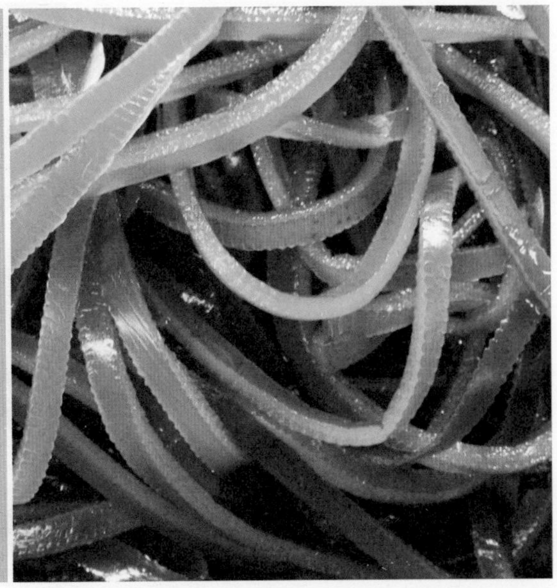

◆ 家庭用法

1. 可将昆布洗净咸汁，晒干研末，装入棉布中蘸醋含服。可缓解颈淋巴结结核等。

2. 可添加调料凉拌食用，也可入菜食用。

◆ 食用禁忌

1. 昆布性寒，脾胃虚寒、消化不良的人禁用。

2. 昆布表面常附有有害物质，为避免损害健康，在食用前，应用清水浸泡 2~3 小时，中间换水 2 次。

3. 昆布中的碘可随血液循环进入胎儿或婴儿体内，引起甲状腺功能障碍，因此，孕妇和哺乳期妇女应慎用。

4. 昆布含碘丰富，甲亢患者和甲状腺结节患者都不宜食用。

药食同补好搭档

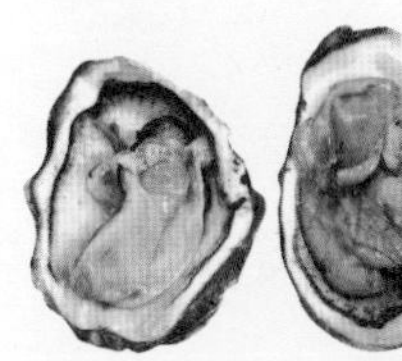

昆布 + 牡蛎 可用于缓解慢性颈淋巴腺炎、淋巴结核、缺碘性甲状腺肿大等

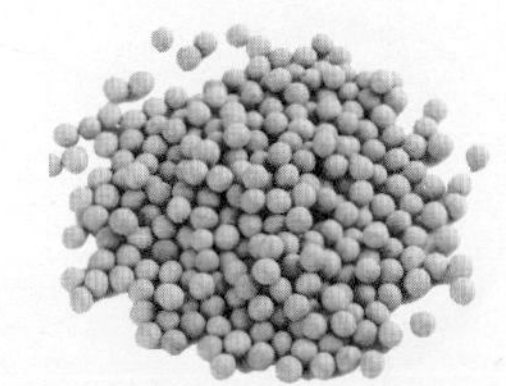

昆布 + 黄豆 两者同煮食用，具有清热解毒，软坚散结，消肿利水的功效，适于慢性支气管炎、肺结核、咳嗽、水肿的人群食用

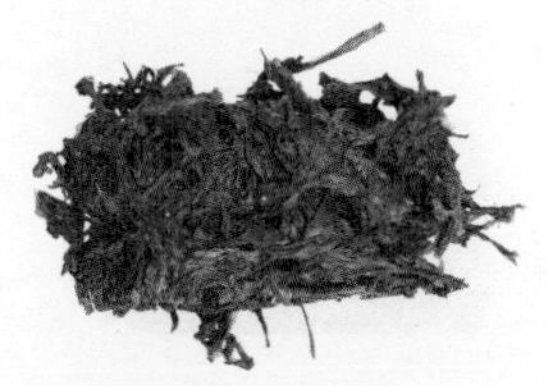

昆布 + 紫菜 紫菜具有软坚化痰、清热利尿的功效，与昆布搭配食用对地方性甲状腺肿大、水肿、贫血等疾病有很好的食疗效果

马齿苋

性味归经： 味酸，性寒，归肝、大肠经

功能主治： 具有清热解毒、凉血止痢的功效，可用于治疗痈肿疮毒，及大肠湿热导致的便血、痔血，急慢性肠炎等

用法用量： 每日煎服，用量 9~15 克，鲜品用量可增至 30~60 克

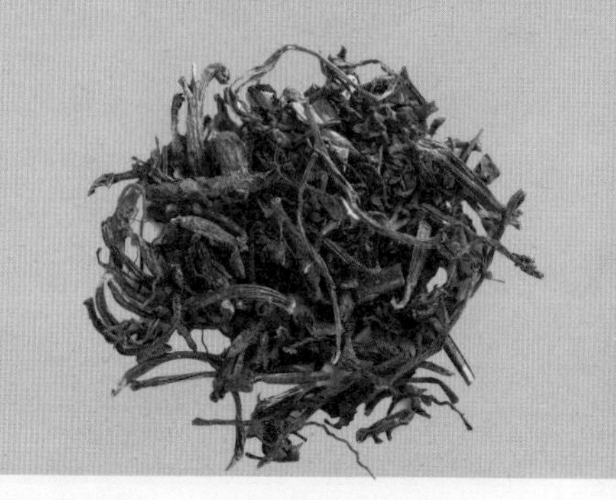

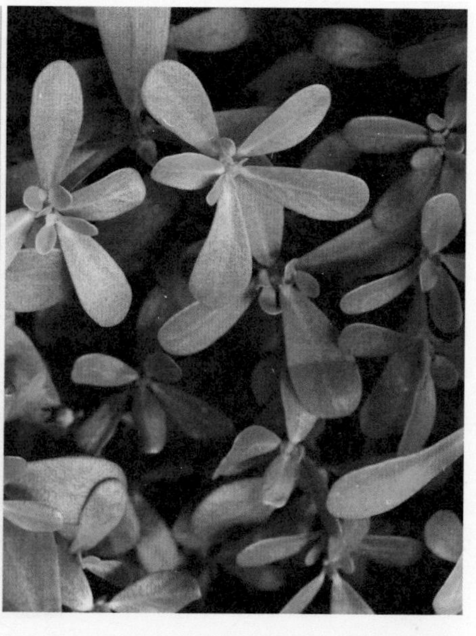

◆ 家庭用法

1. 马齿苋入沸水焯至断生，根据个人口味凉拌食用后，可保持血液中的钾和细胞内的钾处于正常水平。

2. 马齿苋切碎煮粥食用，营养又养胃。

◆ 食用禁忌

1. 与其他寒凉性药物、食物同时食用时，要注意减少用量。

2. 马齿苋性寒，脾胃虚寒、滑肠腹泻者忌用

3. 孕妇慎用，寒性药物可致孕妇身体虚寒。

4. 忌与甲鱼同食，否则会导致消化不良、食物中毒等症状。

5. 不宜与碱性药物同时使用。

药食同补好搭档

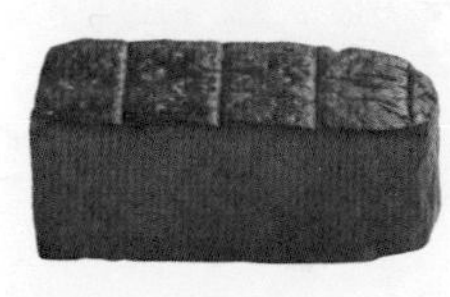

马齿苋 + 香干 两者搭配炒食，能补充多种矿物质，具有清热利湿、消炎止痢、解毒疗疮的功效

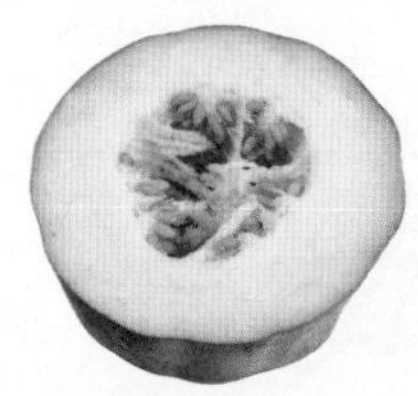

马齿苋 + 冬瓜 冬瓜具有止渴、清热解毒、利尿排湿、消肿等功效，与马齿苋搭配食用具有清热、利尿的功效

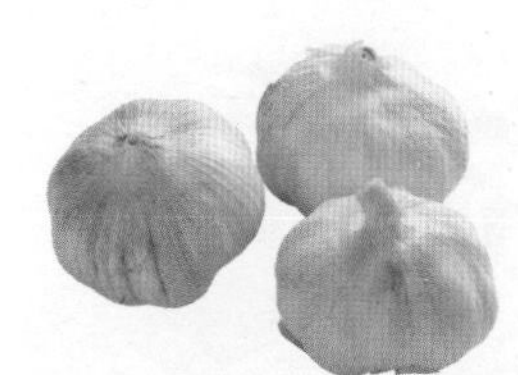

马齿苋 + 大蒜 大蒜具有温中健脾、消食理气、化肉消谷、解毒除湿的功效，搭配马齿苋食用具有清热解毒、凉血止痢、消炎杀菌的作用

鱼腥草

性味归经： 味辛，性寒，主归肺经

功能主治： 具有清热解毒，消痈排脓，利尿通淋等功效，可用于治疗肺热咳嗽，支气管扩张、化脓性肺炎等

用法用量： 每日煎服，用量15~30克，鲜品可加量

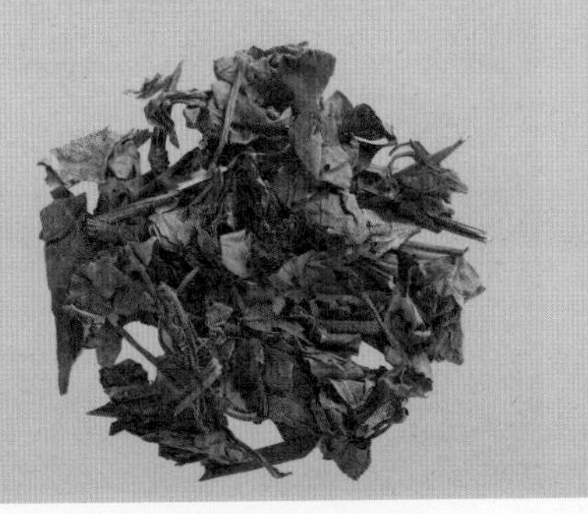

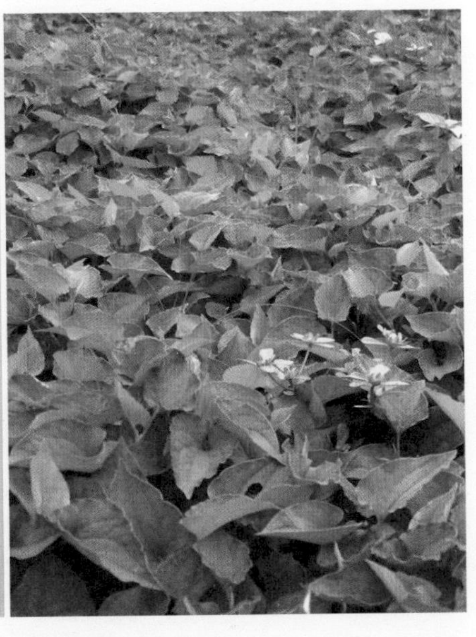

◆ 家庭用法

1. 新鲜鱼腥草的地下茎可去除根须，切段凉拌食用，能较好地保存其营养，且简单便捷。

2. 鱼腥草直接煎汤饮用，可以治疗咳嗽痰多，适宜痰黄稠者食用。

◆ 食用禁忌

1. 鱼腥草含挥发油，入汤剂不宜久煎。

2. 与其他寒凉性药物同时使用时，要注意减少剂量。

3. 在服用鱼腥草期间，应少食辛热油腻的食物，以免影响药效。

药食同补好搭档

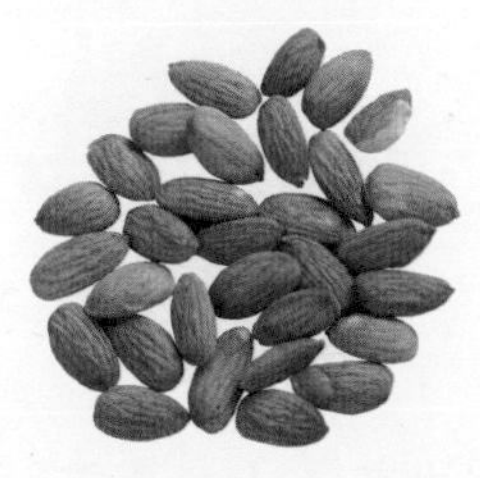

鱼腥草+杏仁 杏仁营养丰富，与鱼腥草一起煎汤服用，可以治疗感冒后咳嗽、咳痰

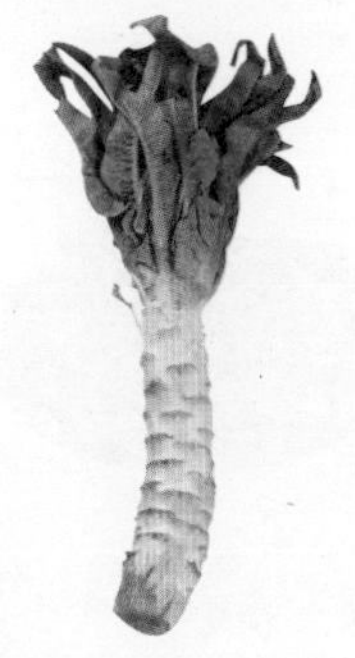

鱼腥草+莴苣 两者皆可生吃，搭配食用营养丰富，有清热解毒，养阴生津的功效

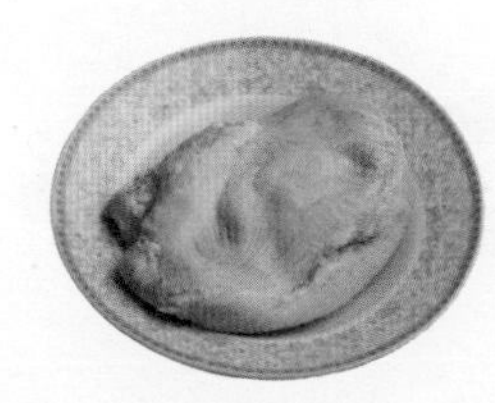

鱼腥草+猪肚 猪肚具有补虚损、健脾胃的功效，搭配鱼腥草炖食可以清热、解暑、润肤，常用于夏季痱子和热疮的防治

蒲公英

性味归经： 味苦、甘，性寒，归肝、胃经

功能主治： 具有清热解毒、消肿散结的功效，可用于治疗痈肿疔毒、乳痈肿痛、湿热黄疸，以及肝火过盛引起的目赤肿痛

用法用量： 每日煎服，用量10~20克，鲜品可加量

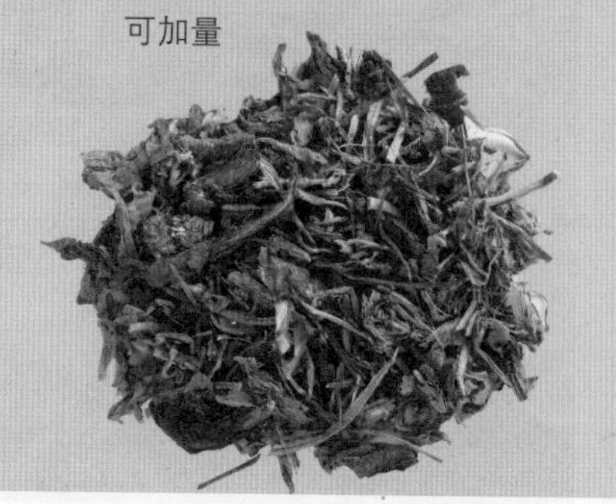

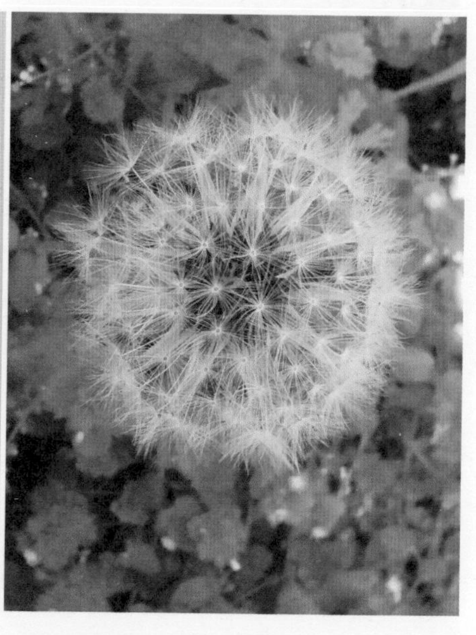

◆ 家庭用法

1. 蒲公英可凉拌食用，只需用开水焯一下，并用水浸泡去涩味即可。

2. 将蒲公英阴干后泡茶饮用，既省时省力，又能清热解毒

3. 新鲜蒲公英也可直接入菜，如与猪肉、核桃仁、栗子等炒食，可清热解毒。

◆ 食用禁忌

1. 心脏功能不全的心脏病患者不宜长期服用。

2. 蒲公英性寒，儿童、经期妇女不宜大剂量服用。

3. 阳虚体寒者、脾胃虚弱者忌用。

药食同补好搭档

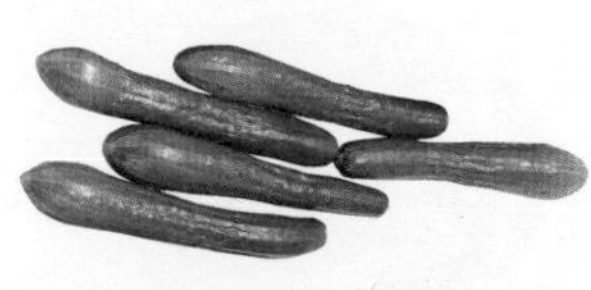

蒲公英 + 黄瓜 两者搭配煮粥，具有清热解暑、利尿、消肿的功效，适用于热毒炽盛、咽喉肿痛、风热眼疾、小便短赤等

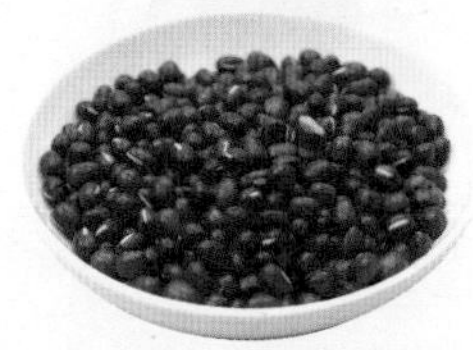

蒲公英 + 赤小豆 赤小豆具有利水消肿、健脾止泻的功效，搭配蒲公英并与鲤鱼煮汤食用，可以增强利水消肿的功效

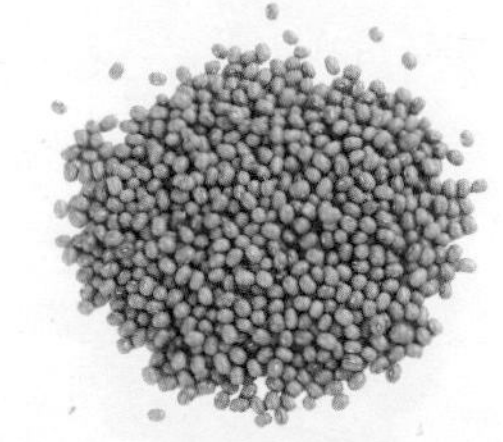

蒲公英 + 绿豆 绿豆汤可以清热解暑、止渴利尿。搭配蒲公英煮汤能增强清热解毒、凉血消肿的功效

小蓟

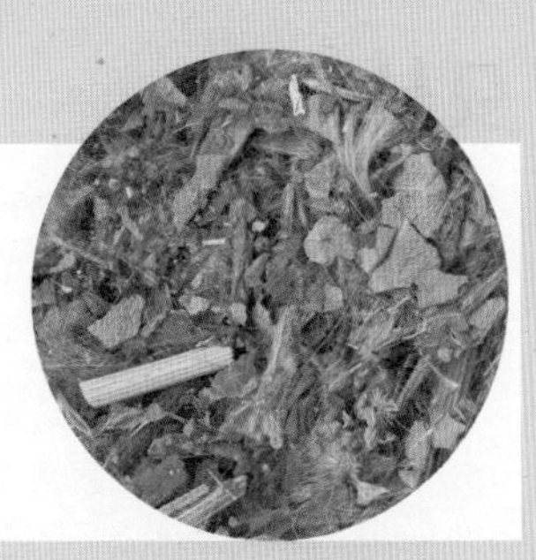

性味归经： 味甘、苦，性凉，归肝、脾经

功能主治： 具有凉血清热、散瘀消肿的功效，可用于治疗痈肿疮毒初起，以及血热妄行所致的吐血、咯血、尿血等

用法用量： 每日煎服，用量 10~30 克，鲜品可增至 30~60 克

◆ 家庭用法

1. 将小蓟幼苗放入沸水中焯熟，再用清水洗去苦味后，可用家常炒菜的方式制作多种菜肴，有凉血止血的功效。

2. 将鲜小蓟的根洗净捣烂，其汁液用沸水冲服，适用于血热所致的吐血、便血或者月经过多等症状。

◆ 食用禁忌

1. 与其他寒凉性药物同时使用时，要注意减少用量。

2. 小蓟性凉，血虚、脾胃虚寒、便溏泄泻者忌服，低血压患者不宜长期服用。

3. 小蓟服用期间，应忌生冷油腻的食物。

药食同补好搭档

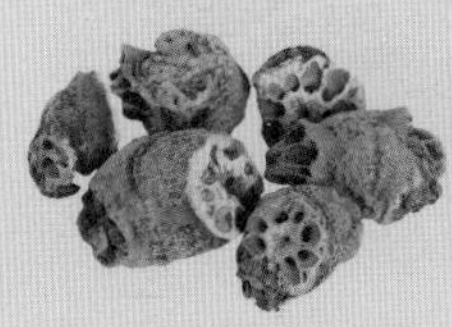

小蓟＋藕节 小蓟凉血止血；藕节收敛止血、化瘀。两者搭配，有清热凉血、化瘀止血的功效

香薷

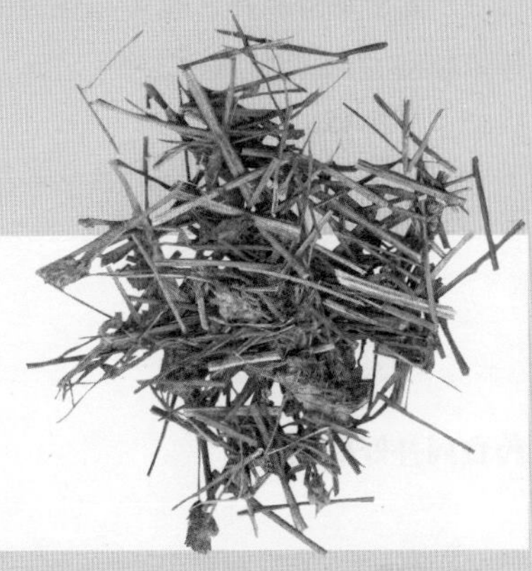

性味归经： 味辛，性温，归肺、脾、胃经

功能主治： 具有发汗解表、化湿和中、利水消肿的功效，可用于发热恶寒、头痛无汗等风寒表证及急性肠胃炎、水肿小便不利等

用法用量： 每日煎服用量 3~10 克，鲜品可适当加量

◆ 家庭用法

1. 香薷可做调料，用于烹饪菜肴及制作汤羹，能解表利尿。

2. 香薷可用来泡茶，能健脾利湿。

◆ 食用禁忌

1. 香薷辛温发汗的作用较强，阴虚有热者禁用。

2. 香薷中含有挥发油，不宜久煎。

药食同补好搭档

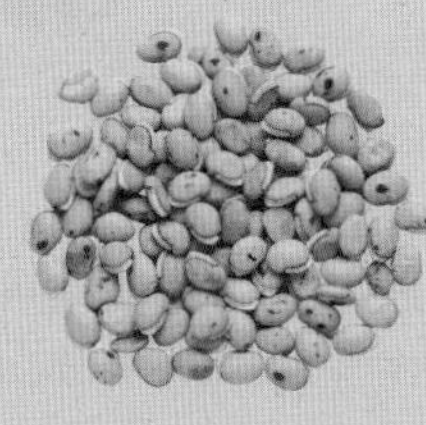

香薷＋白扁豆 白扁豆能化湿祛暑。两者同用可用于外感风寒、暑湿、内伤寒湿

夏枯草

性味归经： 味辛、苦，性寒，归肝、胆经

功能主治： 具有泻火降压、散郁结、消肿止痛的功效，可用于肝火上炎所致的目赤肿痛、头痛、高血压等

用法用量： 每日煎服，用量 10~15 克

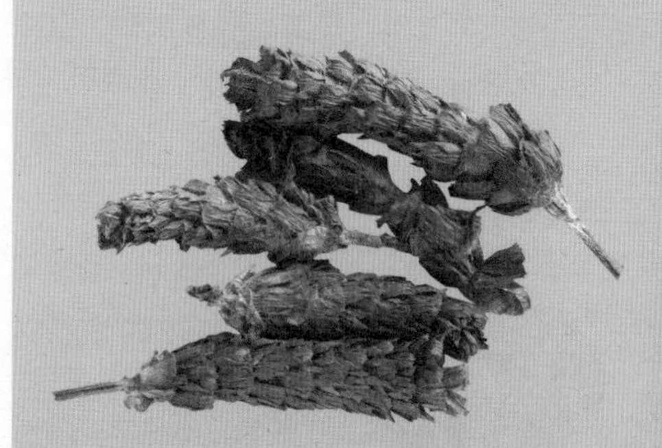

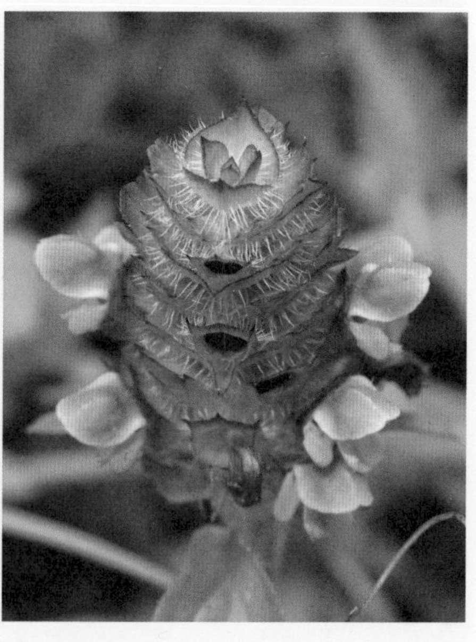

◆ 家庭用法

1. 夏枯草可凉拌，也可与猪肉、鸭肉等做炒菜，能滋阴散结，适用于消渴、烦热、咳嗽、营养不良等。

2. 夏枯草的花可煮粥，能清肝降火明目、散结降压消炎。

◆ 食用禁忌

1. 夏枯草性寒，孕妇、慢性泄泻者慎用。
2. 缺铁性贫血患者不宜服用。
3. 多服伤胃，气虚、脾胃虚弱者慎用。

药食同补好搭档

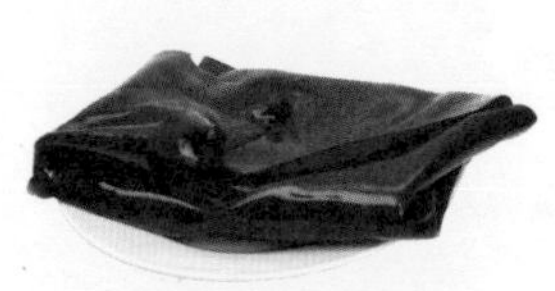

夏枯草＋昆布 昆布具有消痰软坚、泻热利水等功效，与夏枯草炖煮可清肝散结、对颈淋巴结结核有一定疗效

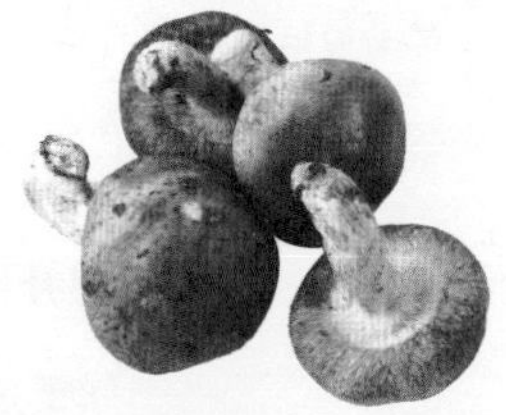

夏枯草＋香菇 香菇味甘性平凉，有补肝肾、健脾胃、益智安神等功效，与夏枯草同食可降压、清热

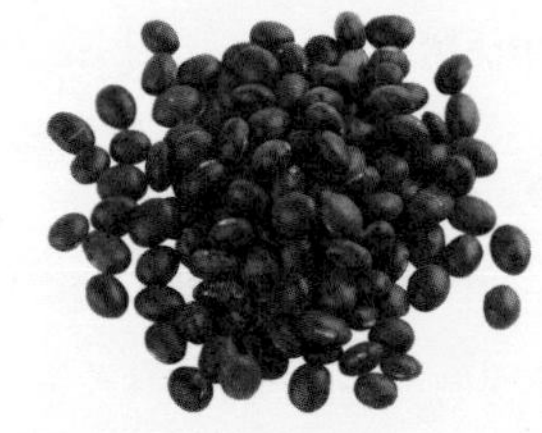

夏枯草＋黑豆 黑豆具有补脾、利水、解毒的功效。将浸泡后的黑豆搭配夏枯草煎汁饮用，可以补肾养肝、降压止痛

芫荽

性味归经： 味辛，性温，归肺、胃经

功能主治： 具有开胃健脾、清热解毒的功效，可用于麻疹初期透发不畅、感冒无汗、食物积滞引起的胃痛

用法用量： 每日煎服，用量3~6克

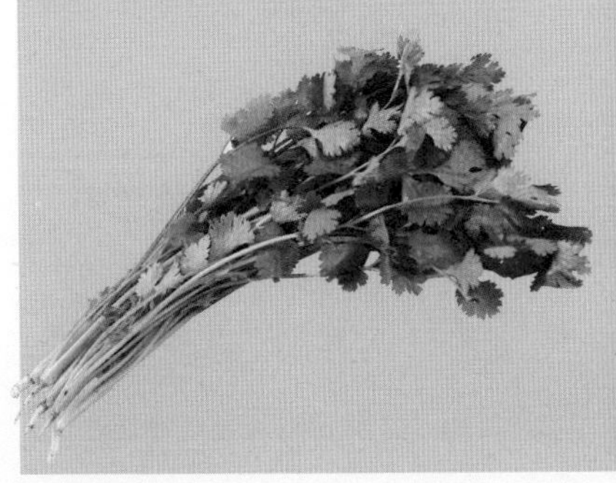

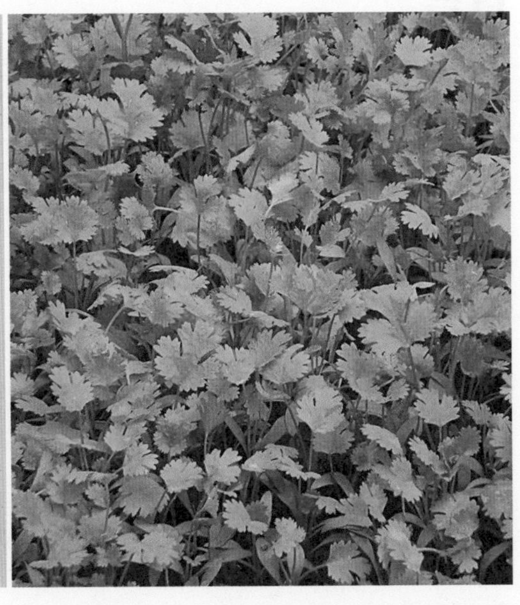

◆ 家庭用法

1. 新鲜芫荽可以做凉拌菜或者调味品，能够增进食欲。

2. 干芫荽切碎煎水熏洗，可促疹子尽快发出，或使感冒不出汗的人尽快发汗。

◆ 食用禁忌

1. 患有慢性皮肤病、口臭、狐臭、严重龋齿、生疮者或者患有癌症、胃及十二指肠溃疡、眼病之人不宜多食。

2. 芫荽性温，由于热毒雍盛所致出疹不透者的人要禁食，透发后的小儿麻疹者也不能食用。

3. 气虚体弱的孕产妇、老人以及孩子要少食。

药食同补好搭档

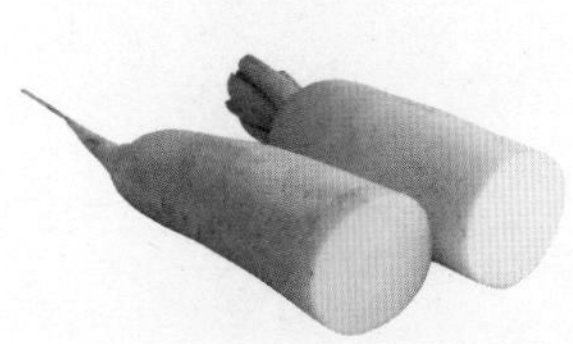

芫荽＋白萝卜 白萝卜可下气、消食、润肺、解毒生津、利尿通便。两者合用对肺痿、肺热、便秘、消化不良有很好的作用

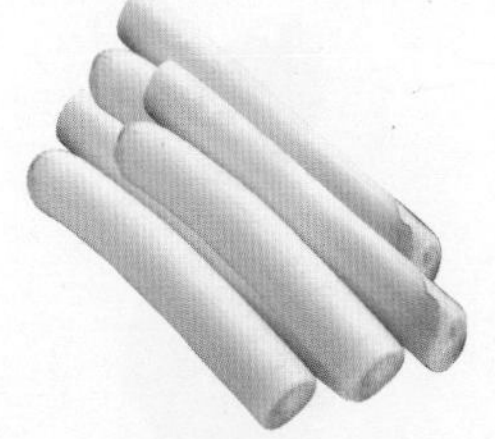

芫荽＋葱白 葱白发汗解表、通达阳气。两者合用对风寒感冒、腹泻、呃逆有很好疗效

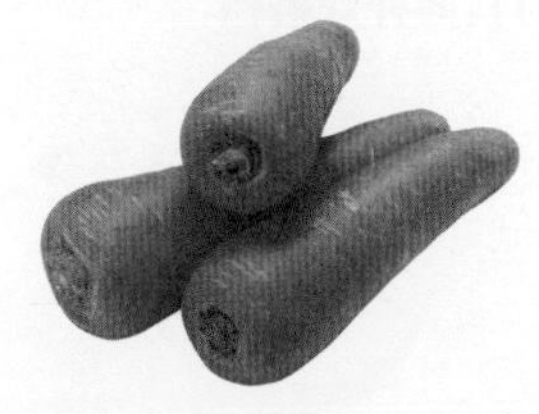

芫荽＋胡萝卜 胡萝卜具有补脾、行气、消食的功效，与芫荽搭配煎汁代茶饮用，可以起到发汗透疹、健脾化滞的作用

根茎类药膳材料

百合

性味归经： 味甘，性微寒，归心、肺经

功能主治： 具有润肺止咳、清心安神的功效，可用于治疗肺虚劳嗽、心神不安等。鲜品外用可治疗溃疡肿痛

用法用量： 每日煎服，用量10~30克，鲜品可加量

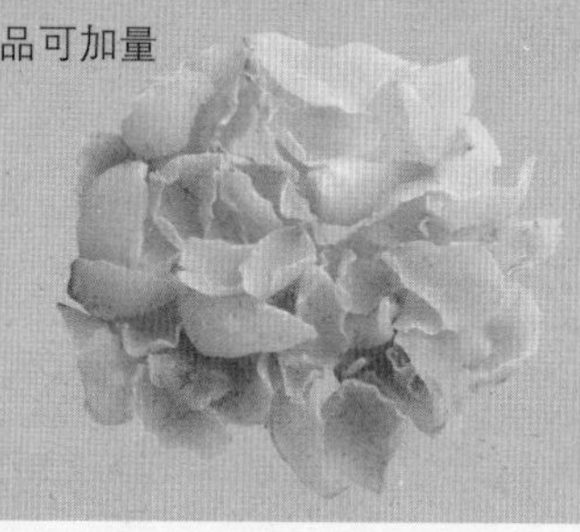

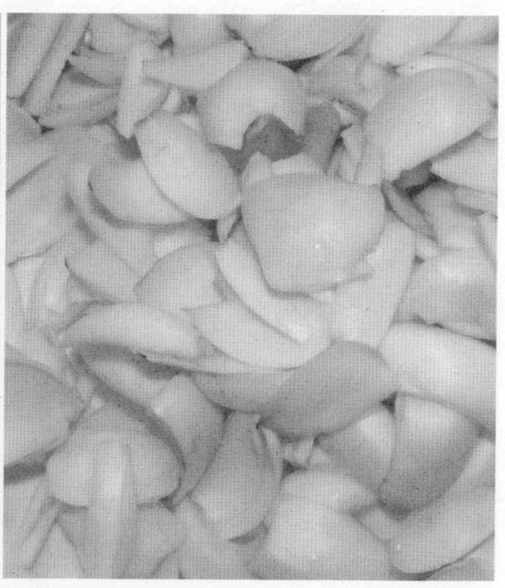

◆ 家庭用法

1. 百合和粳米一同煮粥食用，有滋阴安神、润燥的作用，可用于治肺燥咳嗽。

2. 百合可与雪梨、山楂、莲子、莲藕等煮汤食用。为提升口感，百合使用前可先置于冷水中浸泡，并从百合瓣尖撕去一层薄膜去其苦味。

3. 取鲜百合30~60克。绞汁，和适量白酒搅匀同用，可治肺部不适。

4. 百合洗净晒干研粉，涂于外伤出血处，可止血。

◆ 食用禁忌

1. 百合性寒，风寒咳嗽、中寒便溏者忌服。

2. 清心宜生用，润肺蜜炙用。

3. 百合多食易伤肺气，要注意用量。

药食同补好搭档

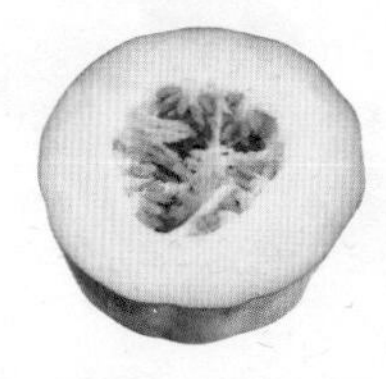

百合＋冬瓜 冬瓜有清热解毒、利尿排湿、消肿等功效，与百合同食有润肺止咳的功效，适用于阴虚肺热咳嗽，大便秘结

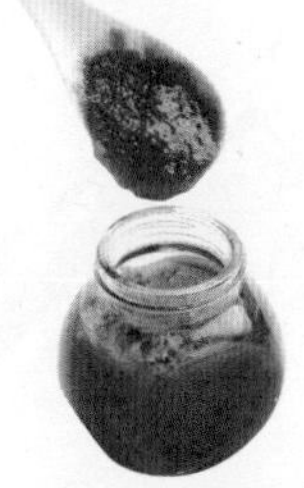

百合＋蜂蜜 蜂蜜有润肺止咳、润燥通便等功效，与百合同食可增强清心安神的功效，最宜神经衰弱、睡眠欠佳、久咳者食用

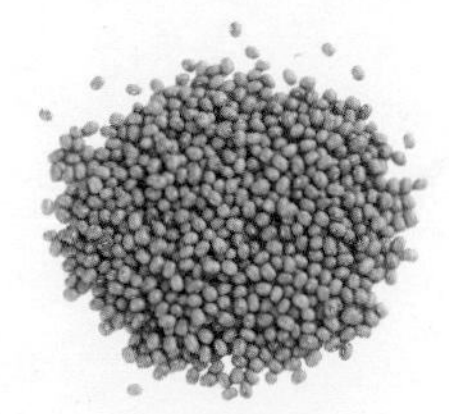

百合＋绿豆 绿豆可清热解毒、利小便、止消渴，与百合搭配同食有清热润肺的功效，正常人食用还可养胃健脾

白芷

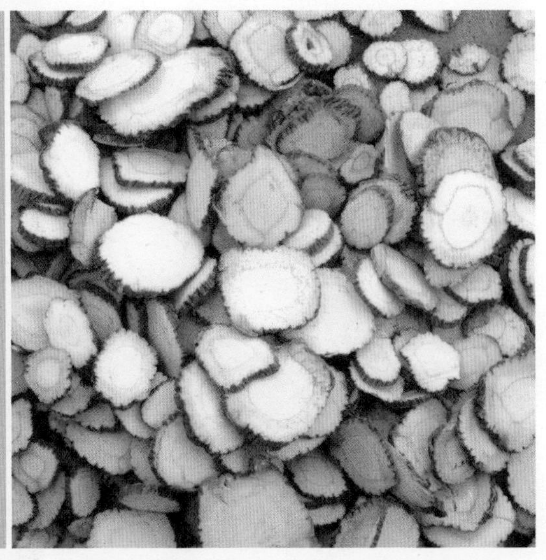

性味归经： 味辛，性温，归肺、胃、大肠经

功能主治： 具有解表散寒、祛风止痛、辛通鼻窍、消肿排脓的功效，可用于外感风寒头痛、头风痛、鼻渊、鼻塞不通

用法用量： 每日煎服，用量3~10克

◆ 家庭用法

1. 白芷研末，牙痛时敷在疼痛处具有良好的止痛作用。

2. 白芷煎煮后去渣留汁，加入水果醋可做茶饮，有祛风解表、止痛消肿的功效，对感冒风寒、头痛、鼻塞有较好疗效。

3. 白芷可入菜煮汤，与兔肉、鱼肉、田螺、莲藕等食材搭配均可，有润泽肌肤的功效。

◆ 食用禁忌

1. 白芷性温，阴虚阳亢、气虚血热者忌服。

2. 高血压患者、孕妇慎用。

3. 过量服用白芷易引起呕吐，要注意用量，呕恶者忌服白芷。

药食同补好搭档

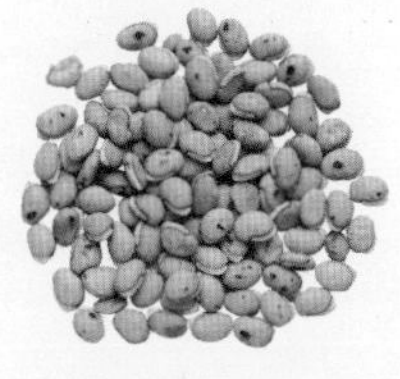

白芷＋白扁豆 白扁豆营养丰富，性温和，与白芷同食具有散风止痛、健脾和胃、护肤美容的功效，适于脾胃虚热生粉刺、白带异常、肌肤无光泽等

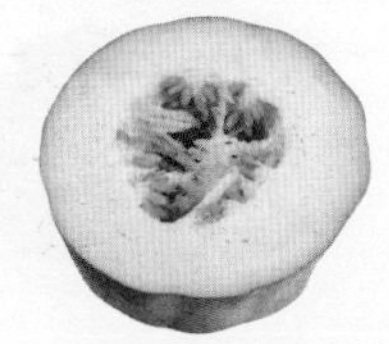

白芷＋冬瓜 冬瓜有清热解毒、利尿排湿、消肿等功效，与白芷同食可缓解水肿、小便不畅、慢性胃炎等

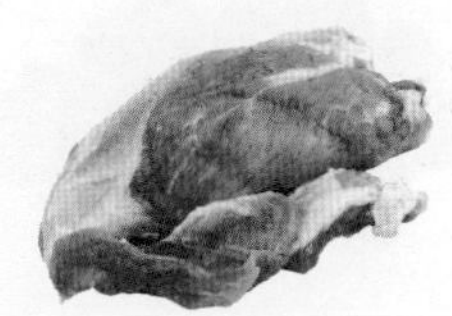

白芷＋羊肉 羊肉性温，有祛寒补虚、益气补血的功效，与白芷同用，可补虚祛风、止痛散寒，对气血虚寒者补益功效好

白茅根

性味归经： 味甘，性寒，归肺、胃、膀胱经

功能主治： 具有凉血止血、清热利尿、清肺胃热的功效，可用于咯血、吐血、尿血、小便不利、水肿、湿热黄疸、肺热咳嗽等

用法用量： 每日煎服，用量 15~30 克，鲜品可增至 30~60 克

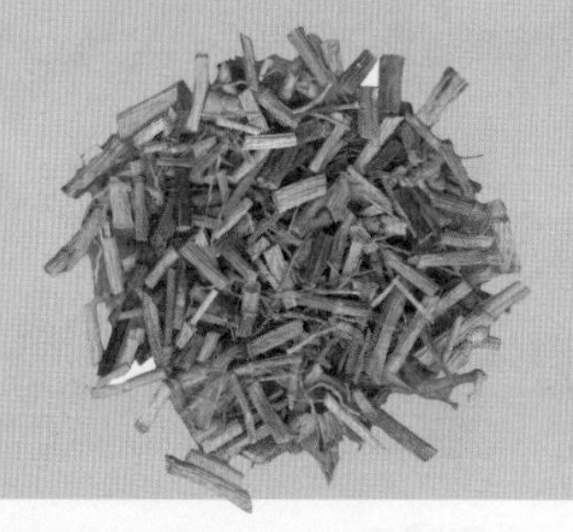

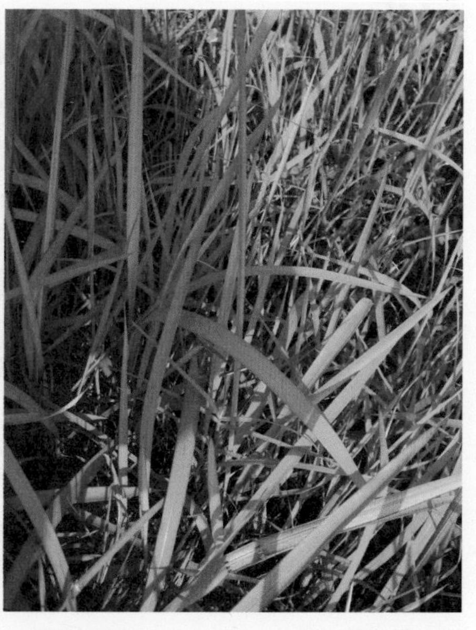

◆ 家庭用法

白茅根可入菜煮汤，与冬瓜、蘑菇、火腿、猪肚等搭配均可，为提升口感，可将白茅根洗净切段装入纱布袋内煎煮，汤煮好后去纱布袋食用。

◆ 食用禁忌

1. 白茅根与其他寒凉性药物同用时，要注意减少用量。

2. 寒性出血者忌用。

3. 白茅根性寒，孕妇、月经期妇女、脾胃虚寒者、腹泻便溏者慎用。

药食同补好搭档

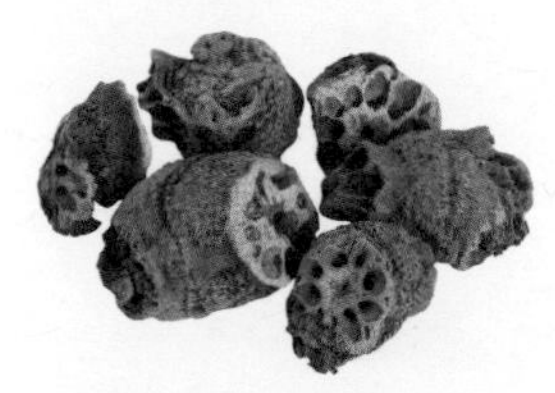

白茅根＋藕节 藕节止血化瘀，搭配白茅根使用可增强凉血止血的功效，可用于减少出血的发生

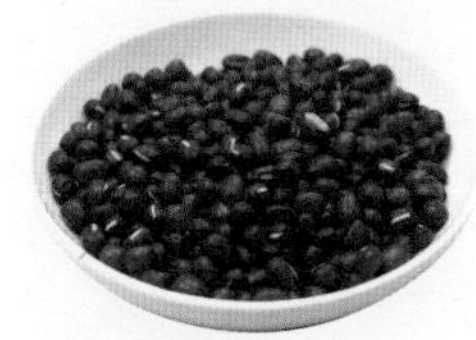

白茅根＋红豆 红豆有补血利尿、健胃益脾等功效，与白茅根一起煮汤，去汤食豆，有利水消肿的功效，可辅助治疗水肿腹大

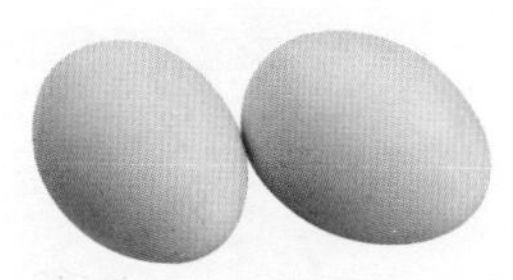

白茅根＋鸭蛋 鸭蛋具有养阴、清肺、止痢的功效。将白茅根水煎取汁，与鸭蛋拌匀蒸熟食用可以泻火、凉血、消炎

甘草

性味归经： 味甘，性平，归脾、胃、肺、心经

功能主治： 具有补脾益气、润肺止咳、缓急止痛、清热解毒的功效，可用于脾胃虚弱、中气不足、气虚血亏导致的心动悸及血虚脏燥，咽喉肿痛、食物及药物中毒等

用法用量： 每日煎服，用量 3~10 克，大剂量可用至 15~30 克

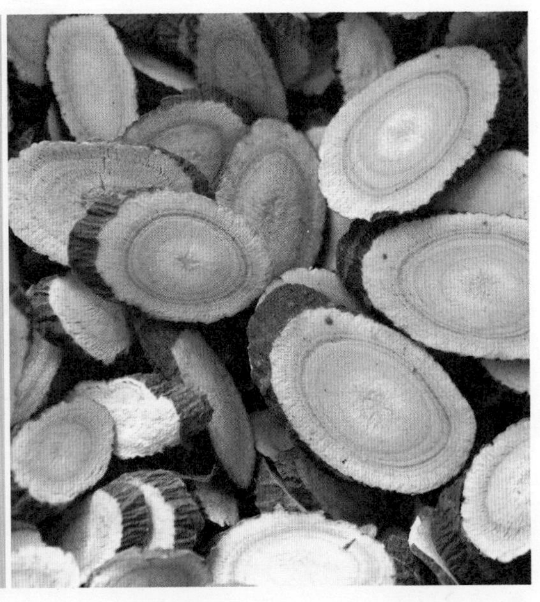

◆ 家庭用法

1. 日常可用甘草泡茶饮用，有化痰止咳，宣肺降气的功效。

2. 甘草也可作为煲汤时的调味料使用。

◆ 食用禁忌

1. 用药期间出现浮肿、高血压等不良反应，应立即减少用量或递减停用。若出现低钾血症，应遵医嘱口服补钾药剂。

2. 甘草味甘甜，能令湿气加重阻遏气机，故湿盛而胸腹胀满、呕吐的人不可服用。

3. 患有水肿、肾病、高血压、低血钾、充血性心力衰竭者慎用。

4. 不宜与京大戟、芫花、甘遂、海藻同用。

药食同补好搭档

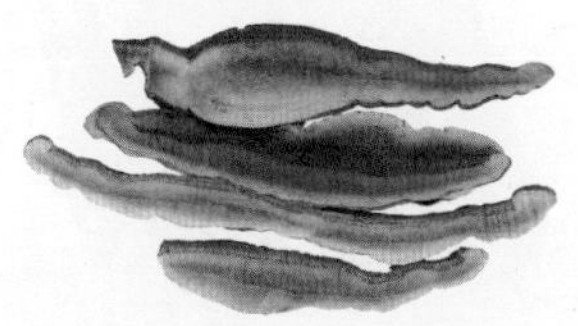

甘草＋灵芝 灵芝补气养血，养心安神。两者煎服可补虚强身，安神定志，特别适用于迁延性肝炎

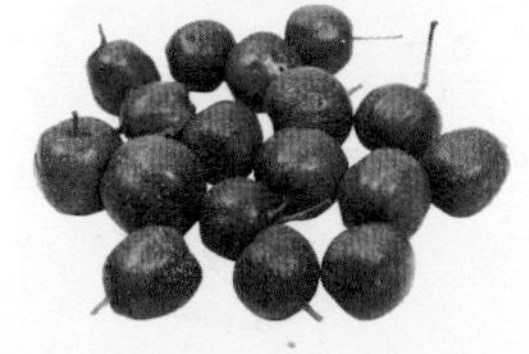

甘草＋山楂 山楂具有健脾开胃、消食化滞、活血化瘀的功效，搭配甘草煎汁饮用，可以起到消食健脾、活血化瘀的作用

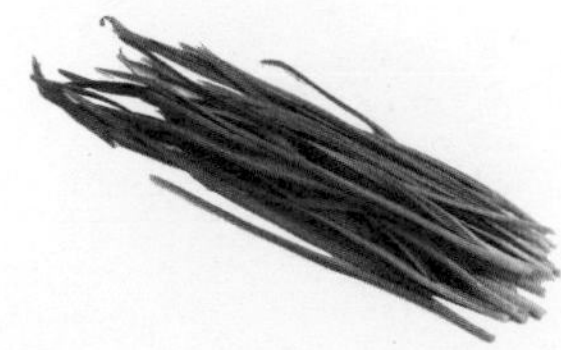

甘草＋韭菜 韭菜具有补肾温阳、行气理血、健胃暖中的功效，搭配甘草煎汁饮用，具有理气理血的作用

葛根

性味归经： 味甘、辛，性凉，归脾、胃经

功能主治： 具有发表解汗、透发麻疹，升举阳气，解渴止泻等功效，可用于治疗感冒发热、麻疹透发不畅、脾虚泄泻

用法用量： 每日煎服，用量 10~20 克

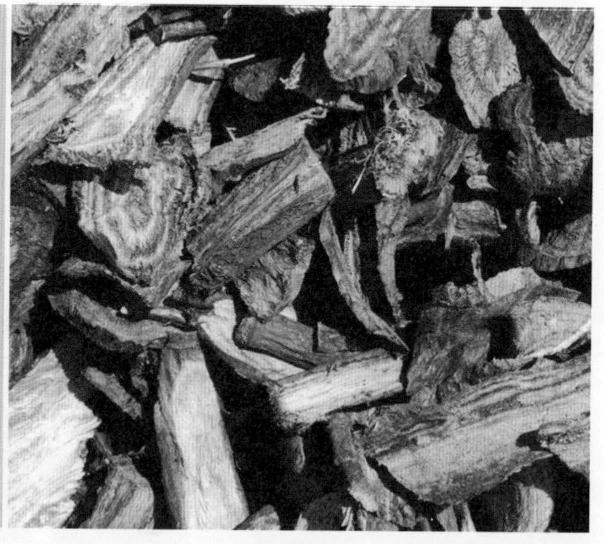

◆ 家庭用法

1. 葛根的吃法较多，最佳食用方法是煮粥和煲汤，这样能保留较多的营养成分且易于消化吸收。如果想利用葛根止泻，宜煨汤食用。

2. 日常保健可选用葛粉，有清胃火的功效，可清理肠胃热、湿燥，改善便秘、口臭、胃胀、烦躁心乱。

◆ 食用禁忌

1. 低血压者、胃寒者慎用。

2. 葛根可发表解汗，表虚多汗者不宜用。

药食同补好搭档

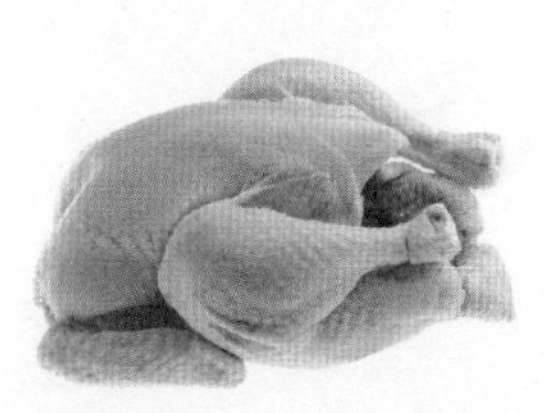

葛根 + 母鸡 母鸡含有丰富的蛋白质，与葛根煲汤食用，能调理身体虚弱、营养不良，对产后恢复也有益处

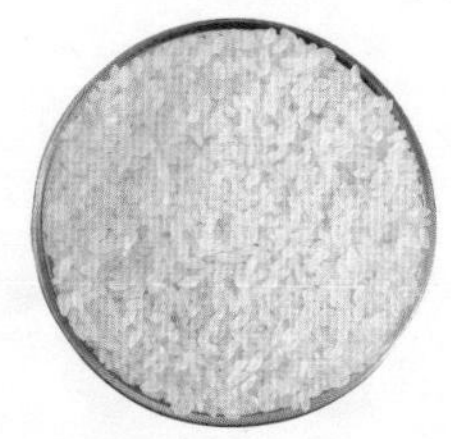

葛根 + 粳米 葛根与粳米同煮，可减轻其寒滑作用，延缓药效，有清胃养阴、生津止渴的作用，尤其适合夏季食用

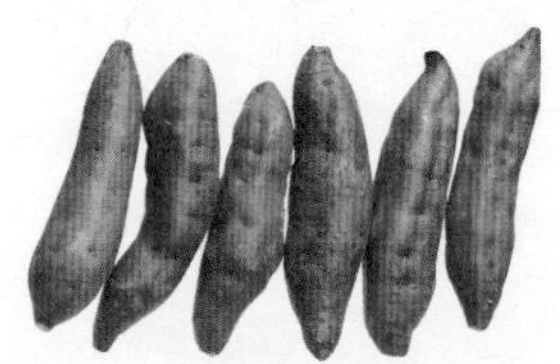

葛根 + 红薯 红薯具有补虚乏、益气力、健脾胃、强肾阴的功效，搭配葛根煎水饮用，具有解肌发表、解热生津的作用

茯苓

性味归经： 味甘、淡，性平，归心、脾、肾经

功能主治： 具有利水渗湿、安神健脾的功效，常用于脾胃虚弱、食少纳呆、倦怠乏力、脾虚泄泻，以及心脾两虚导致的心悸、失眠等，也用于各种痰证

用法用量： 每日煎服，用量10~15克

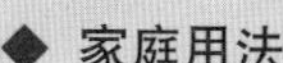

◆ 家庭用法

1. 茯苓可研成粉末，冲泡做茶饮，有利尿通淋的功效。

2. 茯苓粉也可做面食、糕点食用，健脾补中。

◆ 食用禁忌

1. 阴虚无湿热、虚寒精滑者慎用。

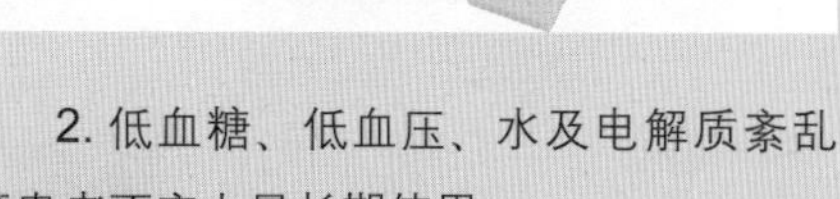

2. 低血糖、低血压、水及电解质紊乱等患者不宜大量长期使用。

3. 忌醋、葱，以及酸性食物。

药食同补好搭档

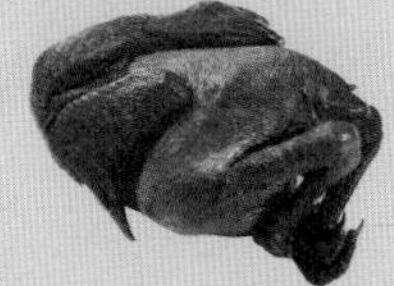

茯苓+乌鸡 乌鸡滋阴补肾，养血调肝。与茯苓煮汤食用可利水健脾，补肾养肝

当归

性味归经： 味甘、辛，性温，归肝、心、脾经

功能主治： 具有补血、活血止痛、润肠通便等功效，可用于心肝血虚证，血虚肠燥证，以及月经不调、痛经、经闭、跌打损伤、痹痛麻木等

用法用量： 每日煎服，用量5~15克

◆ 家庭用法

用当归进补，主要方式是将其添加到汤、粥中，也可单独煎水服用或生吃。

◆ 食用禁忌

1. 当归甘温润补，月经过多、有出血倾向、阴虚内热、大便溏泄者均不宜服用。

2. 热盛出血者禁服，孕妇慎服。

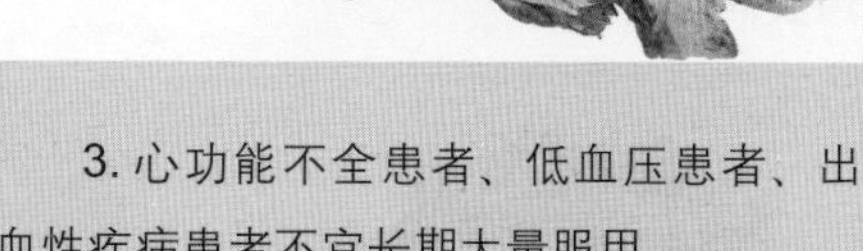

3. 心功能不全患者、低血压患者、出血性疾病患者不宜长期大量服用。

药食同补好搭档

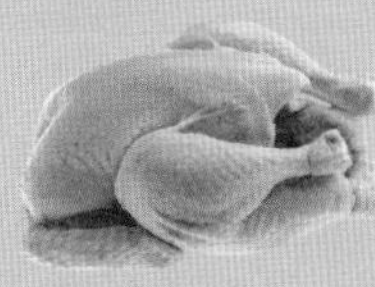

当归+鸡肉 鸡肉温中益气，益五脏，补虚损，与当归炖汤服食可益气补血

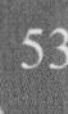

葱白

性味归经： 味辛，性温，归肺、胃经

功能主治： 具有发散风寒的功效，适用于风寒感冒、恶寒发热，也可用于慢性湿疹、秋季腹泻、荨麻疹等

用法用量： 每日煎服，用量3~10 克

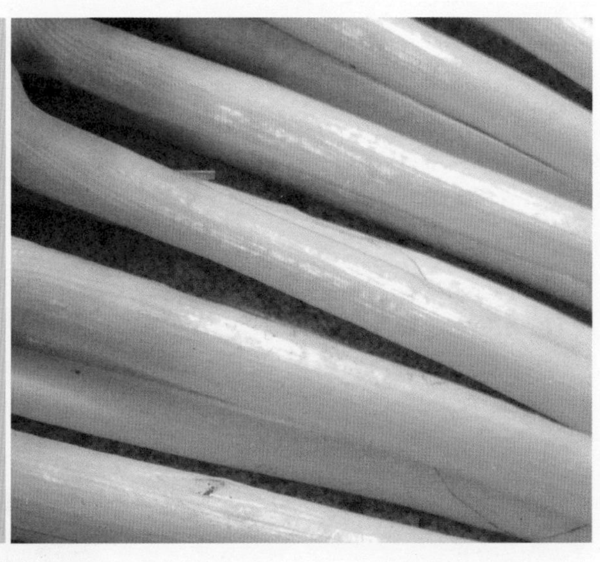

◆ 家庭用法

1. 葱白可作为多类食物的配料，也可直接蘸酱食用，有散寒发汗的功效。

2. 葱白可入菜，有较强的杀菌作用，其中的葱素可软化血管、降低血脂。

◆ 食用禁忌

1. 葱白芳香走窜能通窍，久煎会导致芳香物质流失，因此不宜久煎，煎煮时间以 30~40 秒为宜。

2. 葱白辛温发汗，表虚多汗者慎服。

3. 忌与蜜、大枣、熟地黄、常山同食。

药食同补好搭档

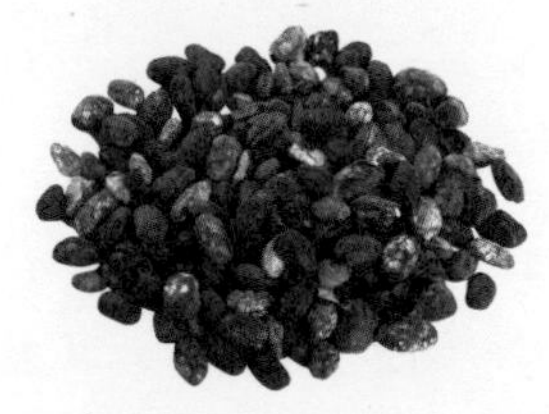

葱白 + 淡豆豉 葱白与淡豆豉泡汤取汁服用，可以治疗初期的风寒感冒

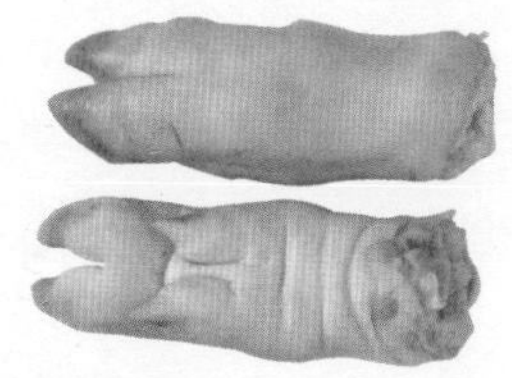

葱白 + 猪脚 葱白炖猪脚食用，可补血消肿，适用于血虚四肢疼痛，浮肿，疮疡肿痛等

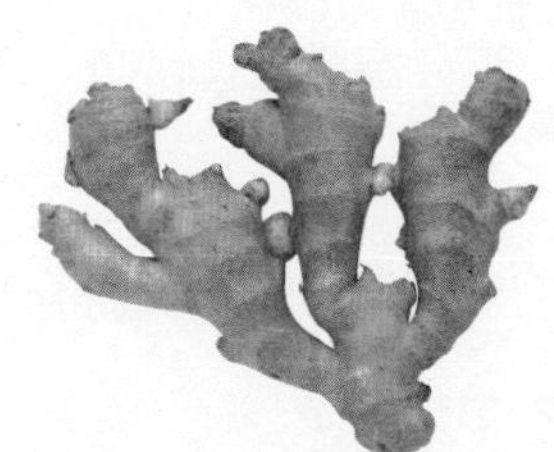

葱白 + 生姜 生姜具有温中散寒、发汗解表的功效，与葱白搭配煎汁饮用，能增强解表散寒的功效

黄精

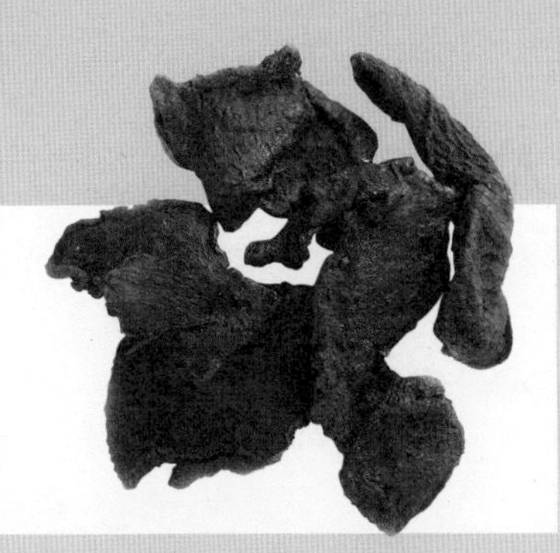

性味归经： 味甘，性平，归脾、肺、肾经

功能主治： 具有滋阴润肺、补脾益气的功效，可用于脾胃虚弱、肺燥咳嗽、肾虚阴亏等

用法用量： 每日煎服，用量 10~15 克，鲜品可增至 30~60 克

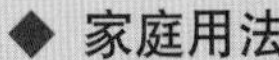

◆ 家庭用法

1. 黄精可用来煮粥，有很好的补中益气的功效。

◆ 食用禁忌

1. 黄精性滋腻，易助湿邪，因此脾虚有湿、咳嗽痰多及中寒泄泻者均不宜服用。

2. 服用黄精期间忌食酸、冷食物，如梅与黄精同食，会降低黄精药效。

3. 感冒发热等急症时应暂停食用黄精。

药食同补好搭档

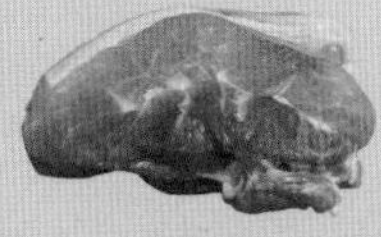

黄精 + 猪肉 黄精炖猪肉有益气养血，延年益寿的功效，适合体虚食少、消瘦多病、身倦无力者食用

高良姜

性味归经： 味辛，性热，归脾、胃经

功能主治： 具有散寒止痛、温中止呕的功效，适用于呕吐、脘腹冷痛、泄泻、嗳气吞酸

用法用量： 每日煎服，用量 3~10 克

◆ 家庭用法

高良姜可煮粥食用，具有温中散寒，止痛的功效，适用于寒邪伤胃、胃脘疼痛、呕吐清水之慢性胃肠炎。

◆ 食用禁忌

1. 胃热呕吐、湿热泻痢及阴虚火旺者禁服。

2. 服药期间，不宜食用过多寒凉、辛辣刺激性食物。

药食同补好搭档

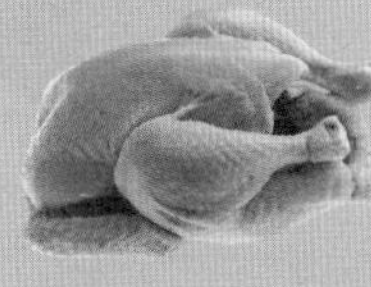

高良姜 + 鸡肉 鸡肉温中益气，益五脏，补虚损。与高良姜同炖食用具有补虚散寒、理气止痛的功效

大蒜

性味归经： 味辛，性温，归脾、胃、肺经

功能主治： 具有良好的解毒杀虫以及消肿功效，可用于治疗痈肿疮毒、钩虫、蛲虫病等肠道寄生虫病，能解毒止痢、防治流感

用法用量： 每日煎服，用量9~15克

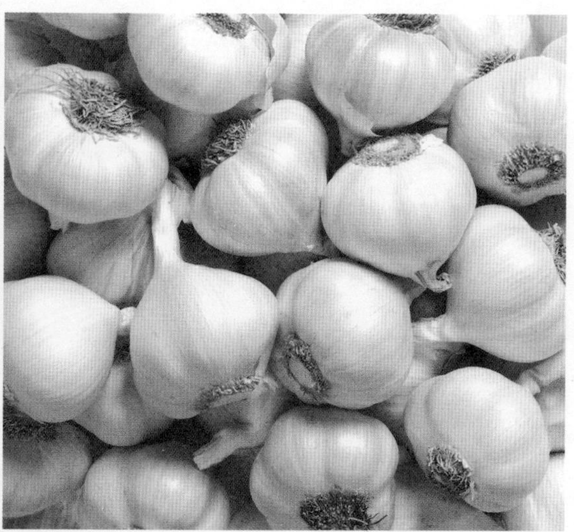

◆ 家庭用法

1. 将大蒜制成药酒，具有活血疏风的功效，适用于产后中风。

2. 大蒜生食能预防和治疗感染性疾病。

3. 大蒜捣碎外敷，或切片搽疗可治疗疥癣。

◆ 食用禁忌

1. 大蒜不宜空腹食用，容易伤胃，宜饭后食用。

2. 不宜长期服用，与其他辛热药同时使用时，应注意减少用量。

3. 皮肤过敏者忌用，肝病患者慎用。

4. 用药期间饮食应清淡。

5. 有胃溃疡、十二指肠溃疡等胃肠道疾病的患者不宜食用。

6. 大蒜性温味辛，阴虚火旺及有眼、舌、喉、口齿诸疾者忌用。

药食同补好搭档

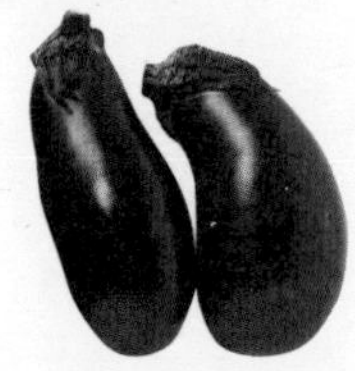

大蒜＋茄子 茄子可降低血液中胆固醇，能调节血压，与大蒜同食能润燥滑肠，行气利水，适用于高血压患者

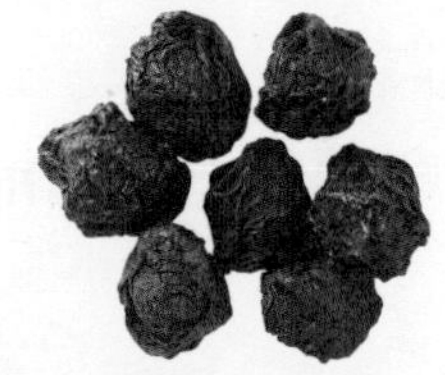

大蒜＋乌梅 大蒜与乌梅腌制食用，对高血压、脑梗塞、糖尿病、肝病、胃病及肥胖症等有一定疗效，并有防癌的作用

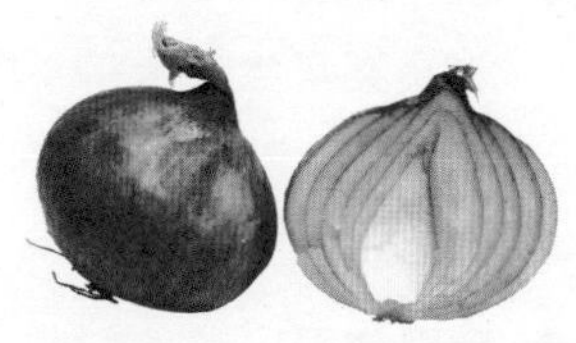

大蒜＋洋葱 洋葱具有理气和胃，发散风寒的功效，搭配大蒜食用可以增强机体免疫力

黄芪

性味归经： 味甘，性微温，归脾、肺经

功能主治： 具有益气固表、敛汗固脱、托疮生肌、利水消肿的功效，可用于治疗血虚萎黄、气虚乏力、久泻脱肛、便血崩漏、表虚自汗、痈疽难溃、久溃不敛、内热消渴、慢性肾炎、蛋白尿、糖尿病等

用法用量： 每日煎服，用量为 5~15 克，煎汤煮饭或粥时，可酌情加量

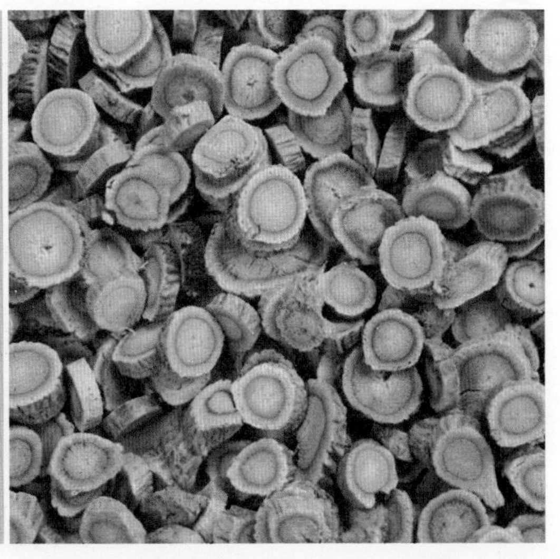

◆ 家庭用法

1. 家庭养生常用黄芪 5~15 克，沸水冲泡 10~20 分钟后代茶饮，补气升阳。

2. 可用黄芪煎汤，取药汤煮饭或粥，有很好的补气功能。

3. 煮肉、鸡或鸭时，放一些黄芪，可增强滋补作用。

◆ 食用禁忌

1. 感冒发热、胸腹满闷者不宜食用。

2. 肺结核有发热、口干唇燥、咯血症状者不宜食用。

3. 痈疽初起或溃后热毒尚盛者、阴虚体质、湿热体质、痰湿体质及气郁体质者不宜食用。

4. 孕妇不宜长期食用。

5. 黄芪补阳，阳盛阴虚、上焦热甚、下焦虚寒者忌用。

药食同补好搭档

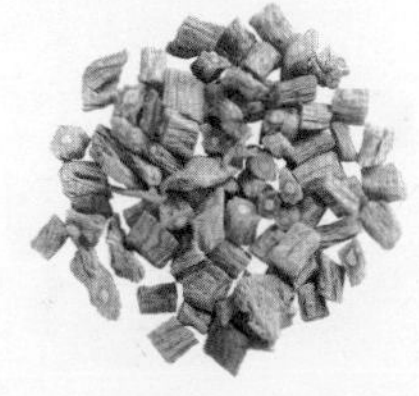

黄芪 + 党参 党参健脾补肺、益气养血，搭配黄芪健脾益气，可用于体虚气弱、倦怠无力

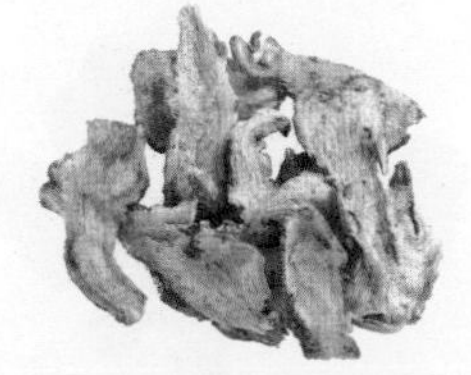

黄芪 + 当归 黄芪益气，当归可补血活血，二者搭配食用，补血益气效果更佳

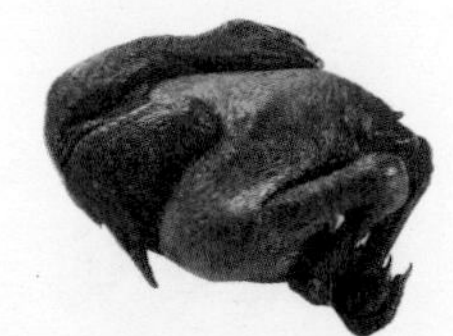

黄芪 + 乌鸡 乌鸡有滋阴清热、补肝益肾、延缓衰老等功效，与黄芪同用，益气固表、延缓衰老的效果更好

姜

性味归经： 味辛，性温，归肺、胃经

功能主治： 具有温肺散寒、化痰止咳的功效，主治中焦寒证、胃寒呕吐，可用于治疗风寒感冒

用法用量： 每日煎服，用量3~10克

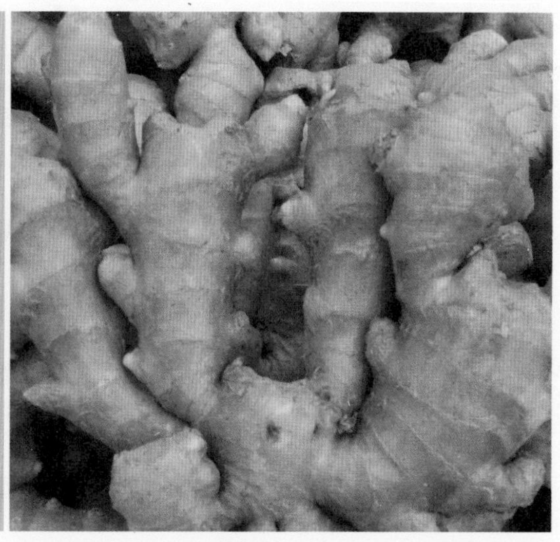

◆ 家庭用法

1. 姜具有特殊的辛辣味，有除腥、去臊、去臭的功效，是家用烹调必备的调料。

2. 姜切片裹上熬热的白糖，即可制作姜片，食用后可防止晕车。

3. 姜片加水煎煮服用，可治疗风寒感冒。

4. 初生幼嫩的姜芽，可做酱菜食用。

5. 生姜捣烂用开水冲泡饮用，可以治疗初期风寒感冒。

◆ 食用禁忌

1. 生姜不宜大量长期使用，以防助热生火。

2. 过敏体质外用需谨慎。

3. 阴虚内热、表虚自汗者忌用。

4. 患有糖尿病、痔疮、便秘、胃溃疡等疾病的人，不宜长期食用。

5. 皮肤病患者不宜食用。

6. 姜变质后会产生致癌物质，烂姜、冻姜不能吃。

药食同补好搭档

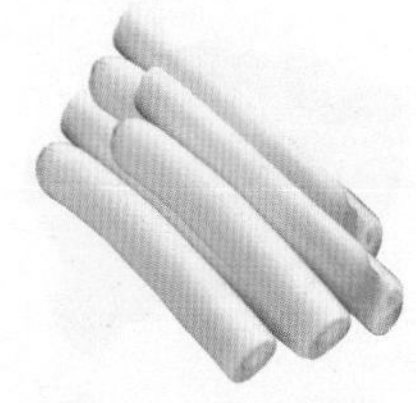

姜＋葱白 葱白也有发散风寒的作用，两者合用具有散寒解表的作用，适用于恶寒发热、无汗、头痛身疼、咳嗽痰白的感冒

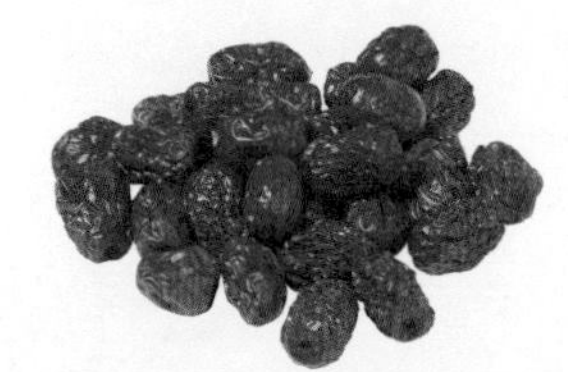

姜＋大枣 大枣具有补血益气、健脾和胃的功效，搭配姜煮粥食用具有温胃散寒的作用，阴虚者及孕妇慎食

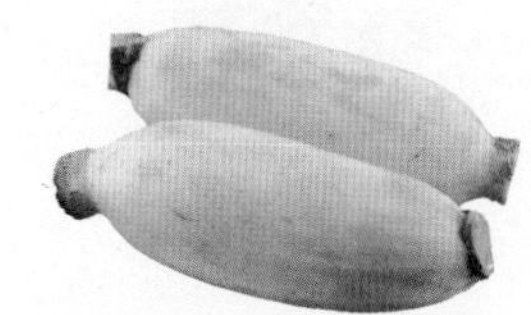

姜＋莲藕 莲藕具有清热、散瘀、开胃、养血的功效，与姜搭配食用，能缓解心烦口渴、呕吐不止的症状

桔梗

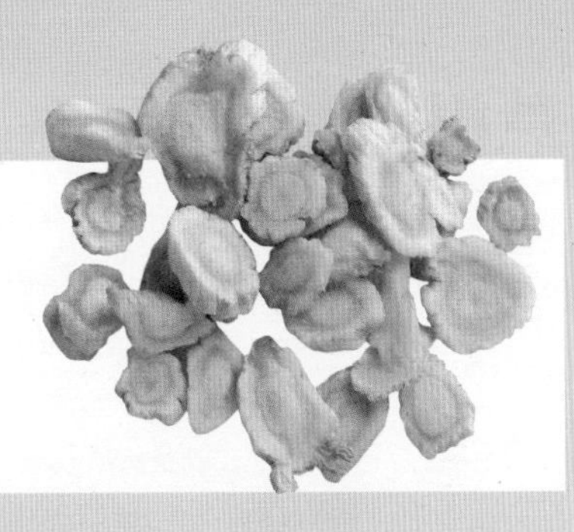

性味归经： 味苦、辛，性平，归肺经

功能主治： 具有宣肺祛痰、利咽排脓、开提肺气的功效，常用于咳嗽痰多、咽痛音哑、喉痹肿痛、肺痈胸痛、痢疾等

用法用量： 每日煎服，用量3~9克

◆ 家庭用法

1. 桔梗煎水服用，可治疗咽喉肿痛。

2. 桔梗煮粥，有止咳润肺的功效。

3. 鲜桔梗可凉拌食用，能开宣肺气、祛痰排脓。

◆ 食用禁忌

1. 桔梗性升散，阴虚久咳、气逆及咳血者忌服。

2. 不宜与山茱萸合用。

3. 服药期间，忌猪肉、油腻、生冷食物。

4. 胃溃疡者、孕妇慎用。

5. 用量过大易致恶心呕吐。

药食同补好搭档

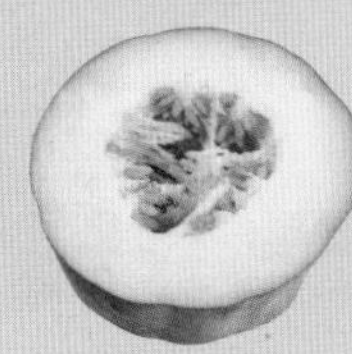

桔梗＋冬瓜 冬瓜有清热、消痰、利水等功效，与桔梗做汤食用，具有疏风散热、止咳的功效，适于风邪犯肺型急性支气管炎者食用

姜黄

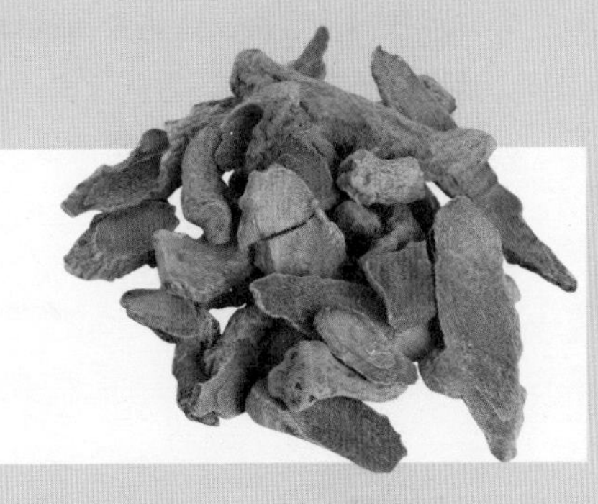

性味归经： 味辛、苦，性温，归肝、脾经

功能主治： 具有破血行气、通经止痛的功效，可用于胸腹胁痛、痛经、风湿痹痛、跌打损伤、疮痈等

用法用量： 每日煎服，用量3~10克

◆ 家庭用法

1. 姜黄可作调料使用，是一种天然食用香料，与胡椒共同使用时可增强胡椒的香气。

2. 姜黄泡酒，具有缓痉止痛的功效，适用于肌肉风湿挛痛等。

◆ 食用禁忌

1. 姜黄破血行气，血虚无气滞血瘀者及孕妇慎服。

2. 服药期间，忌食油腻腥臊食物。

药食同补好搭档

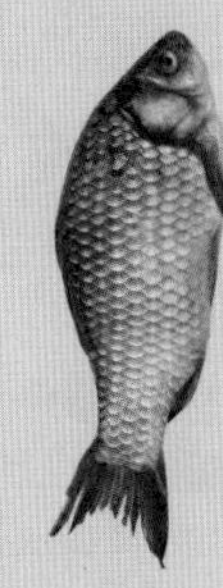

姜黄＋鲫鱼 鲫鱼健脾益气，蛋白质齐全易于消化，与姜黄做汤，适合风湿痹痛、四肢关节屈伸不利及慢性胆囊炎患者食用

芦根

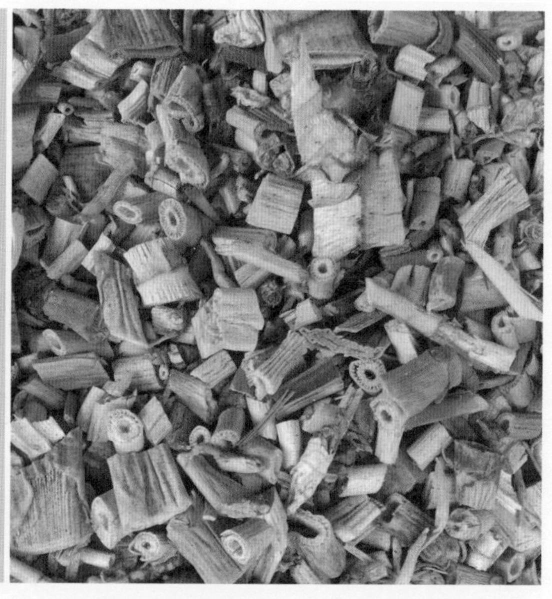

性味归经： 味甘，性寒，归肺、胃经

功能主治： 具有清热生津、止呕除烦的功效，适用于热病伤津导致的烦热口渴，或舌燥少津之证，以及肺热咳嗽、外感风热、胃热呕逆、小便短赤等

用法用量： 每日煎服，用量10~30克，鲜品可加量

◆ 家庭用法

1. 鲜芦根捣汁饮用，清热生津的效果更好，适用于发热、口渴、舌质红者。

2. 芦根泡茶饮用，具有清热解表的功效，还可治牙龈出血。

3. 芦根可以煮粥食用，具有清热、止呕的功效。

4. 芦根还可用于煲汤食用。

◆ 食用禁忌

1. 芦根性寒，孕妇忌服。

2. 脾胃虚寒者慎用，肌无力患者、心功能不全患者及甲亢患者不宜长期大量服用。

3. 婴幼儿及老年人不宜大量、单味药长期使用。

药食同补好搭档

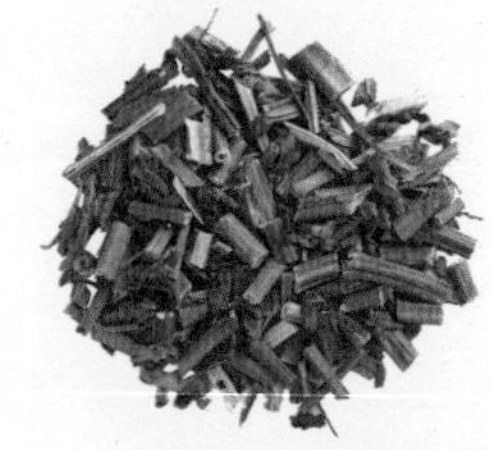

芦根＋薄荷 芦根与薄荷煮水饮用，可利尿消肿，解表发汗

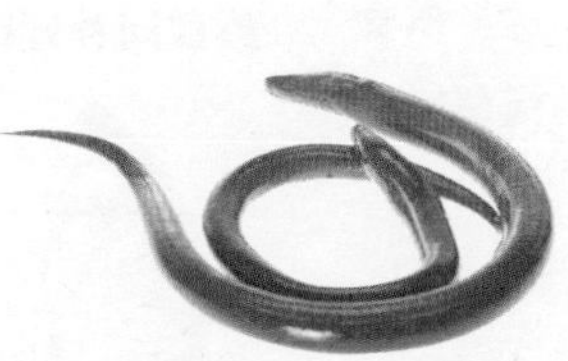

芦根+鳝鱼 鳝鱼可补虚损、强筋骨。与芦根搭配煲汤可益肾保肺，清肺养阴

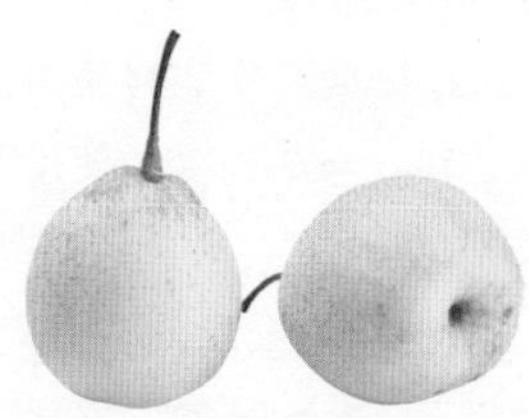

芦根＋雪梨 雪梨具有生津、止咳、清热、化痰的功效，与芦根煎汁饮用，能养阴润燥、益气生津

山药

性味归经： 味甘，性平，归脾、肺、肾经

功能主治： 具有益气养阴、补脾肺肾的功效，可用于肺、脾、肾气阴不足。肺虚气阴则气短多汗、久咳或虚咳；脾虚气弱则食少体倦、便溏或泄泻；肾虚失固则腰酸腿软、遗精尿频，妇女白带过多

用法用量： 干品每日煎服 10~30 克，鲜品用量可增加

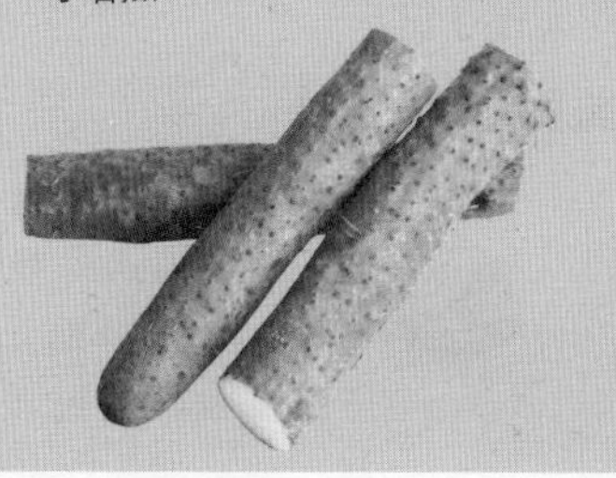

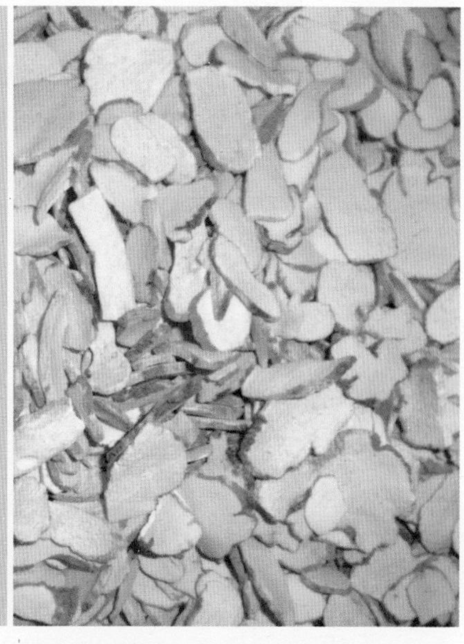

◆ 家庭用法

1. 山药宜去皮食用，可蒸可煮可炒，家常做法较多，生食亦可。

2. 干山药与糯米同煮粥，可补气健脾。

3. 山药去皮切丁与绿豆同煮，可稳定血糖。

◆ 食用禁忌

1. 山药养阴而兼涩性，能助湿，因此湿盛中满或有积滞者慎用。

2. 山药具有较强的收敛作用，大便燥结者不宜食用。

3. 山药含有淀粉酶，烹调时间不宜过长，以免造成淀粉酶遭到破坏，造成营养流失。

4. 胡萝卜中的分解酶会破坏山药中的维生素 C，因此，山药应避免与胡萝卜同食。

5. 山药与菠萝同食有碍肠胃健康。

药食同补好搭档

山药＋芝麻 芝麻粒含有锌和硒，能提高精子的活力，而山药的黏性成分，可以保持激素分泌均衡，增强新陈代谢。两者同时服用可补钙，并使人精力充沛

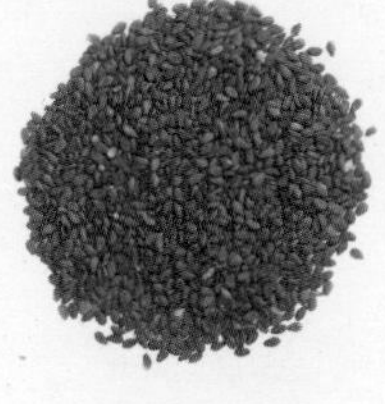

山药＋南瓜 南瓜富含胡萝卜素和维生素等成分，是健胃消食的佳品。山药有利于脾胃消化吸收，两者搭配，不仅能增强健胃消食的功效，还对降低血糖有益处

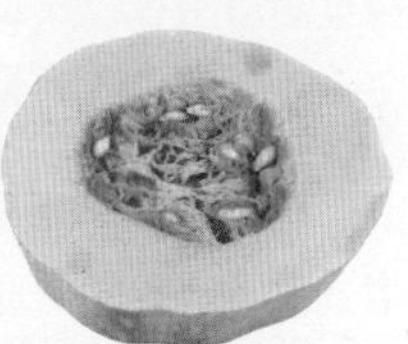

薤白

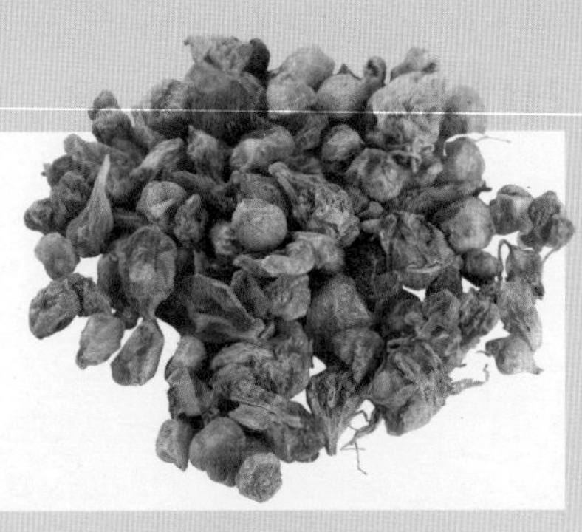

性味归经： 味辛、苦，性温，归肺、胃、大肠经

功能主治： 具有通阳散结、行气导滞、止咳平喘的功效。适用于寒痰阻滞、胸阳不振所致的胸痹证，外感风寒、咳喘气急、胸胁胀满、痰多稀薄者也适用

用法用量： 每日煎服，用量5~10克

◆ 家庭用法

1. 薤白的鳞茎及幼苗可蘸酱生食，也可腌渍作为泡菜食用。

2. 薤白煮粥食用，具有通阴散结、下气行滞、活血止痛的功效，适于治疗心绞痛。

◆ 食用禁忌

1. 气虚无滞者、胃弱纳呆者、孕妇不宜用。

2. 薤白行气力强，与其他行气药同用时，注意减少药量，且不宜长期大量服用。

3. 外感热病、阴虚火旺、血虚血热者不宜单味用。

药食同补好搭档

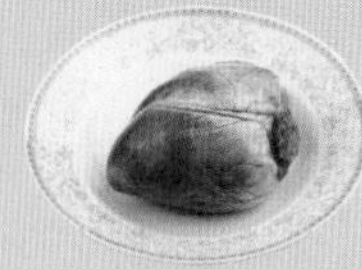

薤白+百合 百合是补益食品，能滋养心阴，润养心脏。现代研究显示，薤白具有保护心血管的功能。两者同食，有强心养阴、安神补血的功效

玉竹

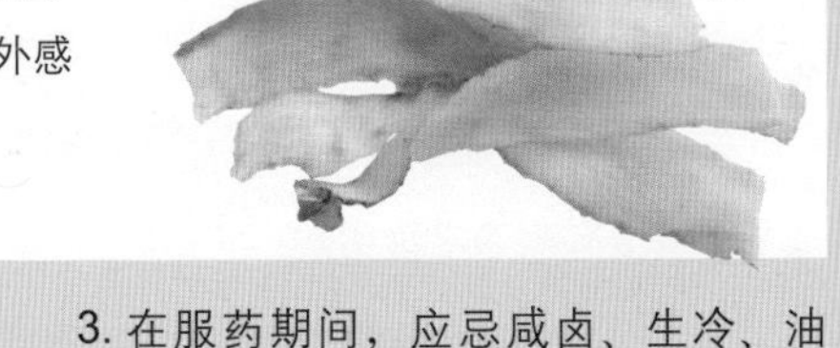

性味归经： 味甘，性平，归肺、胃经

功能主治： 具有滋阴润肺、生津养胃的功效，可用于治疗肺胃阴虚燥热之证、消渴及阴虚外感所致的发热咳嗽、咽痛口渴等

用法用量： 每日煎服，用量10~15克

◆ 家庭用法

玉竹可用来泡水饮用，也可煲汤，对降低高血脂有较好效果。

◆ 食用禁忌

1. 玉竹滋阴润燥，脾虚而有湿痰气滞者、中寒便溏者不宜服用。

2. 玉竹有降血糖和升血压的作用，因此，低血糖和高血压患者需慎用。

3. 在服药期间，应忌咸卤、生冷、油腻食物。

4. 玉竹常用硫黄炮制，要浸泡、洗净后才能使用。

药食同补好搭档

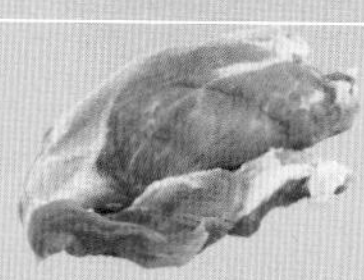

玉竹+羊肉 羊肉可增加消化酶，有保护胃壁，帮助消化的作用。玉竹也具备养胃的保健功能，两者搭配可润中和胃，健脾生津

花类药膳材料

白扁豆花

性味归经： 味甘，性平，归脾、胃经

功能主治： 具有解暑化湿，和中健脾的功效。主治夏伤暑湿、发热、泄泻、赤白带下、跌打伤肿等

用法用量： 每日煎服，用量 5~10 克

◆ 家庭用法

1. 将白扁豆花烘干研末，冲服可治疗妇女白带过多。

2. 白扁豆花煮粥食用，味甜清香，益气醒脾，除烦止渴，可治疗夏季暑湿及赤白带下。

◆ 食用禁忌

脾胃虚寒的人需与温中健脾的食物搭配食用。

药食同补好搭档

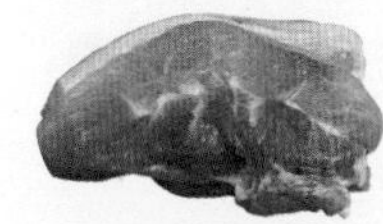

白扁豆花 + 猪肉 猪肉具有补虚滋阴、养血润燥的功效，与白扁豆花做馅制馄饨食用，可治疗泄泻

代代花

性味归经： 味甘、微苦，性平，归肝、胃经

功能主治： 具有理气宽胸、开胃止呕的功效，可用于脘腹胀闷、恶心、食欲不振

用法用量： 每日煎服，用量 1.5~2.5 克

◆ 家庭用法

1. 代代花可冲泡做茶饮，具有理气化痰、健脾开胃的功效。

2. 代代花煮粥具有理气解郁、消痰清肺的功效。

◆ 食用禁忌

脾胃虚寒者、孕妇慎用。

药食同补好搭档

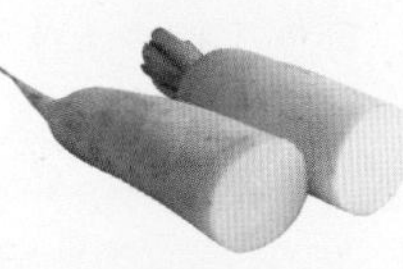

代代花 + 萝卜 白萝卜、胡萝卜均可，与代代花同食可养颜美容、使肌肤白嫩

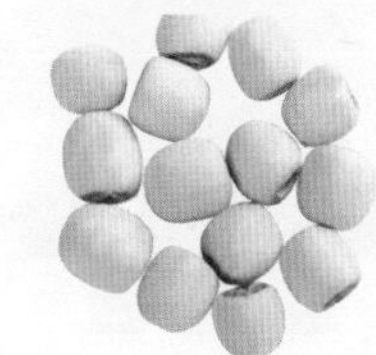

代代花 + 莲子 莲子具有养心安神、益肾固精、健脾止泻的功效，与代代花煮汤食用，具有健脾消食，润肺生津的功效

丁香

性味归经： 味辛，性温，归脾、胃、肾经

功能主治： 具有温中止痛、降逆理气的功效，可用于治疗胃寒呃逆、呕吐，以及脾胃虚寒、食少吐泻、脘腹冷痛、肾虚阳痿、宫冷等

用法用量： 每日煎服，用量 2~5 克

◆ 家庭用法

1. 将丁香研为细末，用棉布裹好含在嘴里，可治唇舌生疮。

2. 丁香末直接以水送服，可治疗乳房胀痛。

3. 丁香泡酒可外敷，可辅助治疗足癣。

◆ 食用禁忌

丁香性温，热证及阴虚内热者忌用。

药食同补好搭档

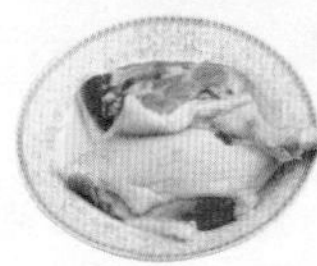

丁香＋鸭肉 鸭肉滋阴补虚，养胃利水，与丁香同食可理气、温中止痛，适用于体热上火、身体虚弱、食少、便秘、水肿者食用

金银花

性味归经： 味甘，性寒，归肺、胃、心经

功能主治： 具有清热解毒的功效，可用于外感风热、暑热、外疡内痈等

用法用量： 每日煎服，用量 10~20 克

◆ 家庭用法

1. 金银花煎水服用，可消除呼吸道炎症。

2. 热水冲泡金银花，可降血脂并治疗牙周炎。

◆ 食用禁忌

1. 金银花性寒，女性经期内忌食。

2. 脾胃虚寒及气虚疮疡者忌服。

药食同补好搭档

金银花＋山楂 山楂含有丰富的维生素C、胡萝卜素、钙、铁等，与金银花冲泡食用，可养颜美容、润肤抗衰老

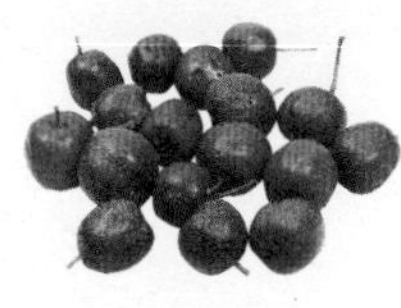

金银花＋苦瓜 苦瓜除邪热、解劳乏、清心明目，与金银花炒食可清心祛火、利尿通淋、明目解毒

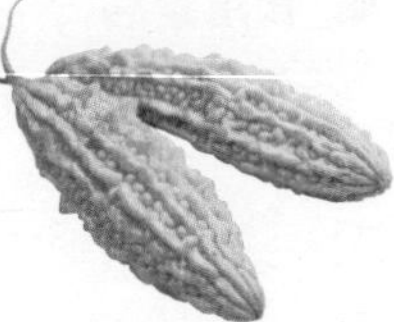

槐花

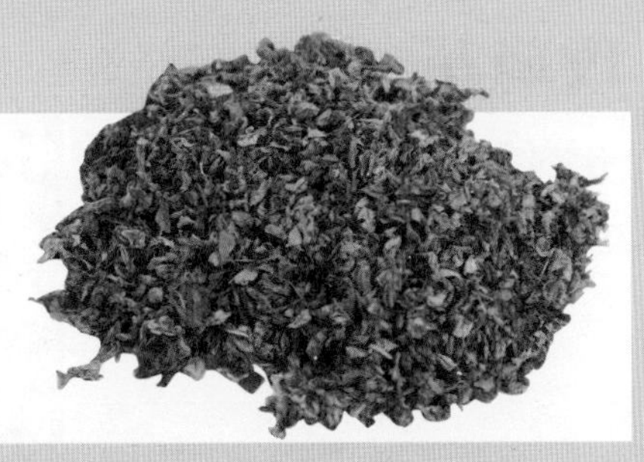

性味归经： 味苦，性微寒，归肝、大肠经

功能主治： 具有凉血止血、清肝泻火的功效，可用于咯血、肝热目赤、头胀头痛、眩晕、便血、痔血、尿血等

用法用量： 每日煎服，用量10~15克

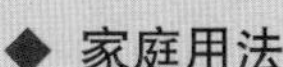

◆ 家庭用法

1. 槐花煮粥或清炒做菜食用，具有清热凉血、祛风止痒、降血压的功效。

2. 槐花泡茶饮用，可清肝疏风、降火。

◆ 食用禁忌

1. 槐花苦寒，脾胃虚寒者慎用，用药期间应食用易消化的食物，保护脾胃。

2. 脑血栓患者忌单独使用，虚寒出血证者慎用。

3. 糖尿病、胃肠疾病患者及中老年人不宜过量食用。

药食同补好搭档

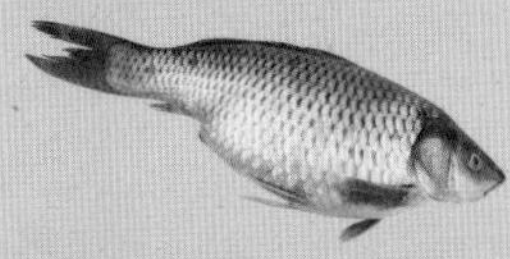

槐花＋鲤鱼 鲤鱼味甘性平，具有健脾开胃、消水肿、利小便的功效，与槐花同食，能清热利湿，健脾养胃

菊花

性味归经： 味辛、甘、苦，性微寒，归肺、肝经

功能主治： 具有疏风清热、平肝明目、解毒的功效，可用于温病初起之证、肝阳上亢证，以及风热感冒、目赤肿痛、疔疮肿毒等

用法用量： 每日煎服，用量10~15克

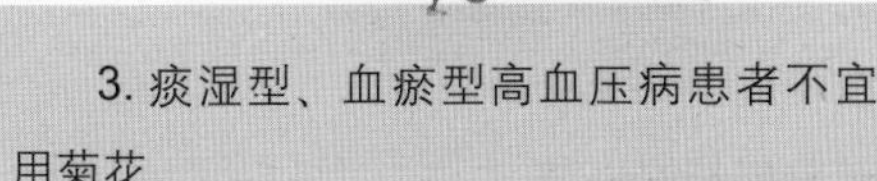

◆ 家庭用法

1. 用菊花泡茶，气味芳香，可消暑、生津、祛风、润喉、解酒等，菊花茶最适合头昏、目赤肿痛、嗓子疼、肝火旺及血压高的人喝。

2. 干菊花煮水沐浴，可以润肤、去皱。

3. 菊花的食用方法较多，可凉拌、炒食、做馅、制饼、煮粥等。

◆ 食用禁忌

1. 菊花性微寒，脾胃虚寒者慎服。

2. 疏散风热宜用黄菊花，平肝、清肝明目宜用白菊花。

3. 痰湿型、血瘀型高血压病患者不宜用菊花。

4. 不明确自己体质的人喝菊花茶最好不要加冰糖。

药食同补好搭档

菊花＋银耳 银耳中含有大量膳食纤维，可刺激肠蠕动；还含有多糖体，对预防血栓、保护血管环境有较好疗效。银耳搭配菊花煮粥，可降低血脂、血压，还有很好的减肥作用

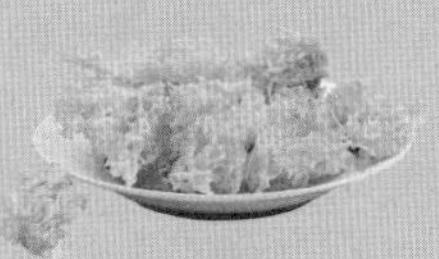

玫瑰花

性味归经： 味甘、微苦，性温，归肝、脾经

功能主治： 具有行气解郁、和血散瘀的功效，可用于肝胃不和、胃脘胀痛、月经不调、经前乳房胀痛、损伤瘀痛等

用法用量： 每日煎服，用量3~6克

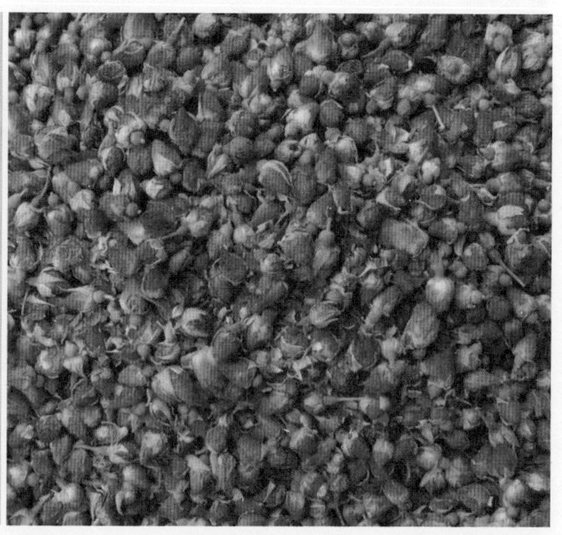

◆ 家庭用法

1. 玫瑰花可做馅制饼食用，香气浓郁口感佳。

2. 玫瑰花煮粥食用，可行气解郁、活血调经。

3. 玫瑰花做茶饮用，对雀斑有明显的消除作用，同时还有养颜、消炎、润喉的作用。

4. 玫瑰花可以泡酒，对月经不调、跌打损伤、瘀肿疼痛等有较好功效。

5. 玫瑰花可与西红柿（去皮和子）、黄瓜一起榨汁饮用，可以促进皮肤代谢、淡化色斑、美白皮肤。

6. 将洗净晾干的玫瑰花与适量冰糖和水一同蒸熟食用，具有理气解郁、和血散瘀的功效。

◆ 食用禁忌

气阴不足、血虚血燥者及孕妇慎用。

药食同补好搭档

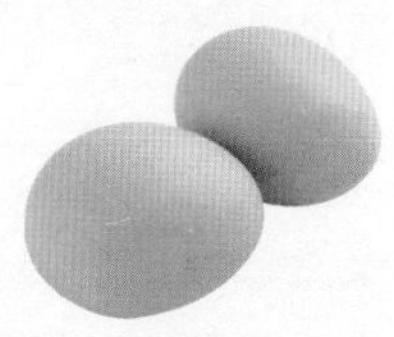

玫瑰花+鸡蛋 鸡蛋养心安神、滋阴润燥，搭配玫瑰花可理气活血、疏肝解郁、美容润肤

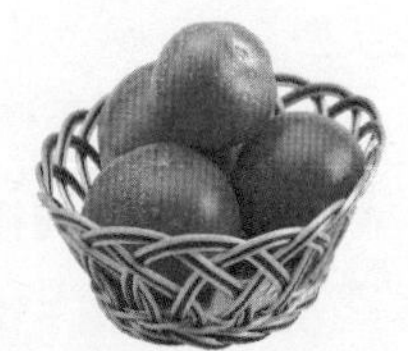

玫瑰花+西红柿 西红柿可健胃消食，生津止渴，搭配玫瑰花可使肌肤细腻

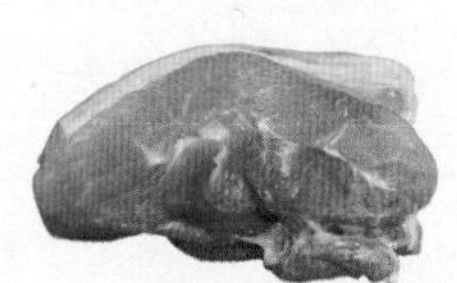

玫瑰花+猪肉 猪肉具有补虚滋阴、养血润燥的功效，与玫瑰花同食对于经前乳房胀痛、经期不准、月经失调等有缓解作用

果、子实类药膳材料

八角茴香

性味归经： 味辛、甘，性温，归肝、肾、脾经

功能主治： 具有散寒、暖肝、温肾、止痛、理气开胃的功效，可用于脘腹冷痛、呕吐食少、睾丸偏坠、肾虚腰痛等

用法用量： 每日煎服，用量 3~8 克

◆ 家庭用法

八角茴香简称“八角”，是家庭常用香料之一，做菜时适当加入可提升菜肴香味。

◆ 食用禁忌

1. 八角茴香多食易上火，对眼睛不利，阴虚火旺者慎用。

2. 糖尿病、干燥综合征、更年期综合征、活动性肺结核、胃热便秘患者忌食。

药食同补好搭档

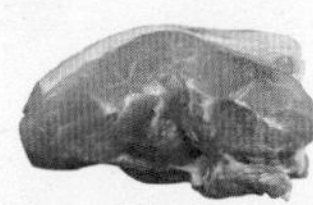

八角茴香 + 猪肉 猪肉具有补虚滋阴、养血润燥的功效，与八角茴香做菜食用具有调中止呕的功效，适用于腰脊冷痛、腹胀嗳气、呕吐等

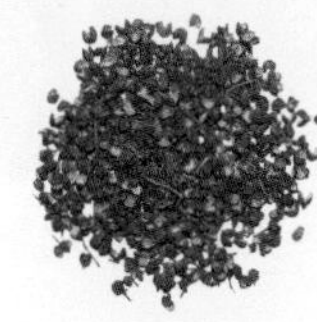

八角茴香 + 花椒 花椒具有温中止痛的功效，八角茴香与花椒煎水服用，具有温中散寒，解郁消积的功效

白扁豆

性味归经： 味甘，性微温，归脾、胃经

功能主治： 具有健脾化湿、解毒中和的功效，可用于脾虚湿盛导致的食少便溏、呕吐泄泻；酒毒伤胃及鱼蟹中毒导致的腹痛、吐泻等

用法用量： 每日煎服，用量 10~30 克

◆ 家庭用法

白扁豆煮粥食用，具有健脾利湿的功效，适于脾胃虚弱不能化湿而引起的胃脘痞闷、便溏等，也可用于病后调养。

◆ 食用禁忌

1. 白扁豆含毒性蛋白质，不宜生食。

2. 过量服用白扁豆可致痫气，伤寒邪滞者忌用。

药食同补好搭档

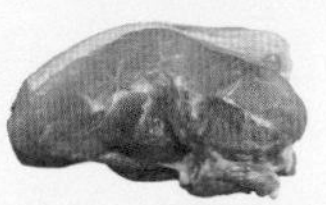

白扁豆 + 猪肉 猪肉有补益、滋阴、养血、润燥的功效，与白扁豆同食可适于脾虚泄泻、消化不良、暑湿泻下等

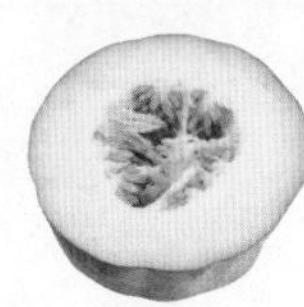

白扁豆 + 冬瓜 冬瓜有清热、利水等功效，与白扁豆同食具有健脾和中、瘦身减肥的功效

荜茇

性味归经： 味辛，性热，归胃、大肠经

功能主治： 具有温中散寒、止痛、降胃气、止呕呃的功效，可用于脘腹冷痛、呕吐、泄泻等

用法用量： 每日煎服，用量2~5克

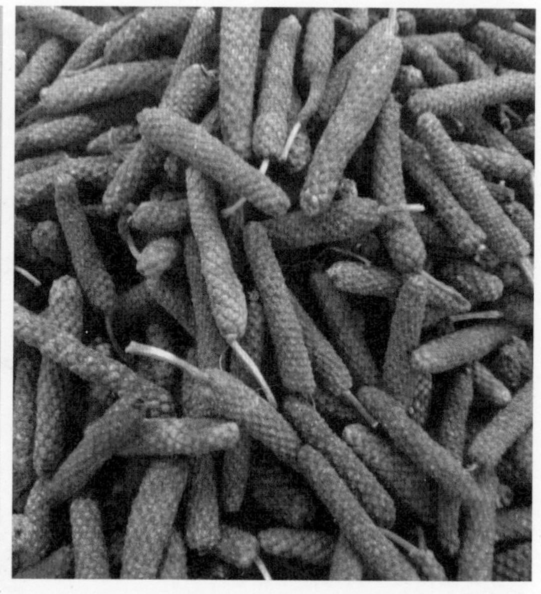

◆ 家庭用法

1. 荜茇水煎取汁与大米一同煮粥食用，具有解酒、散寒、止痛的功效。

2. 荜茇用来制作菜肴时主要被当作辅料煮汤，可以装入纱布袋中，也可以直接煮汤食用。具有散寒止痛、温中养胃的功效。

3. 荜茇可以炒香研末后当作调料入菜食用，具有温中散寒、止呕等功效。

◆ 食用禁忌

1. 荜茇性热，易助火伤阴，不宜长期大量服用，阴虚有热者忌服。

2. 孕妇不宜过量使用。

3. 用药期间忌食寒凉生冷的食物。

药食同补好搭档

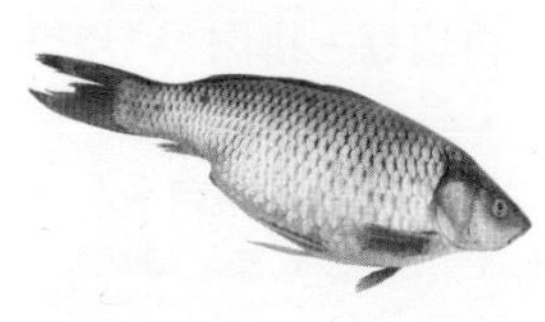

荜茇＋鲤鱼 鲤鱼具有健脾开胃、消水肿、利小便的功效，与荜茇一起煲汤食用，具有消脂减肥、利水消肿的功效

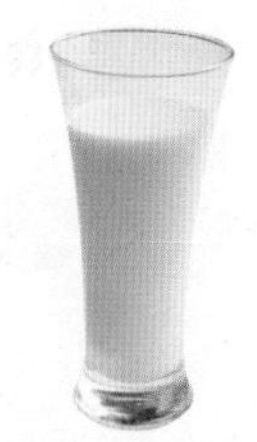

荜茇＋牛奶 牛奶具有补虚益肺、润肠通便的功效，与荜茇同食具有温中散寒、下气止痛的功效，适于心腹冷痛、呕吐吞酸、冷痢、头痛等

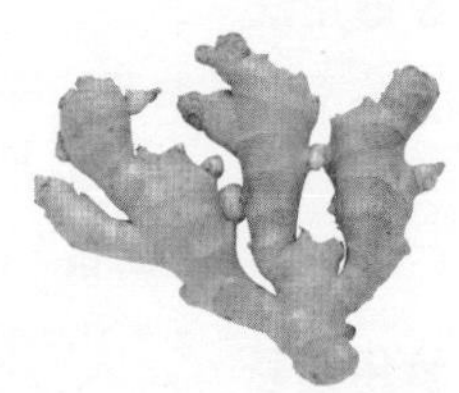

荜茇＋生姜 生姜具有温中散寒、发汗解表的功效。荜茇煎汁煮粥时加入生姜可以解酒，并增强温中散寒的功效

赤小豆

性味归经： 味甘、酸，性平，归心、小肠经

功能主治： 具有利水消肿、利湿退黄、解毒排脓的功效，可用于治疗水肿、脚气、黄疸、热毒痈肿、丹毒等

用法用量： 每日煎服，用量10~30克

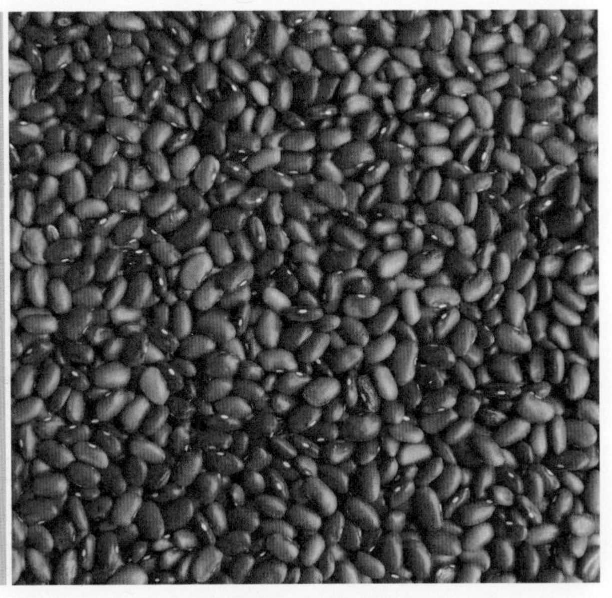

◆ 家庭用法

1. 赤小豆可以浸泡后煮粥或蒸饭食用。

2. 将赤小豆制成豆沙，用来制作各种糕点小吃的馅料。

3. 赤小豆也可以发制赤小豆芽，用来同其他蔬菜或肉类炒熟食用。

4. 赤小豆还可以用来做汤食用，具有利水消肿等功效。

◆ 食用禁忌

1. 赤小豆容易在肠道产生胀气现象，胃肠功能较弱的人不宜多食。

2. 多尿、被蛇咬伤者不宜食用。

3. 赤小豆不宜与大米同煮，容易引发口疮。

4. 赤小豆有减肥的功效，身体瘦弱的人应少吃。

5. 赤小豆利湿，体虚尿频者不宜多食。

药食同补好搭档

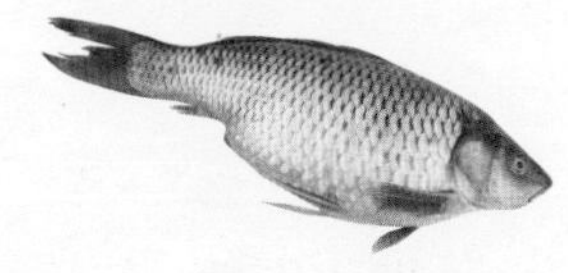

赤小豆＋鲤鱼 鲤鱼具有健脾开胃、消水肿、利小便的功效，与赤小豆同食具有健脾除湿、滋阴润燥的功效，可消肿瘦身

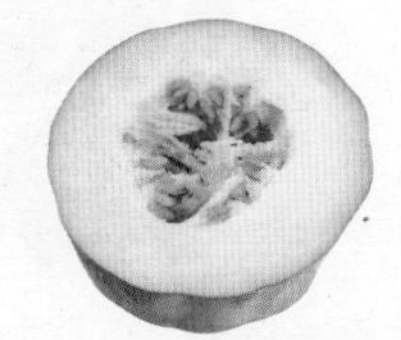

赤小豆＋冬瓜 冬瓜有清热、利水等功效，与赤小豆同食具有清热解毒、排脓的功效

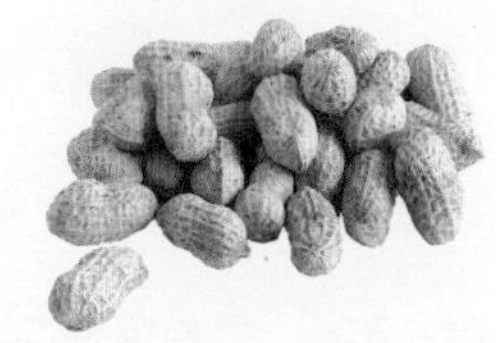

赤小豆＋花生 花生具有益智、抗衰老、延年益寿等功效，与赤小豆同食具有益智健脑、利水消肿的作用

大枣

性味归经： 味甘，性温，归肺、胃经

功能主治： 具有补中益气、养血安神、缓和药性的功效，主要用于脾胃气虚、血虚导致的面色萎黄，血虚导致的失眠多梦等

用法用量： 每日煎服，用量10~30克

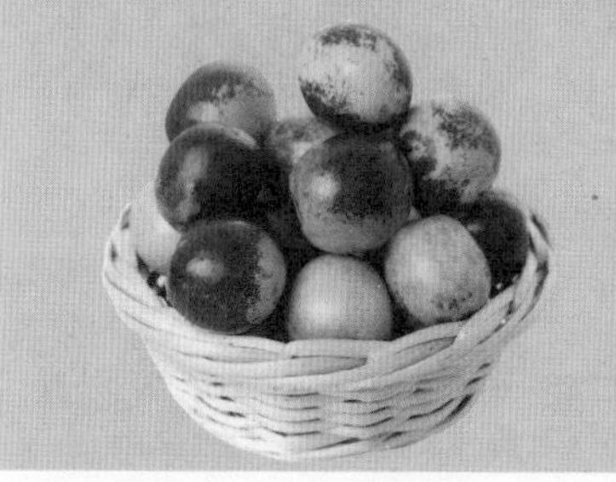

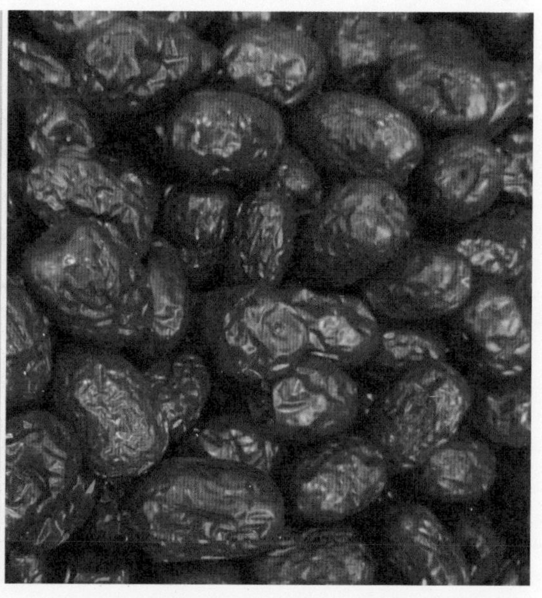

◆ 家庭用法

1. 大枣可鲜食，也可晒干或烘干食用。

2. 大枣煮粥或炖汤，营养更易吸收，适合气虚体质者食用。

◆ 食用禁忌

1. 大枣味甘性温，食用过多会助湿生痰，有湿热、痰热者不宜食用。

2. 体质燥热的女性，经期不宜吃大枣。

3. 食大枣不宜过多，否则有损消化功能，会引起胃酸过多和腹胀，还易引起便秘。

4. 脾胃虚寒、牙病、便秘者不宜食用。

5. 大枣糖分丰富，不适合糖尿病患者服用，以免血糖升高。

6. 腐烂的大枣在微生物作用下会产生果酸和甲醇，易引起中毒，严重者可危及生命，应禁用。

药食同补好搭档

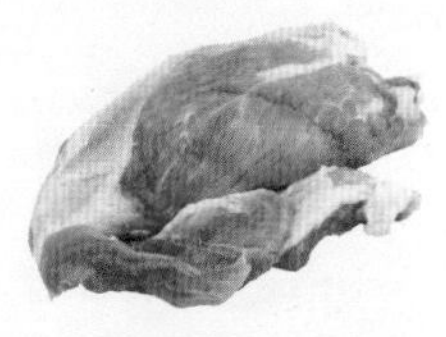

大枣+羊肉 羊肉可益气补虚，温中暖下，与大枣炖汤同食，可增强益气补虚的功效，很适合慢性疾病或大病后身体虚弱的人食用

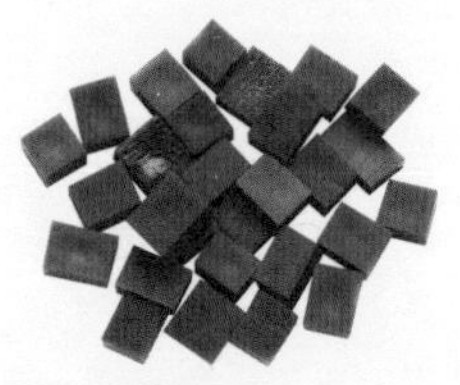

大枣+阿胶 阿胶和大枣是补血益气的黄金搭档，长期同食可让女性身体滋润、面色鲜亮，适于孕期缺铁性贫血及产后气虚、血虚的女性食用

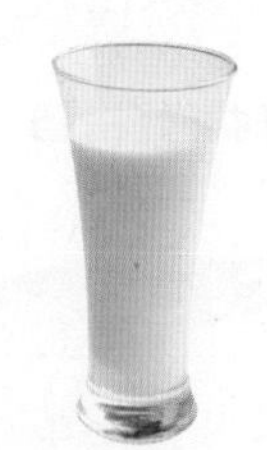

大枣+牛奶 牛奶具有补虚益肺、润肠通便的功效，与大枣搭配食用具有健脾开胃、补血养血的作用

龙眼肉

性味归经： 味甘，性温，归心、脾经

功能主治： 具有开胃益脾、安神补虚、益气血的功效，可用于心脾两虚证、气血双亏证及心悸怔忡、失眠焦虑、神倦乏力、病久衰羸及老弱之人等

用法用量： 每日煎服，用量 10~15 克

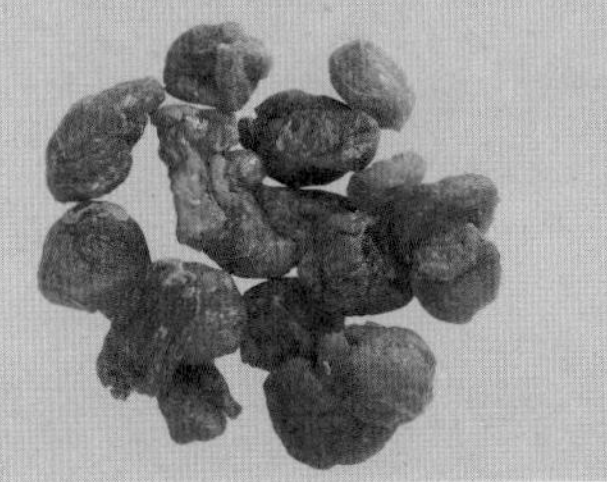

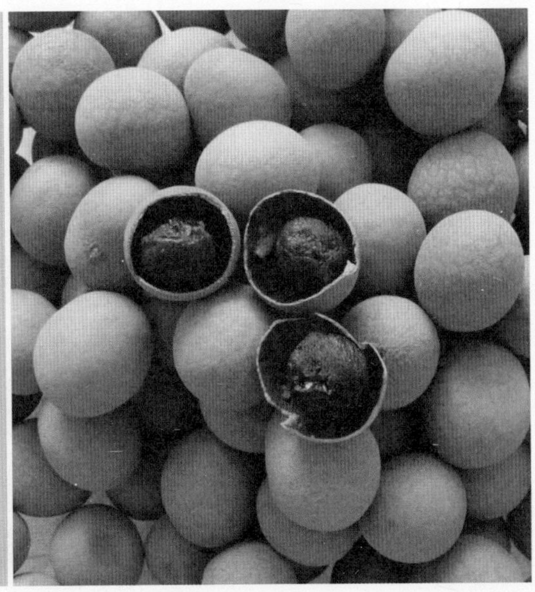

◆ 家庭用法

1. 龙眼肉可直接食用，也可煎水服用，是经常熬夜，快节奏生活人士提神的良药。

2. 龙眼肉煮粥食用，具有健脾养心，补血安神的功效。适用于心悸失眠、消瘦乏力等。

3. 龙眼肉用沸水冲泡 5 分钟后代茶饮用，能提神。

4. 龙眼肉与鸡蛋同煮后食用，补血养血效果良好。

◆ 食用禁忌

1. 龙眼性温味甘，能助火化燥，阴虚内热、湿阻中满及痰火体质者不宜服用。

2. 妇女在怀孕期间大多有阴虚内热的症状，最好少吃龙眼，以免增加内热，影响胎儿。

药食同补好搭档

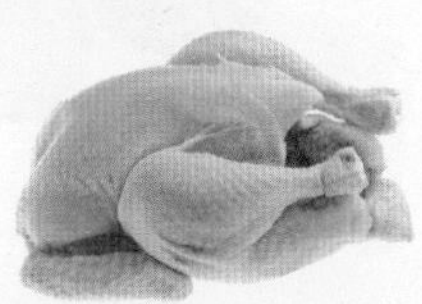

龙眼肉 + 鸡肉 鸡肉温中益气，益五脏，补虚损，与龙眼肉炖汤食用，具有补气养血，安神益智的功效，适于失眠健忘、神疲、头晕心悸等，也可预防早衰

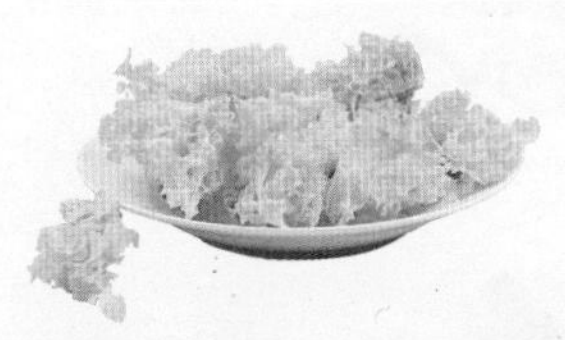

龙眼肉 + 银耳 银耳具有滋阴清热、润肺止咳、养胃生津、益气和血、补肾强心等功效，与龙眼同炖食用可滋阴养血，益气安神。有风寒咳嗽或湿热生痰者忌用

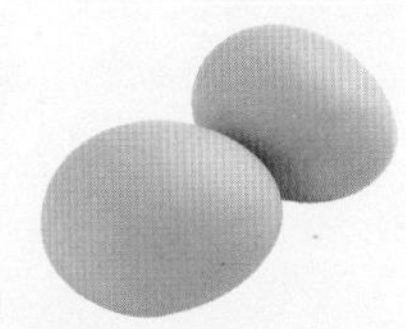

龙眼肉 + 鸡蛋 鸡蛋养心安神、补血、滋阴润燥，搭配龙眼肉煮汤食用具有补气健脾、益气摄血的功效，适于乙型肝炎患者食用

淡豆豉

性味归经： 味辛、甘、微苦，性寒，归肺、胃经

功能主治： 具有解表、除烦的功效，可用于外感热病、邪热内郁胸中、烦热不眠等

用法用量： 每日煎服，用量10~15克

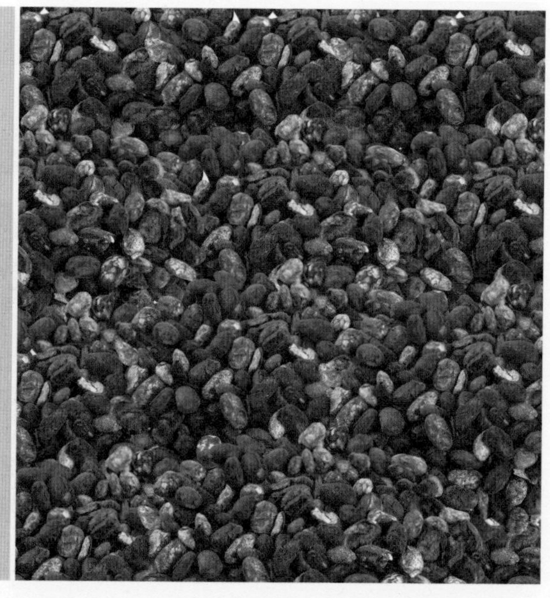

◆ 家庭用法

1. 淡豆豉煮粥食用，具有解表、宣发郁热的功效，适于外感发热、寒热头痛等。

2. 制作菜肴时，加入适量的淡豆豉，既有清热解表的功效，又可以调味，改善菜肴的味道。

◆ 食用禁忌

过敏体质者慎用。

药食同补好搭档

淡豆豉＋羊肉 羊肉可益气补虚，温中暖下，与淡豆豉同食可温经散寒，适于血寒型月经后期者

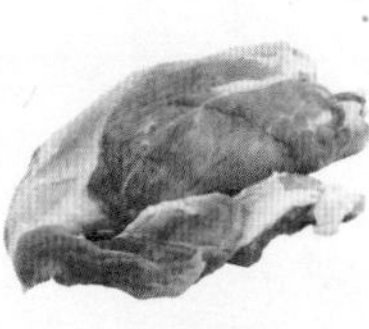

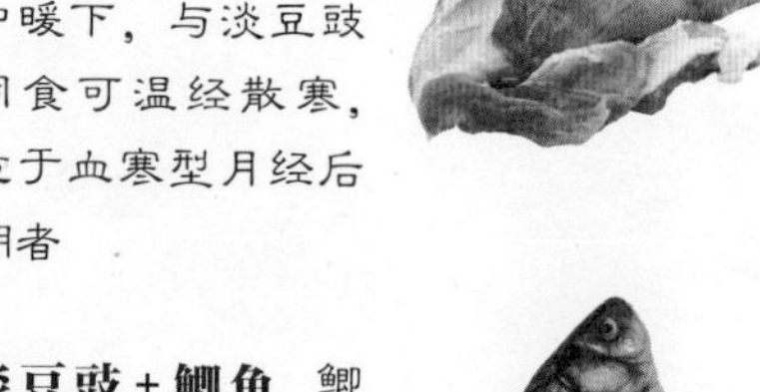

淡豆豉＋青椒 青椒温中健胃、散寒发汗，与淡豆豉同食具有辛温解表的功效，适于风寒感冒患者食用

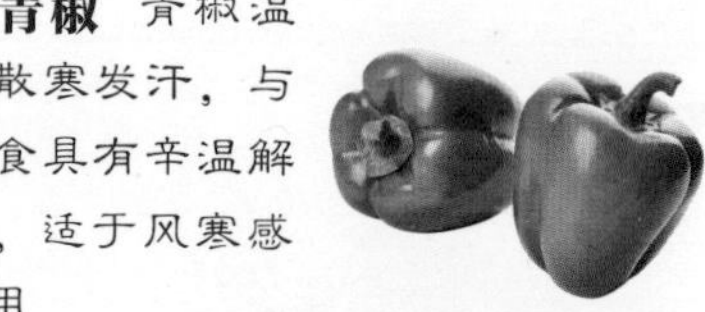

淡豆豉＋鲫鱼 鲫鱼健脾益气，蛋白质齐全易于消化，与淡豆豉同食具有健脾利湿、和中开胃的功效

淡豆豉＋苦瓜 苦瓜具有除邪热、解劳乏、清心明目的功效，与淡豆豉搭配食用可以清热开胃、延年益寿，适于中暑、消化不良者食用

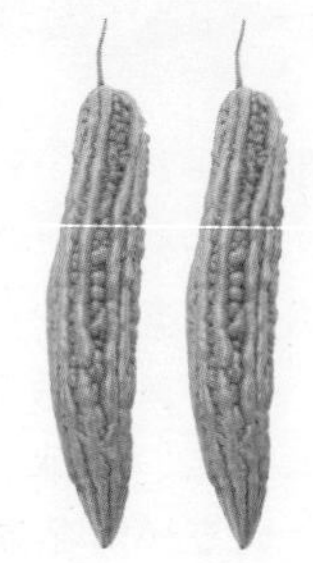

刀豆

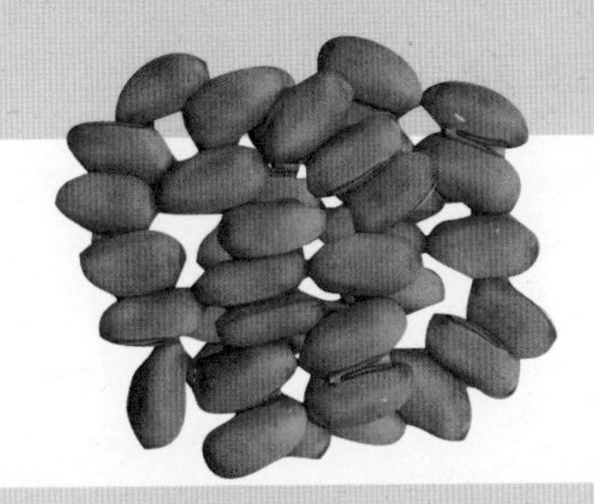

性味归经： 味甘，性温，归胃、肾经

功能主治： 具有降逆止呕、温肾助阳、温中和胃的功效，可用于虚寒呃逆、呕吐及肾虚腰痛等

用法用量： 每日煎服，用量 2~5 克

◆ 家庭用法

1. 刀豆煎水服用，对食积腹胀、嗳气、白带异常等症状有一定疗效。

2. 将刀豆蒸熟食用，可治疗久痢。

◆ 食用禁忌

1. 使用生品，或煎煮时间过短容易中毒，不可长期、过量服用。

2. 气虚下陷者忌用，胃热盛者慎服。

3. 孕妇慎用。

药食同补好搭档

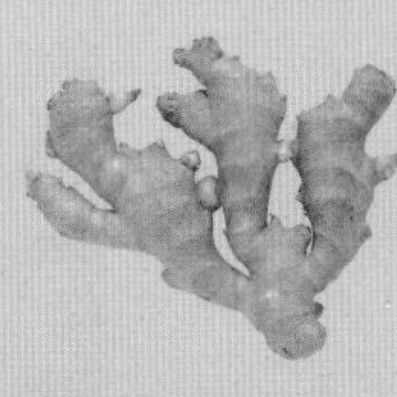

刀豆＋生姜 生姜具有温肺散寒、化痰止咳的功效，与刀豆同食具有温中降逆，止呃去呕的功效，适用于虚寒性呕吐、呃逆

榧子

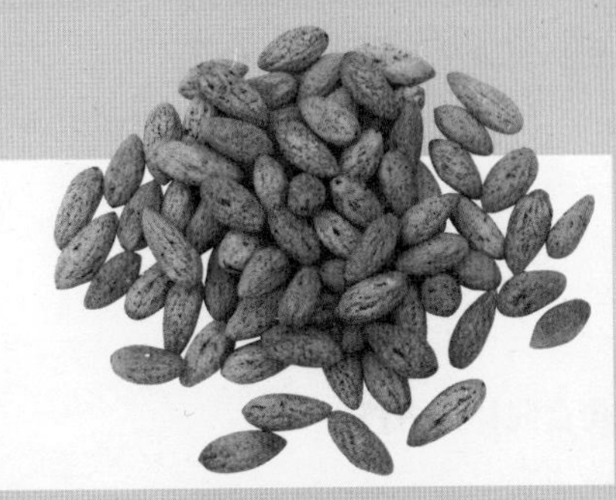

性味归经： 味甘，性平，归肺、胃、大肠经

功能主治： 具有杀虫、润肺止咳、润肠通便的功效，可用于虫积腹痛、肺燥咳嗽、肠燥便秘等

用法用量： 每日煎服，用量 2~8 克

◆ 家庭用法

1. 榧子可炒熟去壳嚼食，可治疗钩虫病。

2. 将榧子切碎煎汁，空腹饮用，具有杀虫止痒的功效，适于蛲虫、肛痒的食疗。

3. 将榧子炒香，用沸水冲泡代茶饮，具有杀虫、消积、润燥的功效。

◆ 食用禁忌

1. 榧子与绿豆同食易腹泻，容易影响疗效。

2. 榧子多食助火，不可过量服用，肺热痰咳者忌用。

3. 饭前不宜多吃，以免影响正常进餐。

药食同补好搭档

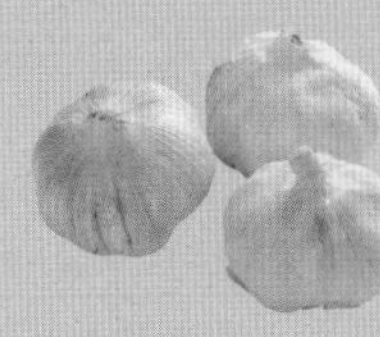

榧子＋大蒜 大蒜具有良好的解毒杀虫以及消肿功效，与榧子同食具有止痒、除蛲虫的功效，可用于小儿蛲虫病

覆盆子

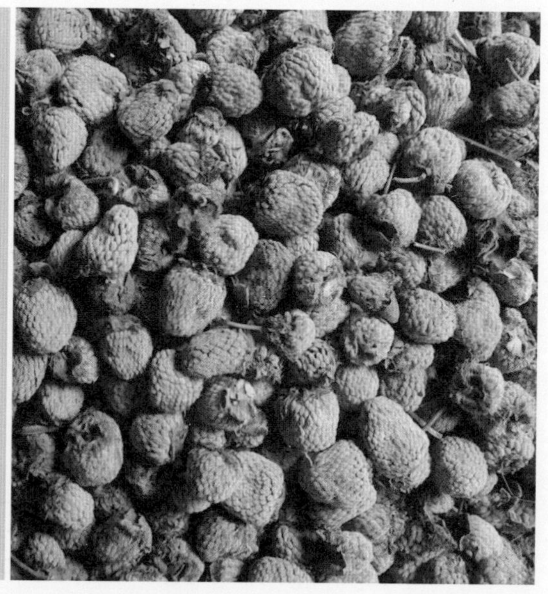

性味归经： 味甘、酸，性微温，归肝、肾经

功能主治： 具有固精缩尿、益肾明目的功效，可用于肾虚滑精、尿频、阳痿早泄等

用法用量： 每日煎服，用量 3~10 克

◆ 家庭用法

1. 覆盆子煎水作茶饮，具有补肾助阳、明目的功效。

2. 覆盆子可以辅料的形式添加到汤、粥中。

◆ 食用禁忌

肾虚有火、小便短赤者慎服。

药食同补好搭档

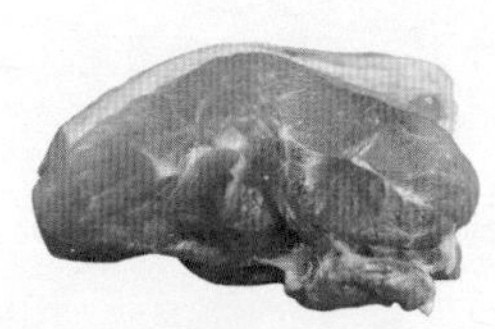

覆盆子＋猪肉 猪肉有补益、滋阴、养血、润燥的功效，与覆盆子同食具有补肾养胃、缩尿固肾的功效，适于慢性肾炎、慢性尿道炎患者食用

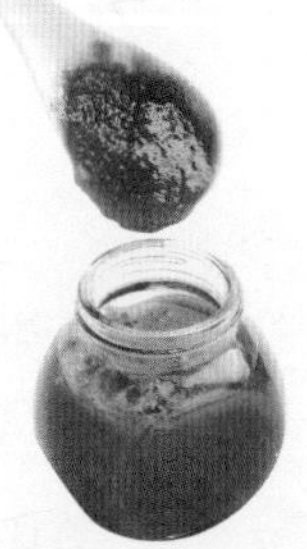

覆盆子＋蜂蜜 蜂蜜有润肺止咳、润燥通便等功效，与覆盆子同食，具有补中润燥、补肾固精的功效，适于虚劳咳嗽、肺燥干咳

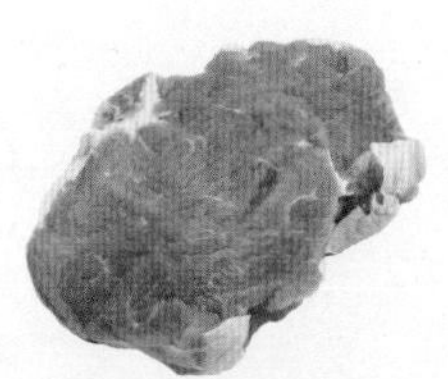

覆盆子＋牛肉 牛肉具有健脾益肾的功效，与覆盆子搭配食用具有健脾益胃、补肾缩尿的功效，适用于肠胃虚寒、肾亏尿多

枸杞子

性味归经： 味甘，性平、归肝、肾、肺经

功能主治： 具有滋肾补肝、明目、润肺的功效，可用于治疗肝肾阴虚导致的头晕目眩、视物昏花、腰膝酸软及肺肾阴虚导致的虚劳咳嗽等

用法用量： 每日煎服，用量 5~15 克

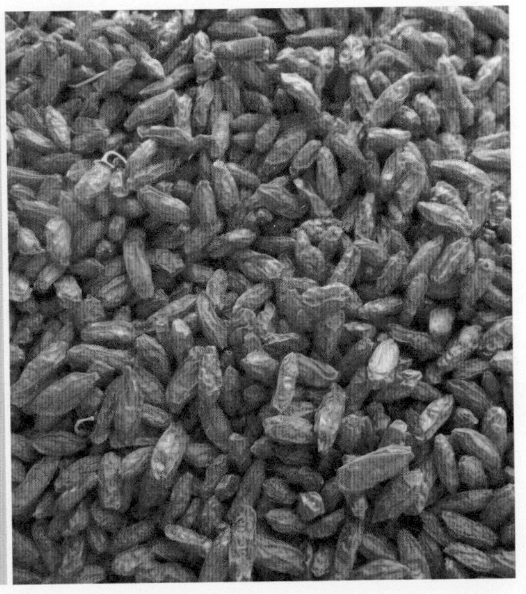

◆ 家庭用法

枸杞子服用方法较多，煮水、煮粥、嚼食、冲泡均可。

◆ 食用禁忌

1. 枸杞子性滋补，时值感冒发热、身体有炎症、腹泻的人不宜吃。

2. 高血压、性情急躁、喜食肉类者慎用。

3. 气滞痰多者不宜服用枸杞子。

4. 绿茶和枸杞子不可同服。

5. 枸杞子属于味甘质润之品，脾胃虚弱者慎用。

药食同补好搭档

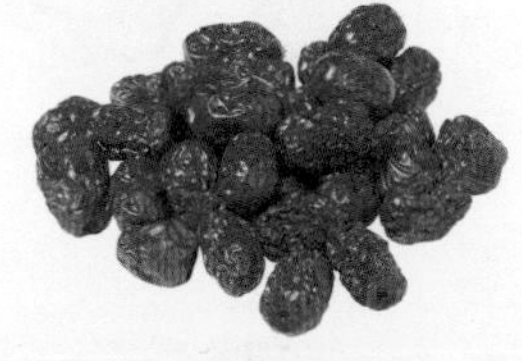

枸杞子＋大枣 大枣具有补中益气、养血安神的功效，与枸杞子同食可益气健脾、养血安神

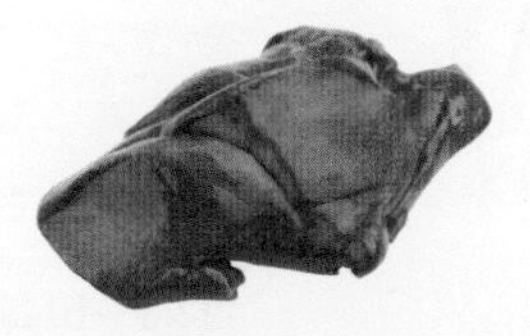

枸杞子＋猪肝 猪肝具有养肝、补血、明目的功效，与枸杞子同食，适于两眼干涩、经常熬夜及黑眼圈者食用

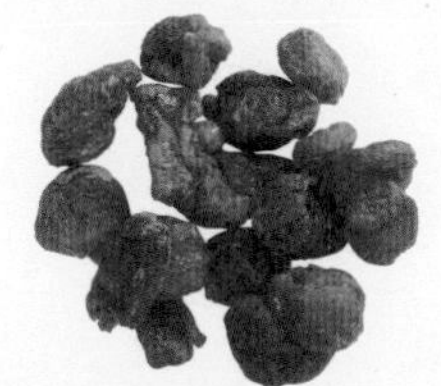

枸杞子＋龙眼肉 龙眼肉具有补心脾、益气血的功效，与枸杞子同食有利于补肝肾、益气血，特别适合体质虚弱者食用

青果

性味归经： 味甘、酸，性平，归肺、胃经

功能主治： 具有清热解毒、利咽化痰的功效，可用于咽喉肿痛、肺热咳嗽、烦热口渴、鱼蟹中毒等

用法用量： 每日煎服，用量6~15克，鲜品可增至30~50克

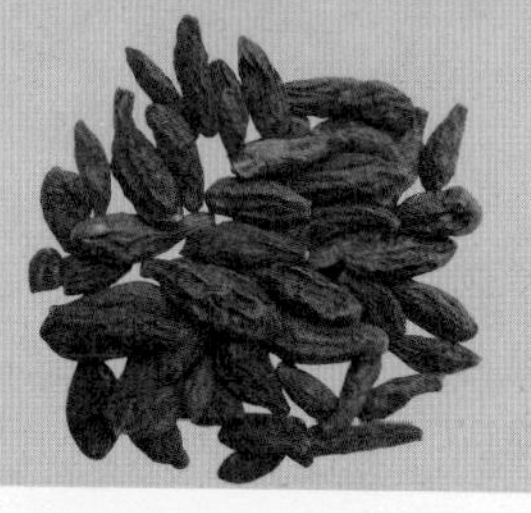

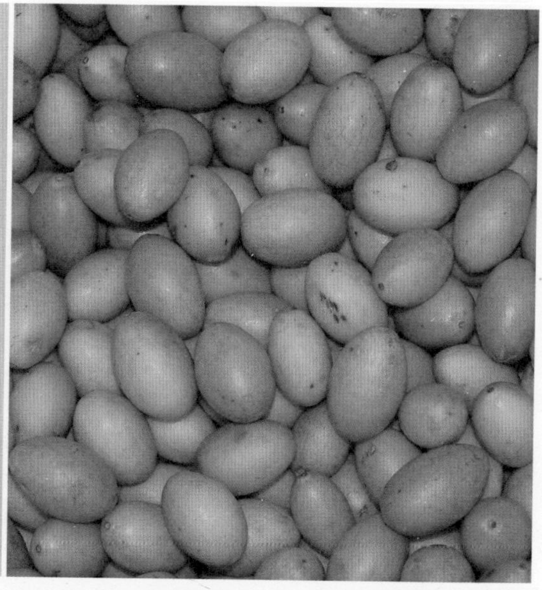

◆ 家庭用法

1. 青果煎水煮粥食用，具有清热解毒、生津止渴、润肺利咽的功效。

2. 新鲜青果可生食，因其有苦涩味，大多加工成罐头，或腌渍后食用。

◆ 食用禁忌

外感风寒者忌用，脾虚便溏者慎用。

药食同补好搭档

青果＋白萝卜 白萝卜具有化痰止咳、除燥生津、解毒散瘀的功效，与青果同食具有清热解毒的功效，适于糖尿病性扁桃体炎等

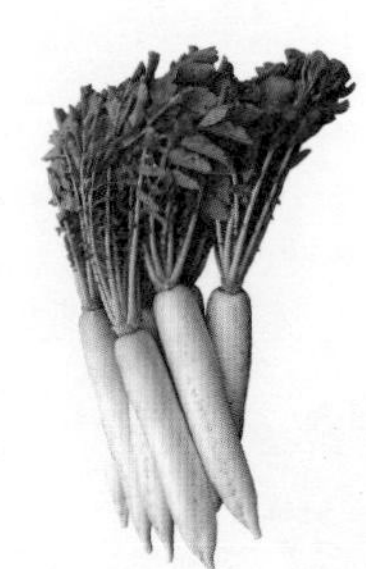

青果＋冰糖 冰糖可养阴生津，润肺止咳，与青果制成饮品饮用，可增强解毒利咽、清肺和胃、化痰止咳的功效

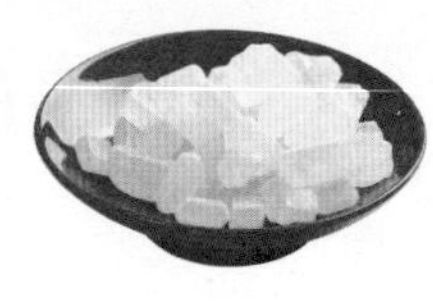

青果＋鲍鱼 鲍鱼具有滋阴、清热等功效，与青果同食具有滋补肝肾、益气养血的作用，适于急进性肾炎、腰膝酸软、全身乏力等

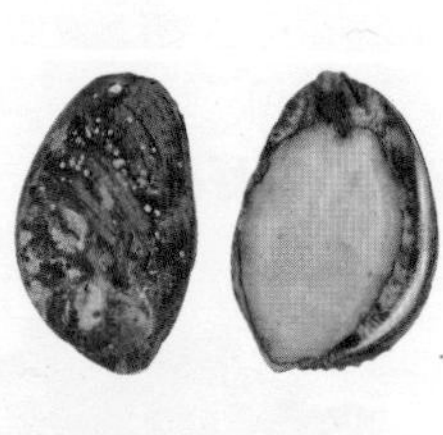

青果＋田螺肉 田螺肉具有清热、利水、止渴的功效，与青果同炖食用具有解酒毒、护肝脏、除烦止渴的作用

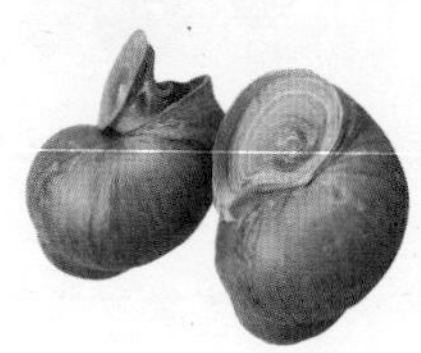

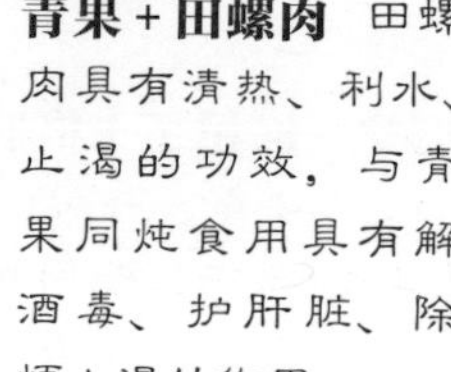

黑芝麻

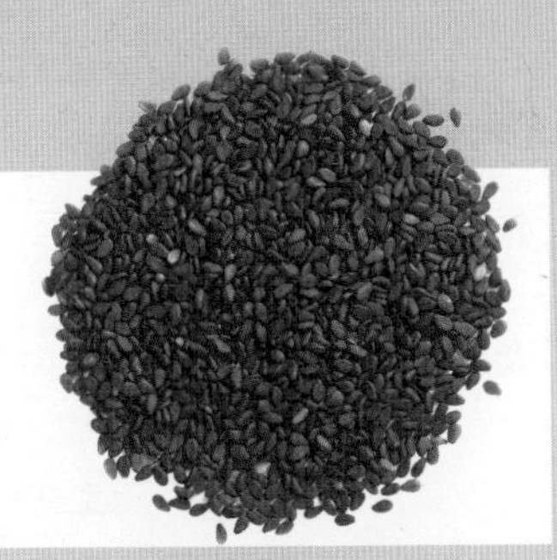

性味归经： 味甘，性平，归肝、肾经

功能主治： 具有补益精血、润燥滑肠的功效，可用于治疗肝肾亏虚、精血不足、肠燥便秘等

用法用量： 每日煎服，用量 10~30 克

◆ 家庭用法

1. 黑芝麻多用作糕饼糖果的配料，可炒熟后研末佐餐食用，也可做成芝麻酱和芝麻油食用。

2. 将黑芝麻研末，可煮粥食用，具有滋养肝肾、补阴润肠的功效。

◆ 食用禁忌

黑芝麻有滑肠的功效，患有肠炎或大便溏泻者不宜服用。

药食同补好搭档

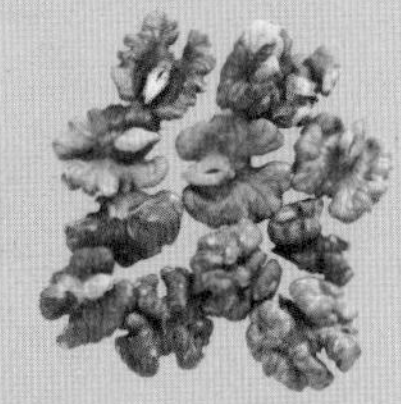

黑芝麻＋核桃仁 核桃仁具有补肾益精的功效，与黑芝麻同食具有补肝益肾的功效，适于继发性脑萎缩

佛手

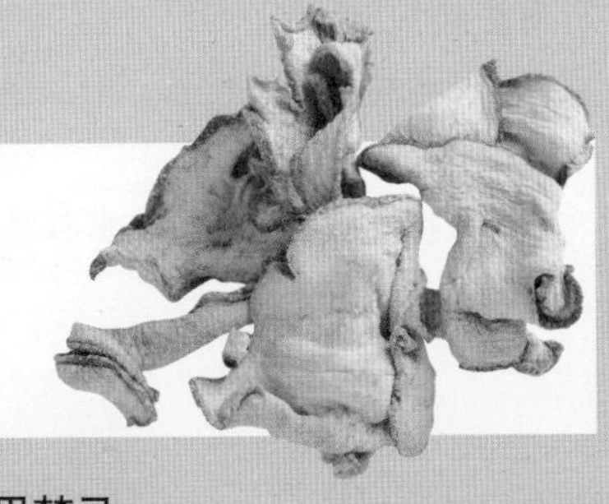

性味归经： 味辛、苦，性温，归肝、脾、胃、肺经

功能主治： 具有疏肝理气、和中化痰的功效，可用于肝郁气滞、脾胃气滞、痰热郁肺等

用法用量： 每日煎服，用量 3~10 克

◆ 家庭用法

1. 佛手泡酒食用，可疏肝理气、和脾温胃，对慢性胃炎、胃腹寒痛有较好疗效。

2. 开水冲泡鲜佛手代茶饮，可理气、化痰、止咳。

3. 用佛手煮粥食用，可行气消食，对恶心呕吐、纳呆（食欲不佳）、腹胀等有缓解作用。

4. 佛手也可用于制果酱、果脯、蜜饯食用。

◆ 食用禁忌

佛手耗气伤阴，阴虚火旺、气虚或无气滞症状者慎用。

药食同补好搭档

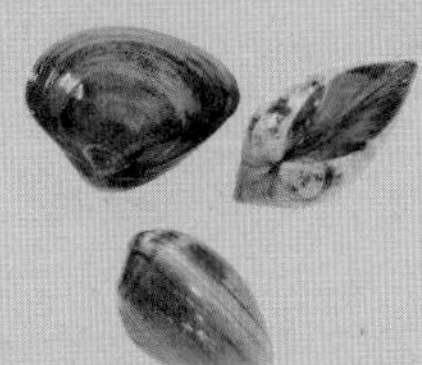

佛手＋蚌肉 蚌肉可清热、除烦、解毒，与佛手煮汤食用可清热消痰、软坚散结、行气解郁

核桃仁

性味归经： 味甘，性温，归肾、肺、大肠经

功能主治： 具有补肾益精、温肺定喘、润肠通便的功效，可用于肾虚精亏，以及虚寒喘嗽、肠燥便秘等

用法用量： 每日煎服，用量10~30克

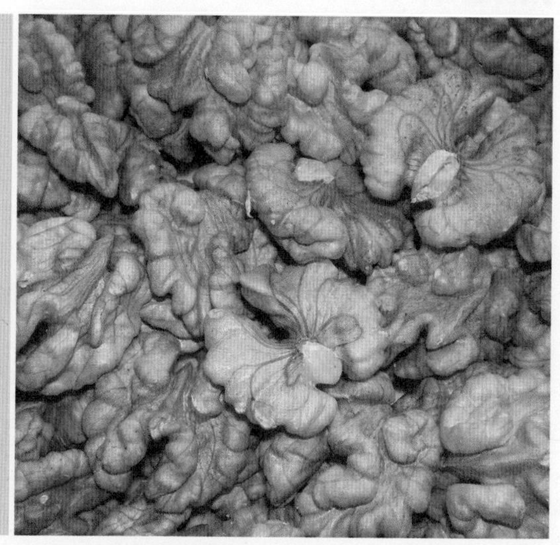

◆ 家庭用法

1. 核桃仁可直接生食或炒熟食用。

2. 核桃仁煮粥食用，具有健脑补肾、养血益智的功效。

3. 将核桃仁研成粉末，与白糖、黑芝麻粉等调服食用。

4. 核桃仁可入菜炒食，具有补肾益气的功效。

◆ 食用禁忌

1. 定喘止嗽宜连皮用，润肠通便者建议去皮用。

2. 核桃仁性温助火，含油脂丰富，阴虚火旺、痰热咳嗽及大便溏泻者忌服。

3. 核桃仁表面覆盖的褐色剥皮食用时应保留，否则会损失一部分营养。

4. 孕妇易上火，不宜大量久服。

5. 食用期间慎食油腻滑肠的食物。

药食同补好搭档

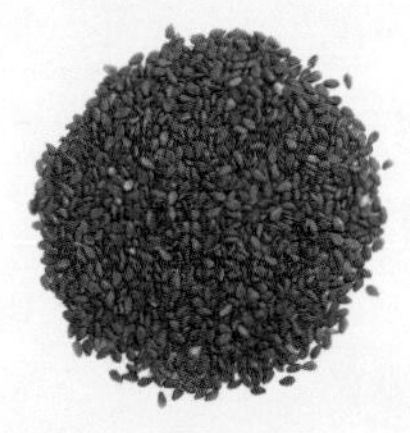

核桃仁＋黑芝麻 黑芝麻含有丰富的维生素E，可滋补肝肾、润养脾肺，与核桃仁同食具有滋补肾阴的功效，且易于消化吸收，适合老年人食用

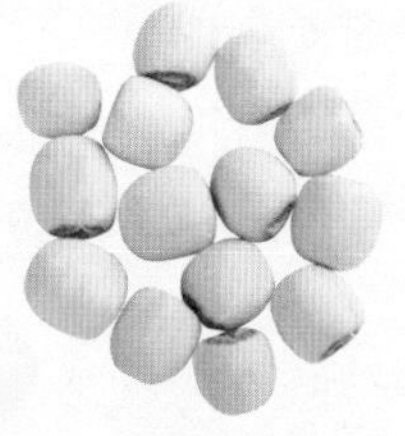

核桃仁＋莲子 莲子有养心安神、健脾止泻的功效，与核桃仁同食可补肾固精、润肺止咳、养心安神

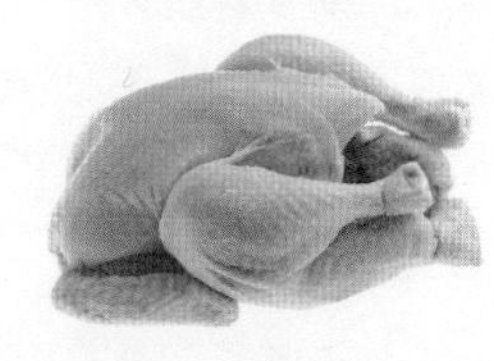

核桃仁＋鸡肉 鸡肉具有温中益气，益五脏，补虚损的功效，与核桃仁同食可益智养神

胡椒

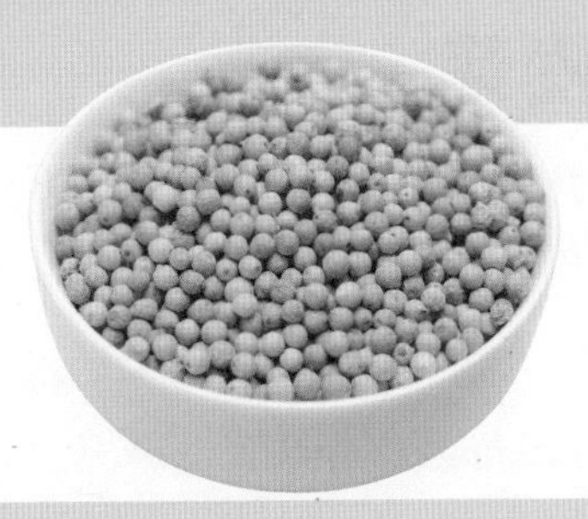

性味归经： 味辛，性热，归胃、大肠经

功能主治： 具有温中散寒、止痛的功效，可用于脘腹冷痛、呕吐、泄泻等

用法用量： 每日煎服，用量 2~3 克

◆ 家庭用法

1. 黑胡椒研末可做调料，有开胃进食的作用。

2. 胡椒泡酒，可用于五脏风冷引起的心腹痛、吐清水；研末可敷治蜈蚣咬伤。

3. 咀嚼胡椒可缓解牙痛。

◆ 食用禁忌

1. 胡椒性热，阴虚有火、内热盛者、干燥综合征、糖尿病以及咳嗽、吐血、咽喉口齿目疾和痔疮患者忌用，孕妇慎用。

2. 胡椒损伤脾胃，不宜多食。

3. 胃及十二指肠溃疡与高血压患者也不宜食用。

药食同补好搭档

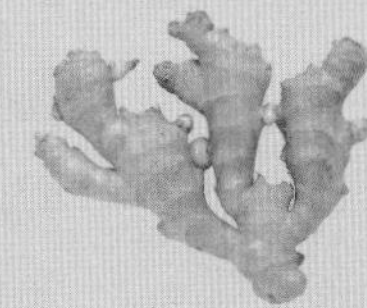

胡椒 + 生姜 姜能辛温散寒、益脾胃、降逆止呕，搭配胡椒使用，可治反胃呕哕吐食

花椒

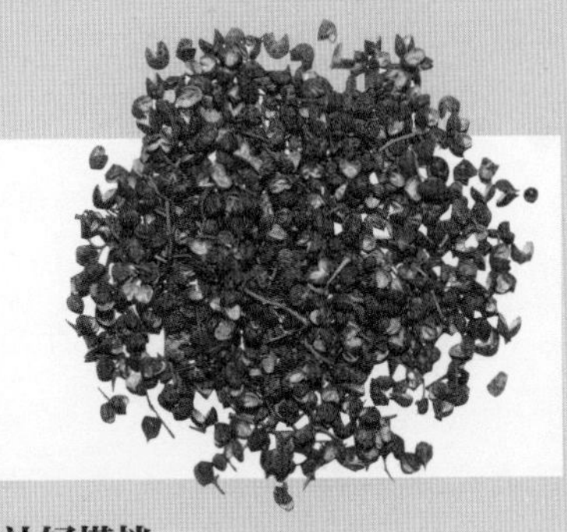

性味归经： 味辛，性热，归脾、胃、肾经

功能主治： 具有温中止痛、止泻杀虫的功效，可用于脘腹冷痛、牙痛、泄泻、蛔虫病、皮肤湿痒等

用法用量： 每日煎服，用量 2~5 克

◆ 家庭用法

花椒一般被加工为花椒干、花椒粉和花椒油，是一味家庭常用调料。

◆ 食用禁忌

1. 花椒性热，阴虚火旺者忌服。

2. 食用花椒容易上火，孕妇需慎用。

药食同补好搭档

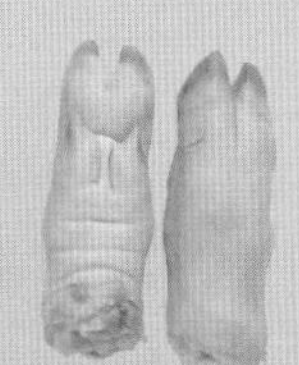

花椒 + 猪脚 富含胶原蛋白的猪脚，搭配花椒食用能发挥温中养胃、止胃寒疼痛及肢端循环虚弱发冷发麻的效果，可提高身体御寒能力

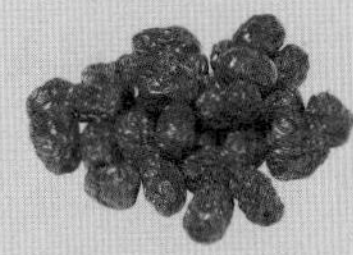

花椒 + 大枣 大枣可以补中益气、养血安神，与花椒煎水服用，对治疗宫颈癌有一定疗效

麦芽

性味归经： 味甘，性平，归脾、胃、肝经

功能主治： 具有消食和中、回乳的功效，可用于食积停滞、消化不良、妇女断乳、乳房胀痛等

用法用量： 每日煎服，用量10~15克

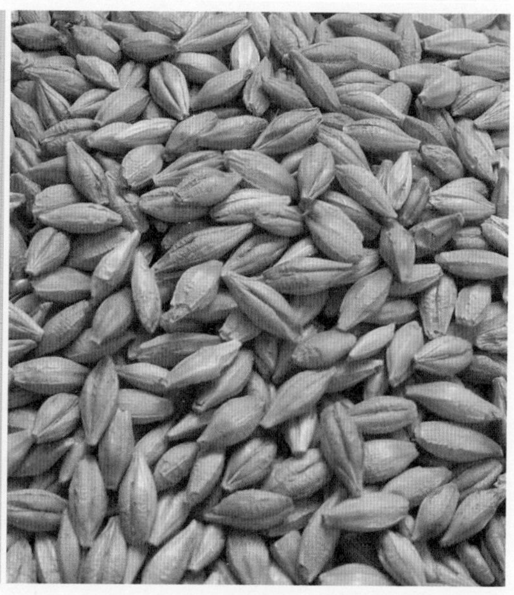

◆ 家庭用法

麦芽宜生用或微炒冲服，炒黄、炒焦或制成煎剂会使其效力降低。

◆ 食用禁忌

1. 脾胃虚弱无积滞者慎用，胃酸过多、消化性溃疡等患者忌服。

2. 麦芽有回乳功效，哺乳期妇女不宜服用。

3. 健脾养胃宜生用，行气消积宜炒用。

4. 茶中含草鞣酸，可与麦芽淀粉酶发生反应，降低疗效，故服用麦芽期间忌饮茶。

5. 麦芽忌与水杨酸钠、阿司匹林、四环素族抗生素、鞣酸蛋白、烟酸等同服，麦芽淀粉酶会降低这些药物的疗效。

药食同补好搭档

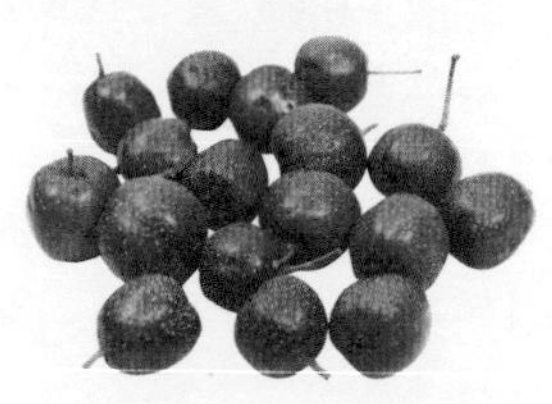

麦芽＋山楂 山楂具有消食化积的功效，与麦芽同食，对于饮食积滞引起的呕吐有较好疗效

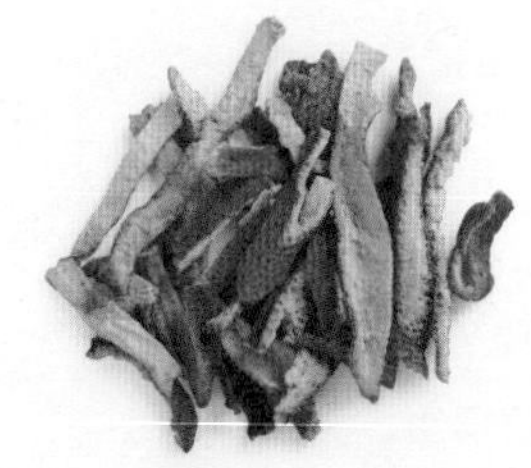

麦芽＋橘皮 橘皮具有理气调中、燥湿化痰的功效，与麦芽同食可理气行滞

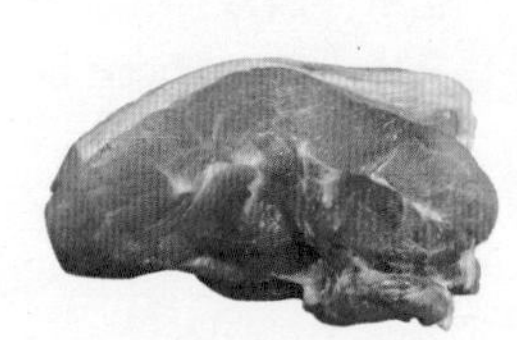

麦芽＋猪肉 猪肉具有补益滋阴、养血润燥的功效，与麦芽同食可健脾消食，舒肝回乳

决明子

性味归经： 味甘、苦，性微寒，归肝、大肠经

功能主治： 具有清肝明目、平抑肝阳、润肠通便的功效，可用于目赤肿痛、青盲内障、肝阳上亢及热结或肠燥导致的便秘

用法用量： 每日煎服，用量 10~15 克

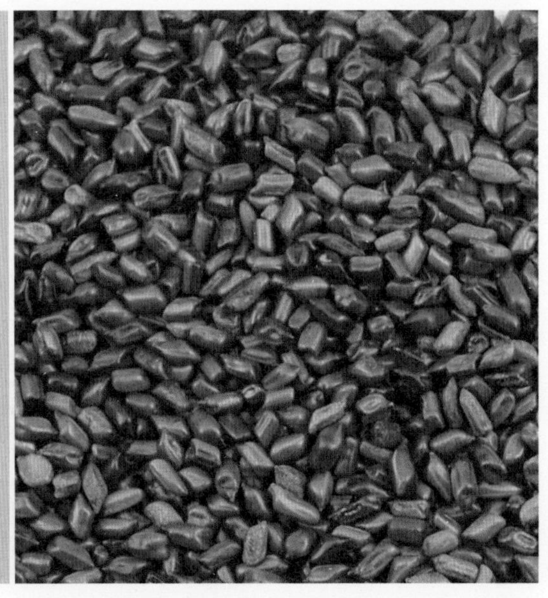

◆ 家庭用法

1. 决明子可作茶冲泡饮用，也可煮粥食用，有清肝明目的功效。

2. 用决明子作枕头填充物，长期使用可防治失眠、落枕。

◆ 食用禁忌

1. 决明子药性寒凉，有泄泻和降血压的作用，不适合脾胃虚寒、脾虚泄泻及低血压患者服用。

2. 决明子主要含有大黄酚、大黄素等化合物，长期服用可引起肠道病变。

3. 血虚眩晕及长期便溏腹泻者忌食。

药食同补好搭档

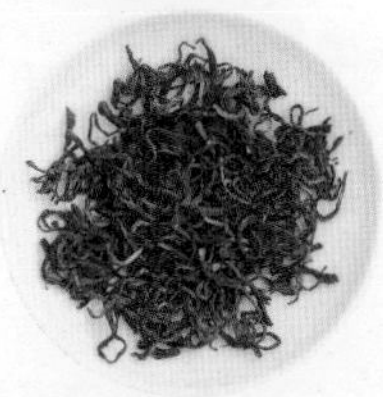

决明子＋绿茶 绿茶具有消脂、促消化、抗氧化等功效，与炒好的决明子冲泡饮用，具有清热平肝、降脂降压的作用

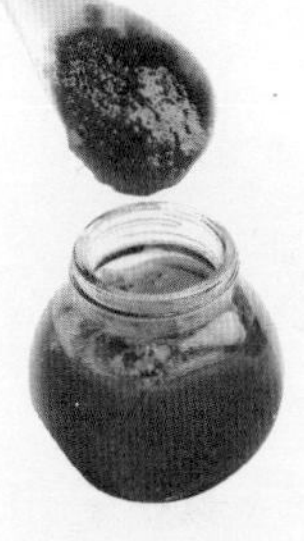

决明子＋蜂蜜 蜂蜜有润肺止咳、润燥通便等功效，与决明子同食可增强润肠通便的功效，对前列腺增生兼习惯性便秘者有较好的疗效

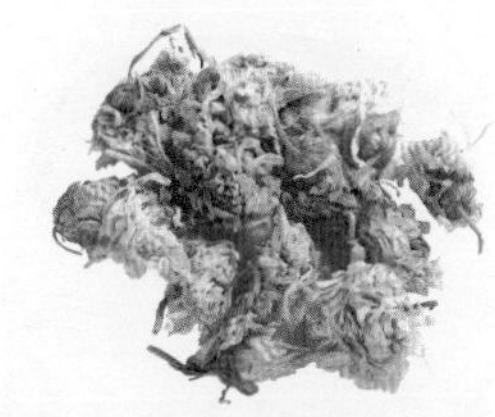

决明子＋菊花 菊花具有疏散风热、平肝解毒的功效。将炒香的决明子和菊花一同水煎，取汁煮粥食用可以清肝明目、降压通便

莱菔子

性味归经： 味辛、甘，性平，归脾、胃、肺经

功能主治： 具有消食除胀、降气化痰的功效，可用于食积不化、脘腹胀满、嗳气吞酸、痰多气逆、咳喘胸闷等

用法用量： 每日煎服，用量 6~10 克

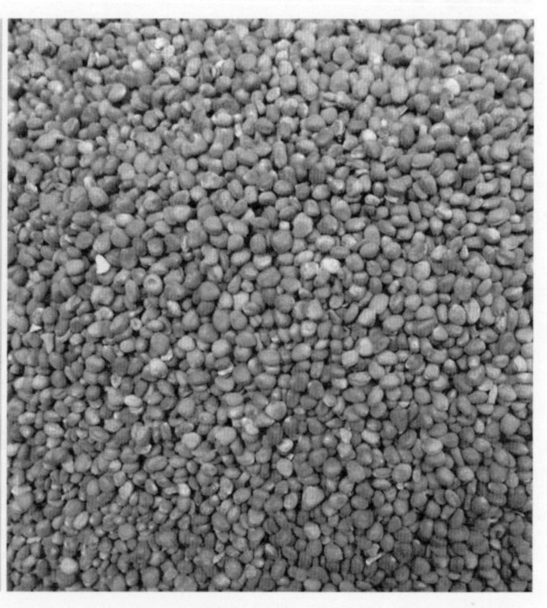

◆ 家庭用法

1. 莱菔子可煮粥食用，具有消食除胀的功效。

2. 将莱菔子作为辅料煮汤食用，可以增进食欲，消食化痰。

◆ 食用禁忌

1. 莱菔子能耗气，气虚血弱者禁用，无食积、痰滞者不宜用。

2. 不宜与人参、地黄、何首乌同用。

3. 低血压者不宜长期服用。

4. 服药期间忌食生冷、油腻及刺激性食物。

药食同补好搭档

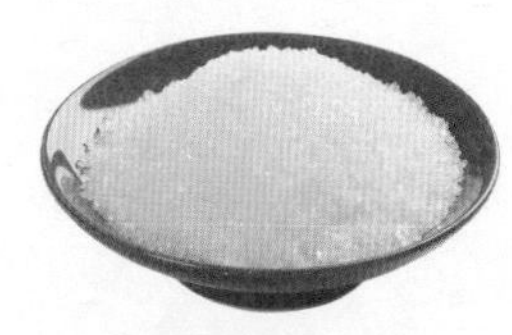

莱菔子＋白糖 白糖能润肺生津、补中益气，与莱菔子同食具有祛痰化瘀的功效，适于痰瘀型冠心病

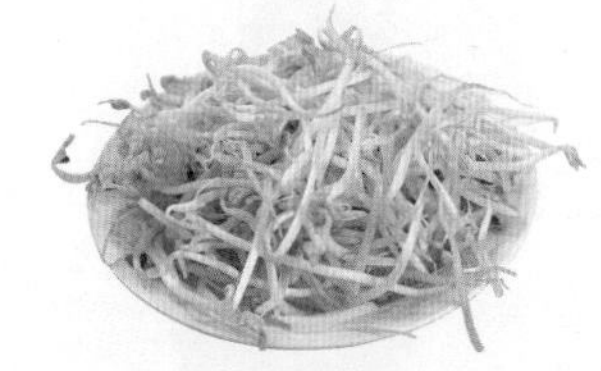

莱菔子＋黄豆芽 黄豆芽可健脾清热、养肾护肝，与莱菔子同食具有降气化痰、消食化积的功效，适用于痰多、积食不化、胸腹胀满等

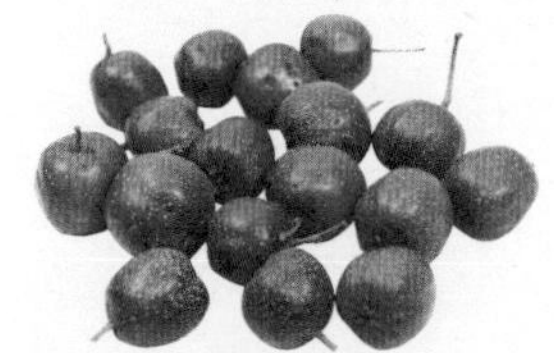

莱菔子＋山楂 山楂具有消食化积、活血散瘀的功效。将炒黄的莱菔子与山楂一同煮粥食用，可以起到开胃健脾的作用

火麻仁

性味归经： 味甘，性平，归脾、胃、大肠经

功能主治： 具有润肠通便、滋养补虚的功效，可用于肠燥便秘、发落不生等

用法用量： 每日煎服，用量10~15克

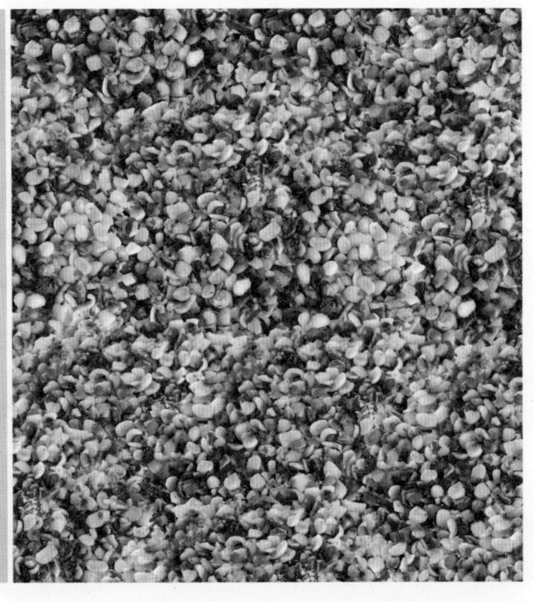

◆ 家庭用法

火麻仁可煎汤饮用，或煮粥食用，具有润肠通便、滋养补虚的功效。

◆ 食用禁忌

1. 火麻仁食入量不宜过大，否则可引起中毒。

2. 脾胃虚弱、食少便溏及有出血倾向者忌服。

3. 孕妇慎用。

4. 服药期间忌食辛辣、酸涩、油腻、不易消化的食物。

药食同补好搭档

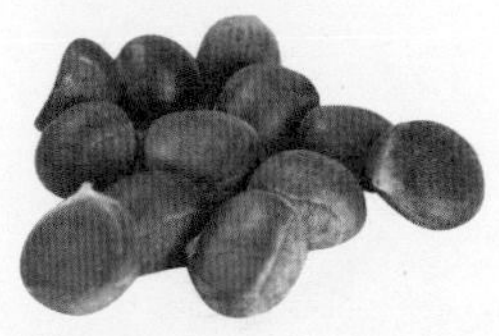

火麻仁+栗子 栗子有养胃健脾、补肾强筋的功效，与火麻仁同食具有补益脾肾、润肠通便的功效

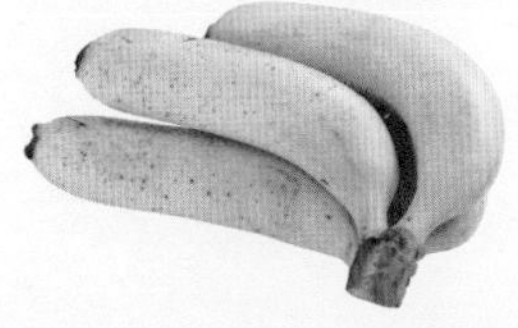

火麻仁+香蕉 香蕉具有清热、通便、解酒的功效。将火麻仁研成粉末后去壳，与香蕉一同煮粥食用，可以润肠通便、清热解毒，适用于大便秘结等

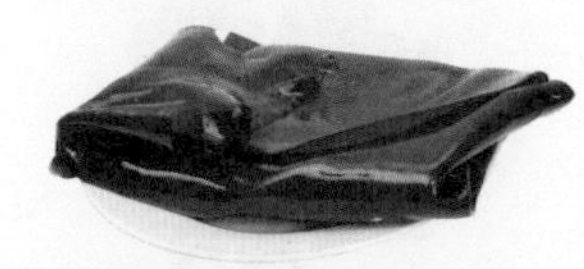

火麻仁+昆布 昆布具有化痰、软坚、清热的功效。将火麻仁研成粉末后去壳，与泡发的昆布一同煮粥食用，具有润肠通便、利水的作用

莲子

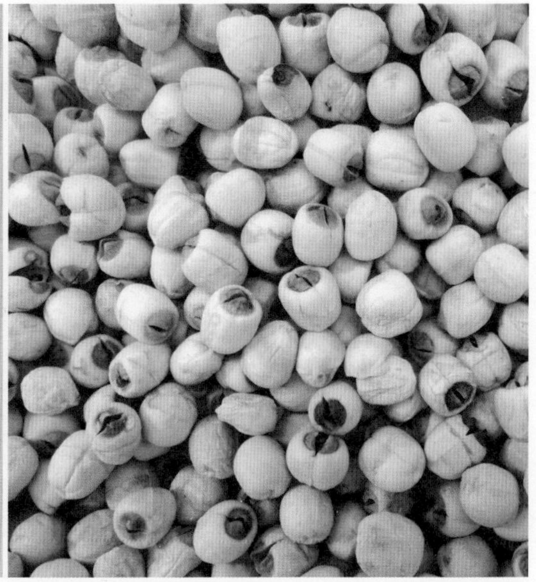

性味归经： 味甘、涩，性平，归脾、肾、心经

功能主治： 具有补脾止泻、益肾固精、养心安神的功效，可用于脾虚久泻、肾虚遗精、虚烦、惊悸、失眠等

用法用量： 每日煎服，用量6~15克

◆ 家庭用法

莲子煮粥食用，具有清心宁神的功效。

◆ 食用禁忌

1. 莲子有收涩的功效，大便燥结者不宜服用。

2. 莲子不易消化，不宜大剂量服用，否则会出现腹胀、呕吐等消化不良的反应。

3. 发霉的莲子会产生致癌物黄曲霉毒素，因此，发霉、发黄的莲子不能食用。

4. 腹胀、便秘、便溏者不宜食用莲子。

药食同补好搭档

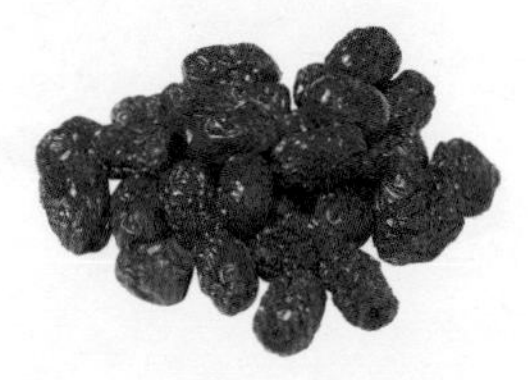

莲子+大枣 大枣具有补中益气、养血安神的功效，与莲子同食可补血润肤

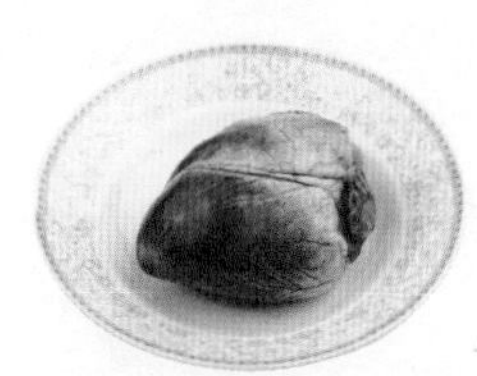

莲子+猪心 猪心具有补虚安神、养心补血的功效，与莲子同食可补心健脾、除烦安神，特别适于神经衰弱导致的烦躁失眠、心悸等脾虚气弱者食用

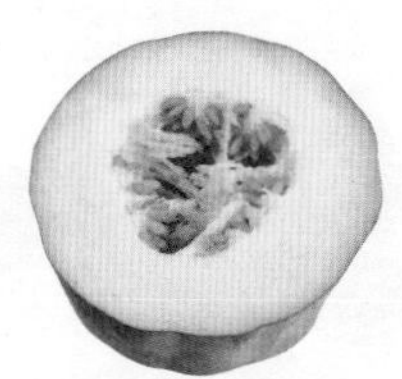

莲子+冬瓜 冬瓜具有清热消痰的功效，与莲子搭配食用可养胃生津、清降胃火、健脾养胃

木瓜

性味归经： 味酸，性温，归肝、脾经

功能主治： 具有舒经活络、化湿和胃的功效，可用于风湿痹痛、筋脉拘挛、脚气肿痛、吐泻转筋等

用法用量： 每日煎服，用量 6~12 克

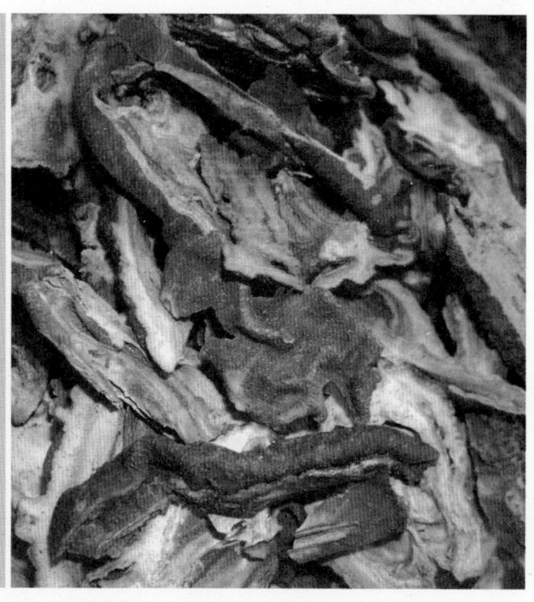

◆ 家庭用法

1. 治病多用宣木瓜，晒干的木瓜片可煎水煮粥服用，具有利湿消肿的功效，可治疗风湿痹痛、筋脉拘挛。

2. 新鲜宣木瓜可切丝凉拌，具有滋养身体、促进消化、杀虫的功效。

3. 新鲜宣木瓜还可清炖食用，有护胃养胃的功效，适合胃病患者服用。

4. 将木瓜榨汁，与煮沸的牛奶混合饮用，有醒胃、润肤的功效，常饮脸色红润。

◆ 食用禁忌

1. 内有郁热、脾胃伤食积滞者忌服。

2. 精血亏虚、真阴不足者忌服。

3. 食用木瓜会引起子宫收缩，可能导致流产，孕妇慎用。

4. 木瓜有番木瓜碱，对人体有小毒，不宜多食。

5. 过敏体质者应慎食。

药食同补好搭档

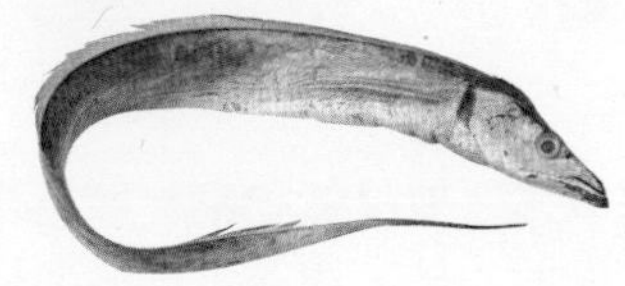

木瓜＋带鱼 带鱼养血补气，具有保护心脑血管和抗癌的功效，与木瓜煲汤食用，具有舒经通络、防癌抗癌的功效，适于乳腺癌患者食用

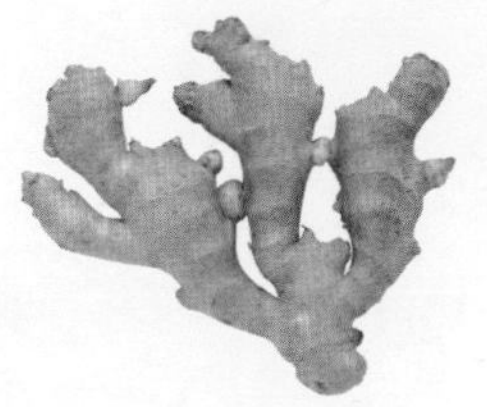

木瓜＋生姜 生姜具有温肺散寒、化痰止咳的功效，与木瓜煎汤煮粥食用，具有祛湿舒经，散寒止痛的功效，对风寒湿热型关节炎有较好疗效

罗汉果

性味归经： 味甘，性凉，归肺、大肠经

功能主治： 具有润肺、止咳、生津的功效，可用于肺热或肺燥咳嗽，百日咳，暑热伤津等

用法用量： 每日煎服，用量15~30克

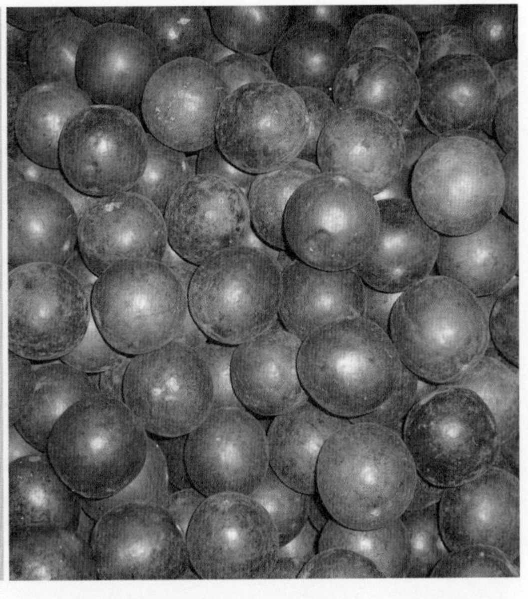

◆ 家庭用法

1. 罗汉果可鲜食，也可泡水饮用，具有清心润肺、止咳化痰的功效。

2. 罗汉果可与多种食材煮汤食用，可以止咳、利咽、清肠通便。

3. 罗汉果还可与糙米煮粥食用，具有润肠通便、利水消肿的功效，经常食用有利于清除肠道内多余油脂，起到益寿延年的效果。

◆ 食用禁忌

1. 罗汉果甘润性凉，外感及肺寒咳嗽慎用。

2. 罗汉果久服则伤胃，且不宜用量过大，否则会出现腹泻。

药食同补好搭档

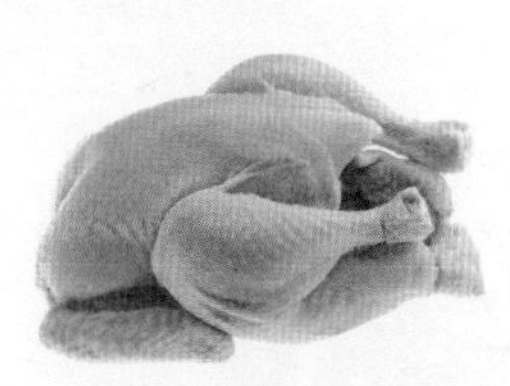

罗汉果＋鸡肉 鸡肉温中益气，益五脏，补虚损，与罗汉果炖食具有健脾、养肺的功效，适于肺燥咳嗽、声音嘶哑、肠燥便秘等

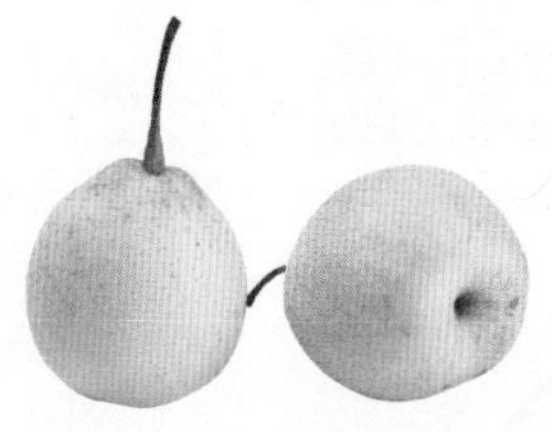

罗汉果＋雪梨 雪梨具有生津、止咳、清热、化痰的功效，与罗汉果同煮食用，能清热滋阴、润喉消炎。适于咽痛、咽干及慢性咽炎患者食用

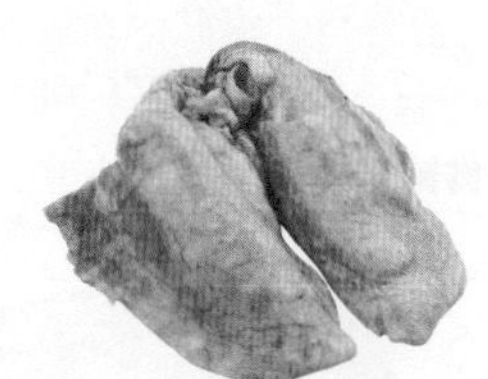

罗汉果＋猪肺 猪肺具有补肺、润燥、补虚、止咳等功效，与罗汉果同炖食用，具有清热化痰、润肺止咳的作用

芡实

性味归经： 味甘、涩，性平，归脾、肾经

功能主治： 具有补脾去湿、益肾固精的功效，可用于久泻久痢、滑精、白带多等

用法用量： 每日煎服，用量 10~15 克

◆ 家庭用法

芡实可煮粥食用，适用于肾气不足、小便频多、遗尿、泄泻等。

◆ 食用禁忌

芡实有收涩功效，产后恶露不尽者忌用。

药食同补好搭档

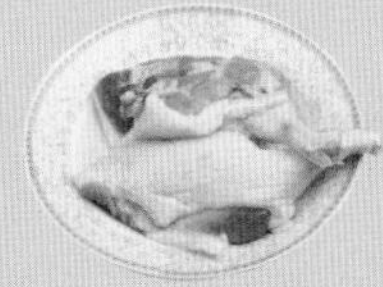

芡实＋鸭肉 鸭肉可滋阴补虚，养胃利水，与芡实同食具有滋阴养胃、固肾涩精功效，健康的人常食用可增强食欲、提升智力、蓄养精力

肉豆蔻

性味归经： 味辛，性温，归脾、胃、大肠经

功能主治： 具有涩肠止泻、温中行气的功效，可用于久泻不止、脘腹冷痛胀满等

用法用量： 每日煎服，用量 3~10 克

◆ 家庭用法

1. 肉豆蔻可除去鱼虾、羊肉等有腥味食材的异味，并增加香气，常用作调料使用。

2. 肉豆蔻可煮粥食用，具有温中行气、健脾的功效。

◆ 食用禁忌

1. 食用肉豆蔻的剂量不能过大，以免引起中毒，导致昏迷和惊厥。

2. 湿热泻痢及阴虚火旺者禁服。

3. 肉豆蔻与铜相遇，会降低药效、增加毒性，应忌用铜质的器皿盛放。

药食同补好搭档

肉豆蔻＋生姜 生姜具有温肺散寒、化痰止咳的功效，与肉豆蔻同食具有温补脾肾、助运止泻的功效

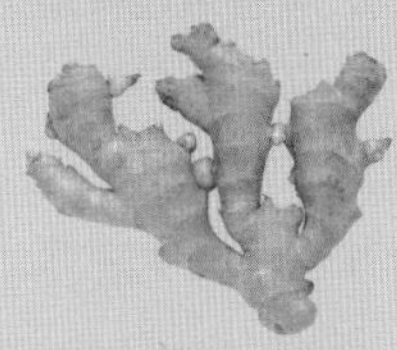

肉豆蔻＋鸡肉 鸡肉温中益气，益五脏，补虚损。与肉豆蔻同食具有补肾养血、生肌丰乳的功效

桑椹

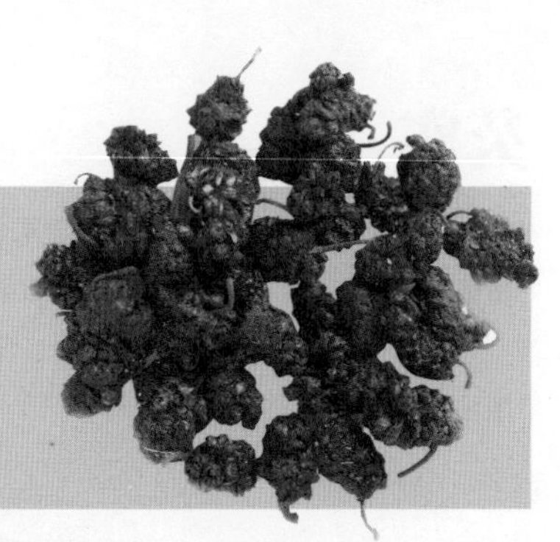

性味归经： 味甘，性寒、归心、肝、肾经

功能主治： 具有滋阴补血、生津、润肠的功效，可用于阴血亏虚所致的眩晕耳鸣、目暗昏花、失眠及须发早白、肠燥便秘等

用法用量： 每日煎服，用量 10~15 克

◆ 家庭用法

1. 桑椹可鲜食或加工成果酱食用。

2. 桑椹可泡酒饮用，具有补肝益肾、利水消肿的功效。

◆ 食用禁忌

桑椹有润肠功效，脾胃虚寒、腹泻便溏者慎用。

药食同补好搭档

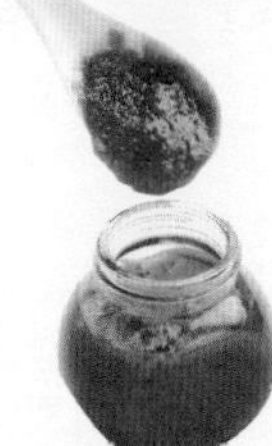

桑椹 + 蜂蜜 蜂蜜有润肺止咳、润燥通便的功效，与桑椹同食能补肝益肾，可用于肺燥咳嗽、肠燥便秘等

沙棘

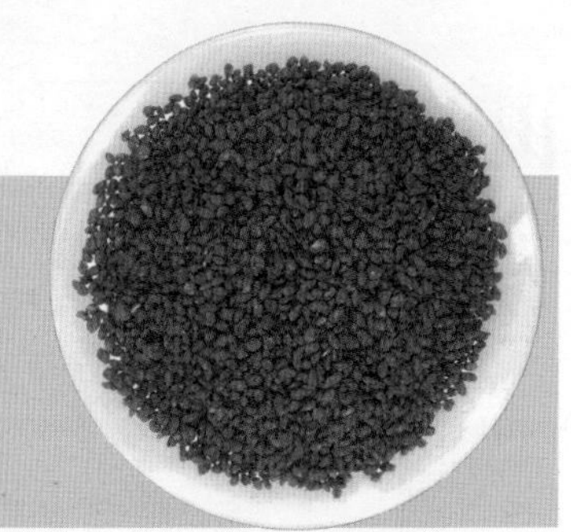

性味归经： 味酸、苦，性平，归脾、胃、肺、肝经

功能主治： 具有健脾消食、祛痰止咳、活血祛瘀的功效，可用于脾虚食少、咳嗽痰多、瘀血等

用法用量： 每日煎服，用量 3~9 克

◆ 家庭用法

1. 沙棘榨汁加热饮用，具有活血降压、降低胆固醇等功效，经常饮用可强健身体、益寿延年。

2. 沙棘可制成果酱食用，适于体虚、乏力、消化不良等症。

3. 沙棘泡酒饮用，具有活血降压、消喘止咳、健胃消食、明目消炎的功效。

4. 用沙棘干果煎水服用，可治疗气管炎、痢疾、肠炎。

5. 将沙棘捣碎成汁，涂于伤处，对跌打损伤有止痛消肿作用。

◆ 食用禁忌

沙棘味酸，脾胃虚弱者、胃酸过多者、患胃及十二指肠溃疡者慎服。

药食同补好搭档

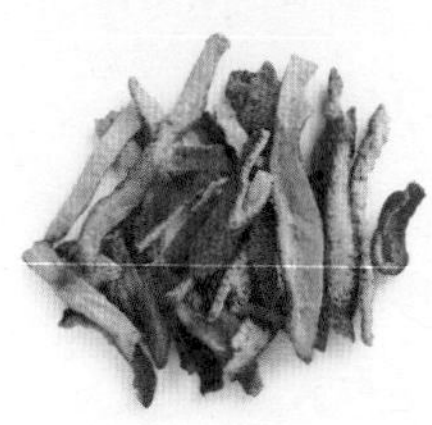

沙棘 + 橘皮 橘皮健脾和胃、行气宽中、降逆化痰，搭配沙棘使用，可增强健脾养胃、化痰消食的功效

砂仁

性味归经： 味辛，性温，归脾、胃经

功能主治： 具有行气、化湿、健脾、温中止泻、安胎的功效，可用于脾胃气滞、脾寒泄泻、胎动不安等

用法用量： 每日煎服，用量 3~6 克

◆ 家庭用法

1. 砂仁研末煮粥食用，可用于便血、血崩。

2. 砂仁研粗末泡酒饮用，具有和胎气、除心腹痛、消食积的功效。

◆ 食用禁忌

1. 砂仁性温，阴虚有热者忌服，便秘者慎用。

2. 砂仁不宜与维生素 C 同服。

药食同补好搭档

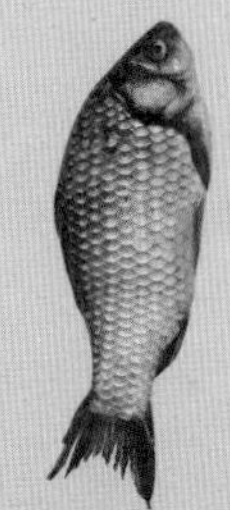

砂仁 + 鲫鱼 鲫鱼健脾益气，蛋白质齐全易于消化，与砂仁同食可缓解孕期妇女产生的食欲不振、呕吐症状，也可促进食欲，有安胎的功效

山楂

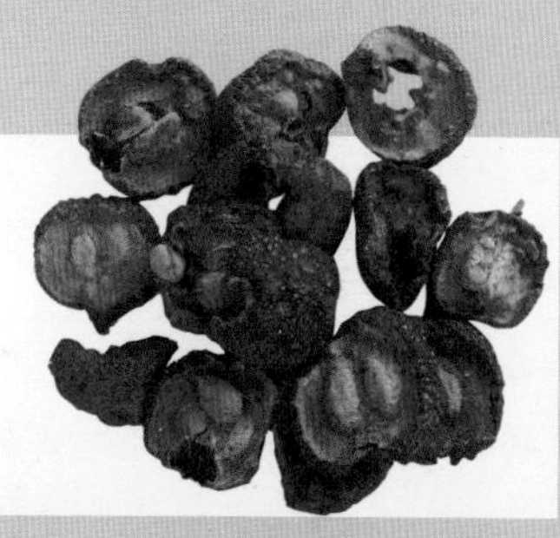

性味归经： 味酸、甘，性微温，归脾、胃、肝经

功能主治： 具有消食化积、活血散瘀的功效，可用于食滞不化、脘腹胀痛、泄泻，以及产后瘀阻腹痛、恶露不尽等

用法用量： 每日煎服，用量 10~15 克

◆ 家庭用法

1. 山楂煮粥食用，具有开胃消食的作用，适合食积腹胀、消化不良、腹痛泄泻患者食用。

2. 鲜山楂可生食，或泡水饮用，口感酸甜，具有健脾开胃的功效。

3. 山楂煮汤食用，能开胃消食，对减肥也有一定作用。

◆ 食用禁忌

1. 脾胃虚弱者、胃酸分泌过多者慎服。

2. 孕妇不宜服用，以防诱发流产。

3. 空腹或消化性溃疡患者不宜多食，以免刺激胃黏膜，导致胃部胀满、泛酸。

4. 贪食山楂，对牙齿生长不利，儿童不宜多吃，且吃完要及时漱口。

药食同补好搭档

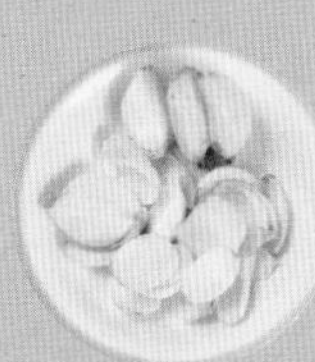

山楂 + 百合 百合具有润肺止咳、清心安神的功效，与山楂煮汤食用，可以清热去火

松花粉（马尾松）

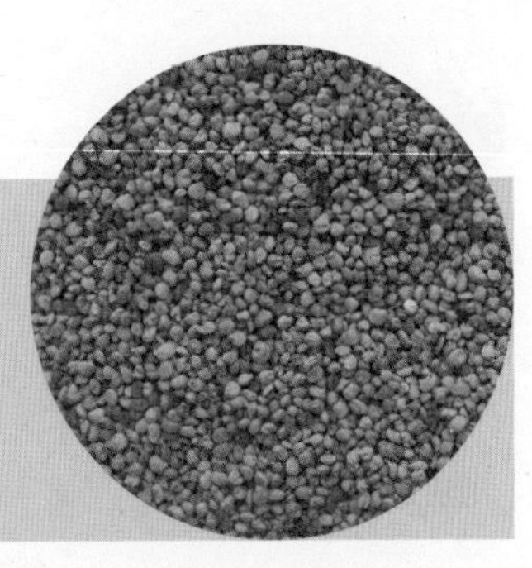

性味归经： 味甘，性温，归肝、脾经

功能主治： 具有收湿、益气、止血的功效，可用于久泻久痢、胃脘疼痛、湿疹湿疮、外伤出血等

用法用量： 每日煎服，用量 3~9 克

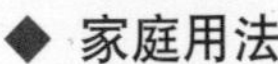

◆ 家庭用法

1. 将松花粉以绢包裹蒸熟，放入酒中浸泡饮用，适于高血压、冠心病患者饮用。

2. 松花粉制作糕点食用，有益气止血的功效。

◆ 食用禁忌

1. 松花粉性温，多食易发上焦热病，不宜多食。

2. 有花粉过敏史者禁用。

药食同补好搭档

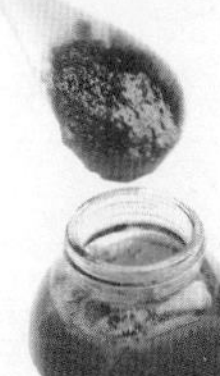

松花粉 + 蜂蜜 蜂蜜具有补中缓急、润肺止咳的功效，与松花粉同食对老年慢性支气管炎有一定疗效

酸枣仁

性味归经： 味甘、酸，性平，归心、肝经

功能主治： 具有养心安神、收敛止汗的功效，可用于血虚、心烦失眠、体虚盗汗等

用法用量： 每日煎服，用量 6~18 克

◆ 家庭用法

1. 酸枣仁可煮粥食用，具有补心养肝、安神益智的功效。

2. 酸枣仁可研末，用沸水冲泡饮用，具有宁心、安神、补肾的功效。

◆ 食用禁忌

酸枣仁既有收敛的药性，又有滑肠的功能，内有实邪郁火及滑泻者慎用。

药食同补好搭档

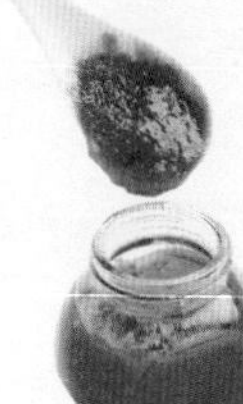

酸枣仁 + 蜂蜜 蜂蜜有润肺止咳、润燥通便等功效，与酸枣仁同食具有养肝益肺、宁心安神的功效，适用于虚烦不眠、惊悸、肺燥干咳

桃仁

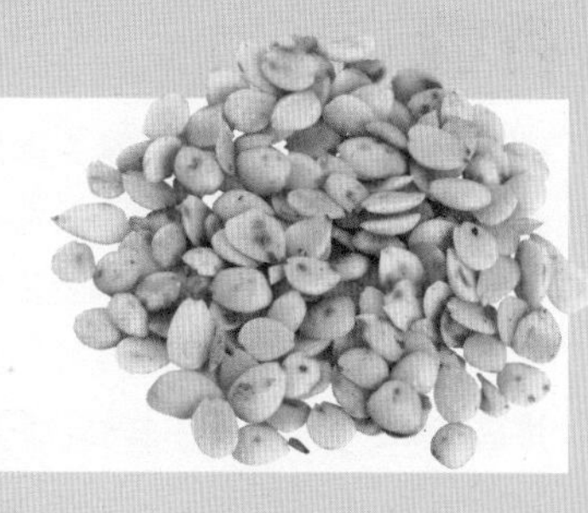

性味归经： 味苦、甘，性平，归心、肝、肺、大肠经

功能主治： 具有活血祛瘀、润肠通便的功效，可用于痛经、经闭、产后腹痛、跌打损伤、肺痈、肠痈、肠燥便秘等

用法用量： 每日煎服，用量 6~10 克

◆ 家庭用法

1. 桃仁煮粥食用，具有活血化瘀、润燥通肠、通络止痛的功效。

2. 桃仁可作为辅料，加到菜肴、汤汁中。

3. 桃仁可以用来泡茶，熟制桃仁亦可当做坚果食用。

◆ 食用禁忌

1. 桃仁活血祛瘀能力强，月经过多者及孕妇忌用。

2. 血虚者忌用。

药食同补好搭档

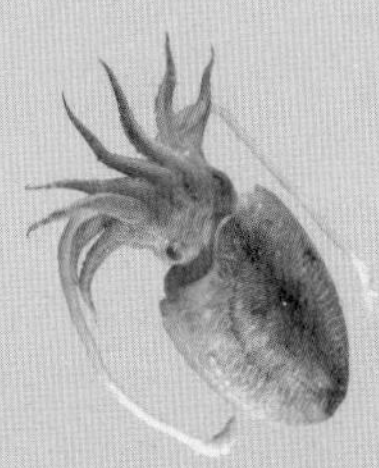

桃仁 + 墨鱼 墨鱼具有补血养颜、保肝护肾、增强免疫力等功效，与桃仁同食可壮阳健身、益血补肾、健胃理气

乌梅

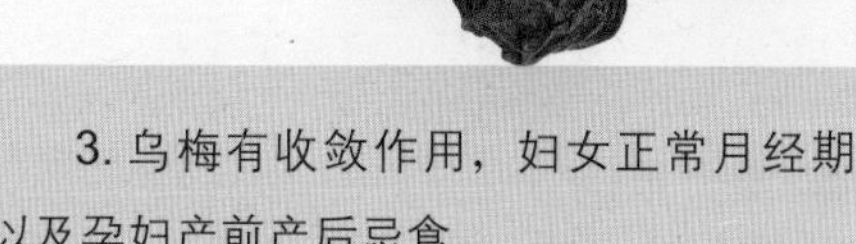

性味归经： 味酸，性平，归肝、脾、肺、大肠经

功能主治： 具有生津止渴、敛肺止咳、安蛔止血、涩肠止泻的功效，可用于肺虚久咳、干咳无痰、久泻久痢、烦热口渴、肠道蛔虫等

用法用量： 每日煎服，用量 10~30 克

◆ 家庭用法

1. 乌梅煮汤或泡茶饮用，具有消食开胃的功效，也可解酒。

2. 乌梅煮粥食用，可开胃消食，缓解便秘，特别适合儿童食用。

◆ 食用禁忌

1. 乌梅酸涩收敛，内有实热积滞者不宜单用。

2. 感冒发热、咳嗽多痰、胸膈痞闷者忌食。

3. 乌梅有收敛作用，妇女正常月经期以及孕妇产前产后忌食。

4. 乌梅与猪肉药性相反，不可同食，否则会引起中毒。

药食同补好搭档

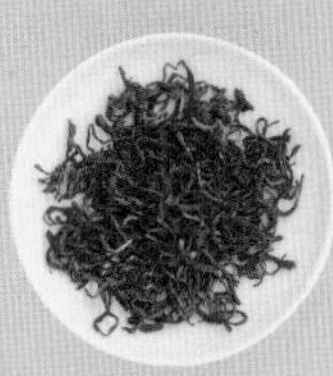

乌梅 + 绿茶 绿茶具有清热解毒、提神醒脑、利尿排毒等功效，与乌梅同食，具有消除疲劳、增强食欲和杀菌抗菌的功效

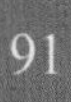

香橼

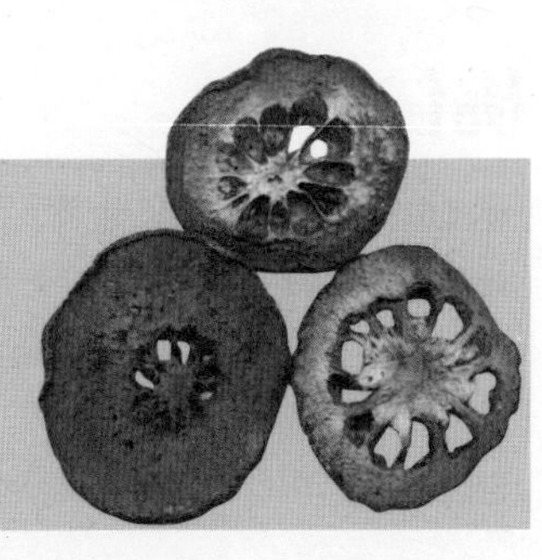

性味归经： 味辛、微苦、酸，性温，归肝、脾、肺经

功能主治： 具有疏肝理气、和中化痰的功效，可用于肝郁气滞导致的胸胁胀痛，脾胃气滞导致的脘腹胀痛、嗳气吞酸、呕呃食少等

用法用量： 每日煎服，用量 3~10 克

◆ 家庭用法

香橼煎汁煮粥食用，具有疏肝解郁的功效，适于肝郁患者。

◆ 食用禁忌

香橼味辛性温，易耗伤气阴，阴虚血燥及孕妇、气虚者慎用。

药食同补好搭档

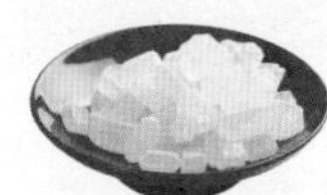

香橼＋冰糖 冰糖有温中益气，润肺的功效，与香橼同食，适于痰湿咳嗽、哮喘患者食用

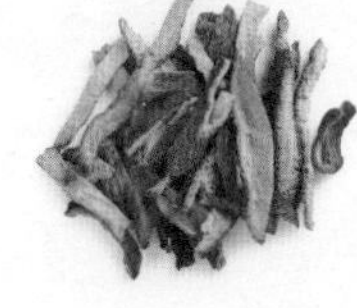

香橼＋橘皮 橘皮可燥湿化痰、理气和中，与香橼同食，可增强燥湿化痰的功效，适用于脾胃或肝胃气滞导致的痰湿咳嗽

小茴香

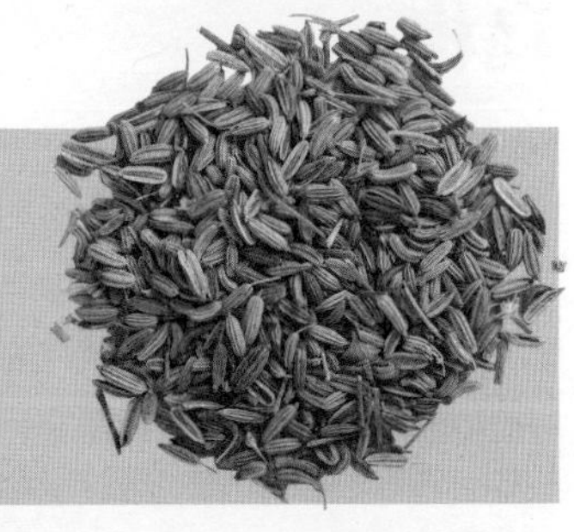

性味归经： 味辛，性温，归肝、肾、脾、胃经

功能主治： 具有散寒、暖肝、温肾、止痛、理气开胃的功效，可用于寒疝腹痛、肾虚腰痛、呕吐食少等

用法用量： 每日煎服，用量 3~8 克

◆ 家庭用法

1. 小茴香可煎汁煮粥食用，具有行气止疼、健脾开胃、通乳的功效，适合产妇食用。

2. 小茴香是辛香料的一种，在食品中能起到调香作用，可用于去除鱼、肉的腥味。

◆ 食用禁忌

1. 小茴香易伤阴助火，阴虚火旺者慎用。

2. 小茴香易发霉变质，发霉后不宜食用。

药食同补好搭档

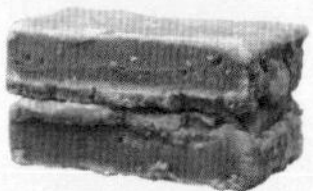

小茴香＋红糖 红糖和中助脾，补血破瘀，与小茴香煎水同食具有温肝散寒、行气止痛的功效，适于解除痉挛、减轻腹部疼痛

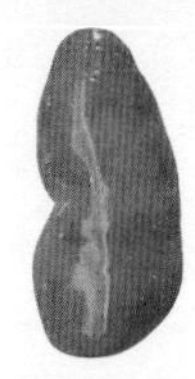

小茴香＋猪肾 猪肾可补肾、强腰、益气的功效，与小茴香同食具有益肾精，温血脉的功效，适于腰肌劳损患者食用

杏仁

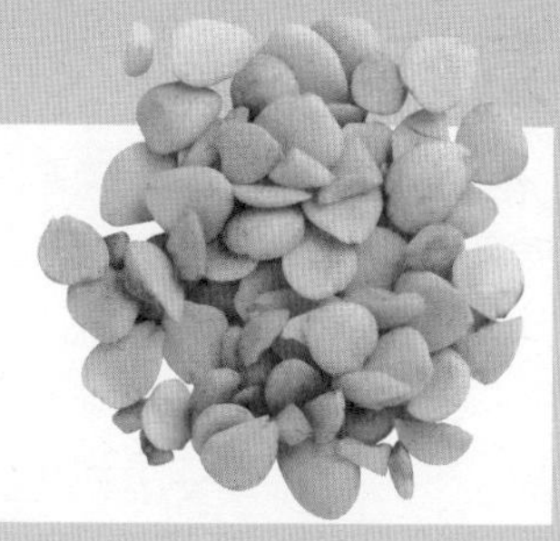

性味归经： 味苦，性微温，归肺、大肠经

功能主治： 具有止咳平喘、润肠通便的功效，可用于多种咳喘、肠燥便秘等

用法用量： 每日煎服，用量 3~6 克

◆ 家庭用法

杏仁可炒熟、蒸熟或温油炸熟食用，也可磨粉、烘烤或拍碎入菜、制成糕点食用。

◆ 食用禁忌

1. 杏仁有小毒，不可生食，婴幼儿及孕妇慎用。

2. 杏仁具有润肠通便的功效，大便溏泻者慎用。

3. 杏仁偏温，阴虚久咳者慎用。

药食同补好搭档

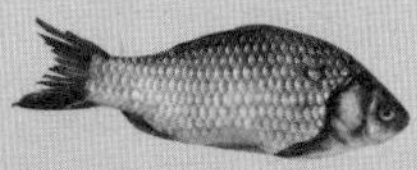

杏仁 + 鲫鱼 鲫鱼可健脾益气，与杏仁同食具有滋阴理肺、健脾益气的功效，对治疗慢性支气管炎、气阴不足导致的咳痰有一定疗效

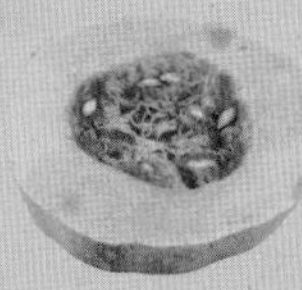

杏仁 + 南瓜 南瓜补中益气、营养丰富，与杏仁搭配，适合脾虚气弱、营养不良者食用

益智仁

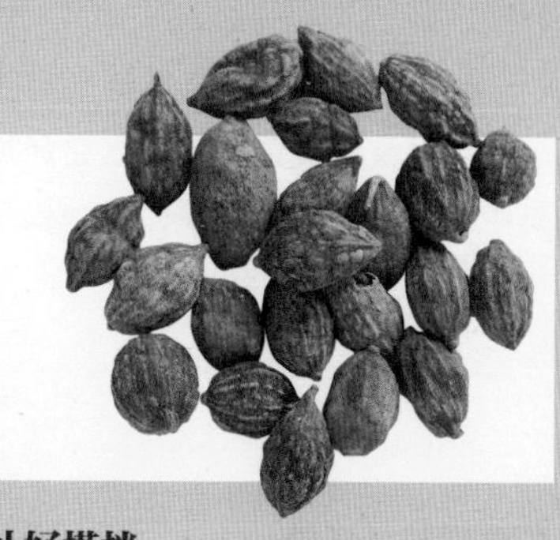

性味归经： 味辛，性温，归脾、肾经

功能主治： 具有温脾开胃、补肾助阳、缩尿固精的功效，可用于泄泻、脘腹冷痛、口多唾涎、遗尿遗精等

用法用量： 每日煎服，用量 3~10 克

◆ 家庭用法

1. 益智仁煮粥食用，具有补肾固精、温脾止泻的功效，适于脾肾阳虚气弱、阳痿、遗精、尿频等。

2. 益智仁煎汤服用，可治疗腹胀腹泻、日夜不止的症状。

◆ 食用禁忌

益智仁燥热，可伤阴助火，阴虚火旺者忌服。

药食同补好搭档

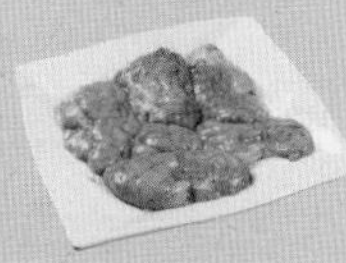

益智仁 + 羊脑 羊脑具有祛风、补脑、安神的功效，与益智仁同食可益智补脑、固肾涩精

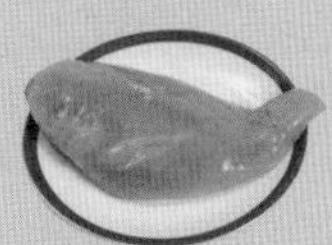

益智仁 + 鸡肉 鸡肉可温中益气，益五脏，补虚损，与益智仁同食具有补助肾阳、温脾止泻的功效

薏苡仁

性味归经： 味甘、淡，性微寒，归脾、胃、肺经

功能主治： 具有利湿健脾、渗湿除痹、清热排脓的功效，可用于水肿、脚气、脾虚泄泻、湿热痹痛、肺痈胸痛、肠痈腹痛

用法用量： 每日煎服，用量 10~30 克

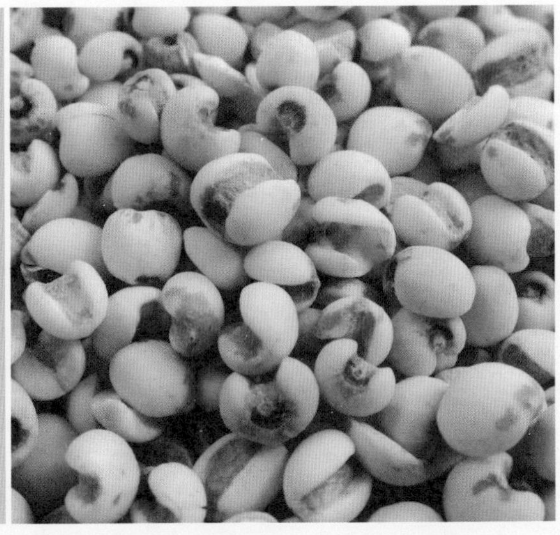

◆ 家庭用法

1. 薏苡仁可用作主食用，煮粥、做汤均可，夏秋季和冬瓜一起煮汤食用能清暑利湿。

2. 薏苡仁磨成粉末，与牛奶等制成面膜，可以祛斑美白。还可以在加热的鲜牛奶中冲入少许薏苡仁粉，搅拌均匀后配合早餐进食，可以美白肌肤。

◆ 食用禁忌

1. 脾虚无湿、大便燥结者及孕妇、经期妇女需慎服。

2. 薏苡仁会使身体冷虚，虚寒体质者不适宜长期服用。

3. 薏苡仁所含的糖类黏性较高，大量食用会妨碍消化。

4. 薏苡仁不易煮熟，过度烹煮会破坏其部分营养，最好煮之前用水浸泡 3 小时以上。

药食同补好搭档

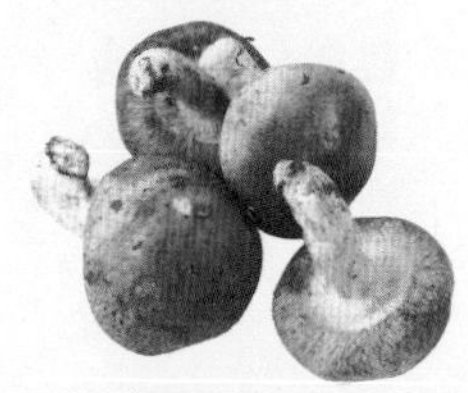

薏苡仁＋香菇 香菇、薏苡仁均为抗癌佳品，两者同食具有健脾利湿、理气化痰的功效，是肝癌患者常用的食物

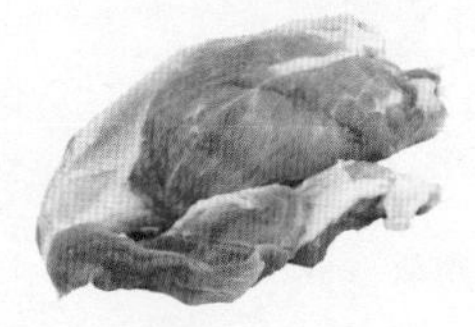

薏苡仁＋羊肉 羊肉可益气补虚，温中暖下，与薏苡仁同食可健脾补肾、益气补虚，可用于治疗病后体虚、贫血、食欲不振等

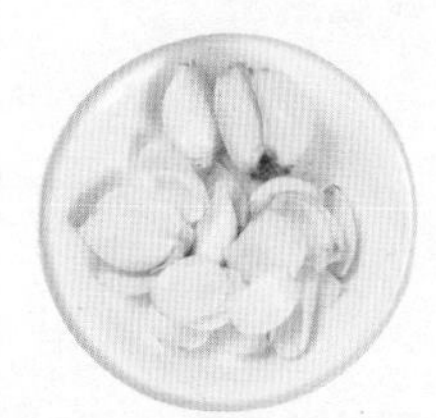

薏苡仁＋百合 百合具有补中益气、润肺止咳的功效，与薏苡仁一同煮粥食用，可以美容养颜

郁李仁

性味归经： 味辛、苦、甘，性平，归脾、大肠、小肠经

功能主治： 具有润肠通便、利水消肿的功效，可用于肠燥便秘、水肿等

用法用量： 每日煎服，用量 5~10 克

◆ 家庭用法

1. 将郁李仁捣烂，加水研磨取汁，用药汁煮粥食用，适用于肠燥便秘、水肿胀满、脚气肿痛、二便不利等症状。

2. 郁李仁泡酒饮用，具有润燥活血、利水消肿的功效。

◆ 食用禁忌

郁李仁有润肠功效，脾胃虚弱便溏者忌用，孕妇不宜长期大量使用。

药食同补好搭档

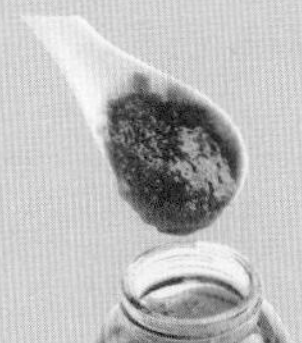

郁李仁 + 蜂蜜 蜂蜜有润肺止咳、润燥通便的功效，与郁李仁同食具有润燥通便、健脾和胃的功效

余甘子

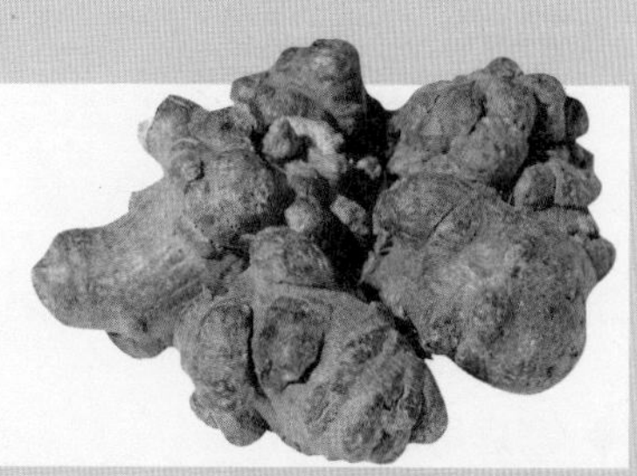

性味归经： 味甘、酸、涩，性凉，归肺、脾、胃经

功能主治： 具有解毒利咽、清热生津、润肺化痰的功效，具有辅助治疗咽喉肿痛、口干烦渴、咳嗽咳痰等的功效

用法用量： 每日煎服，用量 10~15 克

◆ 家庭用法

1. 鲜果嚼食，对治疗高血压有一定疗效。

2. 余甘子煎汤服用，具有清热解毒、清利咽喉的功效。

3. 余甘子煮粥食用，具有清热利咽、润肺化痰、生津止渴等功效。

◆ 食用禁忌

余甘子性凉，脾胃虚寒者慎服。

药食同补好搭档

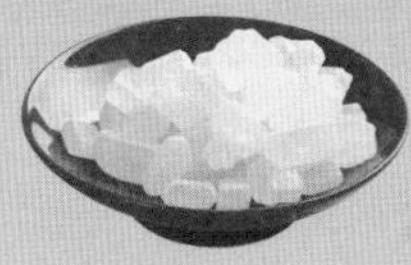

余甘子 + 冰糖 冰糖具有温中益气，润肺的功效，与余甘子同食可化痰止咳、生津解毒

枳椇子

性味归经： 味甘，性平，归胃经

功能主治： 具有通利二便、消除水肿、除烦止渴、解酒毒的功效，可用于治疗水肿、小便不利、大便干结、醉酒烦渴等

用法用量： 每日煎服，用量 9~15 克

◆ 家庭用法

1. 枳椇子可泡酒饮用，具有通利二便、消除水肿的功效。

2. 用枳椇子煎水服用，可治疗酒醉呕吐。

3. 枳椇子煮粥食用，可除烦渴、解酒毒，可用于酒醉烦渴、恶心呕吐等。

◆ 食用禁忌

枳椇子利尿作用明显，不可过量服用，脾胃虚弱者忌服。

药食同补好搭档

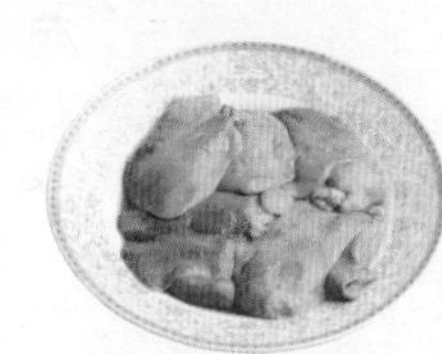

枳椇子＋鸡肝 鸡肝具有补血、补肾助阳、明目等功效，与枳椇子同食具有健脾消疳的功效，适用于小儿疳积

紫苏子

性味归经： 味辛，性温，归肺、脾经

功能主治： 具有下气、化痰、润肺、宽肠的功效，可用于风寒感冒、咳嗽气喘等

用法用量： 每日煎服，用量 3~9 克

◆ 家庭用法

1. 紫苏子泡酒饮用，具有治风顺气、利肠宽中的功效，适用于咳嗽气喘，肠燥便秘等。

2. 紫苏子煮粥食用，具有降气消痰、止咳平喘的功效，对治疗咳喘效果较好。

◆ 食用禁忌

1. 久虚久咳、阴虚咳嗽、脾胃气虚、大便稀溏者忌用。

2. 肺虚咳喘、脾虚滑泄者禁用。

药食同补好搭档

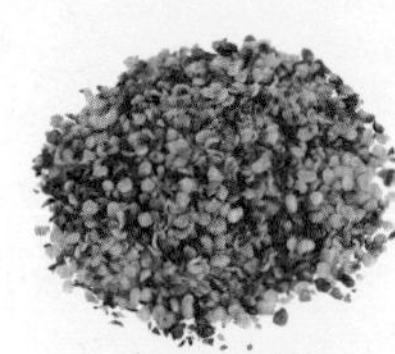

紫苏子＋麻仁 麻仁补中益气、通水利尿，与紫苏子同用润燥通便，主治大便不通、燥结难解

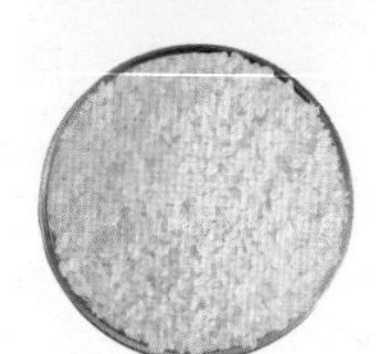

紫苏子＋粳米 紫苏子辛温散寒、行气解表，和粳米同煮，和胃散寒，可治疗风寒感冒

其他类药膳材料

布渣叶

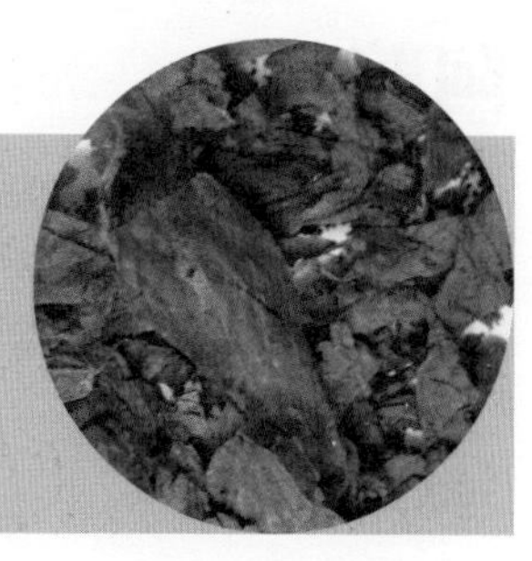

性味归经： 味微酸，性凉，归脾、胃经

功能主治： 具有消食化滞、清热利湿的功效，可用于饮食积滞、感冒发热、湿热黄疸等

用法用量： 每日煎服，用量 15~30 克，鲜品可增至 30~60 克

◆ 家庭用法

布渣叶可冲泡代茶饮，有消食化滞的功效。

◆ 食用禁忌

孕妇忌用。

药食同补好搭档

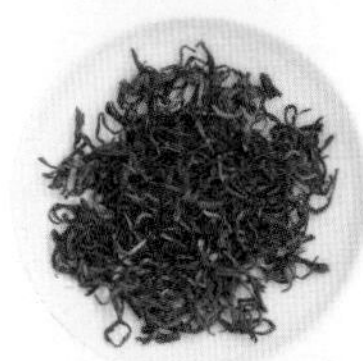

布渣叶 + 绿茶 绿茶具有去肥腻、促消化的功效，与布渣叶同食有较好的消滞除积、和胃降逆的功效

牡蛎

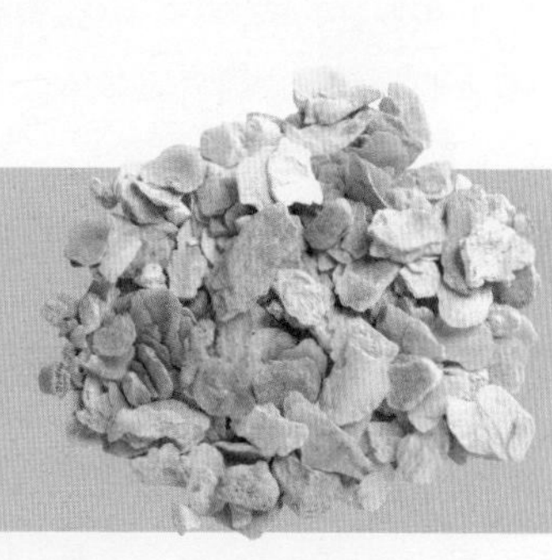

性味归经： 味咸，性微寒，归肝、肾经

功能主治： 具有平肝潜阳、软坚散结、收敛固涩的功效，可用于肝阳上亢、热邪伤阴、瘰疬瘿瘤、痰核肿块、肝脾肿大、虚汗、遗精等

用法用量： 每日煎服，用量 15~30 克

◆ 家庭用法

1. 鲜牡蛎肉通常有清蒸、鲜炸、生炒、炒蛋、煎蚝饼、串鲜蚝肉和煮汤等多种食用方式。

2. 牡蛎可煮粥食用，具有平肝潜阳、镇惊安神、软坚散结等功效。

◆ 食用禁忌

1. 牡蛎有收敛作用，湿热实邪者忌用。

2. 脾胃虚寒、食少便溏者慎用，对海产品过敏者忌用。

3. 牡蛎含有很多的寄生虫，一定要煮熟、煮透才可食用。

药食同补好搭档

牡蛎 + 茯苓 茯苓具有利水渗湿、安神健脾的功效，与牡蛎同食可补脾肾、壮筋骨

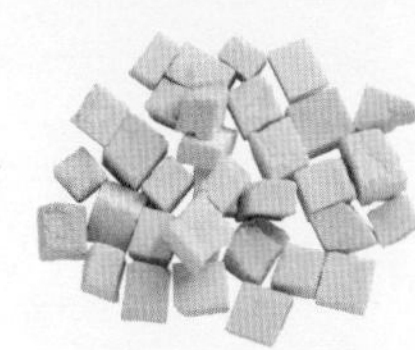

牡蛎 + 豆腐 豆腐中含有的植物蛋白能降血脂，保护血管，预防心血管疾病，与牡蛎同食对于病后调养、减肥、保养肌肤有好处

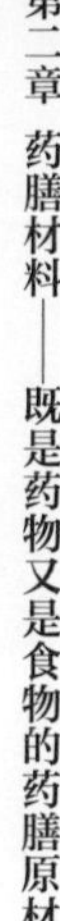

阿胶

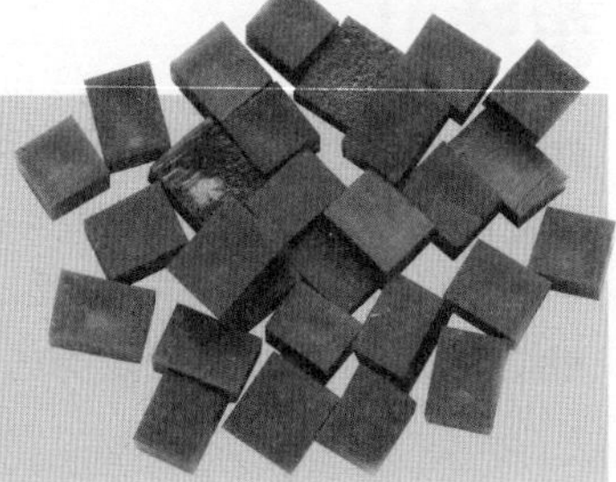

性味归经： 味甘，性平，归肺、肝、肾经

功能主治： 具有补血止血、滋阴润肺的功效，可用于血虚导致的面色萎黄、头晕目眩、心悸乏力；咯血、吐血、尿血等多种出血证；阴虚证等

用法用量： 每日煎服，用量 5~10 克

◆ 家庭用法

1. 阿胶可直接在口中含化食用，也可与开水混合制成阿胶糖液食用。

2. 阿胶煮粥食用，具有补血益肾、强身健体的功效。

◆ 食用禁忌

1. 阿胶性黏腻，有碍消化，有胃部胀满、消化不良及脾胃虚弱者应慎用。

2. 感冒、咳嗽、腹泻者忌食阿胶。

3. 阿胶忌与萝卜、浓茶同服。

药食同补好搭档

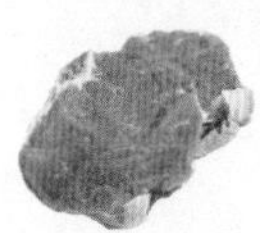

阿胶＋牛肉 牛肉具有健脾益肾，补气养血的功效，与阿胶同食有利于滋阴安胎

蜂蜜

性味归经： 味甘，性平，归脾、肺、大肠经

功能主治： 具有补中缓急、润肺止咳、滑肠通便、解毒的功效，可用于中虚腹痛、肺虚咳嗽、燥邪犯肺所致的干咳无痰、肠燥便秘等，外用能治疮疡、烫伤

用法用量： 每日煎服，用量 15~30 克

◆ 家庭用法

1. 新鲜蜂蜜可直接服用，也可配温水冲泡饮用，有润肺滑肠的功效。

2. 将蜂蜜涂抹于皮肤表面，可制成天然面膜，有很好的美容养颜效果。

◆ 食用禁忌

1. 蜂蜜味甘质滋腻，能助湿滞气，令人中满，痰湿内蕴所致中满痞胀、呕吐纳呆及痰浊咳喘者忌服。

2. 蜂蜜不宜与豆腐、韭菜、葱等同食，以防引发腹泻。

3. 糖尿病人、高血糖患者应慎用蜂蜜。

4. 过敏者不宜食用，未满一岁的婴儿不宜食用蜂蜜。

5. 蜂蜜不能用沸水冲饮，以免破坏其营养成分，最好用不超过 40℃的温水冲饮。

药食同补好搭档

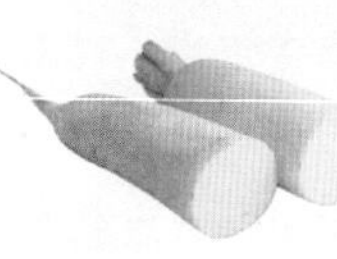

蜂蜜＋白萝卜 白萝卜具有化痰止咳、除燥生津、解毒散瘀的功效，与蜂蜜同食可和胃、止咳

荷叶

性味归经： 味苦、涩，性平，归心、肝、脾经

功能主治： 具有清暑利湿、升阳止血的功效，常用于夏日暑湿及血热出血

用法用量： 每日煎服，用量 3~10 克

◆ 家庭用法

1. 荷叶泡茶饮用，对于暑热、口渴、肥胖、高血压、高脂血症等病症有缓解作用。

2. 新鲜荷叶煮粥食用，具有降脂降糖、清热利尿、健脾补气的功效。

◆ 食用禁忌

体质瘦弱和气血不足者忌用，女性经期不宜饮用。

药食同补好搭档

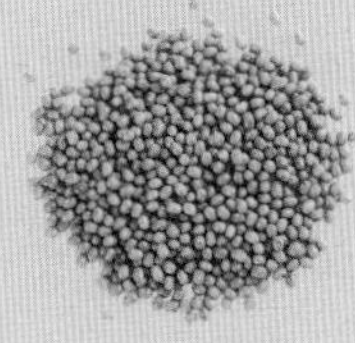

荷叶＋绿豆 绿豆汤可以清热解暑、止渴利尿，与荷叶同食具有降血脂的功效，适合糖尿病、高脂血症患者食用

鸡内金

性味归经： 味甘，性平，归脾、胃、小肠、膀胱经

功能主治： 具有运脾消食、固精止遗的功效，可用于消化不良、食积不化、遗尿、遗精及小儿疳积

用法用量： 每日煎服，用量 3~10 克

◆ 家庭用法

1. 将鸡内金研末服食，可治疗小儿积食。

2. 鸡内金煮粥食用，有行气开胃、养胃健脾的作用。

3. 鸡内金还可以和其他中药一同煎汁，有开胃消食的功效。

◆ 食用禁忌

脾虚无积滞者慎用，忌空腹状态下服用。

药食同补好搭档

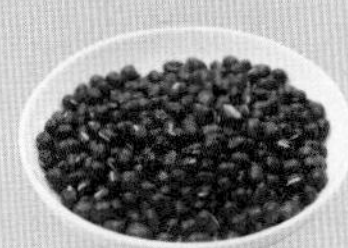

鸡内金＋赤小豆 赤小豆具有利水消肿、利湿退黄的功效，与鸡内金同食可健脾养胃、利湿排石

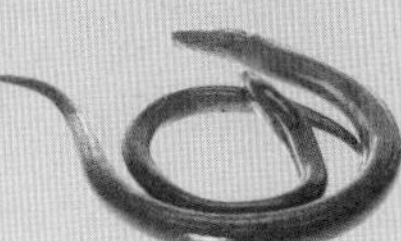

鸡内金＋鳝鱼 鳝鱼可补虚损、强筋骨，与鸡内金同食具有补脾健胃、消食化积的功效

橘皮

性味归经： 味辛、苦，性温，归脾、肺经

功能主治： 具有理气调中、燥湿化痰的功效，可用于脾胃气滞所致的脘腹胀满、嗳气、呕吐、恶心等，以及湿痰、寒痰咳嗽等

用法用量： 每日煎服，用量 3~9 克

◆ 家庭用法

用橘皮煎水服用，可缓解肠胃不适、口臭等。

◆ 食用禁忌

1. 橘皮辛散苦燥，性温能助热，舌赤少津、内有实热者慎用。

2. 气虚及阴虚燥咳者忌用。

3. 吐血者慎服。

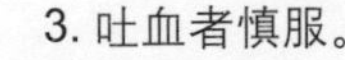

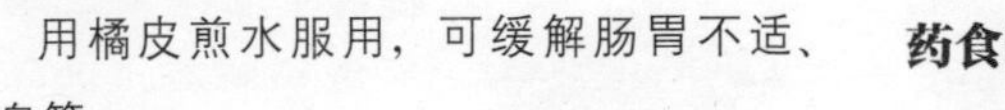

药食同补好搭档

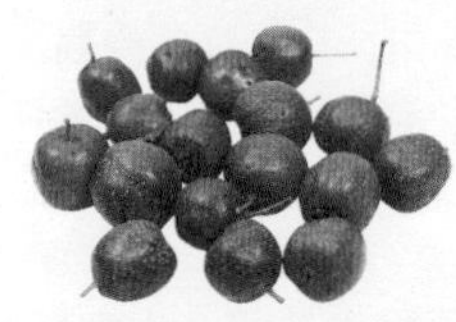

橘皮＋山楂 山楂具有消食化积、活血散瘀的功效，与橘皮同食可增强健胃消食的功效

肉桂

性味归经： 味辛、甘，性热，归肾、脾、心、肝经

功能主治： 具有补火助阳、散寒止痛、温通经脉、温煦气血的功效，可用于肾阳不足、腰膝冷痛、阳痿、宫冷、脘腹冷痛、产后瘀滞腹痛等

用法用量： 每日煎服，用量 1~2 克

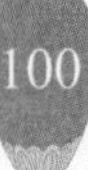

◆ 家庭用法

1. 将肉桂煎汁去渣，取肉桂汁煮粥食用，具有补肾阳、暖脾胃、通血脉、止冷痛的功效。

2. 将肉桂研末，加入菜肴调味，有助于控制血糖和胆固醇。

◆ 食用禁忌

1. 肉桂性热，阴虚火旺、里有实热、血热妄行出血者及孕妇忌用。

2. 脑出血等出血性疾病患者、低血压患者、婴幼儿、老年人等不宜长期大量使用。

3. 不宜与赤石脂配伍。

药食同补好搭档

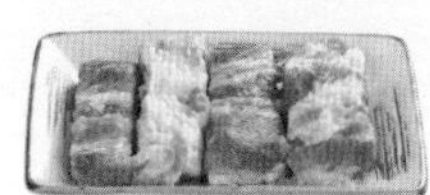

肉桂＋排骨 排骨可补血养颜、开胃消食，增强免疫力，与肉桂同食具有温补肾阳、祛寒止痛的功效

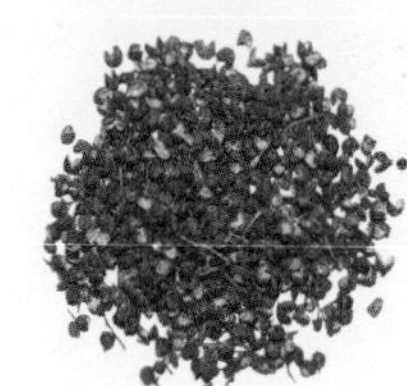

肉桂＋花椒 花椒具有温中止痛的功效，与肉桂同食可用于冬季御寒助阳

桑叶

性味归经： 味苦、甘，性寒，归肺、肝经

功能主治： 具有疏散风热、平肝明目、清肺润燥、凉血止血的功效，可用于外感风热、肝阳上亢、燥热伤肺、血热吐血等

用法用量： 每日煎服，用量 5~10 克

◆ 家庭用法

1. 将桑叶煎汁去渣，用桑叶汁煮粥食用，具有清热祛风、和中固表的功效。

2. 桑叶用开水冲泡代茶饮，对于高血压、糖尿病引起的各种眼底病变有缓解作用。

◆ 食用禁忌

外感风寒、脾胃虚寒者不宜用，严重低血压患者慎用。

药食同补好搭档

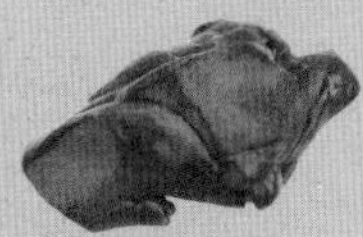

桑叶＋猪肝 猪肝具有养肝、补血、明目的功效，与桑叶同食可增强清肝明目的功效

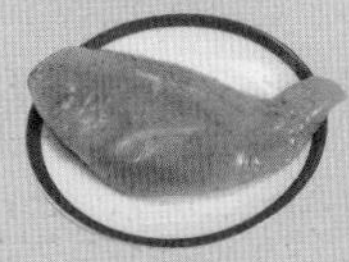

桑叶＋鸡肉 鸡肉温中益气、益五脏、补虚损，与桑叶同食具有清肺润燥的功效

紫苏

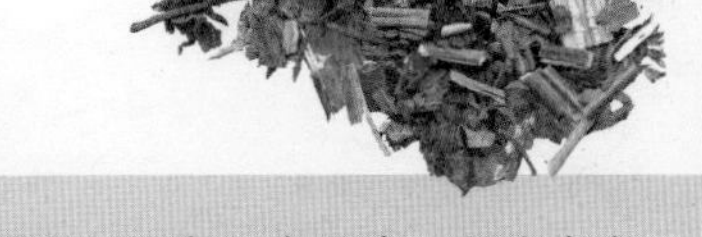

性味归经： 味辛，性温，归肺、脾经

功能主治： 具有发表散寒、行气宽中、安胎、解鱼蟹毒的功效，可用于外感风寒证、脾胃气滞证、胎动不安证及鱼蟹毒引起的腹痛、吐泻

用法用量： 每日煎服，用量 5~10 克

◆ 家庭用法

1. 紫苏可冲泡代茶饮用，可增强食欲、助消化、防暑降温，还可预防感冒、胸腹胀满等。

2. 紫苏煮粥食用，可健胃解暑。

3. 将新鲜紫苏嫩叶焯水凉拌食用，可发表、散寒、理气，适用于感冒风寒、恶寒发热、咳嗽、气喘、胸腹胀满等。

◆ 食用禁忌

1. 紫苏辛散耗气，气虚、表虚不固者及温病患者慎用。

2. 紫苏不可与鲤鱼同食，易生毒疮。

药食同补好搭档

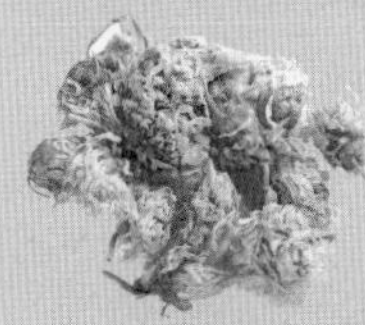

紫苏＋菊花 菊花可疏散风热、平肝解毒，与紫苏同食具有消炎利胆的功效

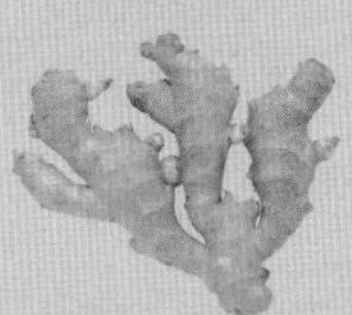

紫苏＋生姜 生姜具有温肺散寒、化痰止咳的功效，与紫苏同食可治疗感冒、咳嗽，在风寒感冒及风寒咳嗽初起时食用效果最佳

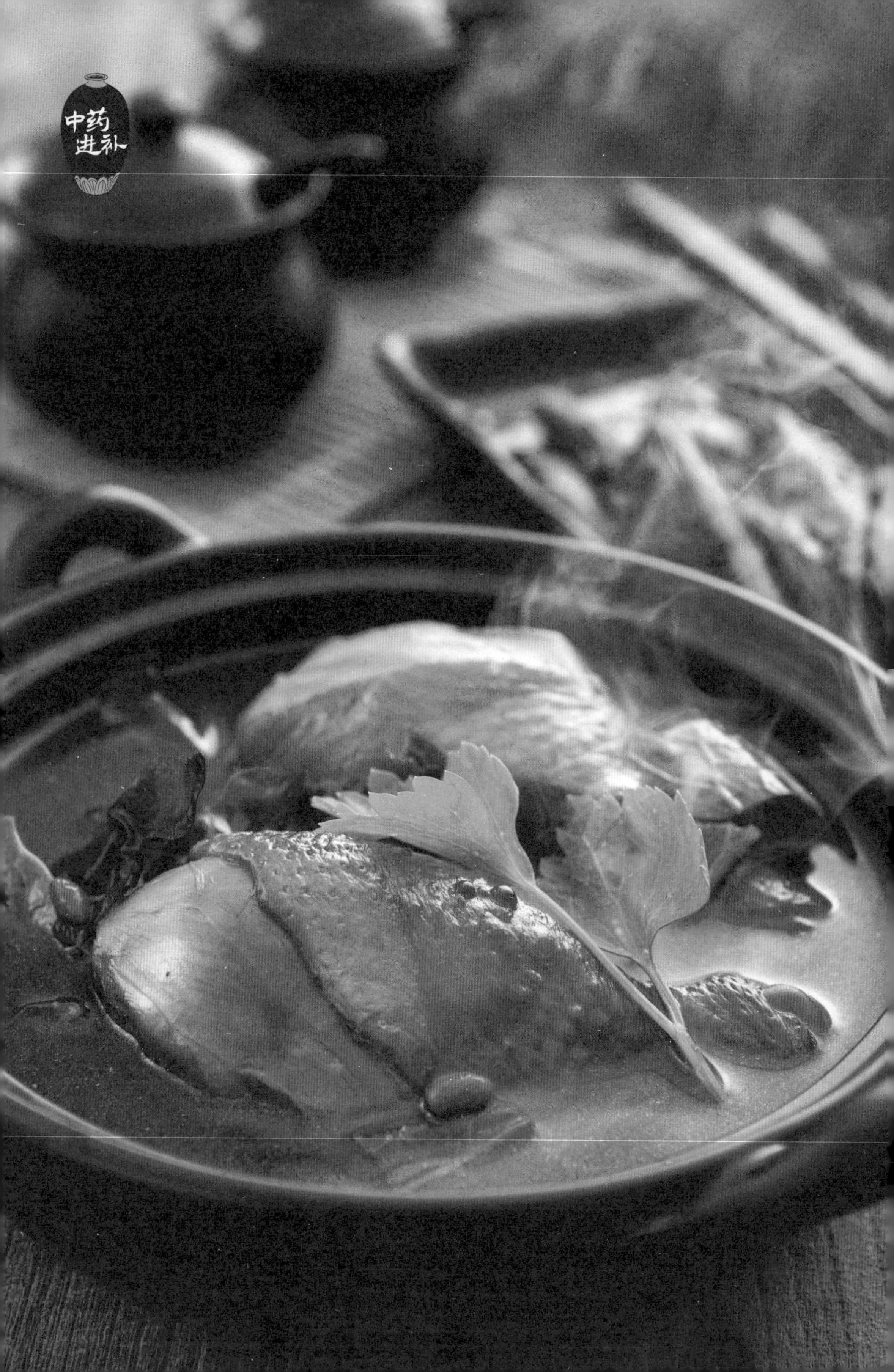
中药
进补

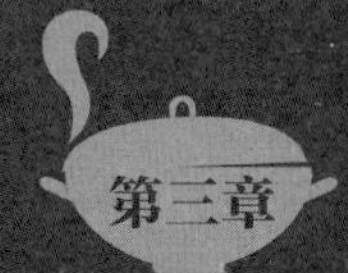

药膳调养

——祛病保健美容颜，吃出健康好身体

中医历来强调“药补不如食补”，以食物为药，不仅安全有效、毒副作用小，且能融入三餐。以食为养，从而达到调理身体的目的。把药加入膳食中，制作出美味的药膳，祛病保健的同时，还获得了味觉上的享受。

保健美容，滋补药膳帮您拥有完美的人生

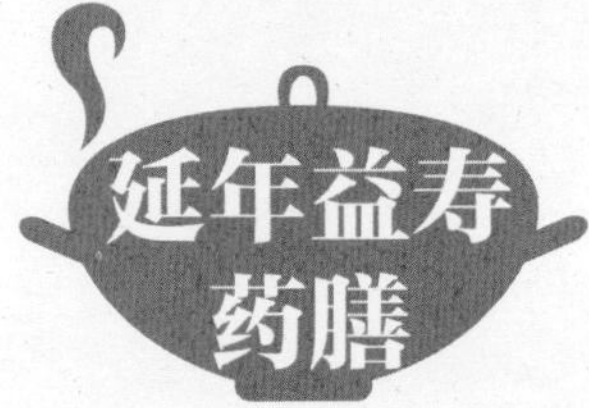

◆ **中医师的话**

人体的生长、发育、衰老与脏腑功能和经络气血的盛衰关系密切。气血不足、经络不畅、脏腑功能减退、阴阳失衡等，均会导致或加快衰老。主要表现为精神不振、健忘少眠、食欲减退、腰膝无力、气短乏力，甚至脸颊浮肿等。

延年益寿药膳是选用具有滋补强壮、扶正固本功效的中药，配合一些食物，经烹调而成的膳食。此类药膳具有调整阴阳、补养气血、健脾益气、滋肾填精等功效，可降低胆固醇，维持血管的弹性，调节血压，增强机体免疫能力，预防疾病，最终实现延年益寿的目的。

◆ **调养药材推荐**

枸杞子

有益肝补肾、延缓衰老的作用，搭配大枣、鸽蛋，适宜年老体衰者食用。

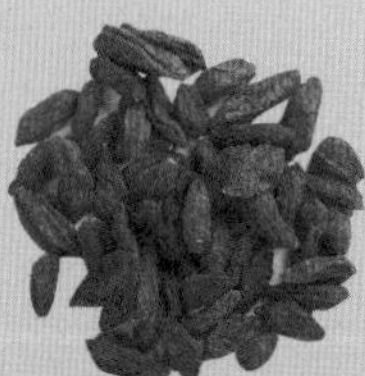

山药

山药性平，有补脾养胃、补肾涩精的功效，搭配黑芝麻，补脾益肾。

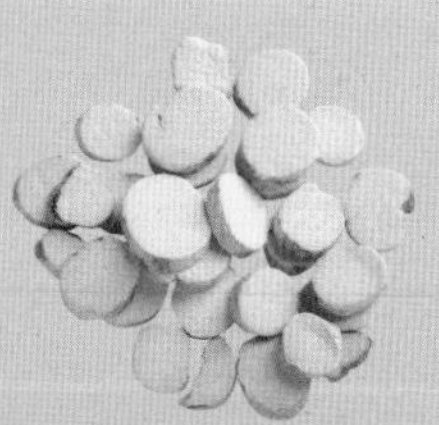

山楂

具有降脂降压、抗氧化作用，搭配核桃仁入膳，补脑降脂，延年益寿。

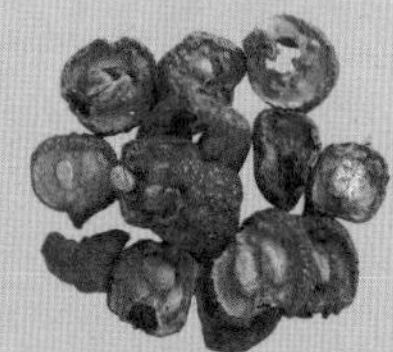

龙眼肉

龙眼肉性温，有抗应激作用，有益于促进生长发育、增强体质。

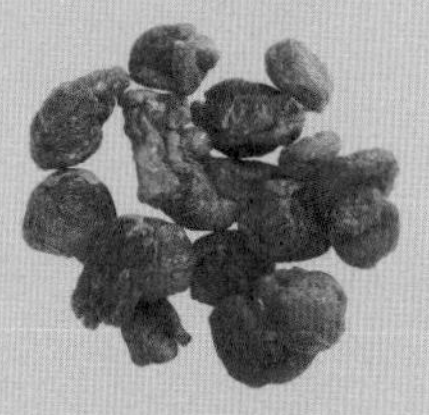

◆ **膳食宜忌**

✔ 老年人的饮食宜注意荤素、粗细、干稀搭配，才有助于养生保健。

✘ 慎食含过氧脂质的食物，如炸过鱼、虾、肉等的食用油，鱼干，腌肉，长期存放的饼干、糕点等，长期食用此类食品会加快衰老。

◆ 调养药膳

山药芝麻糊

材料： 黑芝麻 120 克，山药 15 克，冰糖适量。

做法：

1. 山药去皮洗净后切成小块，捣成泥状；黑芝麻炒香后磨成粉状。
2. 在山药泥中加入冷开水和黑芝麻粉，搅拌成黏稠状。
3. 锅中加入适量清水煮沸，放入冰糖，煮至冰糖溶化，将搅拌好的山药芝麻糊倒入锅中，小火煮约 20 分钟即可。

功效： 补脾益肾、健脑增智。

食用注意： 糖尿病患者、慢性肠胃炎患者或轻微腹泻时不宜食用。

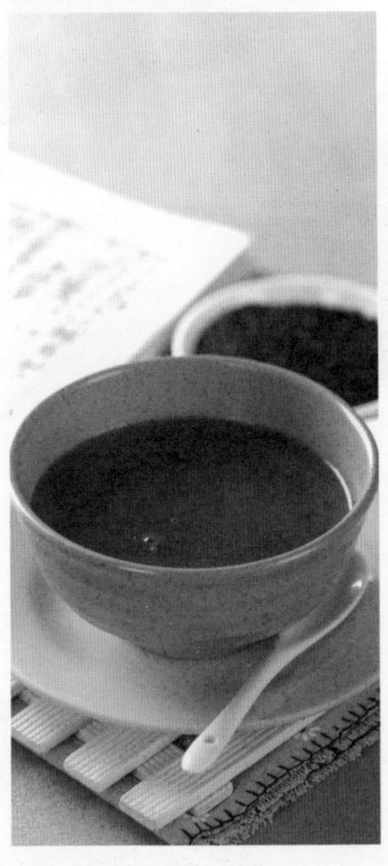

益寿鸽蛋汤

材料： 鸽蛋 100 克，枸杞子 10 克，龙眼肉 10 克，制黄精 10 克，冰糖 50 克。

做法：

1. 冰糖敲碎装在碗内，枸杞子、龙眼肉、制黄精洗净切碎，放入锅中，加清水约 750 毫升，煮至沸后再煮约 15 分钟。
2. 把鸽蛋打碎逐个下入锅中，大火加入冰糖煮至鸽蛋熟即可。

功效： 补肝肾、益气血，老年体衰者宜食用。

食用注意： 外感实邪、内有痰火、湿滞者忌用。

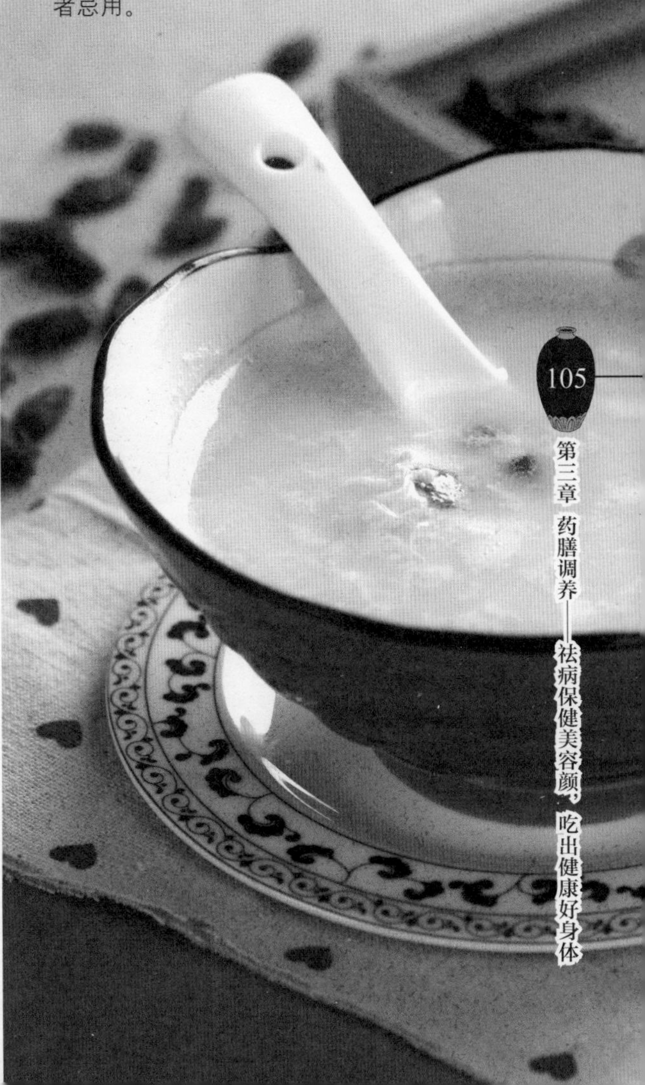

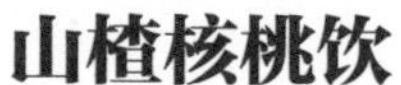

山楂核桃饮

材料：核桃仁 150 克，山楂 50 克，白糖适量。

做法：

1. 核桃仁加水少许，磨成浆，装入容器中，再加适量凉开水调成稀浆汁。
2. 山楂去核，切片，加水 500 毫升煎煮半小时，取汁，再加入 500 毫升清水，煮半小时，取汁。
3. 将两次熬煮的汤汁混匀，倒入锅中煮，加入白糖搅拌，待溶化后，再缓缓倒入核桃仁浆汁，边倒边搅匀，烧至微沸即可。

功效：补肺肾、润肠燥、消积食。

食用注意：不宜与海鲜、人参、柠檬同食，忌饮酒。

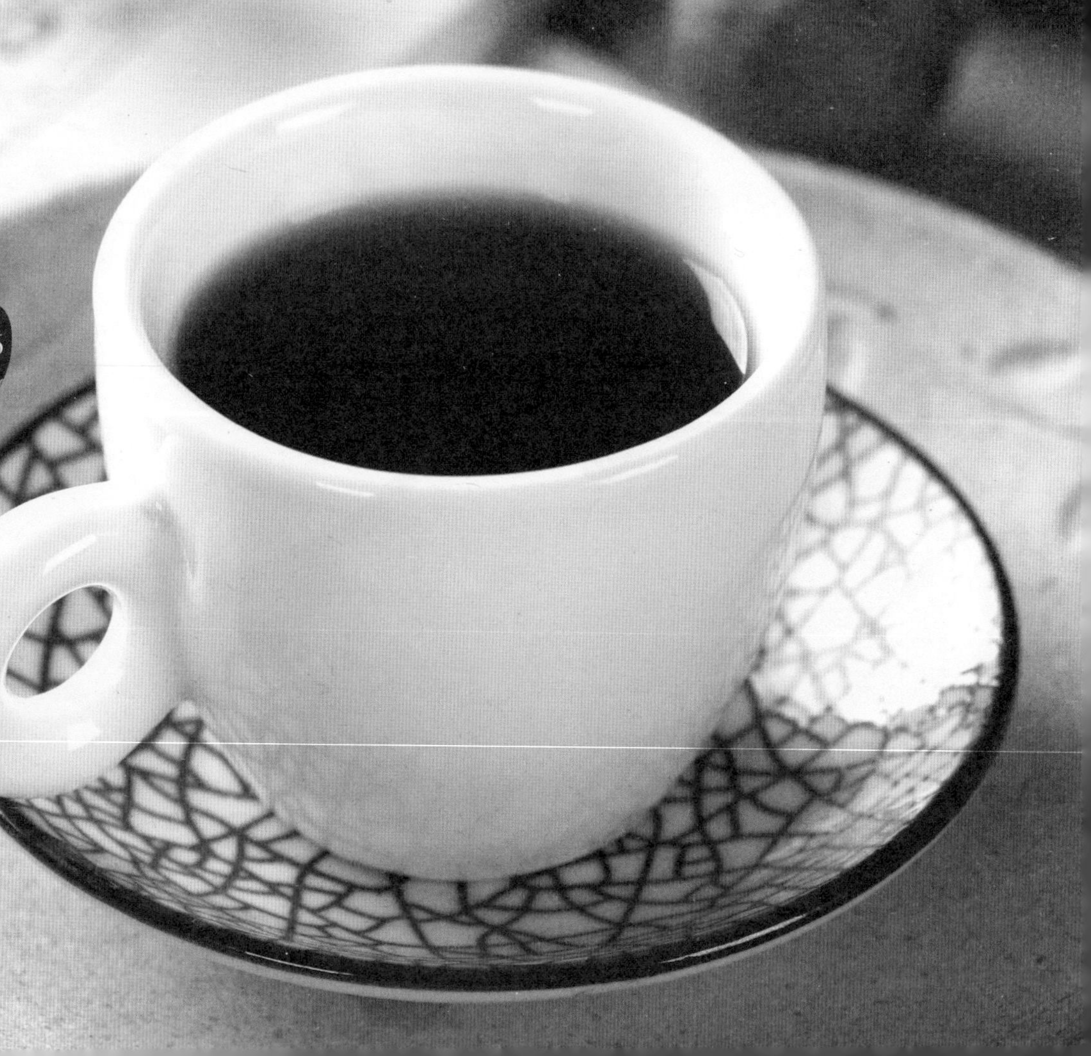

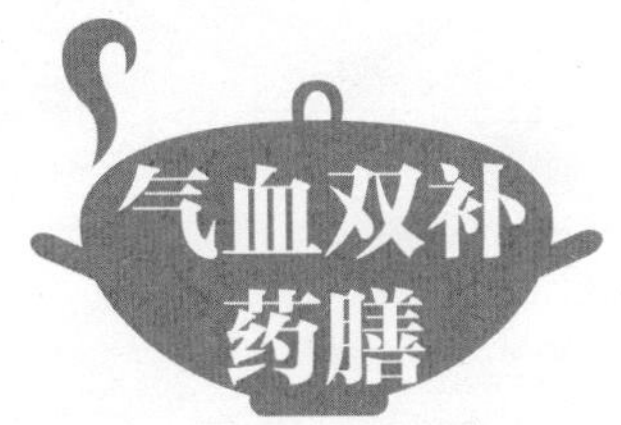

中医师的话

气血不足即气虚和血虚。气为阳、血为阴，气行则血行，气滞则血瘀，气虚则血难再生，血虚则气无所依附。气与血各有其不同作用而又相互依存，以营养脏器组织，维持生命活动。气可以推动血液运行，血可以载气，气血相互依存，气虚则血少、血少则气虚。久病伤气耗血，就会导致气血双亏。

气虚者表现为畏寒肢冷、自汗、头晕耳鸣、精神萎靡、疲倦无力、心悸气短、发育迟缓等。血虚可见面色无华、皮肤萎黄干燥、毛发枯萎、指甲干裂、手足麻木、失眠多梦、健忘心悸、精神恍惚等。气血不足则会导致脏腑功能减退，引起早衰。

要想解决气血不足，不仅要加强自身锻炼，还可以通过选用合适的中医药膳来进行调养，改善身体状况。

调养药材推荐

大枣

有补脾益气、养血安神的功效，是滋补气血不足的佳品。

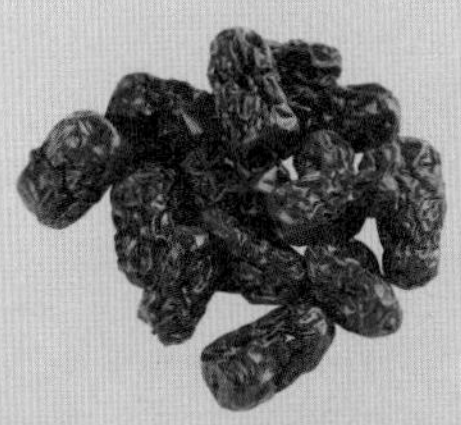

山药

性平，有补脾养肺、固肾益精的功能，入膳可通过滋补脾胃达到强健身体的效果。

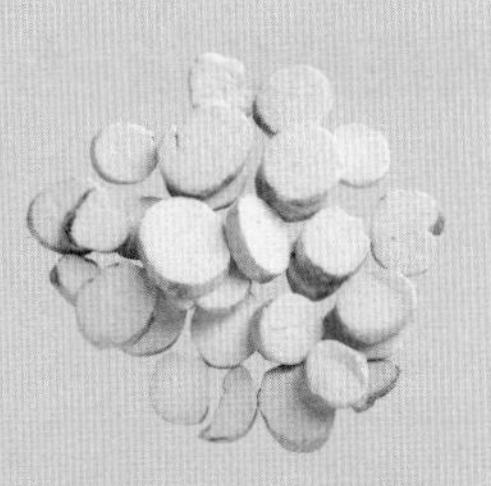

枸杞子

性平，有养肝、滋肾、润肺的功效，能调养脏腑，改善气血不足。

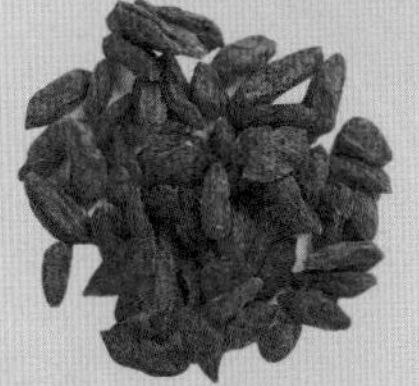

百合

甘凉清润，有养心安神、润肺补气的功效，搭配大枣补血养气，美容养颜。

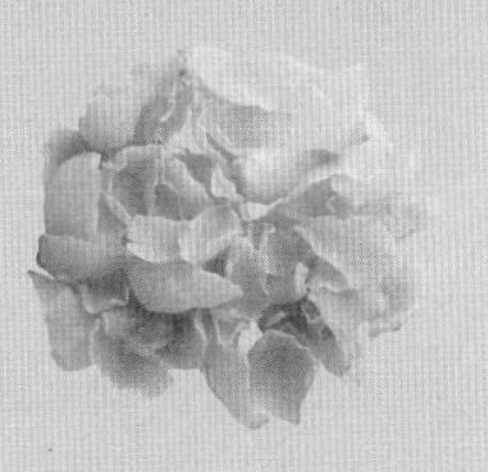

膳食宜忌

✔ 饮食要清淡，气虚不足的患者若伴有食少、食欲不振者，宜适当食用能促进食欲的食物和调味品，如生姜、葱、醋、酱、葡萄酒等。

✖ 不宜吃腌制品或其他加工食品，如咸猪肉、咸鱼、腊肉、咸蛋、皮蛋等。

◆ 调养药膳

红杞田七鸡

材料：母鸡1只，枸杞子15克，三七10克，生姜、葱、料酒、胡椒、味精各适量。

做法：

1. 将鸡宰杀，处理干净后切块；枸杞子洗净；将4克三七研成粉末，其余6克泡软后切片；生姜切片，葱切段备用。

2. 将鸡在沸水锅中汆去血水，捞出沥干后，和枸杞子、三七片、生姜片、葱段一同放入锅中，注入少量清汤，加入胡椒粉、料酒，撒上三七粉，盖好锅盖，大火蒸2个小时左右，出锅时加入味精调味即可。

功效：健脾补气、补虚益血。

食用注意：孕妇忌食用。

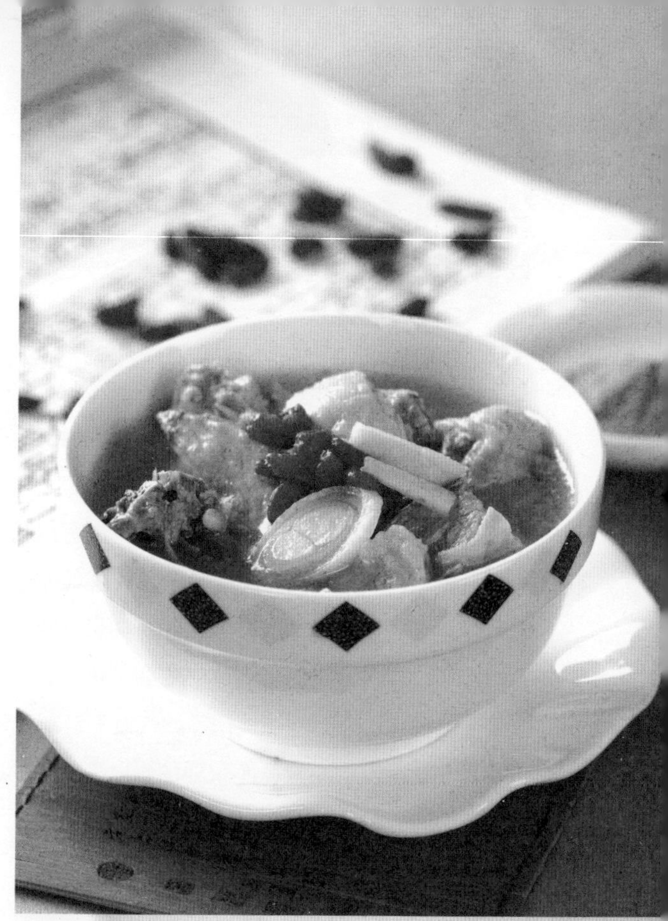

黄芪鳝鱼汤

材料：鳝鱼300克，黄芪20克，大枣10颗，食盐、生姜、大蒜、食用油各适量。

做法：

1. 将黄芪、大枣洗净；大蒜切片；生姜洗净切丝；鳝鱼宰杀后除去肠杂，洗净切成块备用。

2. 锅中加入适量食用油烧热，倒入鳝鱼块、生姜丝，炒至鳝鱼半熟。

3. 将大枣、黄芪和大蒜放入锅中，加适量清水，大火煮沸后，用小火煲1小时，加食盐调味即可。

功效：补气养血、健美容颜。

食用注意：感冒患者及经期女性不宜食用。

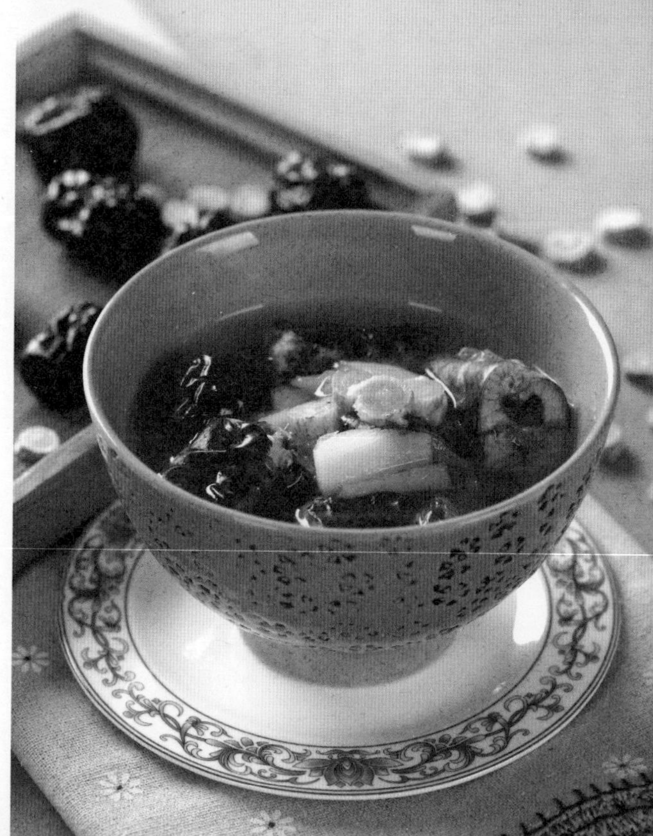

山药排骨汤

材料：净排骨 500 克，山药 250 克，味精、花椒、胡椒粉、食盐、料酒、葱、生姜各适量。

做法：

1. 将排骨切成 5 厘米左右的的段，放入沸水中氽约 5 分钟后，捞出沥干水分。

2. 锅中加入适量清水，放入排骨、葱、生姜、料酒，用中火煮至沸腾后，放入花椒，改用小火炖。

3. 将山药放入沸水中氽一下，待排骨炖至五成熟时，放入山药，煮至排骨酥烂，挑去葱、生姜，放入食盐、味精、胡椒粉即可。

功效：补肾养血、滋阴润燥、延年益寿。

食用注意：感冒患者、急性肠道炎症感染者、血脂较高者不宜食用。

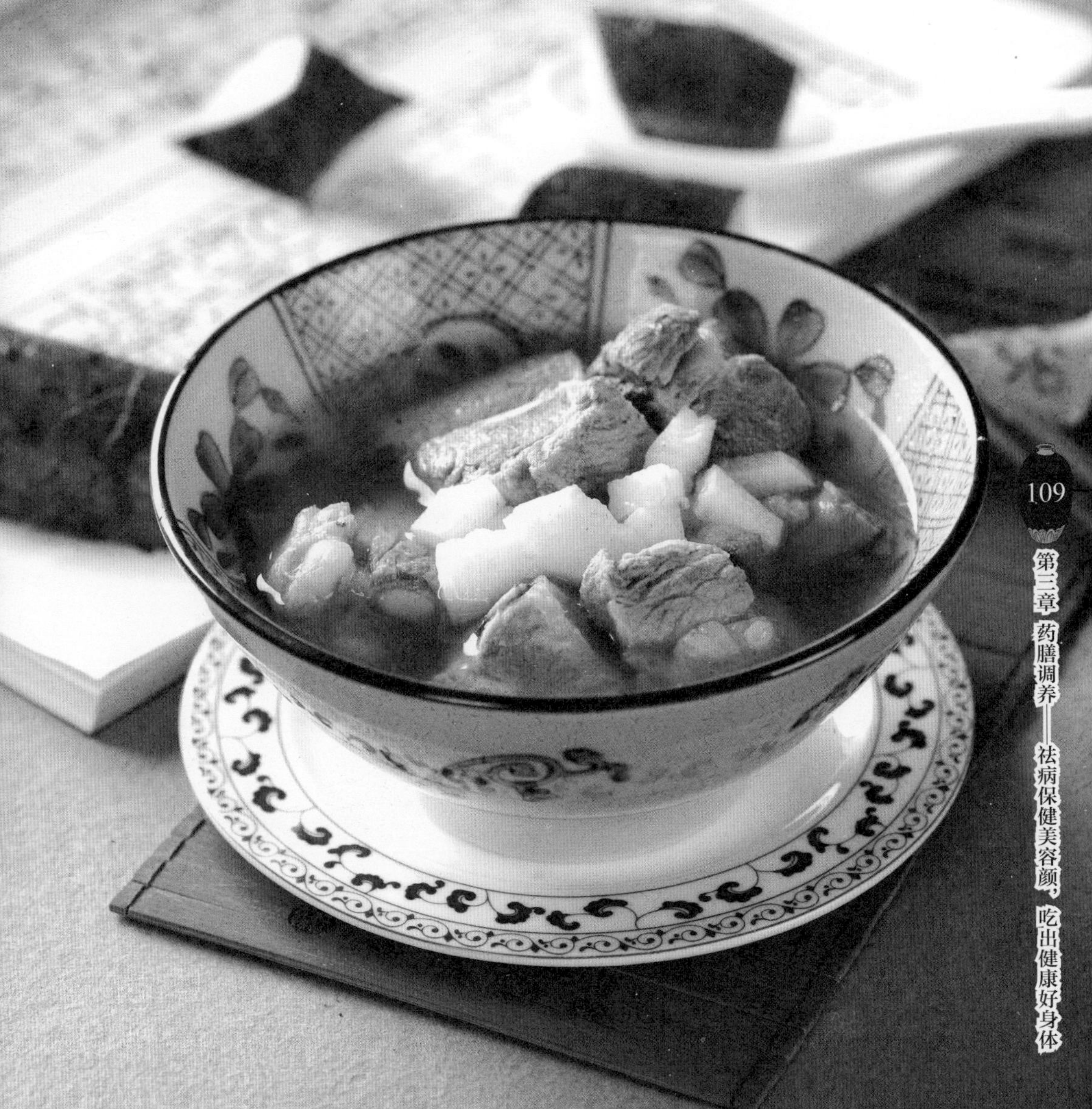

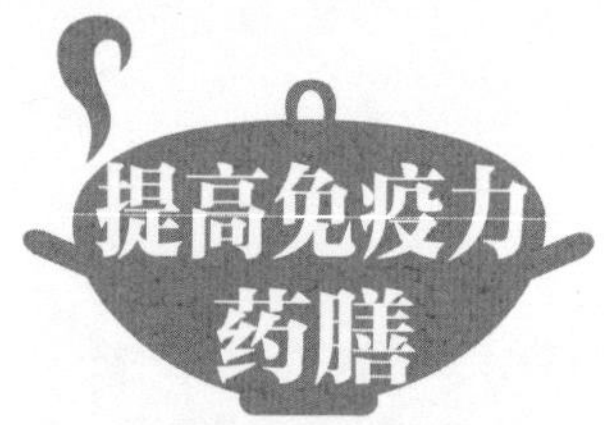

提高免疫力药膳

◆ 中医师的话

免疫力是人体自身具备的防御机制，是人体识别和消灭入侵异物、处理衰老、损伤、死亡、变性的自身细胞的能力。现代免疫学认为，免疫力是人体识别和排除“异己”的生理反应。

中医没有“免疫力低下”的说法，却有与之对应的气虚、体虚等类似概念，因体内正气不足，外邪容易反复入侵，与西医解释中的免疫力低下，是同一个意思。想要提高免疫力，可多食用一些具有补气益气功效的膳食。

◆ 调养药材推荐

大枣

有补脾益气、养血安神的功效；大枣富含维生素，常食能够提高人体免疫力。

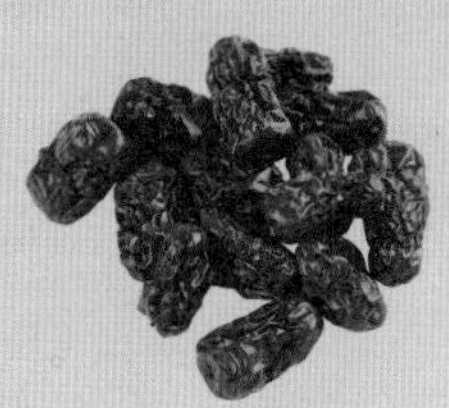

党参

性平，补中益气、健脾益肺、兴奋神经系统、增强机体抵抗力。

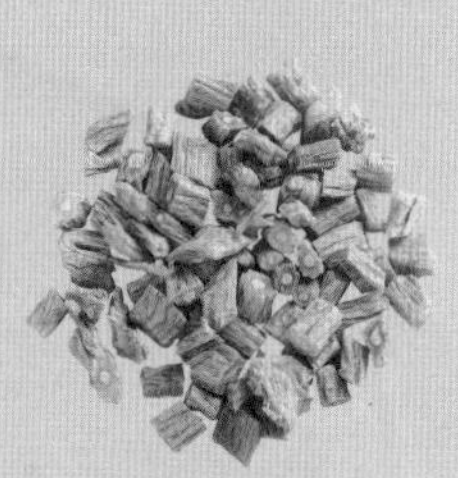

黄精

具有补气益肾、健脾润肺、抗病毒、抗疲劳的功效，有助于提高人体免疫力。

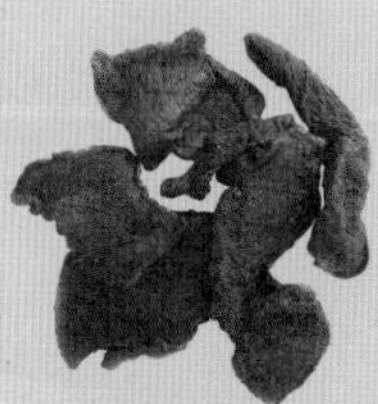

山药

补脾养胃、生津益肺、补肾涩精、除烦助眠。

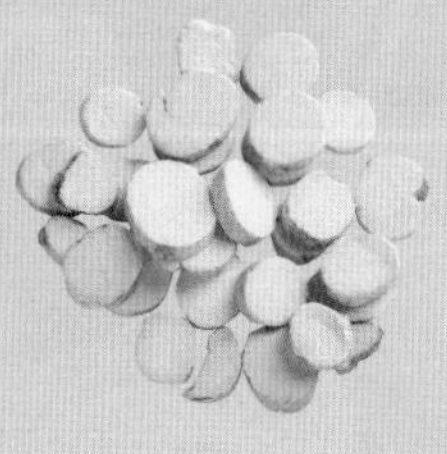

◆ 膳食宜忌

- ✔ 宜常吃新鲜的黄绿色蔬菜和水果，增强免疫力。
- ✖ 忌食油炸食品、酒、咖啡、碳酸饮料等。
- ✖ 忌饮食混乱、挑食，以免减少人体免疫系统所需的营养，造成免疫力低下。

党参大枣炖排骨

材料：排骨500克，党参30克，大枣8颗，生姜、葱、味精、食盐、胡椒粉、料酒各适量。

做法：

1. 将党参洗净，切成3厘米左右的段，大枣洗净去核；生姜洗净拍松；葱洗净切段。
2. 排骨洗净，剁成约4厘米的段，放入沸水中氽出血沫，捞出沥干。
3. 将排骨、党参、大枣、生姜、葱、料酒一起放入锅中，加入适量清水，大火煮沸后改用小火炖至排骨熟烂，加入食盐、味精、胡椒粉调味即可。

功效：补血益气、增强抵抗力。

食用注意：气滞、怒火盛或中满有内火者慎食。

黄精粥

材料：粳米100克，黄精20克，白糖适量。

做法：

1. 将黄精洗净放入砂锅中，加入适量水煎煮，去渣取汁。
2. 粳米洗净放入锅中煮成粥，加入药汁和适量的白糖再稍煮片刻即可。

功效：益气补虚、健脾和胃。

食用注意：忌食酸、冷的食物，溃疡病属胃热者不宜食用。

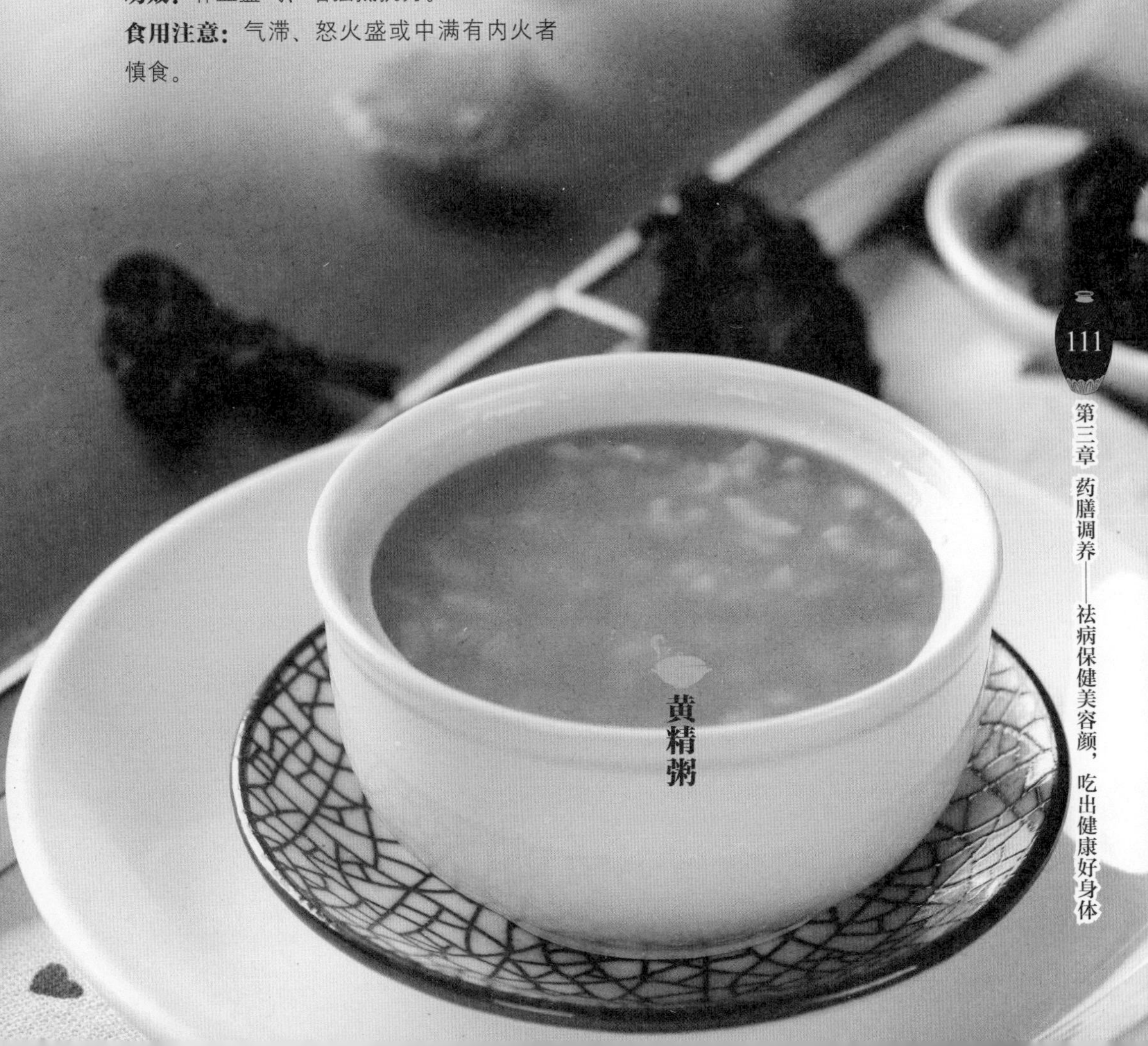

黄精粥

糯米山药粥

材料：糯米 100 克，山药 300 克，枸杞子 10 克，大枣 10 颗，白糖适量。

做法：

1. 糯米洗净；山药去皮洗净，切丁；大枣放入清水中泡软。
2. 糯米放入锅中，加入适量清水，大火煮沸后，放入泡软的大枣，改用小火煮至粥成形时，放入山药、枸杞子煮至糯米软烂、山药熟软，加入白糖调味即可。

功效：固肾益气，提高免疫力。

食用注意：不宜同时吃辛辣及刺激性食物。

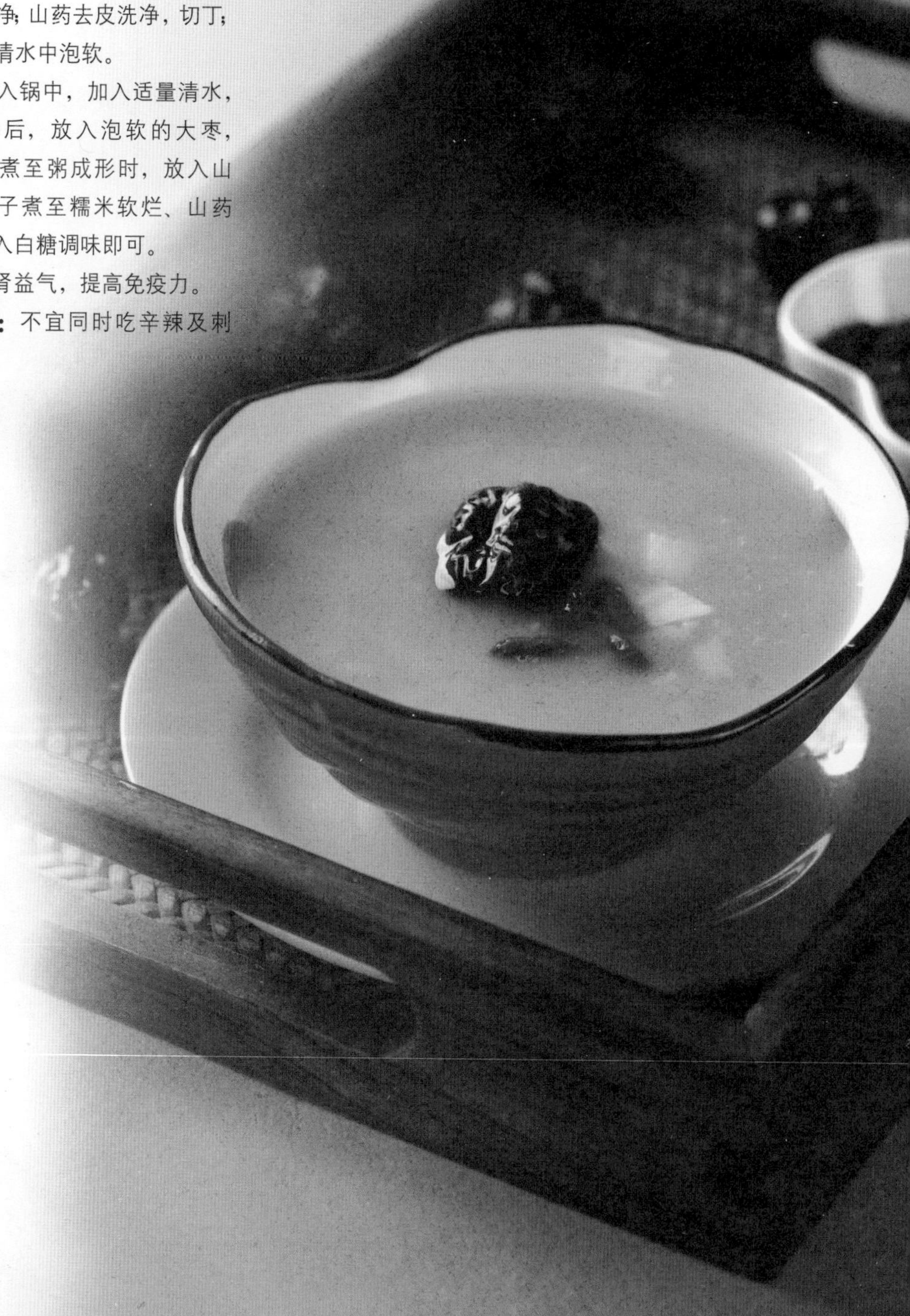

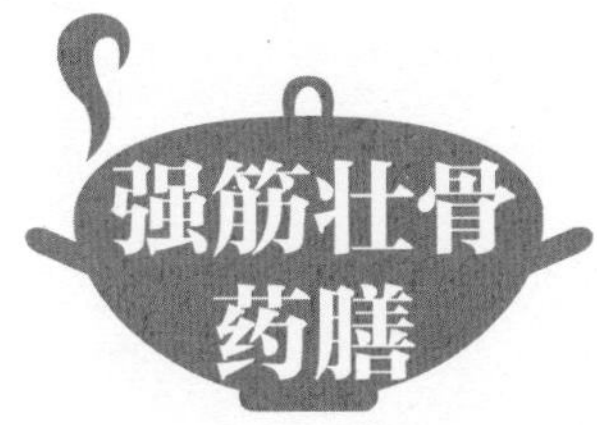

强筋壮骨药膳

◆ 中医师的话

所谓筋骨，就是筋肉和骨头，泛指体格。中医把人的皮、肉、筋、骨、脉一起称为“五体”。《易筋经》中有对于筋与健康的论述：“筋弱则懈，筋壮则强，筋和则康。”而我们平时在锻炼身体时，常常会做伸展拉筋，这样做不仅会感觉身体轻松许多，骨骼也能更加强健。

中医理论认为肾主骨，肝主筋，肝肾同源。故以补养肝肾的药物，结合恰当的食物烹饪而成的药膳，能使人体筋骨健壮。

◆ 调养药材推荐

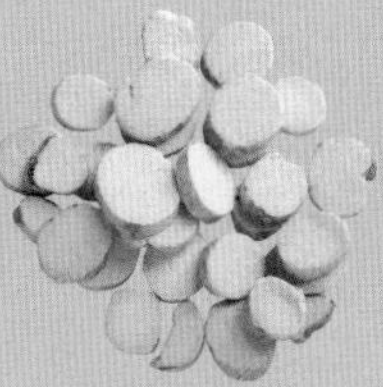

山药

补脾养肺、固肾益精、强健机体、延年益寿。

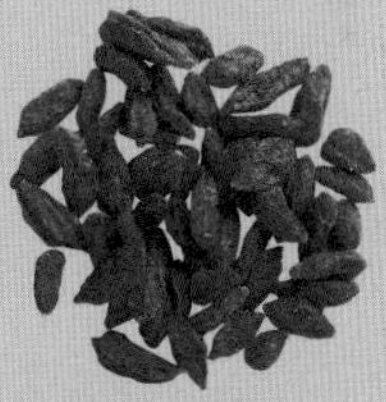

枸杞子

滋肾润肺、补肝明目，可用于治疗肝肾阴亏、腰膝酸软、虚劳咳嗽。

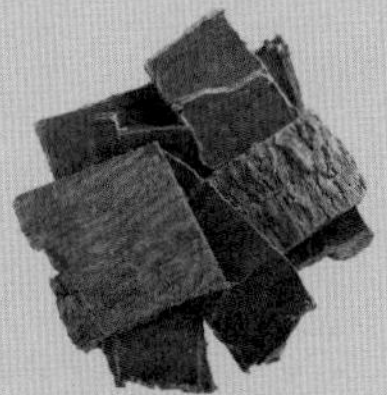

杜仲

补肝肾、强筋骨，可用于肝肾不足、腰膝酸痛。

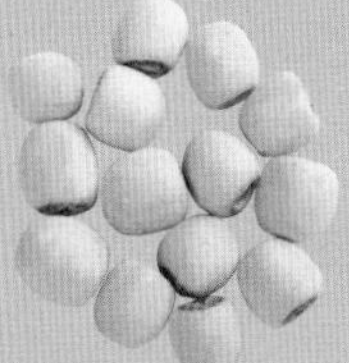

莲子

滋补五脏、养心安神，用于脾虚久泻、遗精带下、心悸失眠。

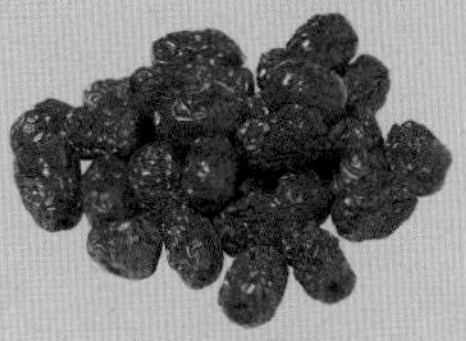

大枣

保肝护肝、增强体力、补脾益气、养血安神。

◆ 膳食宜忌

✓ 宜多吃一些钙含量比较高的食物，如牛奶、奶酪、鸡蛋等，有助于强健筋骨。

✗ 高钙的食物不宜与富含草酸的食物同吃，如菠菜、芫荽、苋菜等，草酸会与钙形成无机物，影响钙吸收。

◆ 调理药膳

冬莲骨头汤

材料：猪胫骨 500 克，冬瓜 300 克，莲子 30 克，料酒、生姜、葱、食盐各适量。

做法：

1. 将冬瓜去皮洗净，切薄片。猪胫骨洗净，捶破。生姜切片，葱切段。
2. 将莲子、冬瓜、猪胫骨、料酒、姜、葱同放炖锅中，加水适量，置大火烧沸，再用小火煮 45 分钟，加入食盐即可。

功效：补脾养心、固精壮骨。

食用注意：煲汤的冬瓜不削皮，效果更好。

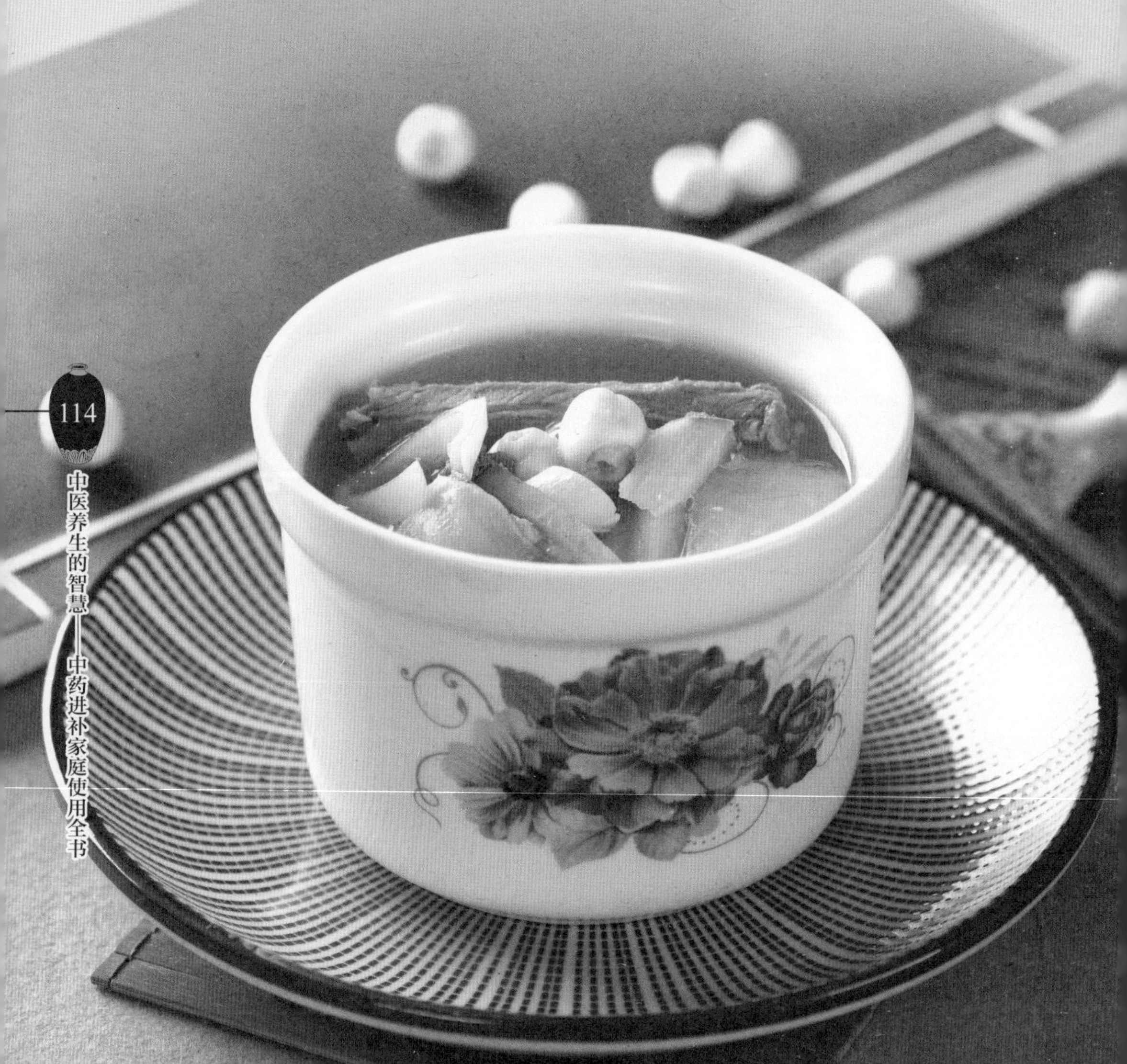

山药枸杞子粥

材料： 大米100克，山药50克，枸杞子10克，面粉、冰糖各适量。

做法：

1. 将大米洗净；枸杞子用温水泡软；山药洗净，去皮，捣成泥，放入碗中，加入适量面粉拌匀成面团状，将山药面团捏成大小适中的丸子，放入沸水中煮至浮起，捞出。

2. 锅中加入适量清水，放入大米，煮至成粥，加入枸杞子、熟山药丸子及冰糖，稍煮片刻即可。

功效： 补肺健脾、恢复体力。

食用注意： 大便燥结者不宜食用。

山药枸杞子炖羊肉

材料： 羊肉（瘦）500克，山药、枸杞子、龙眼肉各20克，大枣8颗，姜块、食盐、料酒各适量。

做法：

1. 将羊肉洗净切块；山药去皮洗净切块；枸杞子、龙眼肉、大枣洗净备用。

2. 在锅里加适量植物油，烧至六七成热时，放入羊肉、生姜块，翻炒至羊肉变色，加入料酒和适量清水煮沸。

3. 将羊肉连汤一起倒入炖锅中，加入山药、龙眼肉、枸杞子、大枣，煮至羊肉熟烂，加食盐调味即可。

功效： 滋肝肾、益气血、补虚损、增强体质。

食用注意： 肝炎病人忌食用。

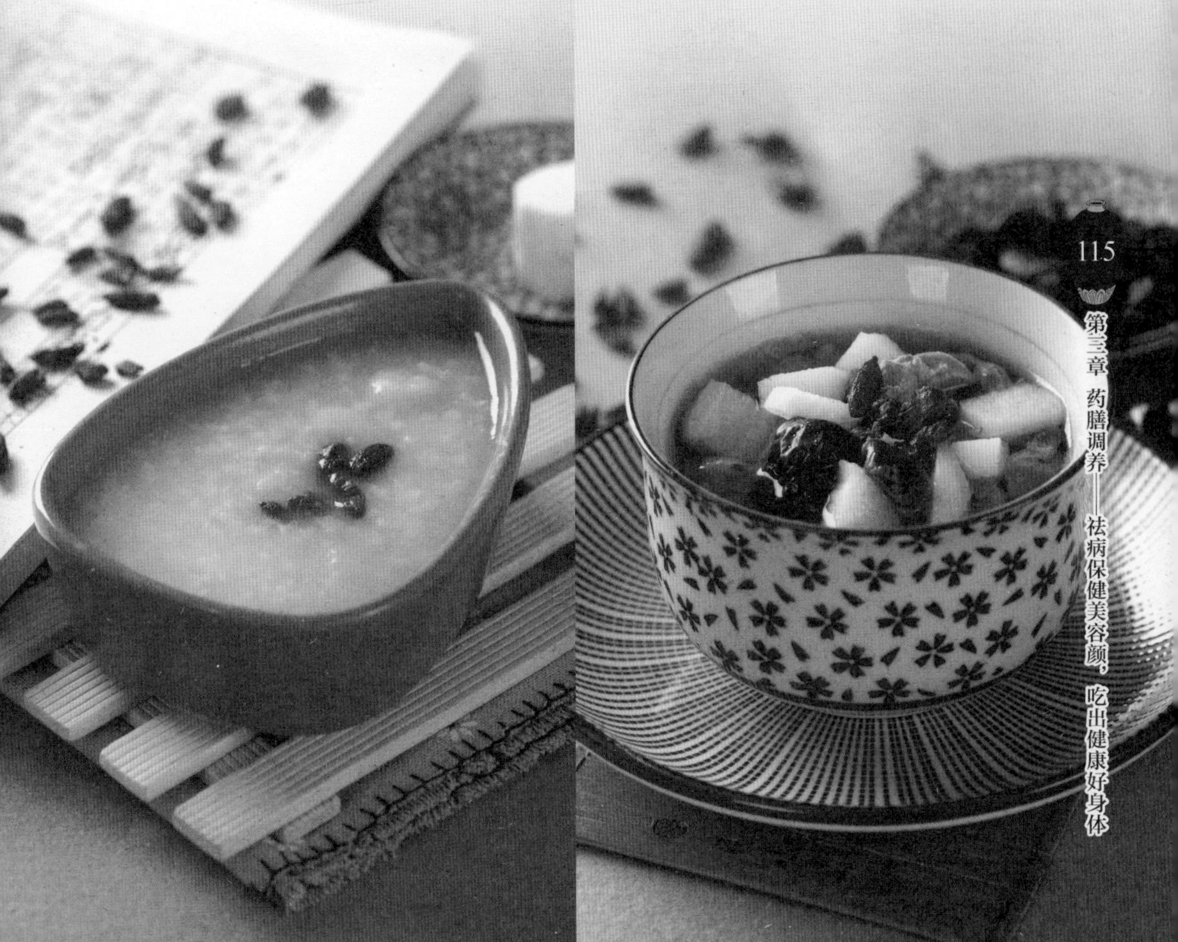

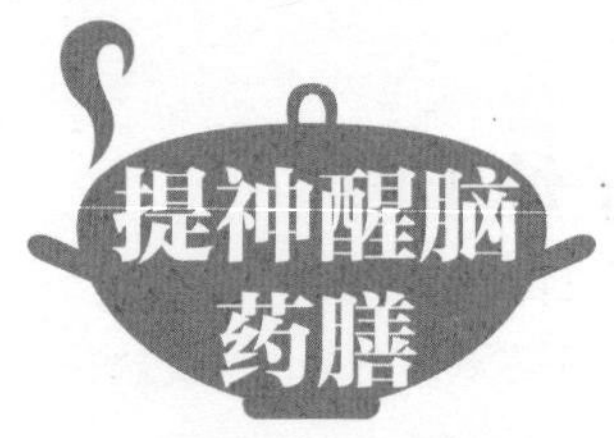

◆ 中医师的话

头脑清醒，是高效率完成学习与工作的前提。不少人因超负荷工作，导致晚上睡不好，白天犯困、睡不醒。这是因为超负荷工作使大脑中血糖浓度降低、供氧不足，使人出现头晕目眩、疲乏无力、精神不振、失眠健忘、记忆力和思维能力下降、注意力难以集中、反应迟钝等症状，从而影响人的正常思维、工作和生活。因此，提神醒脑不仅是人体重要的生理需求，也是需要重视的养生保健工作。

如果出现了以上症状，可适量食用能提神醒脑的中药膳，保持精力充沛。

◆ 调养药材推荐

薄荷

疏散风热，清利头目，利咽透疹，疏肝行气。

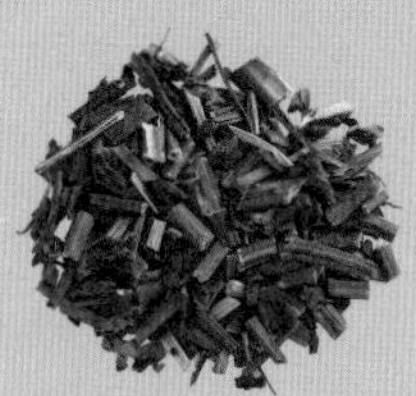

丁香

壮阳暖肾、暖胃提神。

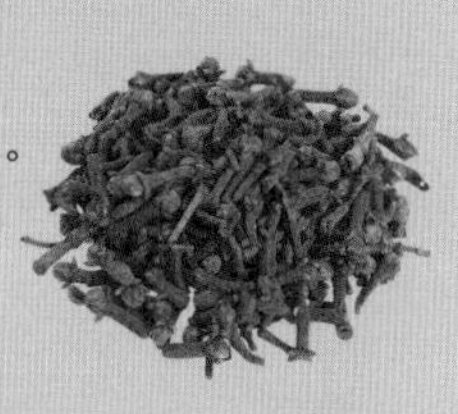

菊花

散风清热、平肝明目、提神醒脑，用于风热感冒、头痛眩晕、眼目昏花。

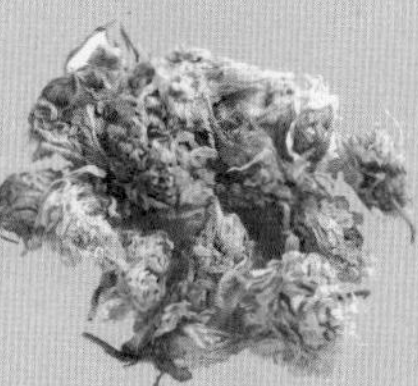

山药

补脾养胃、生津益肺、补肾涩精、除烦助眠。

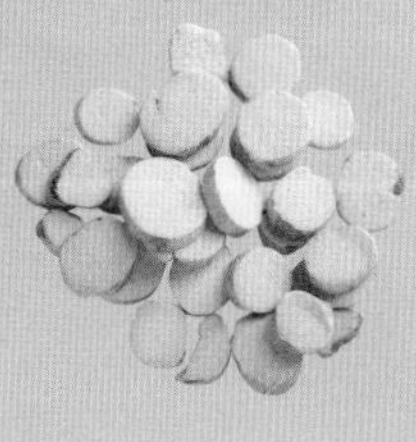

◆ 膳食宜忌

✅ 宜食用富含维生素的食物，如白菜、胡萝卜、洋葱、红椒、芹菜、豆芽、柠檬、菠萝、橘子、草莓等，丰富的维生素能够解除疲劳、使大脑清醒。

❌ 忌吃辛辣油腻食物、甜食、油炸食物，也不宜靠浓咖啡提神，以免加剧亚健康情况。

◆ 调养药膳

丁香炒芹菜

材料：芹菜300克，丁香3克，生姜、葱、食盐、鸡精、食用油各适量。

做法：

1. 丁香研磨成粉；芹菜去老梗、叶，洗净切段；生姜洗净切片；葱洗净切段。
2. 锅中加入食用油，大火烧至六成熟，放入生姜和葱爆香。
3. 放入芹菜和丁香炒熟后，加入食盐、鸡精调味即可。

功效：提神、温胃、降压。

食用注意：阴虚火旺者忌食。

菊花肉片

材料：猪瘦肉200克，鸡蛋1个，菊花50克，葱、生姜各5克，食用油、食盐、味精、料酒、淀粉各适量。

做法：

1. 菊花用清水洗净。
2. 将猪肉切成薄片，加入食盐、料酒、味精、鸡蛋清，加入少许淀粉，搅拌均匀后，放入烧热的油锅炒至肉变色时盛出。
3. 锅中放少许食用油，放入葱和生姜煸香，加入肉片和少许清水，烧沸后加入菊花瓣，煮至入味即可。

功效：清热解毒、清肝明目、祛毒散火、醒脑提神。

食用注意：夏季食用时不宜加料酒。

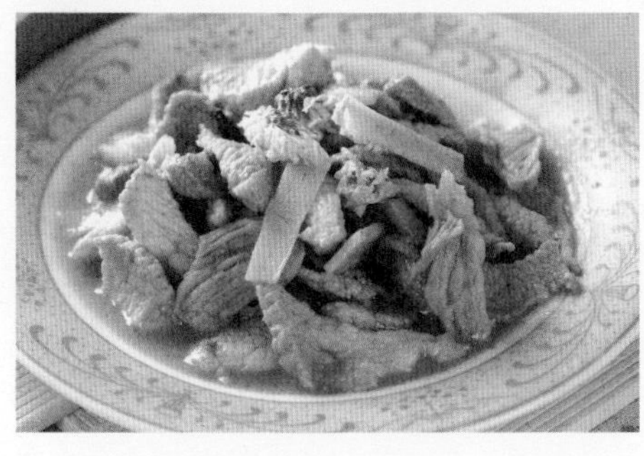

薄荷冰糖粥

材料：粳米50克，鲜薄荷25克，冰糖15克。

做法：

1. 将粳米洗净；薄荷洗净，加入适量清水煮约15分钟，滤取汤汁备用。
2. 向锅中加入适量清水，大火煮沸后加入粳米，煮至粳米熟烂后，加入冰糖和薄荷汤汁，煮沸即可。

功效：提神醒脑、消炎抗菌、清热解毒。

食用注意：薄荷含有挥发油，不宜久煮。

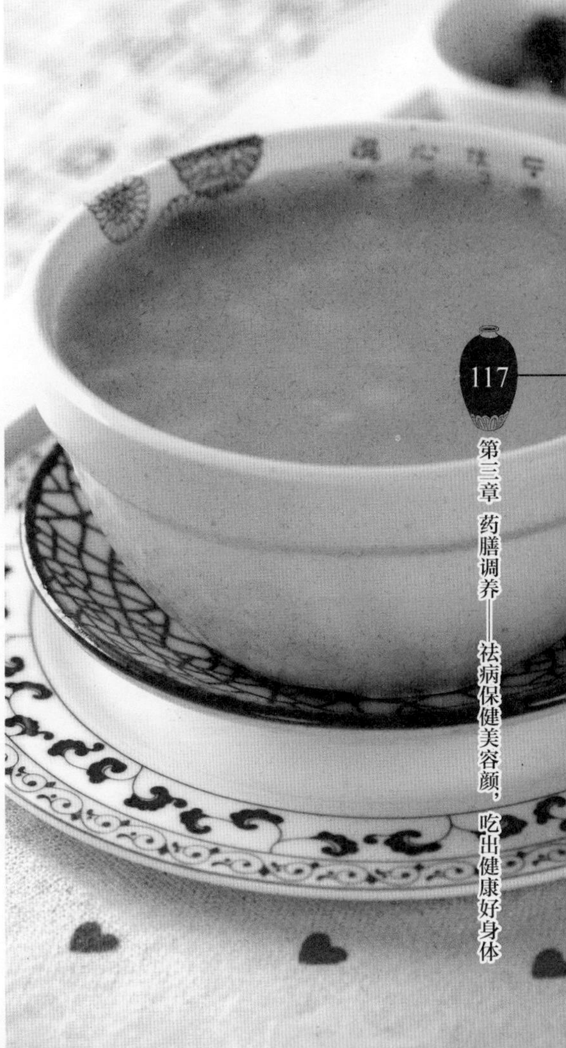

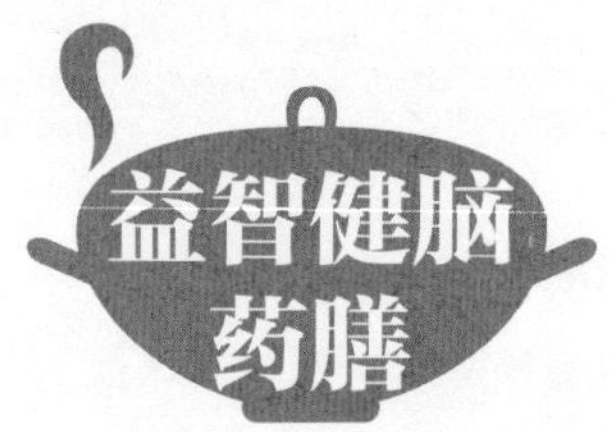

◆ 中医师的话

脑为元神之府，其功能包括整个人体生命活动的外在表现和精神意识思维活动，直接关系着人的视觉、听觉、嗅觉、感觉、思维记忆力等。

健脑益智要从补肾入手，脑是精髓汇聚之处，脑髓必须靠肾精化生，源源不断地上输于脑，肾精满盈则髓海充实，大脑健康。

气血则是“神”的物质基础，脑必须在气血的濡养下才能生神，因此脑每时每刻都离不开气血的温煦、濡润和滋养。健脑益智需保持气血旺盛，气血畅通还有助于调和五脏。肝生血，所以，肝的调养对益智健脑有很有助益。

益智健脑要多食用滋肝养肾、补益精血的药膳，有助于大脑保健、增强记忆。

◆ 调养药材推荐

龙眼肉

开胃益脾、养血安神、补虚益智，可用于辅助治疗失眠健忘。

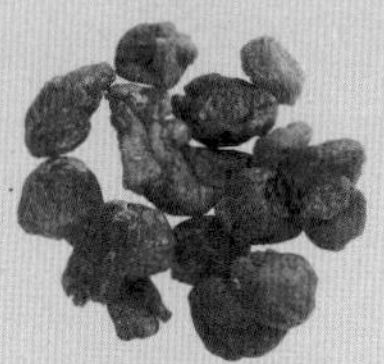

熟地黄

滋阴补血、益精填髓，可用于肝肾阴亏、血虚头昏、遗精阳痿。

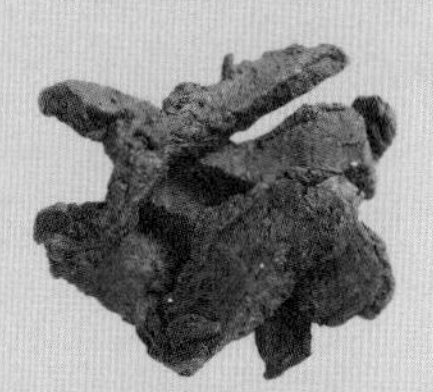

核桃仁

补气养血、温肺抗衰、益寿养颜、健脑补脑，孕妇食用有助于胎儿的智力发育。

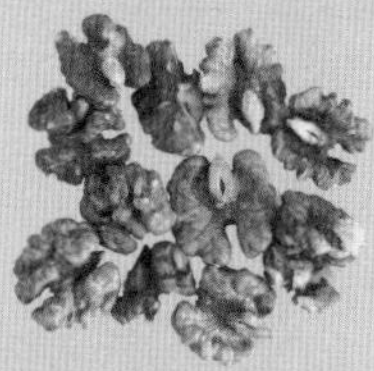

白茯苓

健脾渗湿，可用于脾虚食少、心悸不安、失眠健忘等。

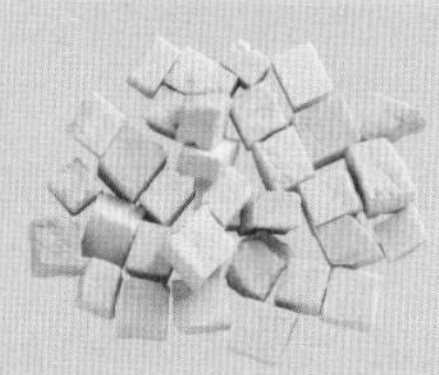

◆ 膳食宜忌

✔ 宜注意食用坚果、蛋类、鱼类，有益于健脑益智。

✖ 不宜食用过于油腻的食物，如肥肉、黄油、奶油等，会对健脑益智有较大的不良影响。

◆ 调养药膳

龙眼鸽蛋汤

材料： 鸽蛋 10 个，西米 20 克，新鲜龙眼肉 200 克，白糖适量。

做法：

1. 锅中加入适量清水，煮沸后，放入西米煮至透明，放入龙眼肉，煮 15 分钟。
2. 加入白糖化开，将鸽蛋去壳，一个个加入锅中，煮至蛋凝固即可。

功效： 补脾强心、益气养血、增强记忆力。

食用注意： 食积胃热者、孕妇不宜食用。

核桃茯苓粥

材料： 粳米 100 克，核桃仁 20 克，白茯苓 15 克，白糖适量。

做法：

1. 将粳米淘洗干净，和白茯苓、核桃仁一同放入锅中，加适量清水，大火烧开后，改用小火熬煮至粳米熟烂。
2. 加入白糖调味即可。

功效： 健脾利湿、补脑益智。

食用注意： 不宜同时食用辛辣或者刺激性食物。

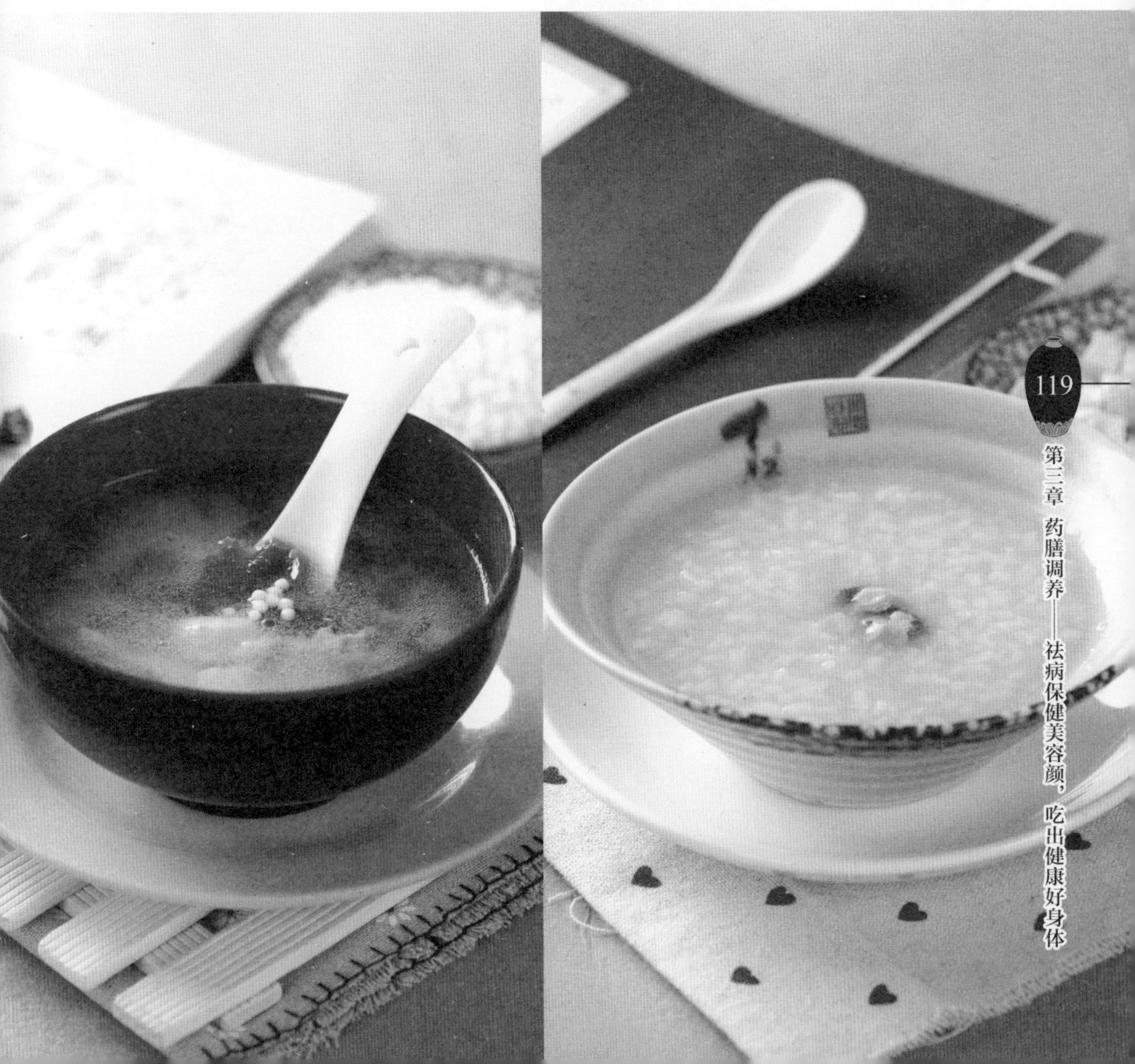

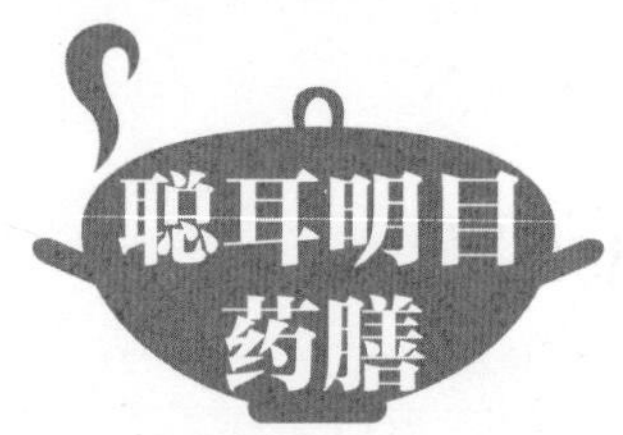

中医师的话

耳的听觉功能依赖于肾的精气充养，肾的精气充足，耳的听觉才能灵敏。眼睛与五脏六腑都有内在联系，其中最主要的是肝。中医讲："肝藏血，主筋，开窍于目。"肝受血而能视，只有气血充足的人，眼睛才能神采奕奕。

眼睛是心灵的窗口。眼睛不仅与人的容貌神韵有关，还是人类观察世界、沟通外部世界的重要渠道，而耳朵能够帮助我们保持平衡。因此，每个人都希望自己双目明亮、双耳灵敏，而聪耳明目则主要着眼于调养肝肾。

调养药材推荐

枸杞子

滋补肝肾、益精明目，可用于眩晕耳鸣、目昏不明。

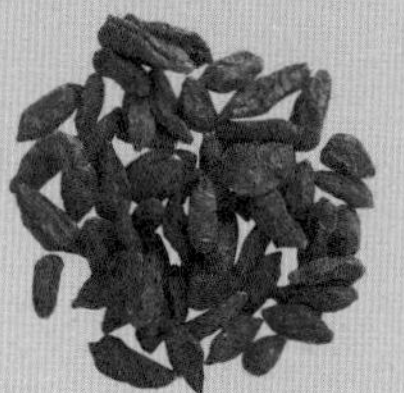

莲子

补脾益肾、养心安神、补中明目，可用于失眠健忘、耳目不聪。

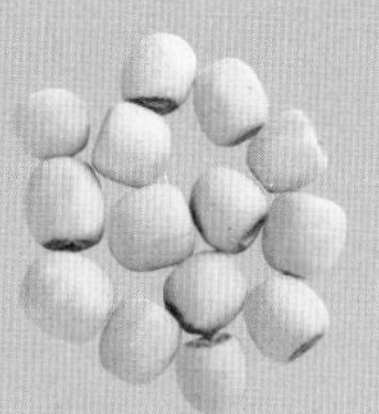

菊花

疏风清热、明目解毒，可用于辅助治疗头痛、眩晕、目赤。

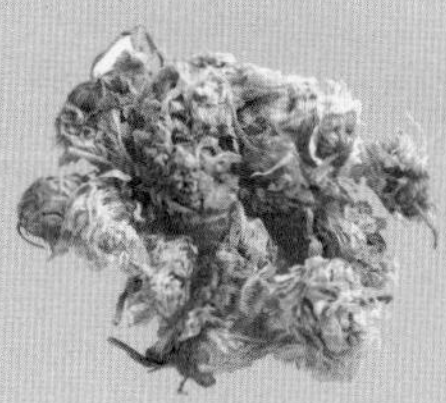

桑椹

补血滋阴、补肝益肾、生津润肠、乌发明目。

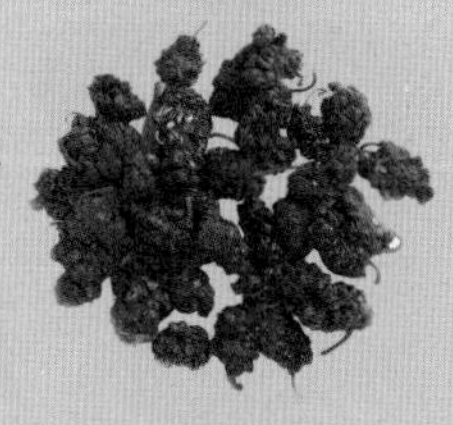

膳食宜忌

✅ 宜多食用滋补肝肾、清虚热、清淡的食物，如谷类、杂粮、蔬菜等，有助于调养肝肾，改善视物不清等情况。

✅ 宜多食动物肝脏、蛋黄、牛乳等，有滋阴补血、聪耳明目的功效，适用于阴亏血虚、眩晕目暗、失眠耳鸣等。

菊花粥

材料：粳米 100 克，白菊花 15 克。

做法：

1. 白菊花去蒂，洗净。
2. 粳米洗净，放入锅中，加入适量清水，大火煮沸后，改用小火慢熬，煮至粥快熟时加入白菊花，煮沸即可。

功效：清肝明目、平降肝阳。

食用注意：气虚胃寒、食少泄泻者慎服。

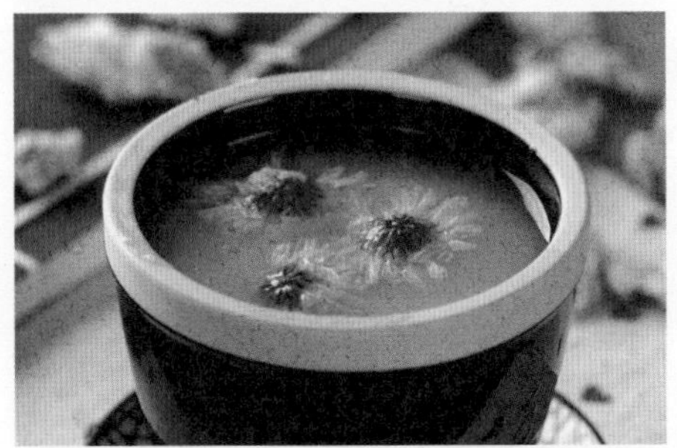

桑椹粥

材料：糯米 60 克，桑椹 15 克，白糖适量。

做法：

1. 将干桑椹用水浸泡半小时，去柄洗净；糯米洗净。
2. 锅中加入适量清水，放入桑椹、糯米，先用大火煮沸后，改为小火熬至糯米开花，待粥汁黏稠时，加入白糖拌匀即可。

功效：滋补肝阴、养血明目、补肾聪耳。

食用注意：感冒发热、腹泻者不宜食用；糖尿病患者慎用。

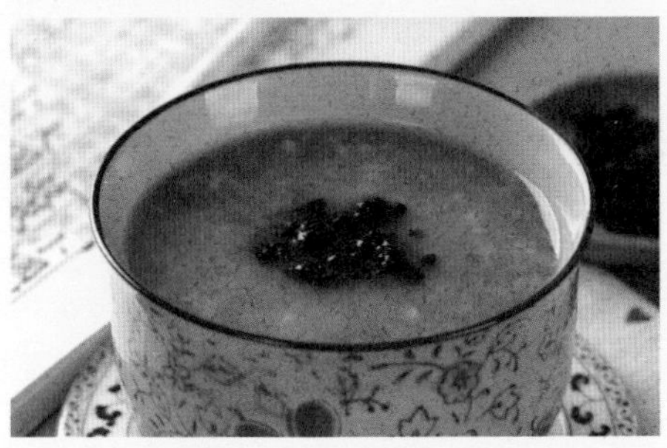

枸杞子莲子鸡汤

材料：鸡肉 200 克，莲子 60 克，枸杞子 30 克，大枣 10 颗，食盐适量。

做法：

1. 枸杞子、大枣洗净；鸡肉洗净切块；莲子洗净。
2. 把枸杞子、大枣、鸡肉一同放入锅中，加入适量清水，大火煮沸后，撇去浮沫，改小火煮至鸡肉熟烂，加入食盐调味即可。

功效：补脾益肾、聪耳明目。

食用注意：脾虚有湿及泄泻者、大便燥结者忌食。

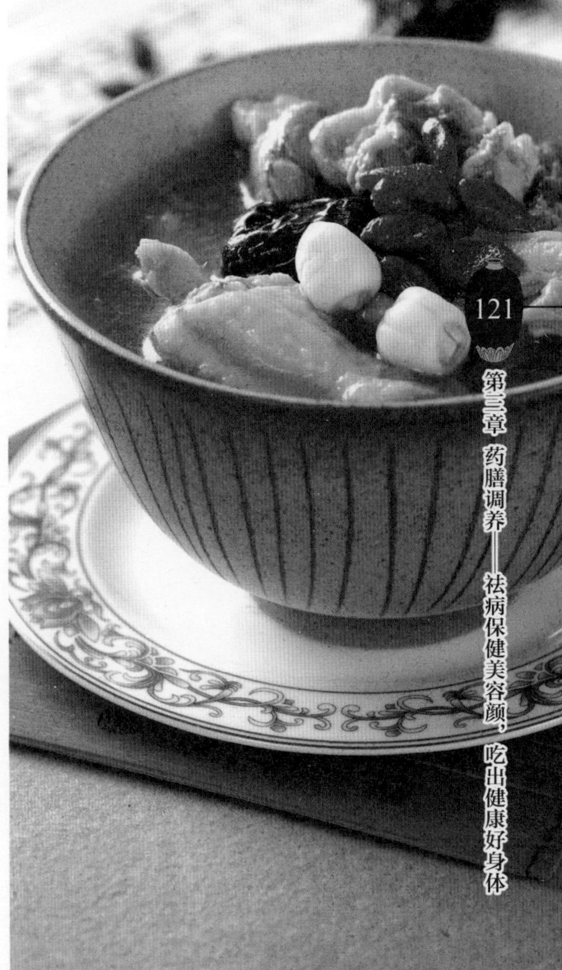

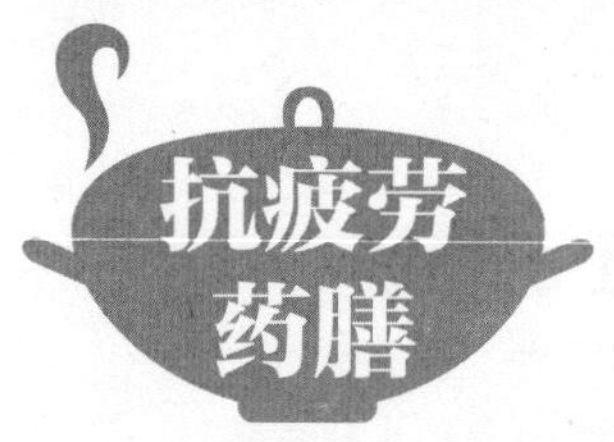

◆ 中医师的话

人体之所以发生疲劳，多是因为人们在劳作过程中，耗损了气血，从而影响了肝、脾、肾的正常功能，使肝、肾精血不足，脾、胃不和，水谷精微化生不力。中医还认为“劳碌耗损脾气”“思虑劫伤脾阴”，同时也指出了，在进行体力和脑力劳动时，都会使人产生倦怠乏力感，所以凡是能够补脾、养阴的食物，对消除疲劳都有好处。因此抗疲劳就要补虚，可选取益气养血、补益肝肾、健运脾胃的药材和食物。

◆ 调养药材推荐

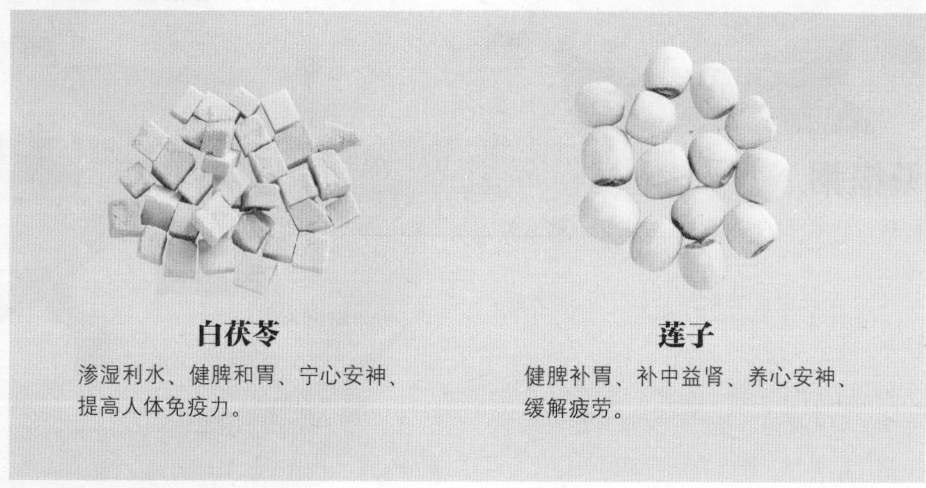

◆ 膳食宜忌

✅ 宜补充富含维生素 B_1 的食物，如小麦胚芽、大豆、花生、黑米、胚芽米、肝脏等。维生素 B_1 缺乏常使人感到乏力。

❌ 忌饮食过于精细，不吃粗粮；忌饮食过饱，少吃甜食、油炸食物。

◆ 调养药膳

山药莲子粥

材料：粳米 150 克，黄芪 30 克，山药 15 克，薏苡仁 15 克，莲子 15 克。

做法：

1. 山药洗净切成小块，黄芪泡发切片。
2. 将粳米和薏苡仁洗净放入锅中，将其他材料放入锅中，加入适量清水，熬煮成粥即可。

功效：理气活血、开心益智。

食用注意：不可长期食用。

山药莲藕桂花汤

材料：山药 200 克，莲藕 150 克，桂花 10 克，冰糖 50 克。

做法：

1. 莲藕去皮洗净，切片，放入清水中浸泡；山药去皮洗净，切片，清水冲洗后，浸泡在水中。
2. 锅中加入适量清水，先放入莲藕片大火煮沸，改小火煮 20 分钟，捞起沥干，倒入锅中搅拌均匀，小火续煮 20 分钟。
3. 倒入桂花，与莲藕、山药拌匀，小火煮 5 分钟，放入冰糖搅匀，煮至冰糖溶化即可。

功效：健脾补肺、固肾益精、补血助眠、舒筋活络、缓解疲乏。

食用注意：大便燥结者不宜食用；莲藕和山药削皮后易氧化变黑，可浸泡在清水中，烹调时捞出沥干水分即可下锅。

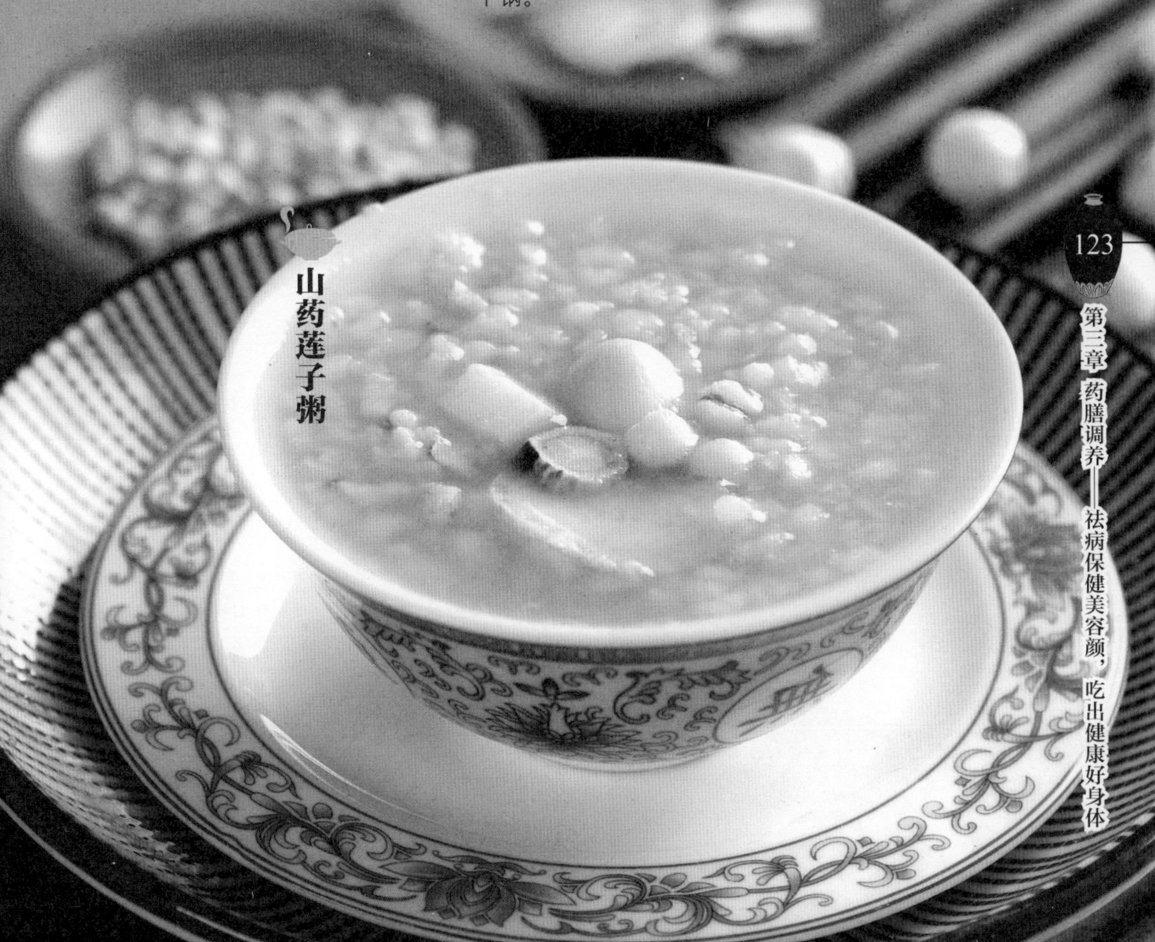
山药莲子粥

鲜莲银耳汤

材料： 干银耳 10 克，鲜莲子 30 克，鸡汤 500 克，料酒、食盐、白糖、味精各适量。

做法：

1. 将发好的银耳放入大碗中，加入 150 克鸡汤蒸至银耳完全蒸透后取出。
2. 鲜莲子剥去青皮和一层嫩白皮，切头去心，用开水浸泡使之略带脆性，捞出放入银耳碗中。
3. 将剩余的鸡汤煮沸，加入料酒、食盐、白糖、味精后，倒入银耳、莲子碗中即可。

功效： 滋阴润肺、健脾安神、消除疲劳、增进食欲、增强体质。

食用注意： 外感初起表证及大便干结、疟疾、疳积等忌用。

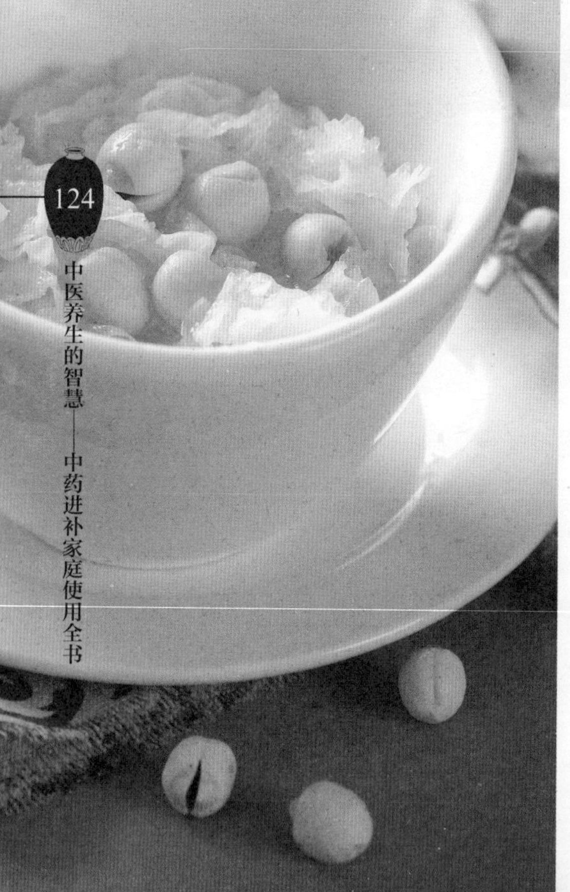

茯苓粥

材料： 粳米 100 克，白茯苓 10 克，生姜 10 克，食盐适量。

做法：

1. 把茯苓和生姜洗净、捣碎，加入适量清水，浸泡半小时。
2. 将茯苓和生姜一同放入锅中，煎取药汁。
3. 将药汁与大米一同放入锅中，加入适量清水熬煮成粥，快熟时加入少许食盐，搅匀即可。

功效： 益气健脾、利水渗湿、消解疲劳。

食用注意： 湿热侵袭者忌用。

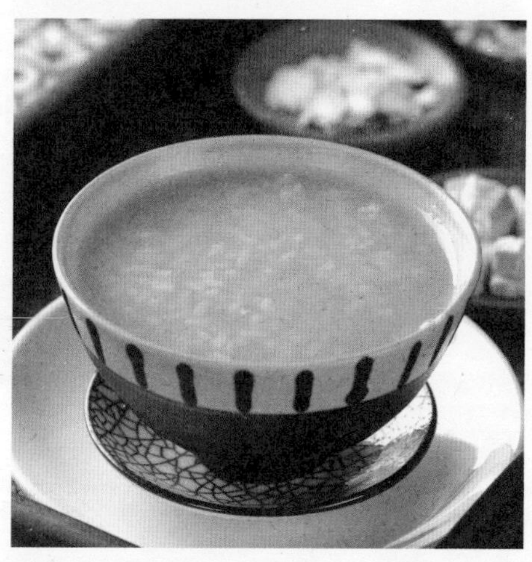

山药龙眼蒸甲鱼

材料： 甲鱼 1 只，山药 35 克，龙眼肉 15 克，鸡汤、料酒、食盐、葱、生姜各适量。

做法：

1. 将甲鱼放入沸水中烫一下，切开去内脏，洗净；山药去皮洗净；生姜切片；葱切段。
2. 甲鱼和山药、龙眼肉、料酒、食盐、葱、生姜一起放入砂锅中，加入鸡汤小火炖至熟烂即可。

功效： 补肾益精、助五脏、壮阳气、补虚损。

食用注意： 大便燥结者不宜食用；上火发炎者及孕妇忌食。

清热泻火
药膳

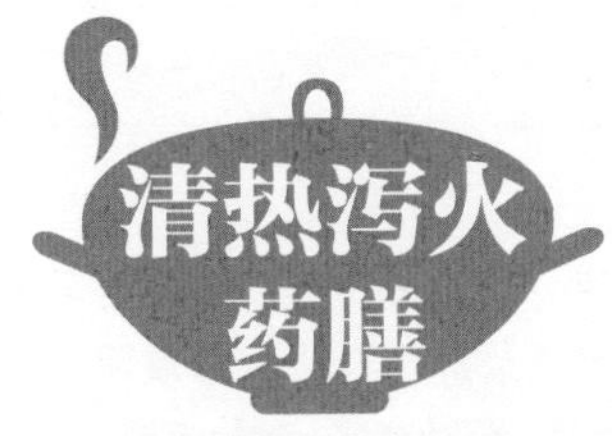

清热泻火药膳

◆ 中医师的话

所谓“火”是形容人体内某些热性症状，上火即为人体阴阳失衡后的内热证候。人体阴阳失衡、内火旺盛，从而出现咽喉干痛、眼赤鼻热、口干舌痛、口角糜烂、牙痛、流鼻血等症状时，即是“上火”。

把上火区分为实火和虚火。所谓实火，多是由火邪、热邪侵入人体或嗜食辛辣食物所致。另外，精神过度刺激、脏腑功能失调也会引起实火。虚火则多是因为内伤劳损所导致，久病耗损精气可导致脏腑失调、虚弱而引发内热，内热引发虚火。

解决“上火”的方法，即是“去火”，主要是使用一些有生津养血、滋阴降火功效的药材，以达到去火的目的。

◆ 调养药材推荐

薏苡仁
健脾去湿、补肺清热、消暑健身，用于脾虚腹泻、上焦消渴。
荷叶
有清热解毒、凉血止血、清暑利湿、升发清阳等功效。
大枣
有健胃补脾、养血安神、补中益气的作用。
夏枯草
具有清肝泻火、散结消肿、清热解毒、止血凉血的功效。
菊花
清热疏风、明目解毒，主要治疗头痛眩晕、目赤肿毒、风热上火。

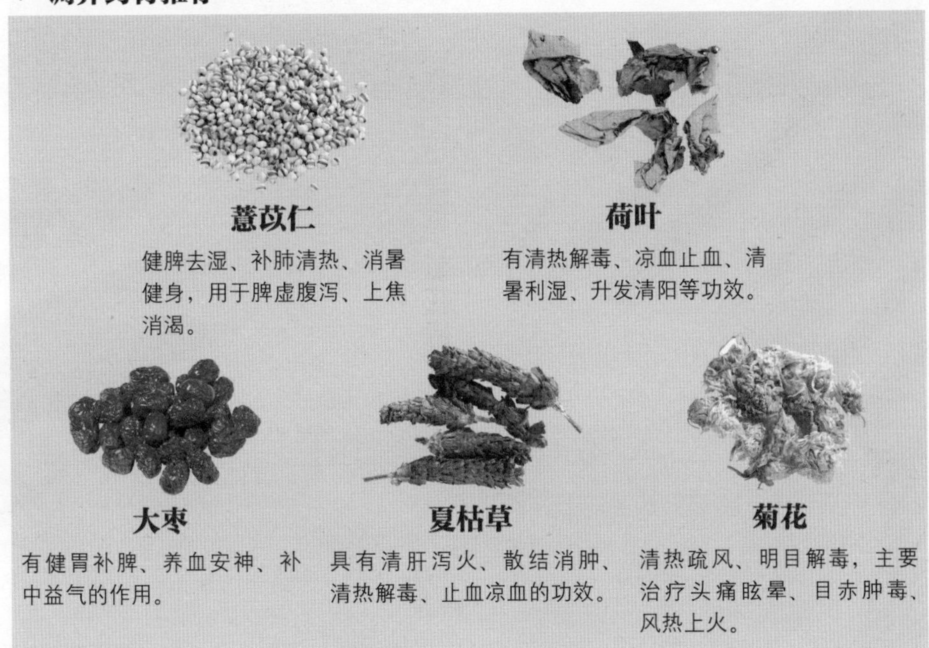

◆ 膳食宜忌

✔ 宜食用滋阴补脏、清热解毒、去火的食物，如黄瓜、豆腐、芹菜、荸荠、苦瓜、黑鱼、鸭肉、莲藕等。

✖ 不宜食用辛辣煎炸等热性食物，如辣椒、干姜、生蒜、胡椒、大葱等，以免生热助火、灼伤津液，加重病情。

菊花猪肝汤

材料：猪肝 250 克，菊花 30 克，生姜、食盐各适量。

做法：

1. 猪肝洗净切片；菊花洗净；生姜洗净切片。

2. 将猪肝、菊花和生姜一同放入砂锅中，加入适量清水，大火煮沸后，改用中火煮至猪肝熟透，加入食盐调味即可。

功效：滋阴润肺、清肝安神、清热明目。

食用注意：气虚胃寒、食少泄泻者不宜食用。

全鸭冬瓜汤

材料：鸭 1 只，海参 1 只，冬瓜 100 克，猪瘦肉 30 克，芡实、薏苡仁各 15 克，荷叶半张，食盐适量。

做法：

1. 鸭去杂洗净，切块；冬瓜洗净切块；海参泡发洗净；芡实、薏苡仁、荷叶分别洗净；猪瘦肉洗净后切成小块。

2. 将鸭、冬瓜、海参、猪瘦肉、芡实、薏苡仁、荷叶一同放入砂锅中，加入适量清水煮沸后，改用小火炖至鸭肉熟烂，加入食盐调味即可。

功效：滋阴清热、健脾化湿。

食用注意：汗少、便秘者及产后妇女忌食；肝功能减退及有肝昏迷先兆者禁食。

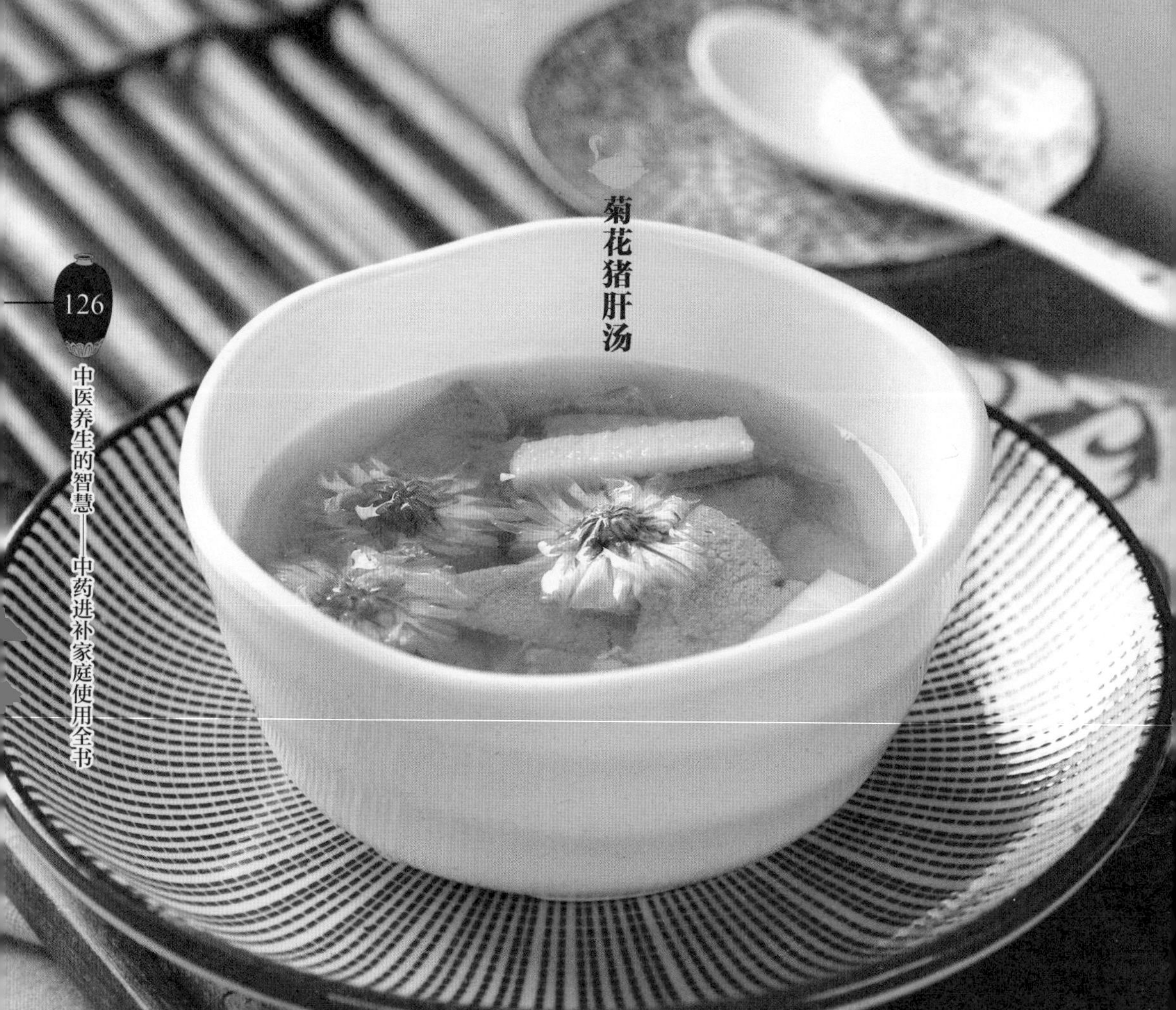

菊花猪肝汤

大枣芹菜汤

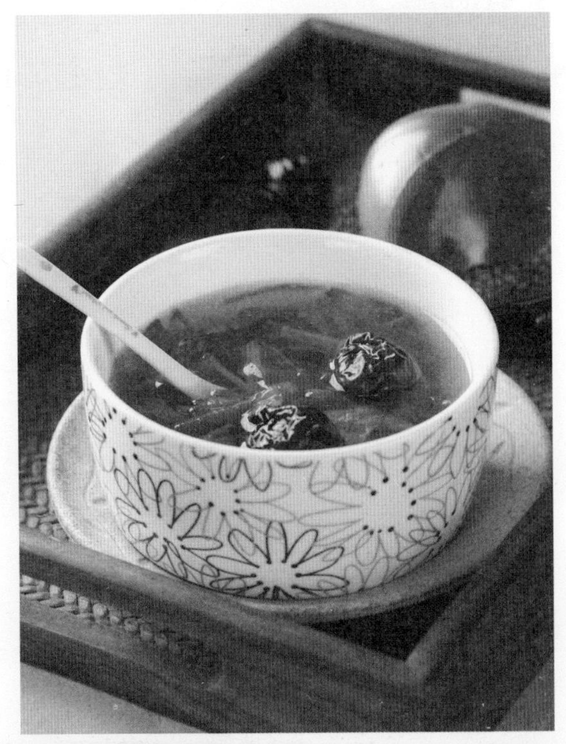

材料：芹菜 200 克，西红柿 1 个，大枣 10 颗，食盐、味精、清汤、芫荽各适量。

做法：

1. 大枣洗净去核；芹菜去根、叶，洗净切段；西红柿切丁；芫荽洗净切段。
2. 向锅中倒入清汤，大火煮沸后放入大枣、芹菜和西红柿，煮沸后改小火煮约 10 分钟。
3. 加入食盐、味精调味，撒上芫荽段即可。

功效：平肝降脂、安神补脾、清热去火。

食用注意：肝炎患者忌食。

绿豆荷叶粥

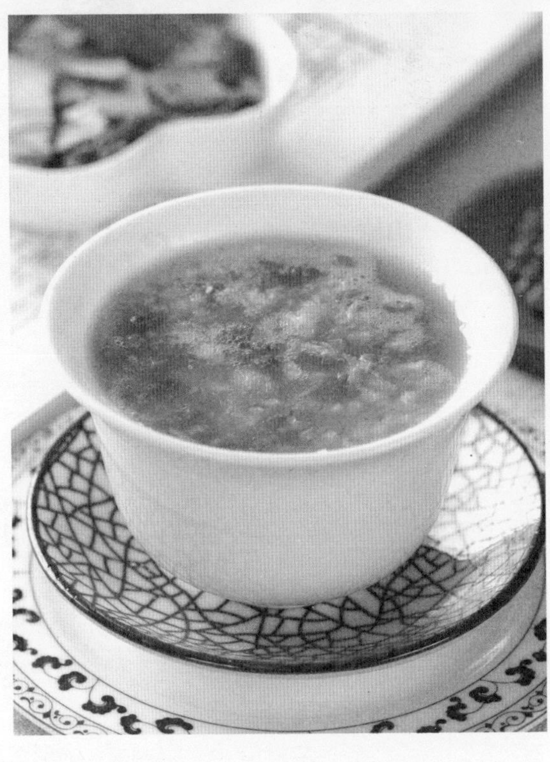

材料：绿豆 100 克，粳米 50 克，荷叶 30 克，冰糖 15 克。

做法：

1. 绿豆用温水浸泡 2 小时，捞出沥干；粳米用冷水浸泡半小时，捞出沥干；荷叶洗净。
2. 绿豆放入锅中，加入适量清水，大火煮沸后，改用小火煮至半熟；放入荷叶和粳米，煮至粳米和绿豆熟烂后，拣出荷叶，加入冰糖调味即可。

功效：清热解毒、消暑、利水。

食用注意：身体虚寒者不宜多食；脾胃虚寒泄泻者慎食。

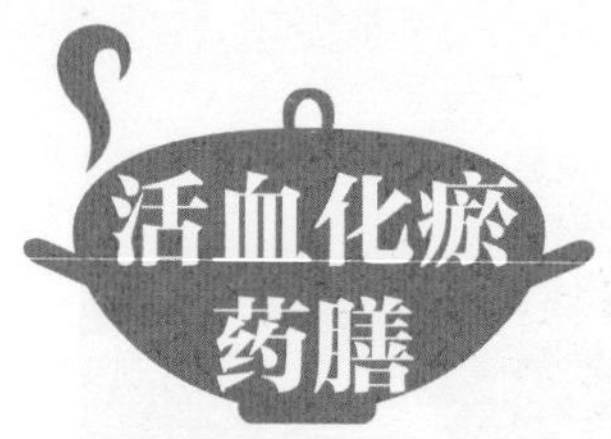

活血化瘀药膳

◆ 中医师的话

血瘀是指气血运行不畅，导致瘀血产生。很多种疾病可见血瘀证，一般而言，凡是离开经脉的血液，若不能及时消散而在某一处淤积，或是某些疾病的致病因素停滞体内，使血流运行受阻，郁积于经脉或器官之内呈凝滞状态，都被称为“血瘀”。正所谓：久病多瘀，瘀生怪病。出现血瘀的地方不能用手按压，否则会有针刺般的疼痛。

用药膳活血化瘀是一种综合调理方法，可以调整脏腑功能，疏通血脉，消除疼痛，使病变部位恢复正常。

◆ 调养药材推荐

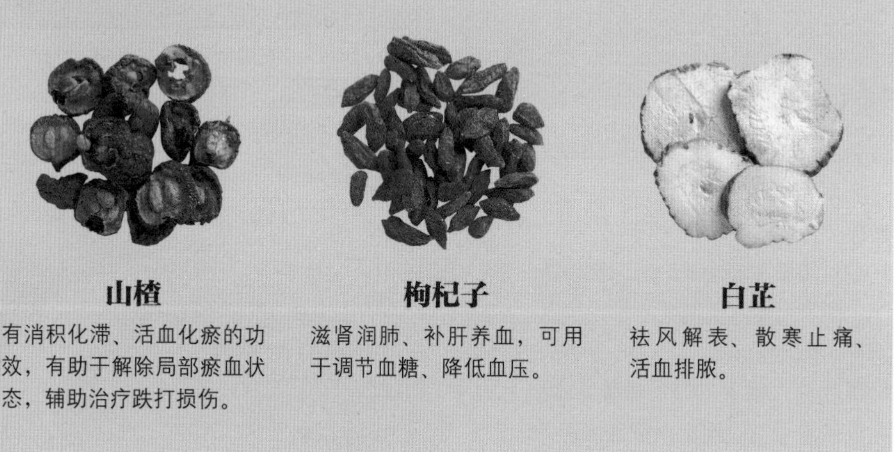

山楂
有消积化滞、活血化瘀的功效，有助于解除局部瘀血状态，辅助治疗跌打损伤。

枸杞子
滋肾润肺、补肝养血，可用于调节血糖、降低血压。

白芷
祛风解表、散寒止痛、活血排脓。

◆ 膳食宜忌

✔ 宜食用能活血化瘀的食物，如黑木耳、山楂、西红柿、生姜、料酒、洋葱、玉米油等。

✖ 忌吃收涩、寒凉、肥腻、过咸过甜的食物，如乌梅、莲子、芡实、肥肉、奶油、薯条、油炸食品等，以防血黏度增高，加重血瘀的程度。

川芎白芷鱼头汤

材料：鱼头1个，川芎20克，白芷15克，大枣10颗，食盐、生姜各适量。

做法：

1. 将川芎、白芷洗净；生姜洗净切片；大枣洗净；鱼头去鳃洗净。
2. 锅中加入适量清水，大火煮沸后放入鱼头、川芎、白芷、大枣和生姜，煮沸后改用小火炖煮90分钟，加入食盐调味即可。

功效：养心安神、消肿止痛、活血祛瘀、改善大脑功能。

食用注意：阴虚火旺、上盛下虚及气弱者忌食；孕妇及经期女性慎食。

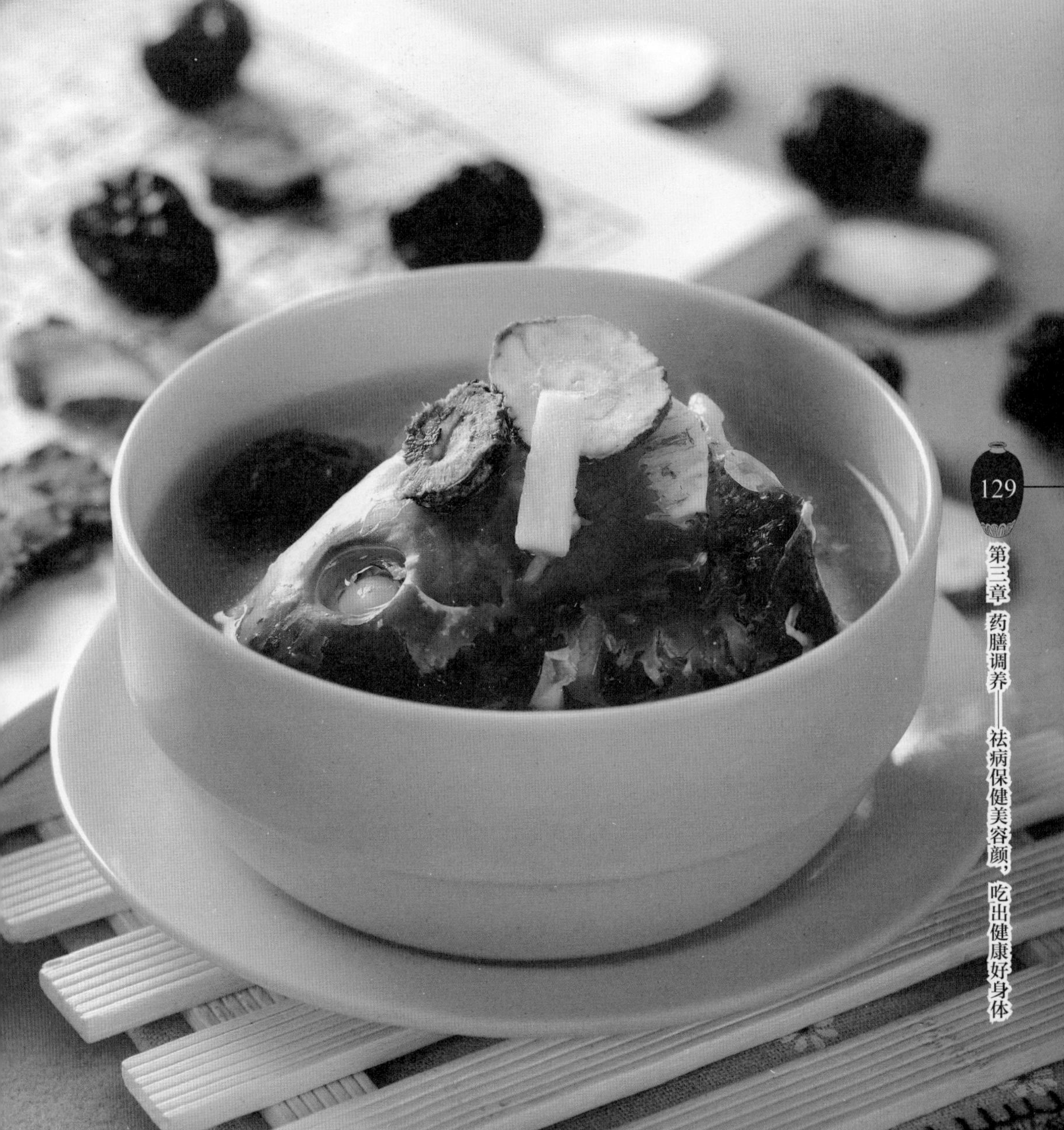

山楂枸杞子兔肉汤

材料：兔肉 500 克，山楂 30 克，山药 20 克，枸杞子 15 克，大枣 7 颗，食盐、料酒、清汤各适量。

做法：

1. 将兔肉去杂洗净，切成小块，放入沸水汆一下，捞出沥干；山药去皮洗净、切块；山楂、枸杞子分别洗净；大枣洗净去核。

2. 在砂锅中放入清汤、料酒，放入兔肉，大火烧开后撇去浮沫，加入山药、山楂、枸杞子、大枣，大火烧开后，改用小火煮至兔肉酥烂，加入食盐调味即可。

功效：健脾补中、凉血解毒、活血化瘀。

食用注意：孕妇及经期女性、阳虚及脾胃虚寒者不宜食用。

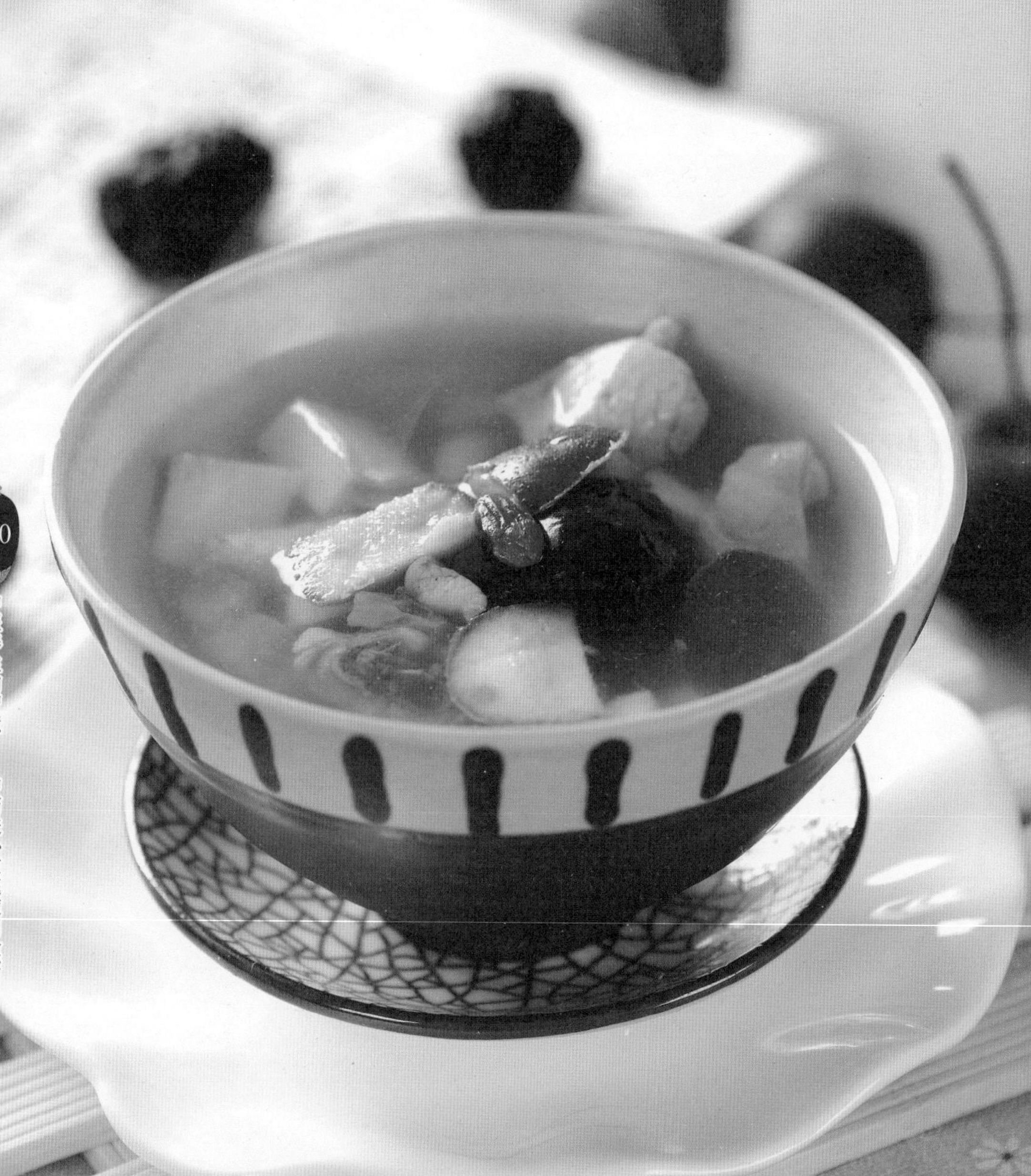

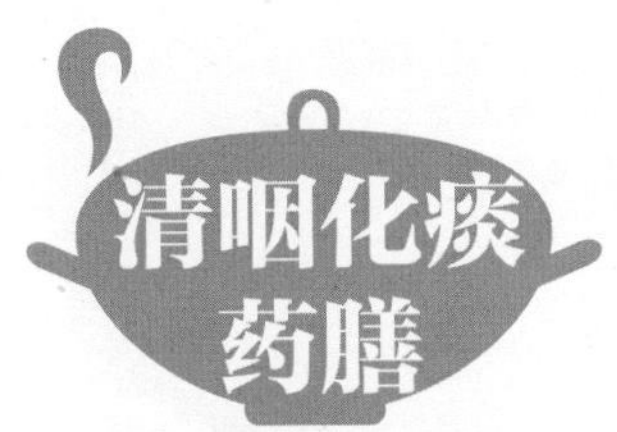

清咽化痰药膳

◆ 中医师的话

正常情况下，呼吸道腺体不断排出少量分泌物，在呼吸道形成薄薄的一层黏液层，保持呼吸道的湿润，并可吸附吸入的尘埃和细菌，并借助柱状上皮纤毛的摆动，将之排向喉头，随咳嗽咳出或被咽下。在一般情况下，人体不会感觉有痰。

痰多有很多原因，体质虚弱、中气不足、肝气郁结、脾胃虚弱、外感失治、鼻炎等都可以导致痰多。肝主疏泄，脾为生痰之源，肺为贮痰之器，痰的产生主要与肝、肺、脾三脏有关。风邪或寒邪侵肺时，会使肺内的津液凝聚成痰；脾主运化，湿邪入侵，或思虑过度、劳倦及饮食不节，都能损伤脾胃，累及脾胃运化功能，造成水湿内停凝结成痰。清咽化痰要从调养肝、脾、肺入手。

◆ 调养药材推荐

甜杏仁

润肺平喘、祛痰止咳，治虚劳咳喘，肠燥便秘。

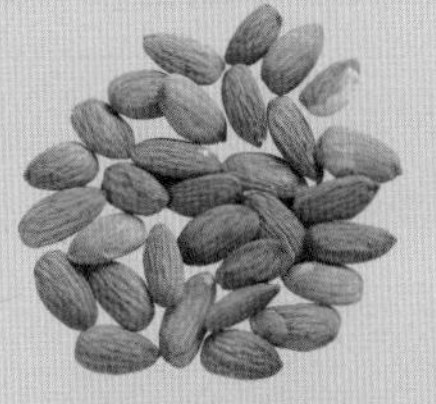

罗汉果

润肺、止咳、生津、化痰，可用于肺燥、咳嗽、百日咳、暑热伤津。

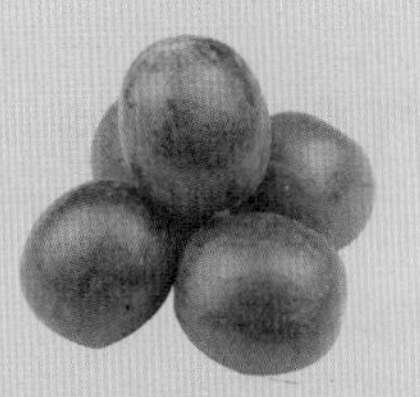

荸荠

凉血解毒、利湿化痰、消食除胀，可用于调理阴虚肺燥、痰热咳嗽、咽喉不利。

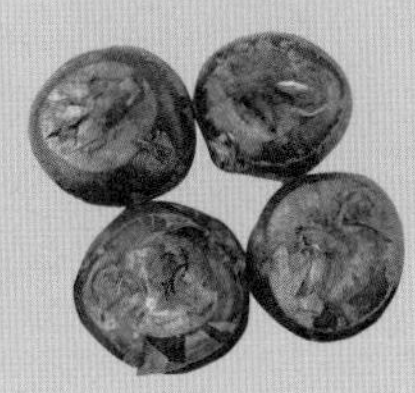

百合

润肺止咳、清心安神，可用于虚烦惊悸、肺痨久咳、肺伤咽痛、咳喘痰血。

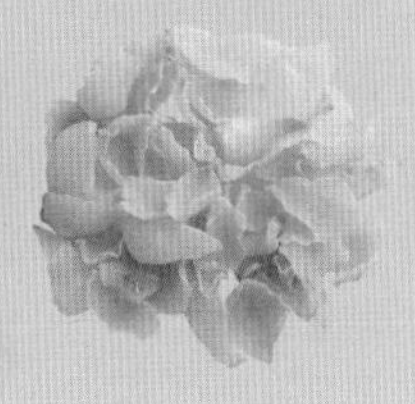

◆ 膳食宜忌

- ✔ 宜吃滋阴润肺、生津养肺的食物，如雪梨、甘蔗、柿子、银耳、鸭蛋等。
- ✔ 宜吃健脾食物，如小米、小麦、豆浆、红薯等。
- ✔ 宜吃疏肝理气的食物，如玉米、佛手瓜、橘子、白萝卜等。
- ✔ 饮食宜清淡。

✘ 忌食辛辣刺激、过咸、甘肥油腻的食物，如韭菜、生姜、辣椒、花椒、胡椒、桂皮、小茴香、腌肉等，会生火助痰。

◆ 调养药膳

金银花罗汉果茶

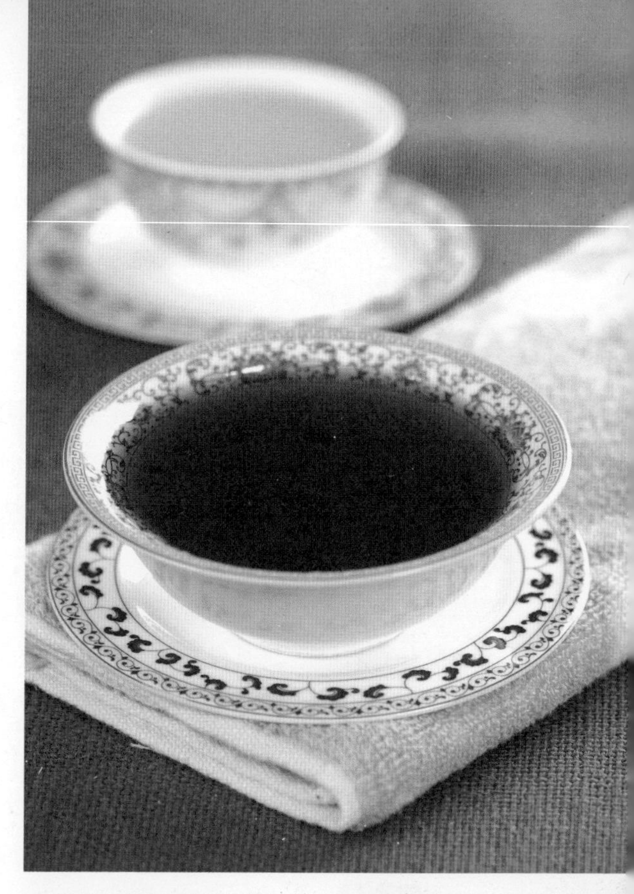

材料：金银花 10 克，罗汉果 1 个。

做法：

1. 将罗汉果剁成小块，与金银花一起放入锅中。
2. 加水 500 毫升，煮沸后取汁饮用。

功效：清热润肺、止咳、利咽、祛痰。

食用注意：脾胃虚弱、体质寒凉的人不宜长期饮用此茶。

百合雪梨汤

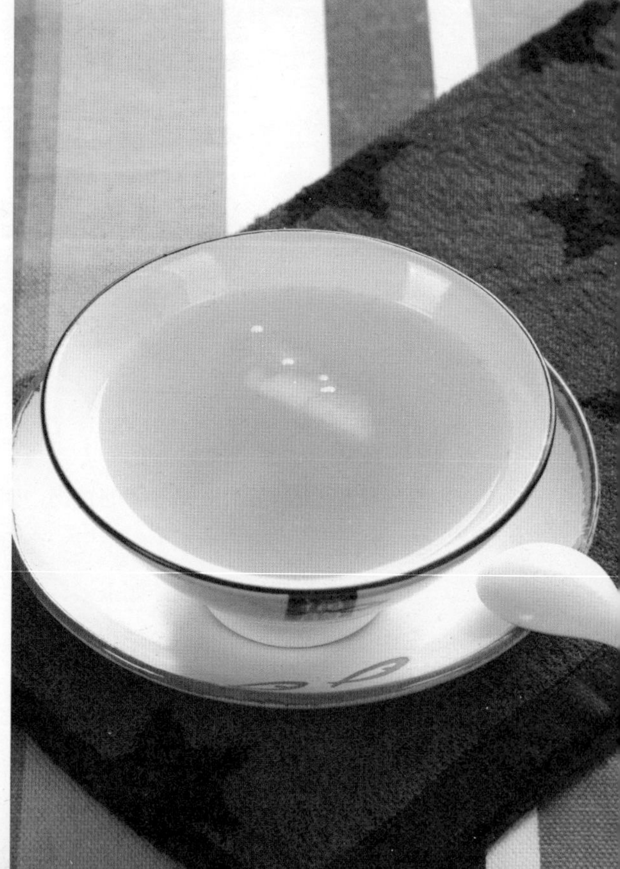

材料：百合、雪梨各 30 克。

做法：

1. 雪梨切成小片，百合剥成小瓣。
2. 将雪梨、百合放入锅中，置中火上，加 500 毫升水烧开即可。

功效：祛痰止咳、清热润肺、安神利尿。

食用注意：风寒咳嗽忌用，脾胃不佳者不宜多吃。

荸荠绿茶

材料：荸荠 4 个，绿茶 3 克，白糖适量。

做法：

1. 将荸荠洗干净、去皮，放入榨汁机中，加适量水榨汁。
2. 绿茶放入茶杯中，用 150 毫升 85℃的水冲泡 3 分钟。
3. 将榨好的荸荠汁倒入绿茶中，并加白糖调味即可饮用。

功效：清热化痰、开胃消食、生津润燥

食用注意：脾胃虚寒、消化欠佳、有血瘀者不宜食用。

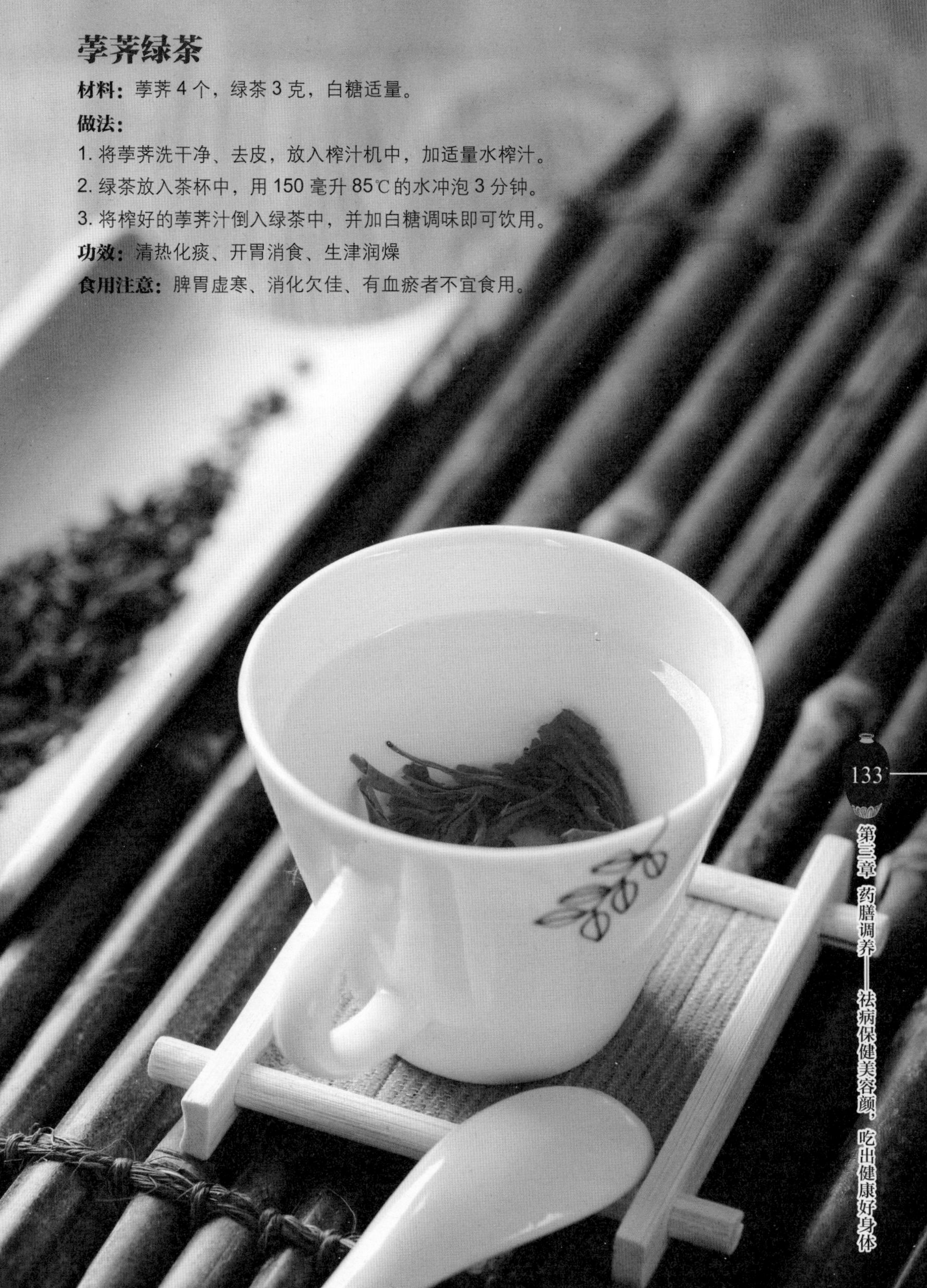

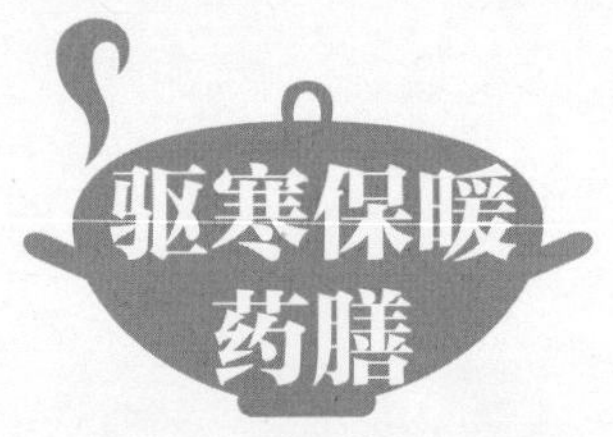

驱寒保暖药膳

◆ 中医师的话

寒邪是百病之源。寒邪侵犯人体会导致血津液运行迟缓、凝结阻滞不通，使机体出现各种疼痛的症状。在寒冷的刺激下，人体自主神经功能紊乱、新陈代谢增强、热量消耗过多，会扰乱胃肠蠕动规律，加重胃肠功能负担，引起胃肠不适。另外，寒冷刺激会使血管收缩、血液循环变差，若是运动不当，则会引起不适，造成肢体疼痛甚至受伤。

中医认为，“寒从脚生”“足为肾所主”，脚是寒邪侵犯人体的主要途径之一。日常生活中不仅要注意防寒保暖、保护双脚，还可以借助药物或食物的暖脾温肾功效，来祛除体内之寒。

◆ 调养药材推荐

当归

调经止痛、润燥滑肠，可用于血虚诸证、月经不调、虚寒腹痛。

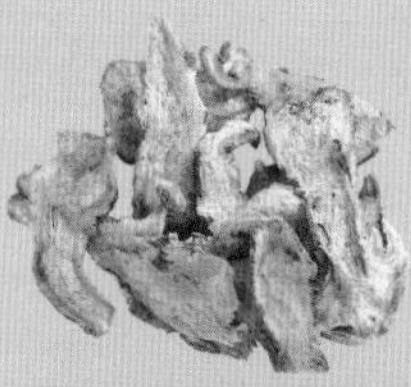

枸杞子

滋肾润肺、补肝明目、止渴保暖，可用于肝肾阴亏、虚劳咳嗽。

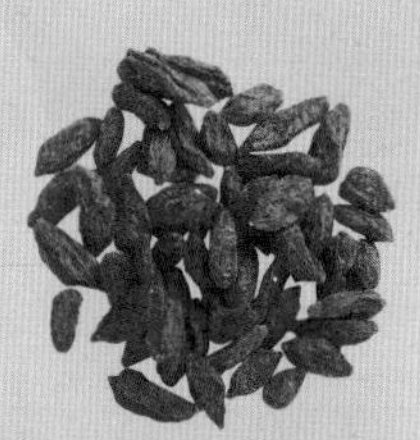

核桃仁

润肺强肾、温化寒痰，可用于虚寒喘咳，腰脚重疼。

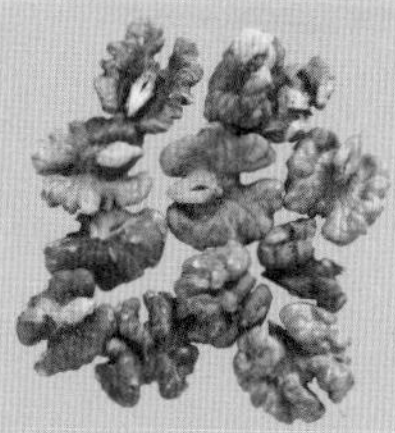

老姜

温中散寒、健运脾阳，可用于脘腹冷痛、脾胃虚寒、寒呕冷痛。

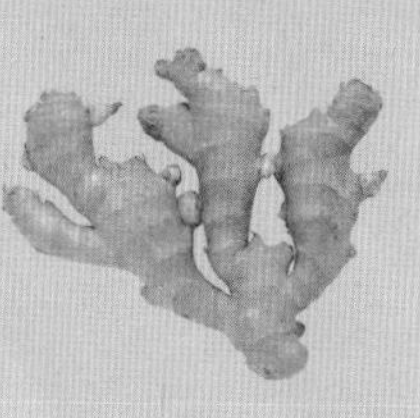

◆ 膳食宜忌

✅ 宜多吃蔬菜，适当食用鸡、羊肉等温补食物，补充热量。

❌ 不宜食用寒性食物，如苦瓜、西红柿、茭白、荸荠、黑鱼、鲤鱼、河蟹、甘蔗、梨等。

鲫鱼大枣粥

材料：鲫鱼 150 克，小米 50 克，大枣 10 颗，枸杞子 5 克，红糖、生姜、葱、食用油、食盐各适量。

做法：

1. 将鲫鱼宰杀去杂后洗净；生姜、葱洗净后切碎，和食盐拌匀后一起塞入鱼腹中。
2. 锅中倒入适量食用油，烧热后放入鲫鱼，中火煎至鱼两面的表皮略黄，加入适量开水，大火煮 10~15 分钟。
3. 捞出鱼加作料当菜吃，将大枣、小米和枸杞子洗净，放入鱼汤中煮至粥熟，加入红糖煮至溶化即可。

功效：温阳益气、养血驱寒。

食用注意：外邪实热、脾虚有湿及泄泻者忌食。

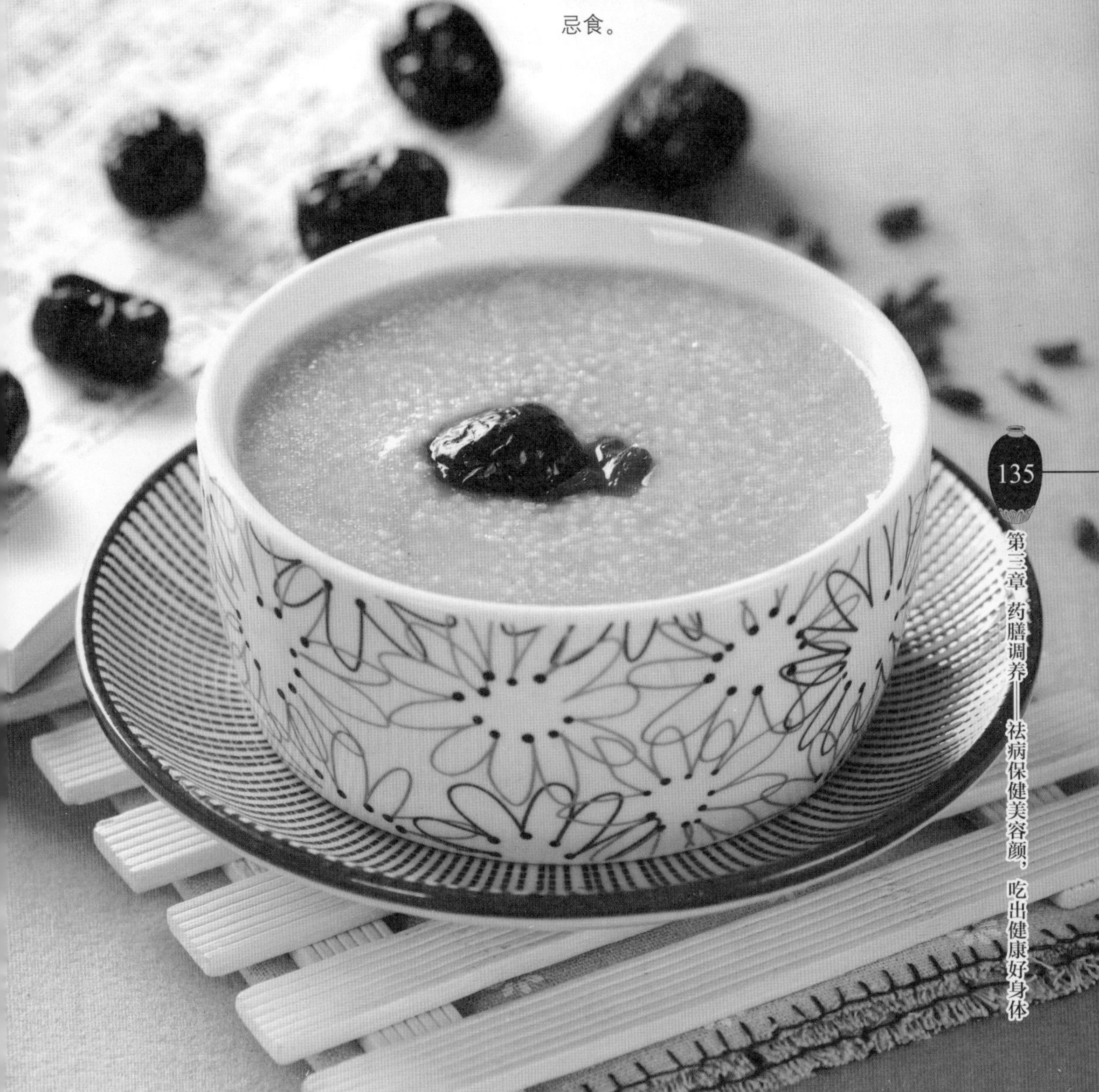

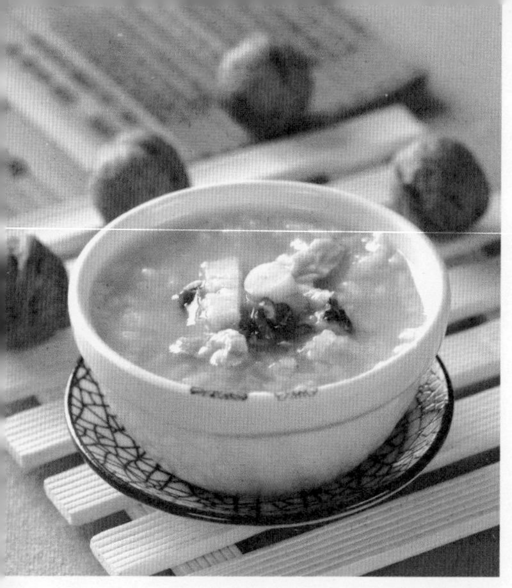

核桃羊肉粥

材料：大米 100 克，羊肉 100 克，羊腰 1 对，核桃仁 10 克，葱、生姜、食盐各适量。

做法：

1. 将羊肉洗净，切丝；羊腰剖开去筋膜，洗净切丝；生姜洗净切片；葱洗净切段；大米洗净。

2. 将大米放入锅中，加入适量清水，大火煮沸后，放入羊肉、羊腰、核桃仁，煮至粥熟，加入葱、生姜、食盐调味即可。

功效：温补肾阳、健胃补脑、抗衰老，乌须发，适合阳虚怕冷者食用。

食用注意：腹泻、痰热咳嗽、便溏腹泻、阴虚火旺及痰湿重者均不宜食用。

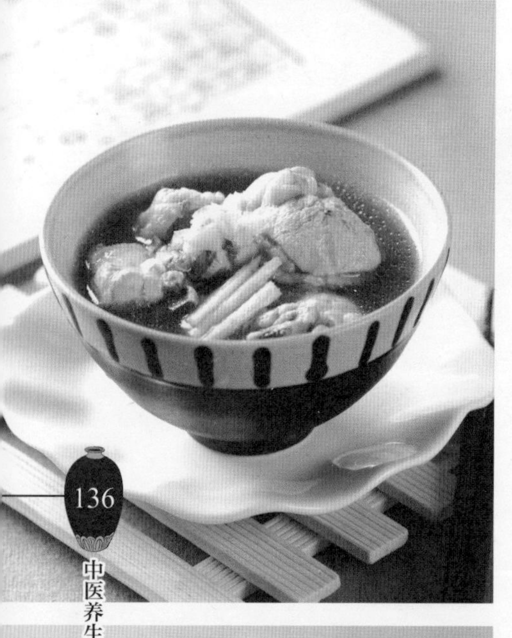

老姜鸡汤

材料：母鸡 650 克，老姜 100 克，葱、料酒、酱油、食用油、食盐、味精、胡椒粉、五香粉、清汤各适量。

做法：

1. 母鸡去杂洗净，切块，放入沸水中氽去血污；老姜洗净切片；葱洗净切小丁。

2. 锅中加入适量食用油烧热，放入老姜和母鸡。翻炒至有香味，加入料酒、酱油、五香粉炒匀。

3. 倒入清汤，煮沸后撇去浮沫，炖至鸡肉熟烂后，加入味精、食盐和葱调味即可。

功效：驱寒发汗、温中解表。

食用注意：阴虚内热、血热妄行者忌食。

当归生姜羊肉汤

材料：羊排 500 克，当归 20 克，生姜 30 克，料酒、食盐各适量。

做法：

1. 羊排洗净切段，在沸水中氽去血污；生姜洗净切片；当归洗净泡软，切片。

2. 锅中加入适量清水，放入羊排、当归、生姜和料酒，大火煮沸后撇去浮沫，改用小火炖煮至羊肉熟烂，加入食盐调味即可。

功效：温肝补血、散寒暖肾。

食用注意：阴虚有热、温盛中满者不宜食用；发热、上火、咽喉疼痛者忌食。

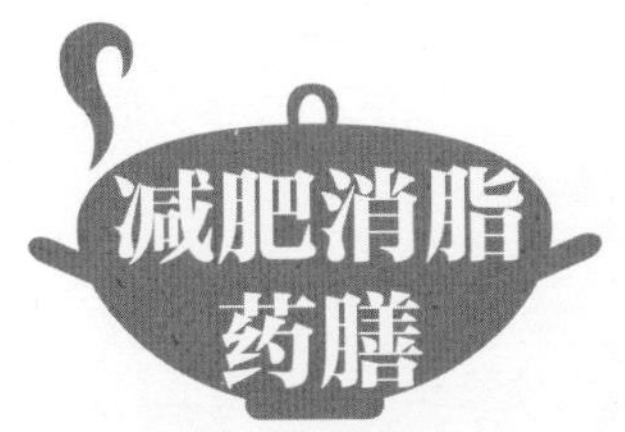

减肥消脂药膳

◆ 中医师的话

当人体摄取的热量多于消耗的热量时，多余的热量就会以脂肪的形式储存于体内，当脂肪量超过正常生理需要量，且达到一定值时，就会出现肥胖的现象。因人体脂肪增加，使体重超过标准体重的 20% 或 BMI 指数（即体重指数）大于 24 时，就可以称之为“肥胖症”。

肥胖与遗传因素、不良饮食习惯、营养过剩及脏腑功能失调等因素有关。因此，减肥消脂不仅需要加强运动来消耗能量，还应该从饮食方面着手，通过吃一些具有祛湿利水、化痰去滞、行气降脂作用的膳食，帮助消除多余脂肪。

◆ 调养药材推荐

荷叶

减肥降脂、清热解暑、止血利湿，减肥效果良好。

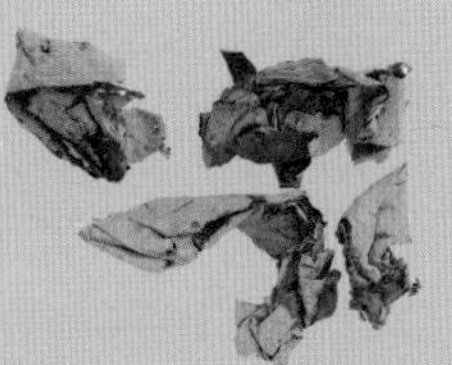

山楂

活血化瘀、降脂降压、促消化，有消脂减肥的作用。

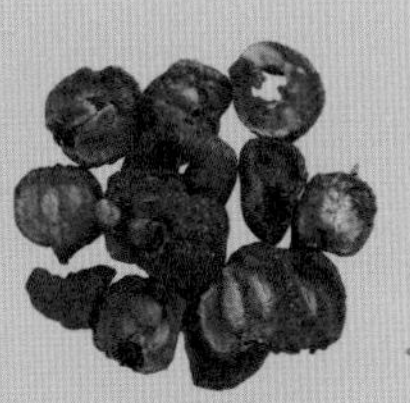

茯苓

利水渗湿、健脾和胃、增强人体的新陈代谢。

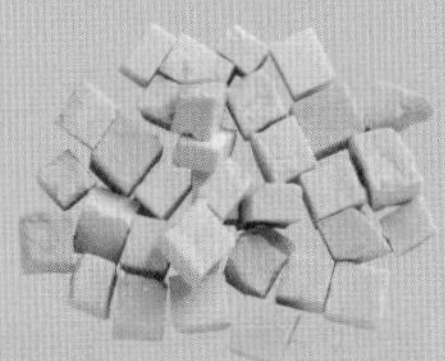

薏苡仁

利水消肿、健脾祛湿、清热排脓、祛脂减肥。

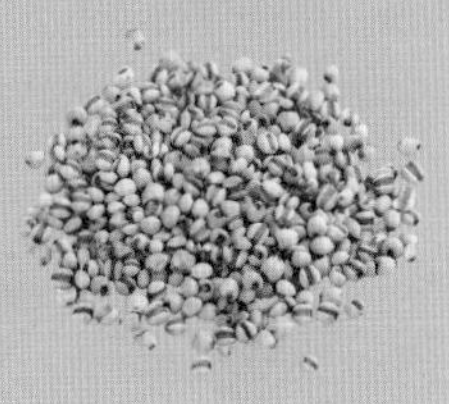

◆ 膳食宜忌

✔ 多吃新鲜水果、蔬菜，增加膳食纤维摄入量。

✘ 不宜吃油炸及过咸的食物，不宜喝肉汤，限制糖果、酒类、饮料、甜点、罐头制品等的摄入。

◆ 调养药膳

乌鸡茯苓汤

材料：乌鸡 750 克，茯苓、白术、山药（干）各 15 克，橘皮 10 克，生姜、食盐各适量。

做法：

1. 乌鸡去杂洗净，切成小块；生姜洗净切片。
2. 砂锅中加入适量清水，大火煮沸后放入乌鸡，煮沸后撇去浮沫，放入橘皮、白术、茯苓、山药和生姜，中火煮至乌鸡熟烂，加入食盐调味即可。

功效：健脾安神、利水渗湿、补脾行气。

食用注意：肾虚多尿、虚寒滑精、气虚下陷、津伤口干者慎食。

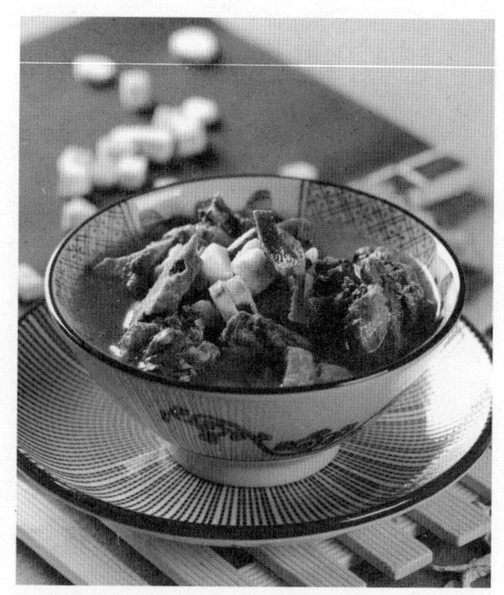

薏仁糙米粥

材料：糙米 50 克，薏苡仁 50 克。

做法：

1. 薏苡仁洗净，放入清水中浸泡 2 小时，捞出沥干；糙米洗净。
2. 锅中加入适量清水，放入薏苡仁、糙米，大火煮沸后，改用小火熬煮至薏苡仁、糙米熟烂即可。

功效：健脾润肺、利水消肿、祛脂减肥。

食用注意：薏苡仁性寒，不适合长期大量食用，一般连续食用不宜超过一周。

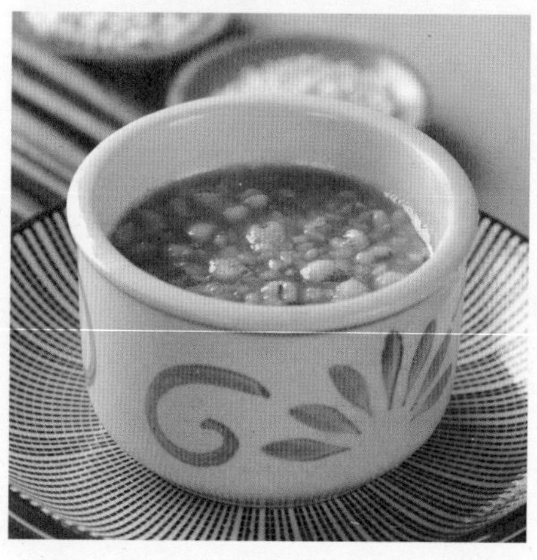

山楂粥

材料：粳米 100 克，鲜山楂 60 克，白糖适量。

做法：

1. 将山楂洗净、去核，煎取浓汁，去渣取汁；粳米洗净。
2. 把粳米放入锅中，加适量清水，大火煮沸后改小火煮至粥快熟时放入白糖和山楂汁，继续煮至粥熟即可。

功效：开胃消食、去脂降压、降胆固醇。

食用注意：脾胃虚弱者及儿童不宜多食；孕妇忌食。

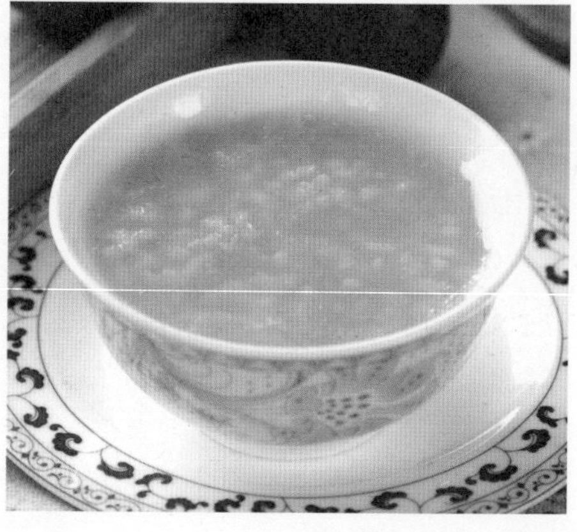

荷叶莲藕炒豆芽

材料：绿豆芽 150 克，鲜藕 100 克，荷叶 200 克，莲子 50 克，花生油、食盐、味精、淀粉各适量。

做法：

1. 将莲子、荷叶洗净放入锅中，加适量清水，小火煎汤后，拣出莲子、荷叶，汤放一旁备用。
2. 将鲜藕洗净，去皮，切成细丝。
3. 炒锅中加入少许花生油烧热，放入藕丝煸炒至七成熟，加入熟透的莲子和洗净的绿豆芽，翻炒至绿豆芽熟软。
4. 锅中倒入莲子荷叶汤，加适量的食盐、味精调味，用淀粉勾芡即可。

功效：健脾利湿、消肿、消除肥胖。

食用注意：脾虚泄泻者不宜食用。

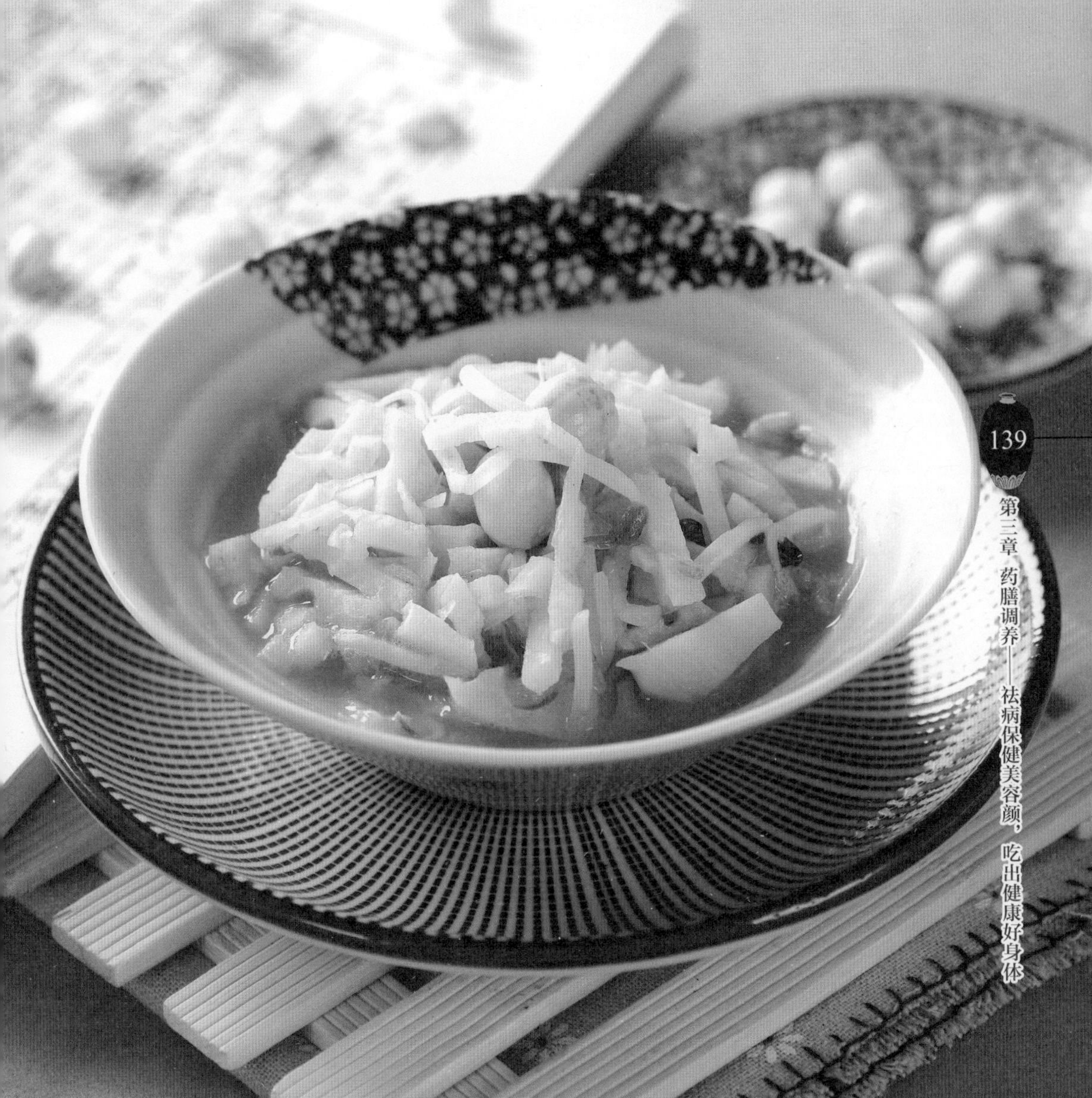

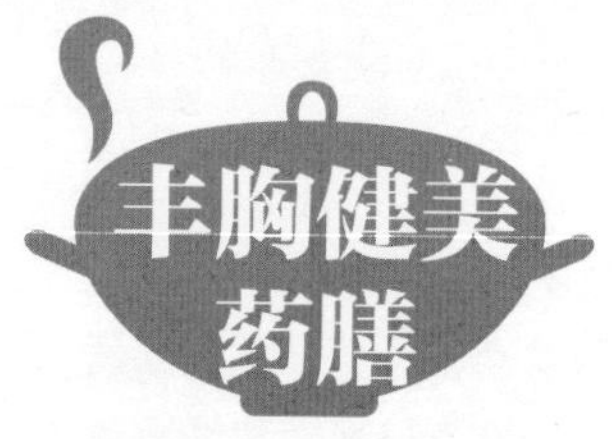

◆ 中医师的话

女性都希望自己的胸部丰盈饱满，但是有些女性因先天发育不全或后天营养不良，乳房扁平或偏小，影响了曲线美。

气血不足、情志郁结均会影响身体发育，导致胸部发育不健全。另外，胃经主营养，心、肝经主情绪，都与胸部发育密切相关，若经络不通，也会引起胸部发育不良。

中医丰胸的原理，是补益肝肾脾胃，疏通经络气血。通过中药独特的引导作用，使胸部经络得以疏通，补充、顺畅人体的气血，促进女性激素分泌，改善机体功能，从而达到丰胸的目的。

◆ 调养药材推荐

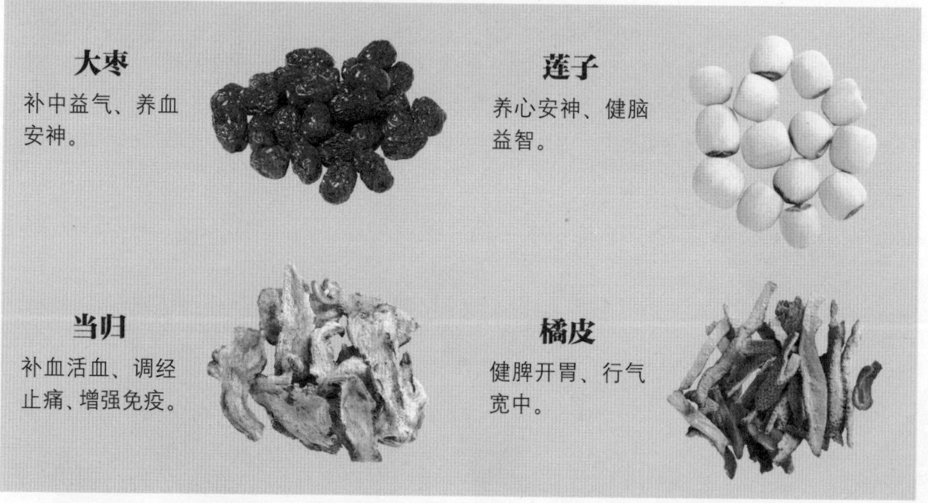

◆ 膳食宜忌

✓ 宜多食用富含维生素的新鲜水果和蔬菜，注意补充钙、铁、锌及蛋白质，有利于乳房健康。

✓ 宜多食用具有补血丰胸作用的食物，如木瓜、牛奶等。

归芪虾仁汤

材料：虾仁 100 克，黄芪、山药各 30 克，当归、枸杞子各 15 克，桔梗 6 克。

做法：

1. 将当归、黄芪、桔梗分别洗净；山药去皮洗净，切块。
2. 将当归、黄芪、桔梗和山药一同放入锅中，加入适量清水，小火煎汤。
3. 去渣，加入虾仁，同煮至虾仁熟即可。

功效：养颜、补气血、健美丰胸。

食用注意：一般不宜同温热的食物同用。

猪尾凤爪汤

材料：猪尾 2 条，鸡爪 5 只，香菇 4 朵，大枣 3 颗，食盐、鸡精各适量。

做法：

1. 猪尾洗净切段，用热水汆烫后捞出。
2. 鸡爪洗净切成两半；香菇泡软洗净，切成两半；大枣洗净。
3. 将全部材料放入水中，大火煮沸后改用小火熬煮约 1 小时，加入食盐、鸡精调味即可。

功效：促进胸部发育、养颜美肤。

食用注意：肝炎患者忌食。

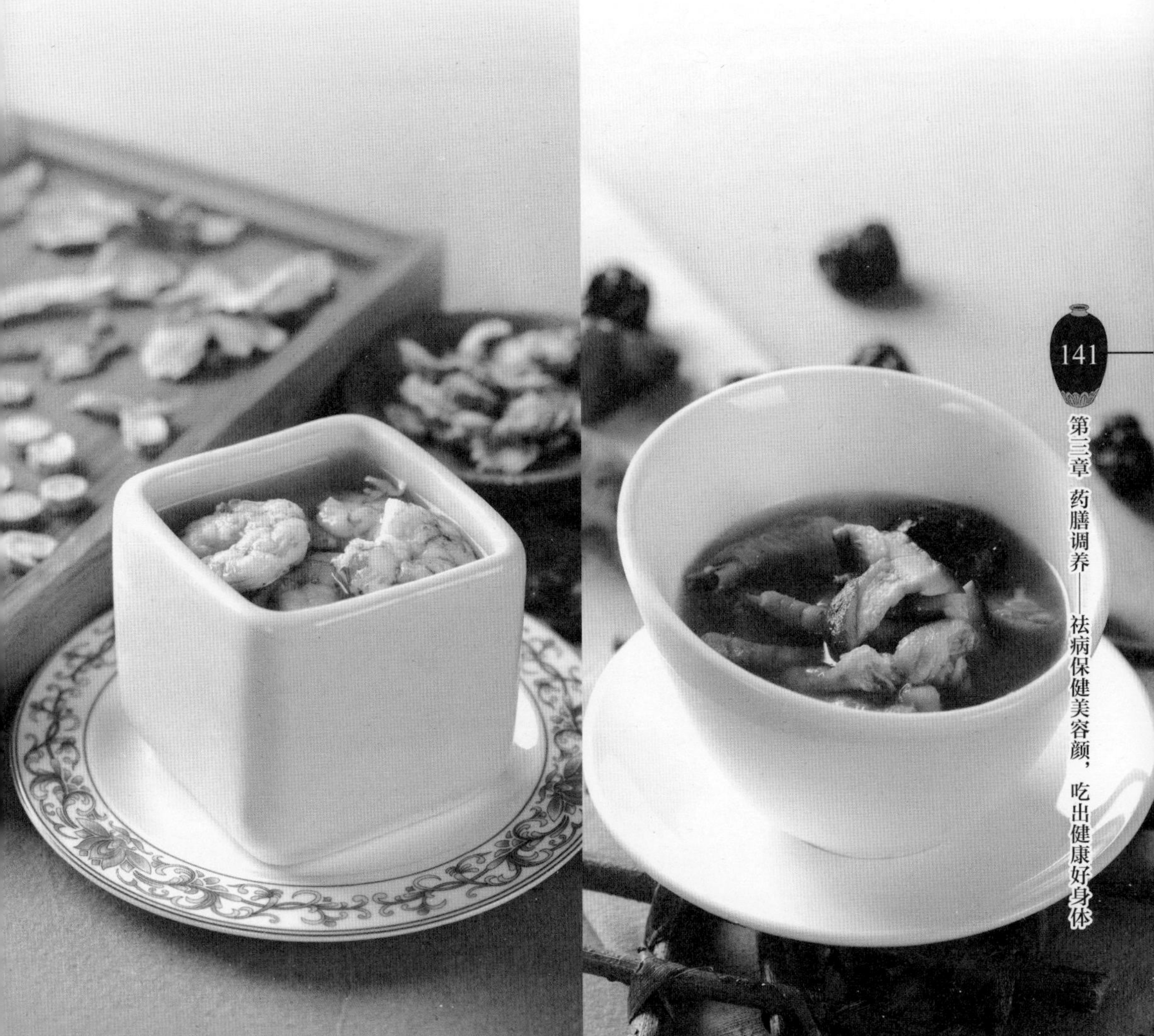

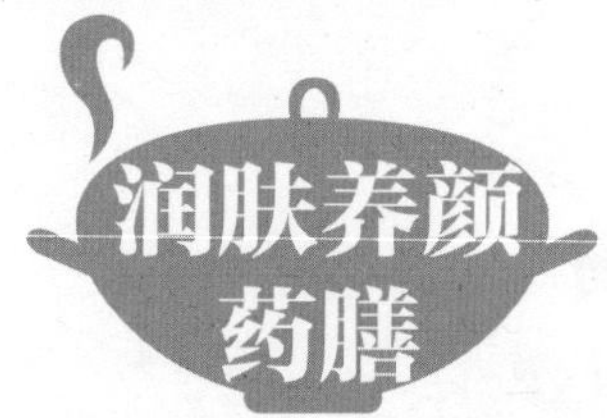

◆ 中医师的话

肌肤容颜是否滋润健美，主要与脾、胃、肺、肾四个脏器有关。脾胃主消化吸收，若脾胃不佳，消化吸收就会出现问题，人体也会因为缺乏营养而导致皮肤不润或容颜憔悴；肺主皮肤，肺脏虚弱或被外邪所伤，会影响肺阴肺气的正常功能，导致面色苍白或皮肤出现瘀斑；肾为下焦火之源，肾精肾气若虚，人体就容易疲乏、面色不佳；肾阴虚则虚火亢盛，会使皮肤焦枯、牙齿枯白；此外，肾精肾气关乎人的衰老，肾虚者易衰老。

因为脾、胃、肺、肾四脏与肌肤容颜关系密切，所以润肤养颜的药膳多以调理上述四脏为主。

◆ 调养药材推荐

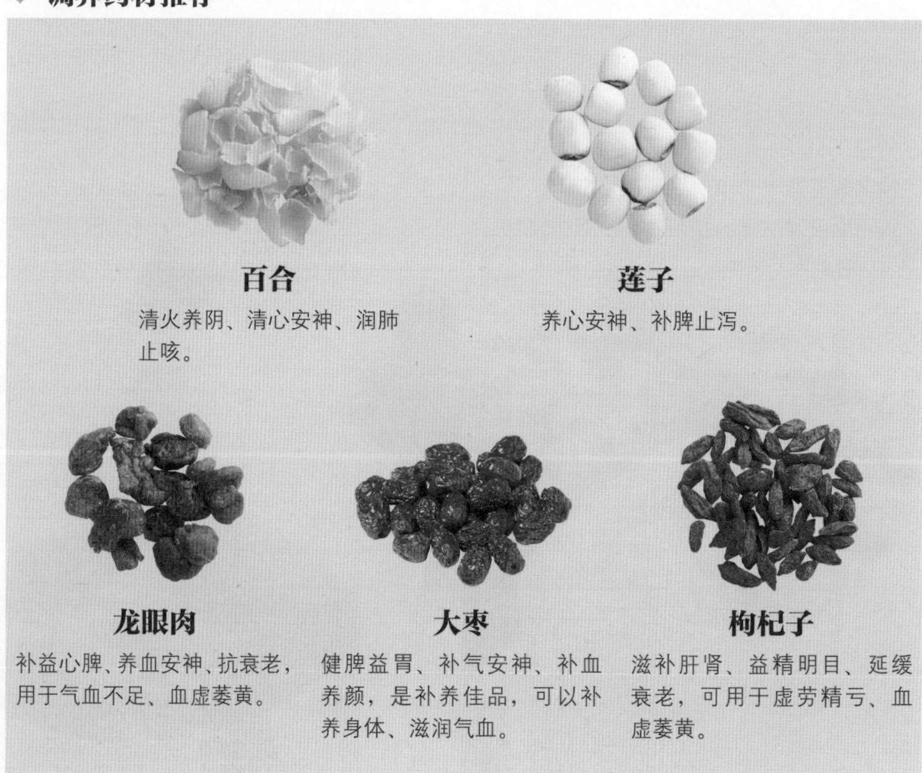

◆ 膳食宜忌

✔ 宜多食用富含维生素的新鲜水果和蔬菜，如柠檬、柚子、西红柿、胡萝卜等。

✖ 忌烟酒，不宜过多食用辛辣刺激、油腻、腌制食品。

◆ 调养药膳

莲子百合煲瘦肉

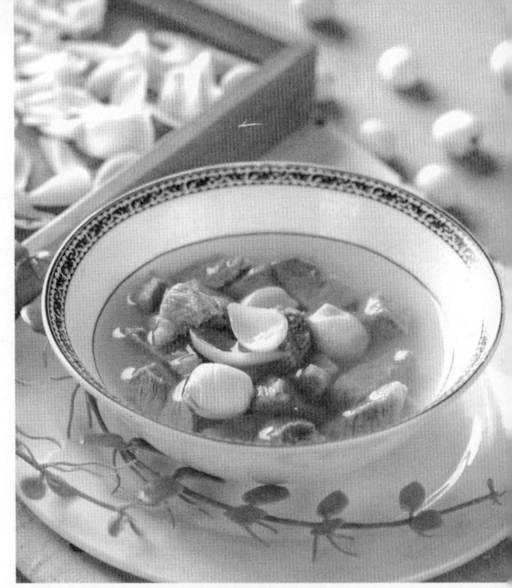

材料： 猪瘦肉 100 克，莲子、百合各 20 克，食盐适量。

做法：

1. 将莲子洗净，去心；百合洗净；猪瘦肉洗净切片。
2. 锅中加入适量清水，将莲子、百合、猪瘦肉一起放入锅中，大火煮沸后，转小火煮至猪瘦肉熟烂，加入食盐调味即可。

功效： 养心安神、益气调中、补脾润肺、滋养补虚、清心祛斑。

食用注意： 大便干结难解、腹部胀满者忌食。

百合银耳羹

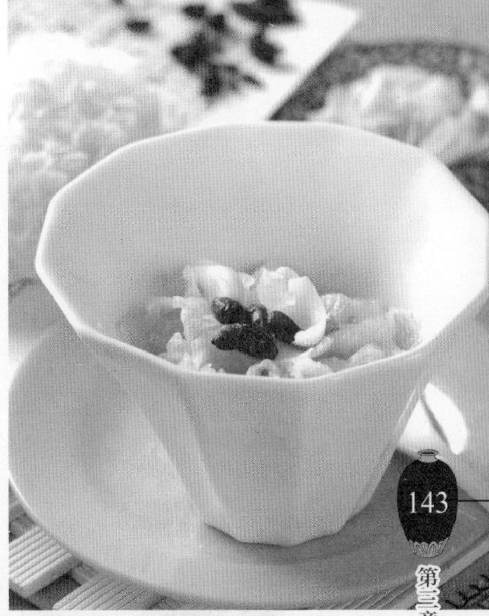

材料： 香蕉 2 根，干银耳 15 克，鲜百合 120 克，枸杞子 5 克，冰糖适量。

做法：

1. 干银耳泡发，去蒂及杂质后撕成小朵，加适量水后放在蒸笼蒸半个小时后，取出备用。
2. 鲜百合洗净去蒂，撕成片；香蕉去皮切片。
3. 将所有材料放入炖盅中，放入蒸笼蒸半个小时即可。

功效： 清心安神、养阴润肺、生津养胃、润肤养颜。

食用注意： 外感风寒的人、脾虚便溏及糖尿病患者慎食。

黑米大枣粥

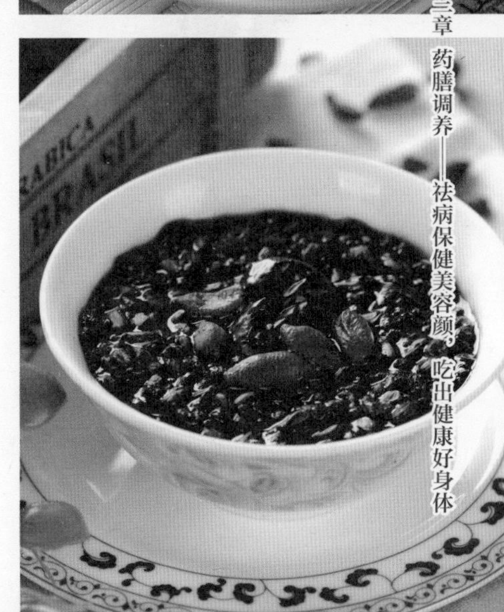

材料： 黑米 50 克，大枣 4 颗，枸杞子 5 克。

做法：

1. 黑米洗净，用清水浸泡 12 小时左右；大枣、枸杞子洗净。
2. 将黑米放入锅中，加入适量清水，大火煮沸后放入大枣，用小火熬煮至粥变得黏稠后，放入枸杞子，再煮 5 分钟即可。

功效： 滋阴补肾、健脾暖肝、补益脾胃、益气活血、美容养颜。

食用注意： 黑米外部包裹着坚韧的种皮，不易煮烂，多食后易引起急性胃肠炎，所以黑米煮前要先浸泡。

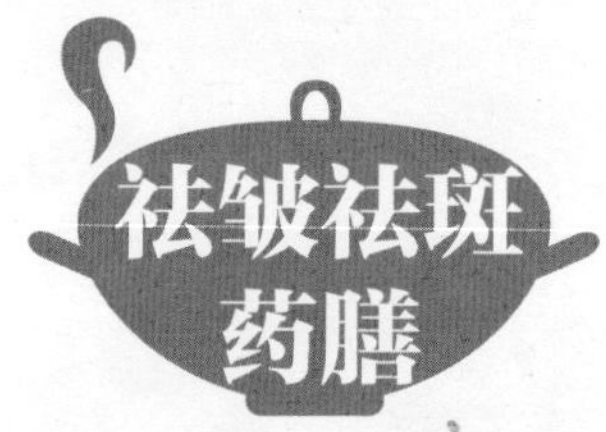

◆ 中医师的话

引起皱纹产生的原因分为两种，一种是外因，如气候寒冷、干燥和日晒、吸烟酗酒、空气污染、有害化妆品的使用及沐浴不当等；另一种是内因，如便秘、贫血、阴虚症、肝功能低下、生理功能减退、体弱、营养不良、偏食、睡眠不足、性生活过频等因素。不同地域、不同年龄阶段的人之间，也存在差异。

皮肤黑色素增加会形成面部呈褐色或黑色素沉着性、损容性的色斑，多发于面颊和前额部位，经日光曝晒后会加重。当今社会，由于环境恶化等多种因素的影响，人脸部有越来越多的色素沉积，并在皮肤表层显现，出现各种色斑。而压力大、内分泌失调、新陈代谢功能失常及乱用化妆品等，也会引起色斑。

◆ 调养药材推荐

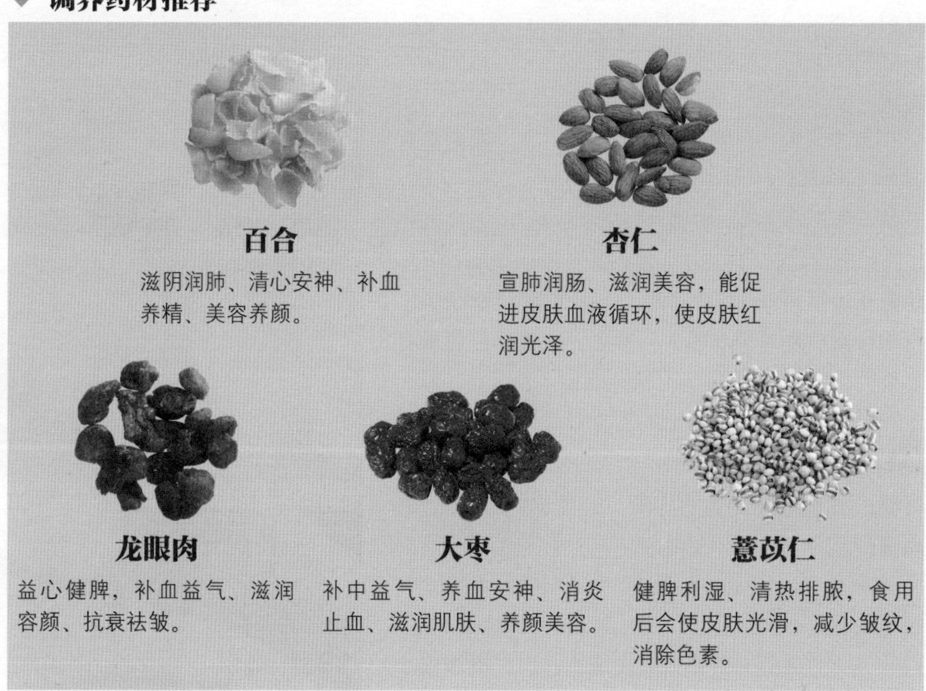

◆ 膳食宜忌

✅ 多食用富含维生素 C 的食物，如猕猴桃、柚子、龙眼、草莓、黄瓜、青椒、西红柿、白菜、菠菜、芹菜、苋菜等，有美白作用。

❎ 少吃过咸的食物，以减少黑色素的形成。

◆ 调养药膳

八珍美容露

材料：水发银耳20克，莲子、龙眼肉各50克，杏仁10克，桂花、菊花各2克，蜂蜜、冰糖各适量。

做法：

1. 水发银耳洗净去蒂，撕成小朵，与莲子、杏仁、龙眼肉、冰糖一起放入锅中，加入适量清水，大火煮沸后，用小火炖1小时，关火。
2. 将桂花和菊花放入锅中，搅拌均匀，待汤羹放至温热时，调入蜂蜜即可。

功效：滋阴养颜、美容去皱。

食用注意：阴虚咳嗽及泄痢便溏者禁食；孕妇、糖尿病患者不宜食用。

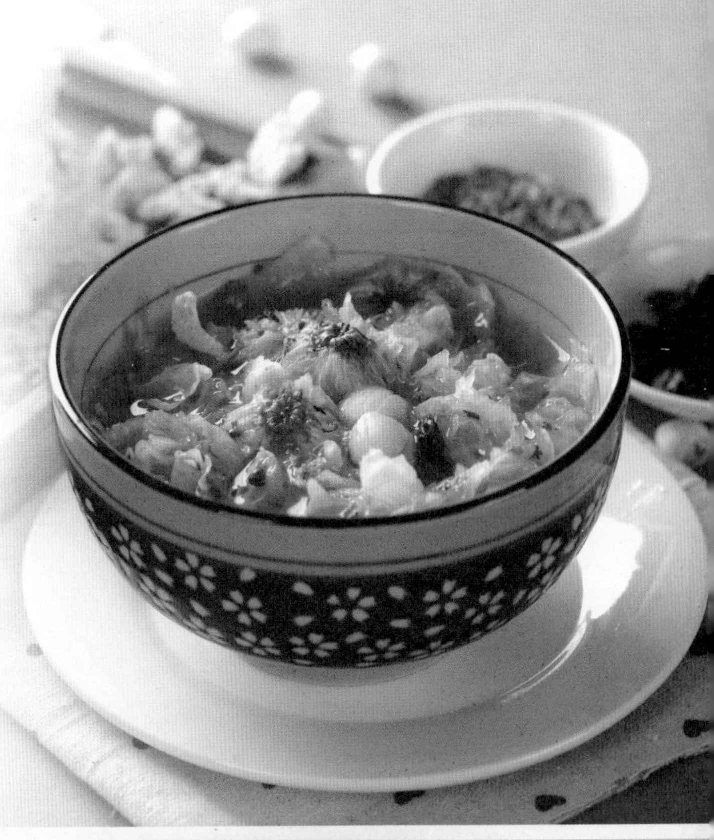

百合猪蹄

材料：猪蹄1只，百合100克，料酒、食盐、味精各适量。

做法：

1. 百合去杂后浸泡半小时；猪蹄洗净，在沸水锅中氽去血水。
2. 将猪蹄、食盐和料酒放砂锅中，加入适量清水煮沸，改为小火炖到猪蹄熟烂。
3. 放入百合，煮至百合熟，加入味精调味即可。

功效：健脑安神、润肺止咳、美白祛斑。

食用注意：风寒咳嗽及中寒便溏者禁食。

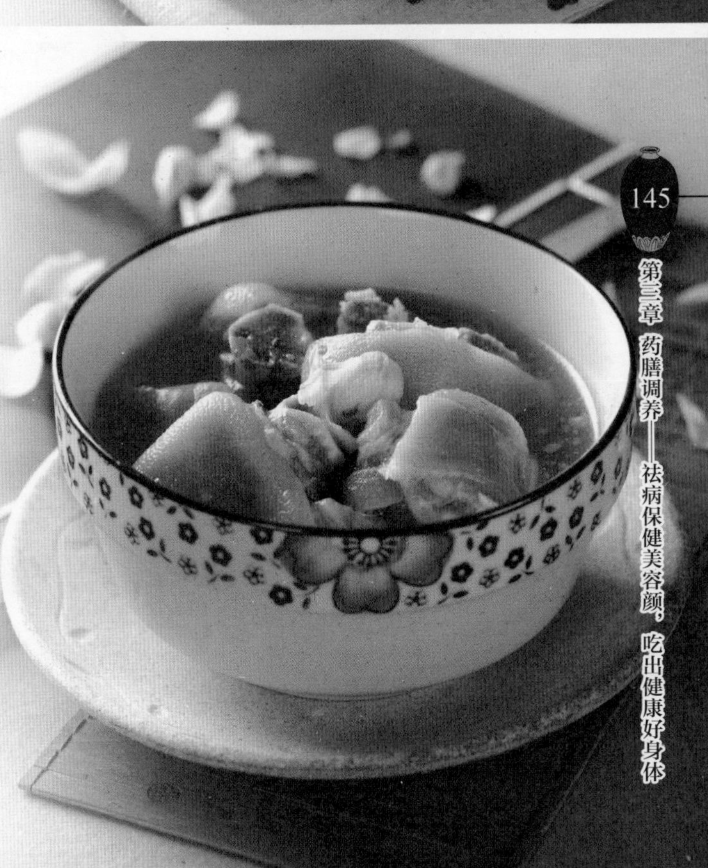

薏仁莲子粥

材料：薏苡仁 150 克，莲子 50 克，大枣 5 颗，冰糖 15 克。

做法：

1. 薏苡仁洗净，冷水浸泡 3 小时，捞出沥干；莲子去心，冷水洗净；大枣洗净去核。

2. 锅中加入适量清水，放入薏苡仁，大火煮沸后加入莲子、大枣，焖煮至熟透，加入冰糖，熬至成粥状即可。

功效：美白保湿、养颜祛斑。

食用注意：汗少、便秘者忌食

黑木耳大枣汤

材料：黑木耳 10 克，大枣 20 颗，白糖适量。

做法：

1. 黑木耳去梗洗净；大枣洗净。

2. 将黑木耳和大枣放入锅中，加入适量清水，大火煮至熟，加入白糖调味即可。

功效：驻颜祛斑、健美丰肌。

食用注意：胀气者慎食；不要与海鲜同时食用。

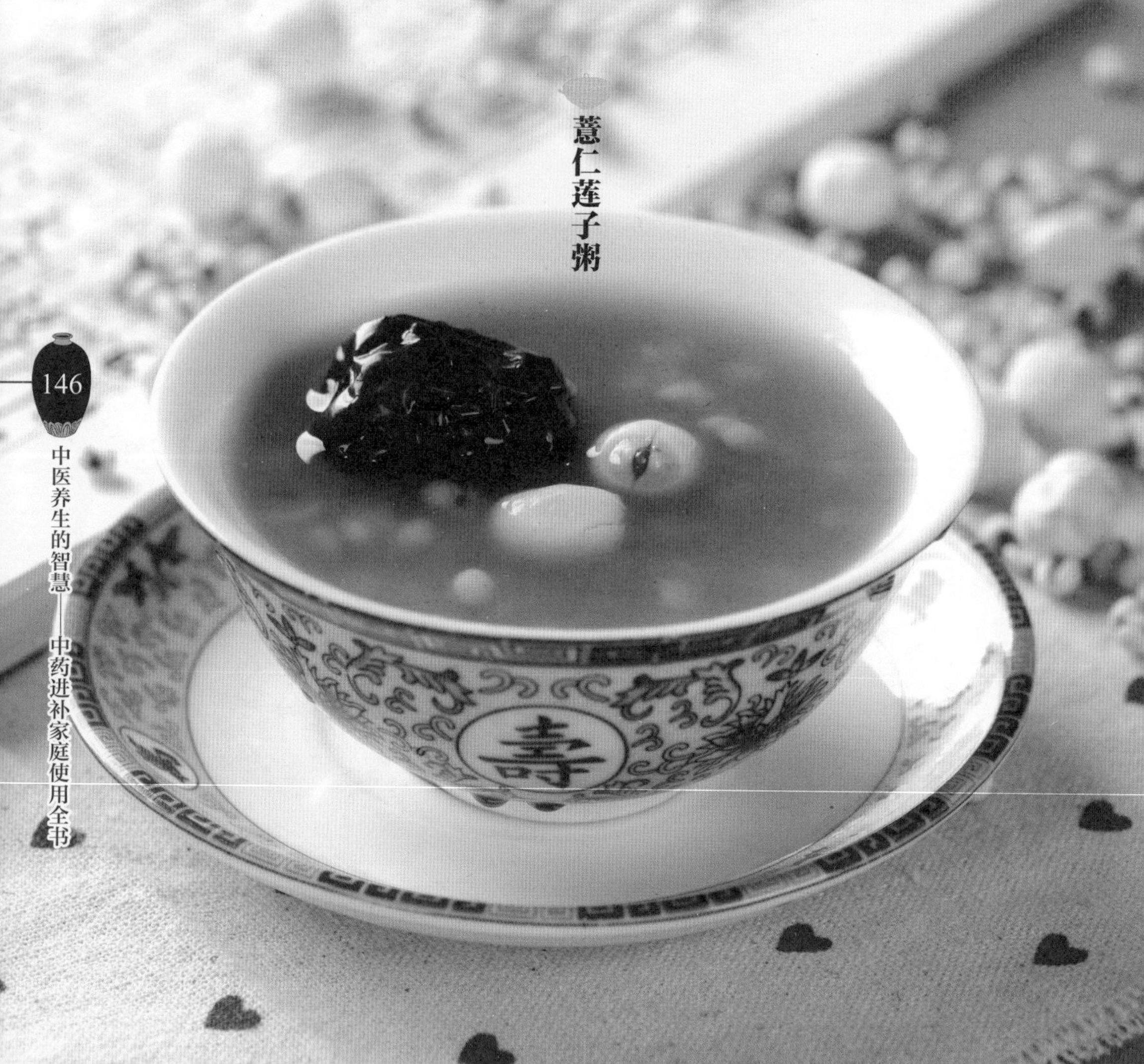

薏仁莲子粥

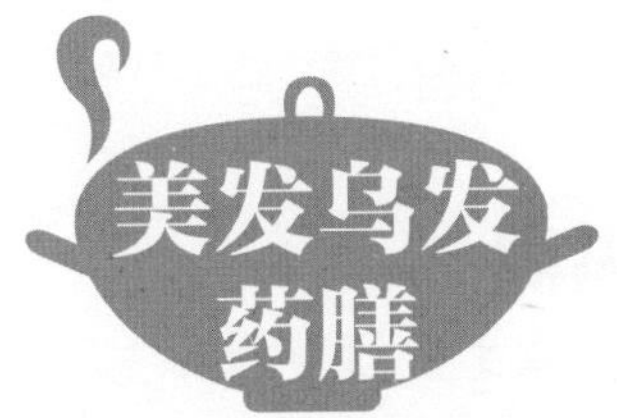

美发乌发药膳

◆ 中医师的话

乌黑亮丽的头发常常将人的外形衬托得更加美好，使人心情愉悦。头发发白脱落、干燥枯黄，不仅破坏个人形象，同时也预示着身体健康存在问题。

中医认为，肾精充足则毛发光泽，肾气虚衰，则毛发会变白且易脱落。此外“发为血之余”，而肝脏藏血，所以肝脏功能的好坏也关系着头发的荣枯。除此之外，头发的生长、润泽还受到肺气的影响。所以，要想美发、乌发，就需要从肝、肾、肺的调养入手。

◆ 调养药材推荐

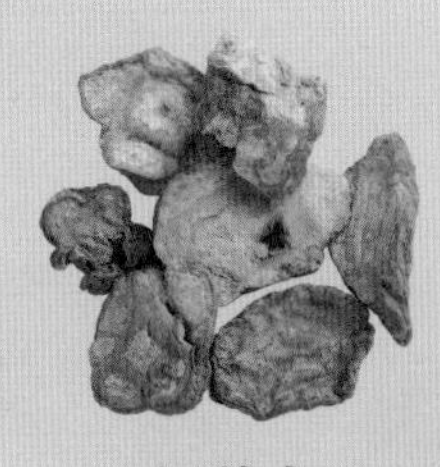

何首乌

补精血、乌须发、补肝肾、强筋骨，可用于肝肾精血亏虚、须发早白。

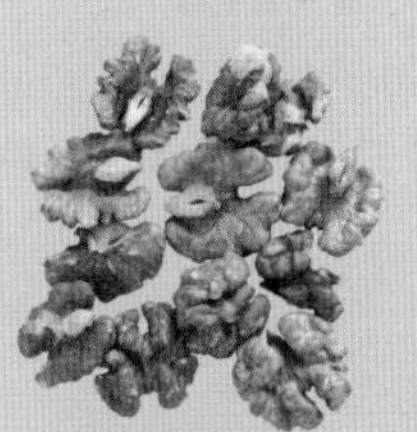

核桃仁

补肾温肺、补气养血、益寿养颜、抗衰老。

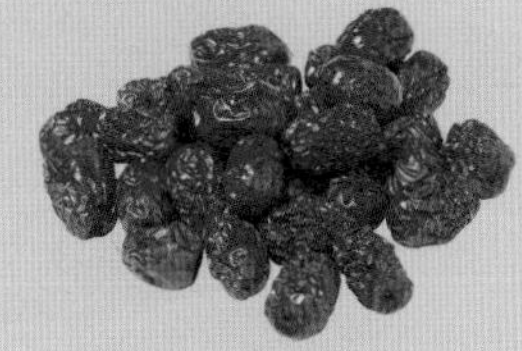

大枣

滋阴润肺、养血补肝、补中益气。

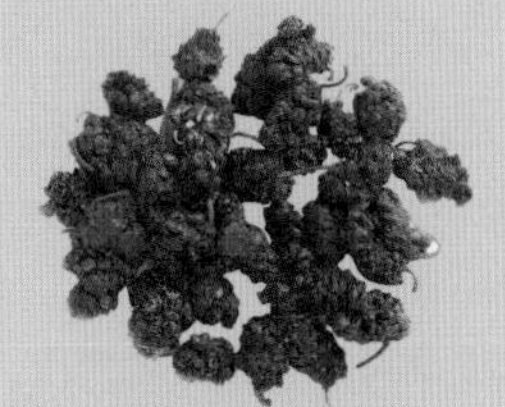

桑椹

补血滋阴、补益肝肾、乌发明目、营养肌肤、延缓衰老。

◆ 膳食宜忌

✔ 宜食用富含蛋白质、碘、钙、维生素等食物，如鲜奶、鱼、蛋类、豆类、绿色蔬菜、瓜果、粗粮等，有助于营养头发、预防脱发。

✖ 应忌烟、酒，少吃辛辣刺激、油腻、燥热食物，少吃甜食。

核桃仁拌芹菜

材料：芹菜300克，核桃仁50克，食盐、味精、香油各适量。

做法：

1. 将芹菜洗净，切段，在沸水锅中焯透捞出、沥干。
2. 将核桃仁用热水浸泡去表皮后，用开水泡5分钟取出放在芹菜上，加入食盐、味精和香油，拌匀即可。

功效：养血明目、润肤乌发。

食用注意：阴虚火旺、痰热咳嗽、便溏腹泻及痰湿重者不宜服用。

首乌黑豆乌鸡汤

材料：乌骨鸡1只，黑豆50克，何首乌15克，大枣10颗，料酒、葱、生姜、食盐、味精各适量。

做法：

1. 乌骨鸡宰杀后去毛除杂，洗净；何首乌、黑豆、大枣洗净，放入鸡腹内；葱切段、生姜切片。
2. 将乌骨鸡放入锅中，加适量清水，放入料酒、葱、生姜和食盐，大火煮沸后，改用小火煨至鸡肉熟烂，加入味精调味即可。

功效：益精健脾、滋补抗衰、滋阴养血、补益肝肾、降脂美发。

食用注意：大便溏泻及有湿痰者慎用。

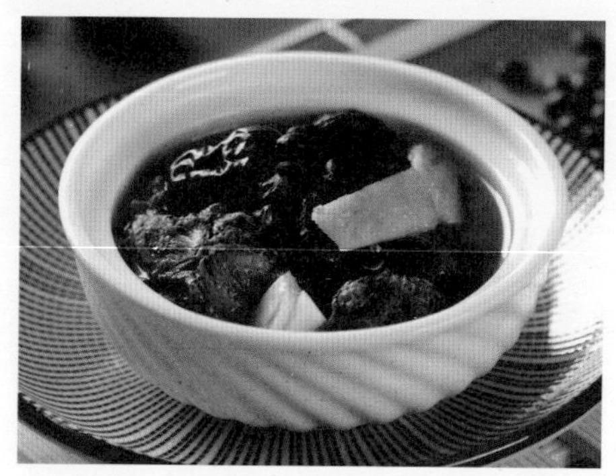

黑芝麻桑椹糊

材料：粳米30克，黑芝麻、桑椹各60克，白糖适量。

做法：

1. 将粳米、黑芝麻、桑椹分别洗净、捣碎。
2. 锅中放入适量清水，煮沸后放入白糖，将捣碎的粳米、黑芝麻和桑椹缓缓倒入，煮成糊状即可。

功效：补肾益精、养肝明目、益气抗衰、润肤养发。

食用注意：脾胃虚寒泄泻者、孕妇及糖尿病患者忌食。

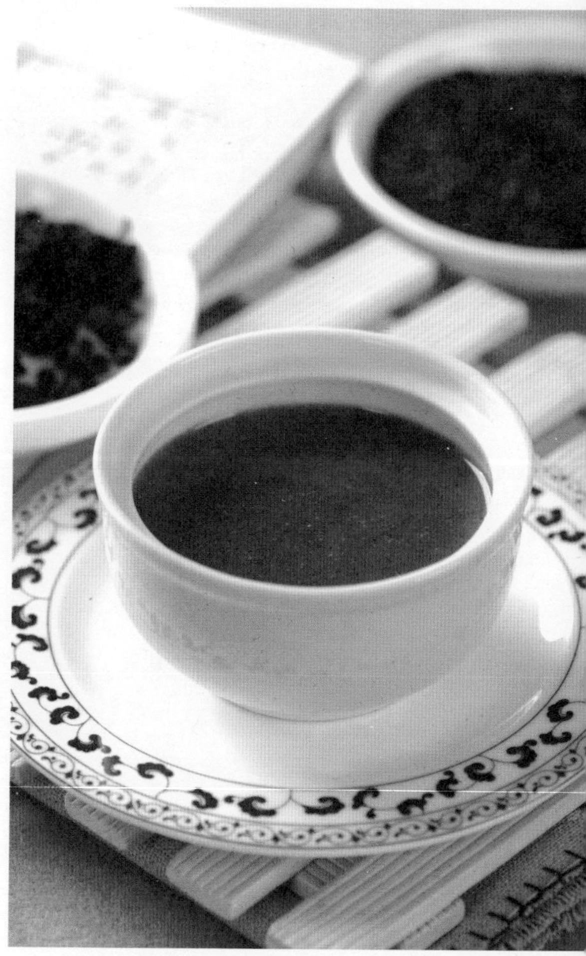

顺应天时，四季药膳让您轻松吃出健康

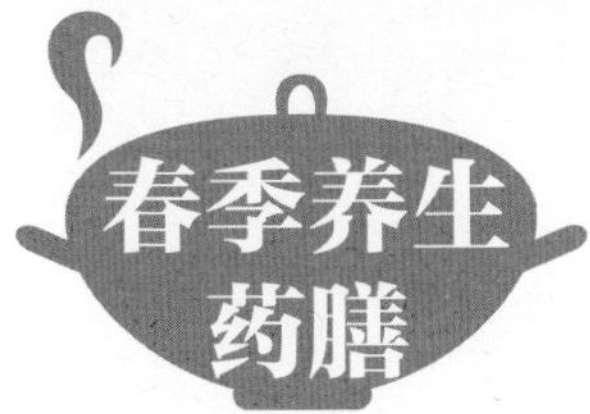

升发阳气正当时

◆ 中医师的话

春回大地，人体阳气顺应自然，趋向体表，肌表气血供应增多，使人感觉困倦，但睡懒觉却不利于阳气升发。春季气候变化大，易出现乍暖乍寒的情况，此时的人体腠理疏松，对寒邪的抵抗能力减弱。因此，春季养生应遵循“养阳防风”的原则，保卫体内的阳气。

此外，春天对应肝脏，应注意补养肝血。

◆ 调养药材推荐

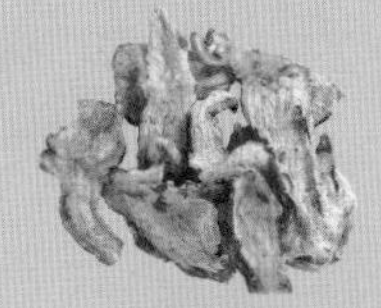

当归

补血和血、润燥滑肠、保肝抗炎、增强免疫力，可用于血虚头痛、眩晕。

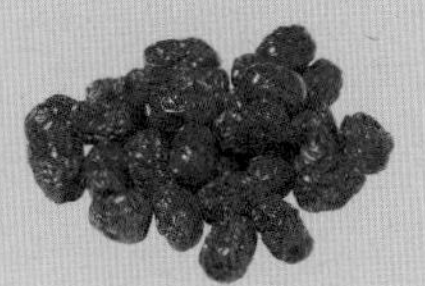

大枣

滋阴润肺、养血补肝、补中益气，保肝升阳。

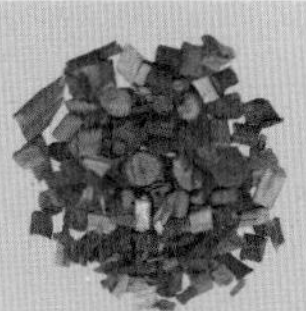

桂枝

温通经脉、通阳化气、助阳化气、散寒止痛。

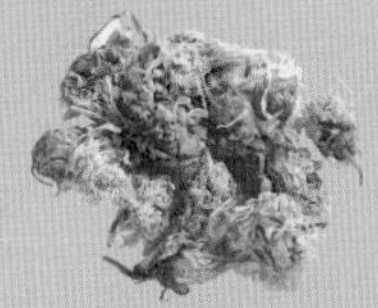

菊花

疏风清热、明目解毒、平降肝阳，可用于风热感冒、肝阳上亢引起的眩晕。

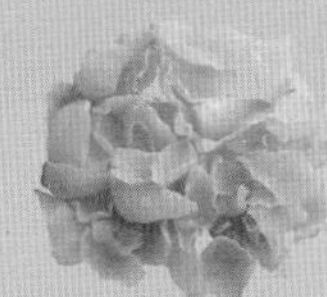

百合

养阴润肺、清心安神，用于阴虚久咳、虚烦惊悸、失眠多梦、精神恍惚。

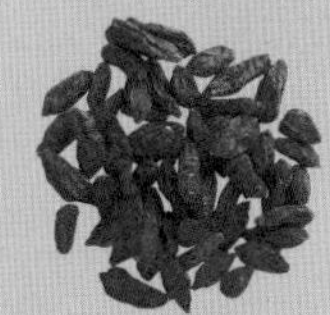

枸杞子

养肝、滋肾、润肺，可用于腰膝酸软、虚劳咳嗽。

◆ 膳食宜忌

- ✓ 宜食辛温发散的食品，如春笋、韭菜、豌豆苗、菠菜等，有助于升发阳气。
- ✓ 宜多吃绿叶蔬菜，“青入肝”，可疏肝解郁。
- ✗ 不宜食生冷、黏腻的食物，如冷藏蔬果等，以免伤害脾胃。

◆ 调养药膳

归枣鸡蛋汤

材料：鸡蛋 2 个，当归 10 克，大枣 10 颗。

做法：

1. 将当归洗净、切成小片；大枣洗净、去核。
2. 把当归和大枣一同放入锅中，加入适量清水，再放入鸡蛋同煮。
3. 鸡蛋煮熟后去壳，用洁净的针在熟鸡蛋周围刺 10 多个小孔，放回锅中再煮 10 分钟，吃鸡蛋喝汤。

功效：补血养颜、缓解春困。

食用注意：热盛出血者禁服；湿盛中满及大便溏泄者、孕妇慎服。

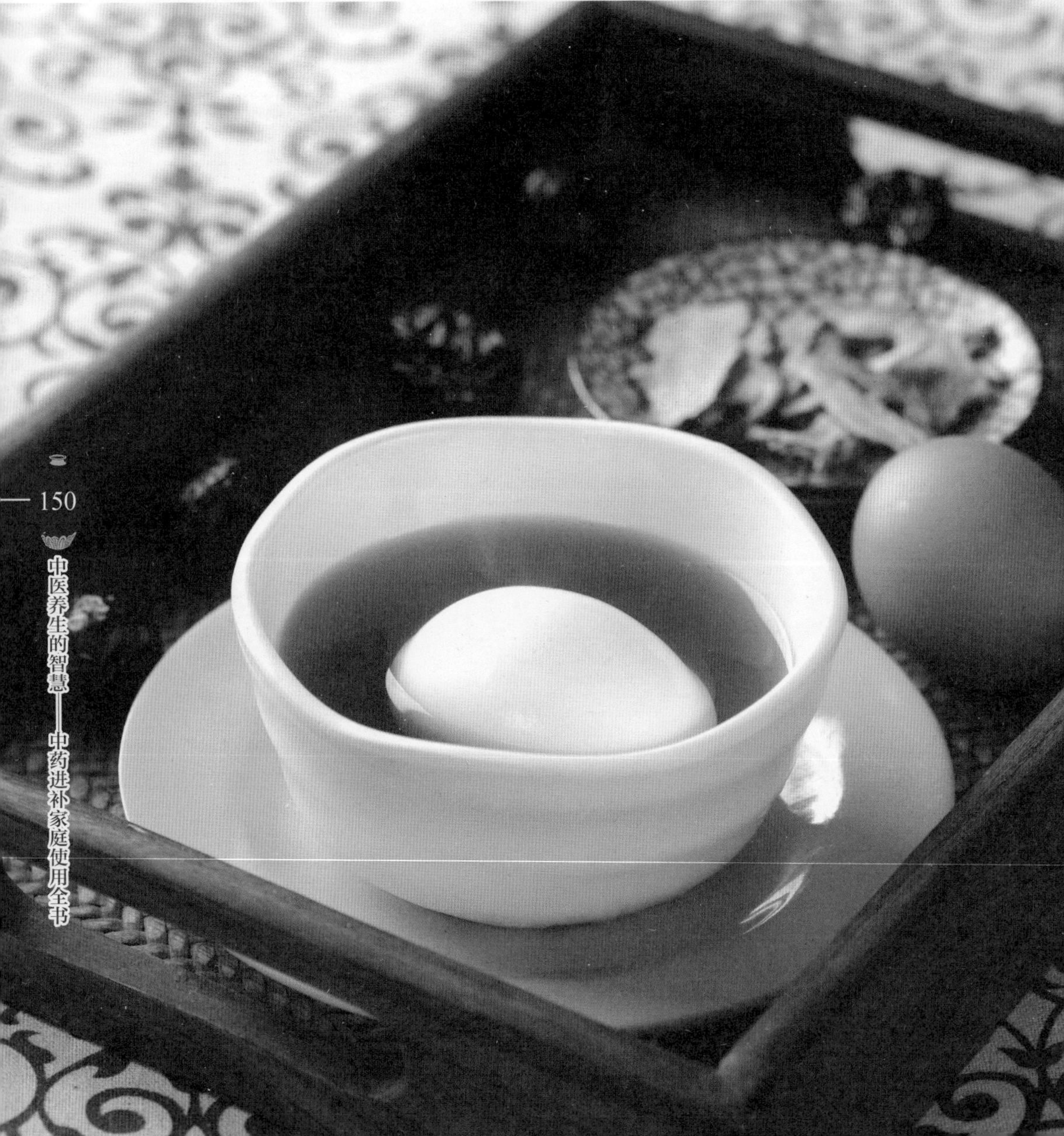

桂枝大枣粥

材料：粳米 100 克，桂枝 15 克，大枣 5 颗。

做法：

1. 桂枝洗净，加适量清水煮 25 分钟，去渣取汁；粳米、大枣分别洗净。

2. 将粳米和大枣一同放入锅中，加入适量清水和桂枝汁，熬煮成粥即可。

功效：祛寒解表、温经通络、促阳化气。

食用注意：高热、阴虚火旺、血热妄行者禁食。

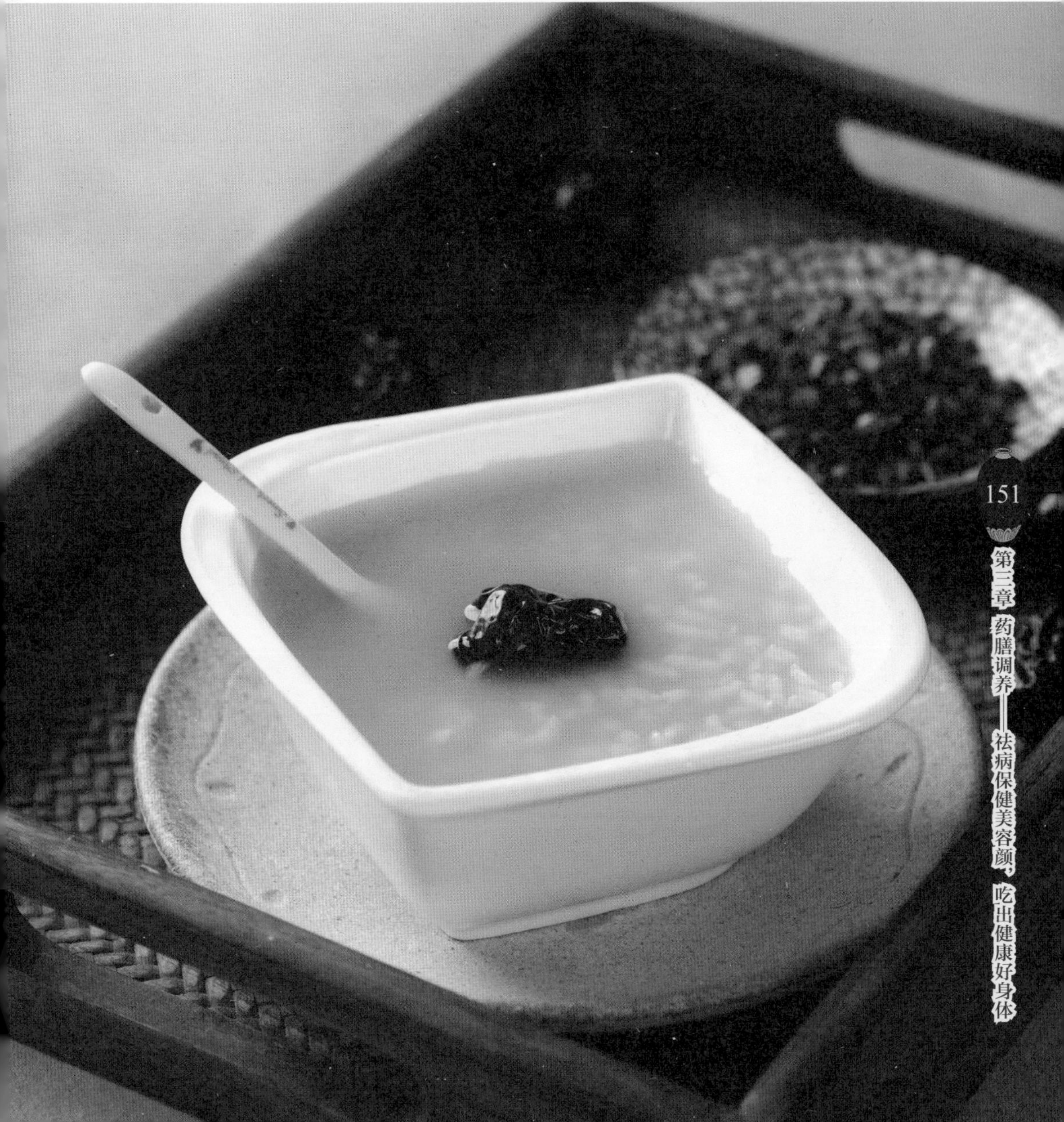

春笋枸杞子肉丝

材料：春笋 200 克，猪瘦肉 150 克，枸杞子 15 克，食用油、料酒、白糖、酱油、香油各适量。

做法：

1. 猪肉洗净切丝；春笋去壳洗净，放入沸水锅中烫熟后，捞出沥干，切成细丝；枸杞子洗净。

2. 炒锅中放入适量食用油烧热，放入肉丝、笋丝，煸炒至有香味后，加入料酒、白糖、酱油，翻炒均匀后，放入枸杞子再翻炒几下，淋上香油即可。

功效：滋养肝肾、补血益精、化瘀消食。

食用注意：外邪实热，脾虚有湿及泄泻者忌食。

菊花胡萝卜粥

材料：胡萝卜 100 克，大米 50 克，菊花 5 克，白糖适量。

做法：

1. 菊花用水泡发，洗净；胡萝卜洗净，切丁；大米洗净。

2. 将大米倒入锅中，加入适量清水，大火煮沸后，改小火煮 10 分钟。

3. 加入胡萝卜，大火煮沸后，改小火煮 15 分钟，加入菊花，再煮 5 分钟，调入白糖即可。

功效：滋肝养血、清热凉血、明目、缓解春困。

食用注意：气虚胃寒、食少泄泻者慎食。

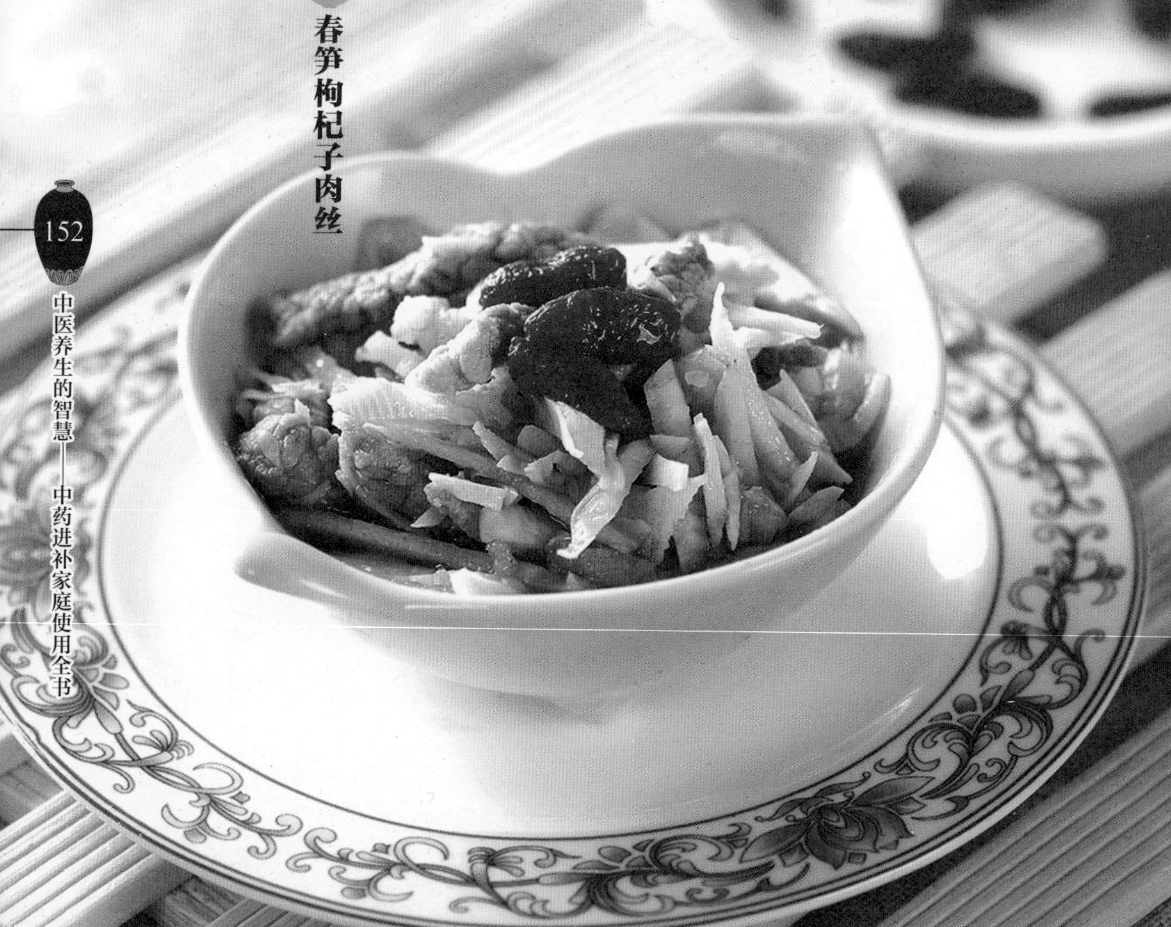
春笋枸杞子肉丝

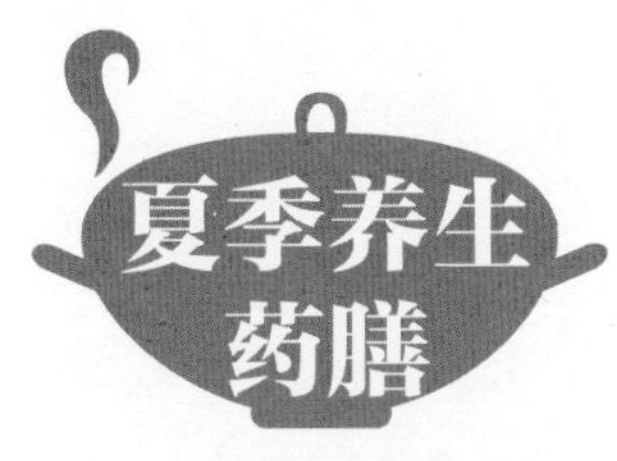

清润之食以消暑

◆ 中医师的话

夏季是阳气最盛的季节，气候炎热、生机旺盛，是新陈代谢最快的时期，阳气外发，伏阴在内，气血运行也变得更加旺盛。此外，夏季天气炎热、昼长夜短，容易导致人们睡眠不足。

所以，夏季养生，要顺应其昼长夜短的特点，及时调整工作计划和生活节奏，适当地减缓速度。此外，夏季养生要节欲守神，保持淡薄宁静的心态。饮食上宜食用补肺养肾、健脾除湿、清热消暑的食物。

◆ 调养药材推荐

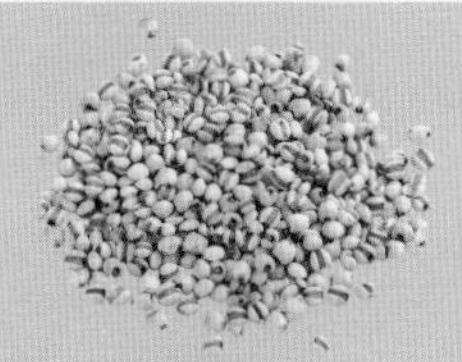

薏苡仁

健脾利湿、清热排脓、利水消肿，适用于泄泻、水肿。

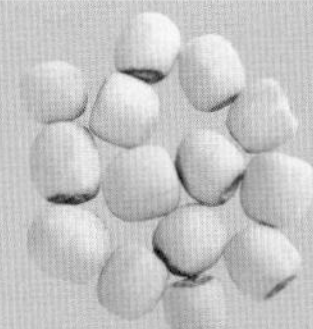

莲子

补脾止泻、益肾涩精、养心安神。用于脾虚久泻、心悸失眠、心烦口渴。

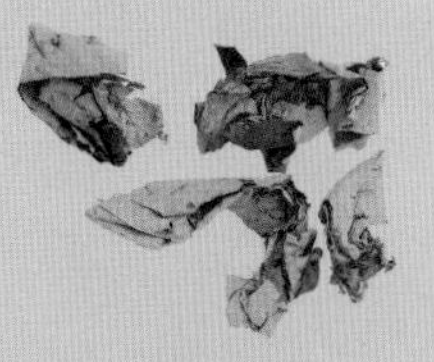

荷叶

清暑利湿、升发清阳，适用于中暑热致头昏脑胀、胸闷烦渴。

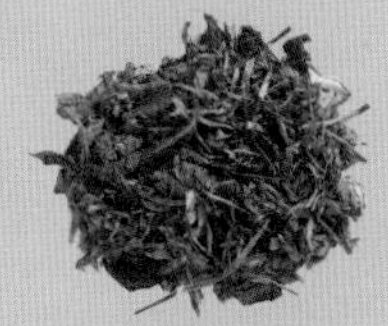

蒲公英

清热解毒、消肿散结、利尿止泻、保肝利胆。

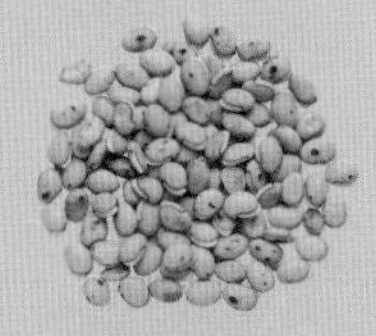

白扁豆

健脾益气、消暑化湿，可用于治疗脾胃虚弱、食欲不振、暑湿吐泻。

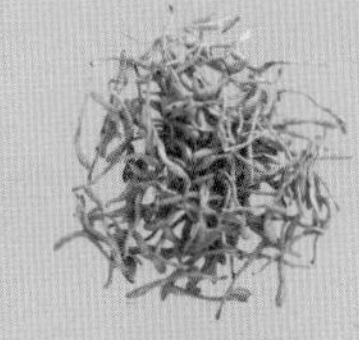

金银花

清热解毒、凉血止痢，可用于身热头痛、心烦少寐、咽干口燥。

◆ 膳食宜忌

✔ 多饮水，多吃新鲜蔬果。饮食宜清淡，少油腻，以清润之品为主。

✔ 多吃黄色食物和甘味食物，有健脾的功效。

✖ 忌暴饮暴食和冷饮，不宜吃冰冻食品；胃溃疡、胃酸过多者不宜食用酸味冷饮。

黄瓜蒲公英粥

材料：大米 100 克，黄瓜 30 克，蒲公英 10 克。

做法：

1. 黄瓜洗净切片；蒲公英洗净切碎；大米洗净。

2. 将大米放入锅中，加入适量清水，大火煮至粥熟后，放入黄瓜和蒲公英，煮沸即可。

功效：清热解暑、利尿消肿。

食用注意：体质偏寒者慎食。

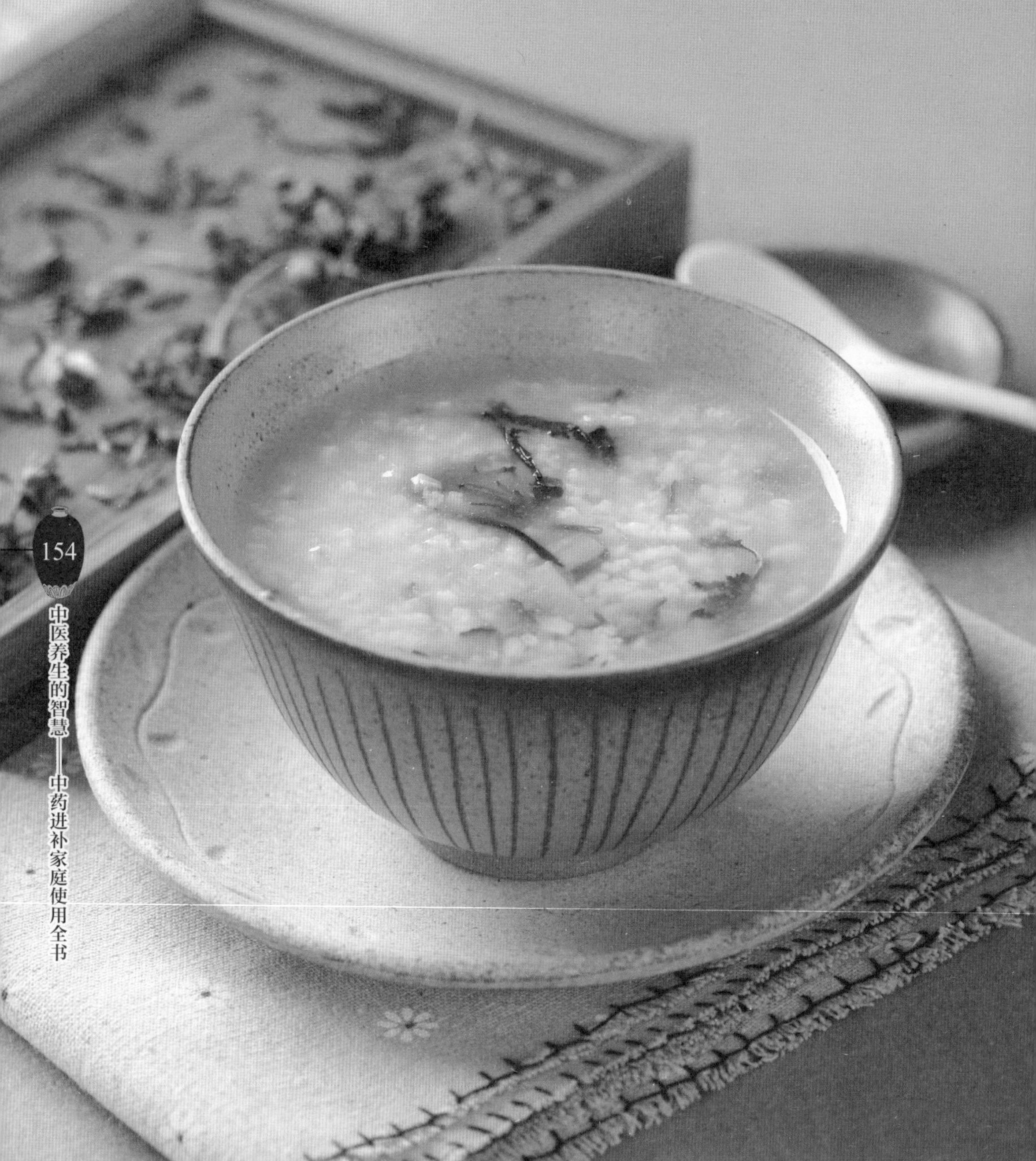

冬瓜薏仁汤

材料：冬瓜 500 克，薏苡仁 50 克。

做法：

1. 将冬瓜去瓤洗净后切块；薏苡仁洗净，记得提前放入清水中浸泡一晚。

2. 将冬瓜和薏苡仁一同放入锅中，加入适量清水煮沸后，再煮 40 分钟左右即可。

功效：行气活血、健脾利尿、清热解暑、祛火排毒、润肺化湿。

食用注意：脾虚无湿、大便燥结者及孕妇慎食。

莲子百合粥

材料：粳米 100 克，莲子（带心）、百合各 25 克。

做法：

1. 莲子、百合分别洗净；粳米洗净。

2. 将莲子与粳米一同放入锅中，加入适量清水煮至成粥后，放入百合再煮 5 分钟即可。

功效：清热润燥、清心安神、润肺止咳、助消化。

食用注意：风寒咳嗽、脾虚便溏、中满痞胀及大便燥结者忌食；体虚或者脾胃功能弱者慎食。

山楂绿豆糕

材料：粳米 150 克，糯米 100 克，山楂、绿豆各 50 克，白糖适量。

做法：

1. 山楂洗净，去皮、去籽；绿豆洗净，浸泡去壳；粳米、糯米分别洗净。

2. 山楂、绿豆、粳米和糯米一同放入高压锅中，大火蒸 15 分钟，冷却后捣成泥，加入白糖后搅拌均匀。

3. 将拌匀的材料放在搪瓷盘中，用刀压紧、压平后，切成大小适中的块状即可。

功效：消食化积、散瘀行气、止咳化痰、清热解毒。

食用注意：山楂有收缩子宫的作用，可能会诱发流产，孕妇慎食。

扁豆大枣汤

材料：白扁豆 100 克，大枣 30 颗，白糖适量。

做法：

1. 白扁豆除去杂质，洗净；大枣洗净。

2. 锅中加入适量清水，放入白扁豆，大火煮沸后放入大枣，煮沸后改用小火煮至白扁豆熟烂，加入白糖调味即可。

功效：清暑化湿、健脾益气。

食用注意：寒热病患者忌食。

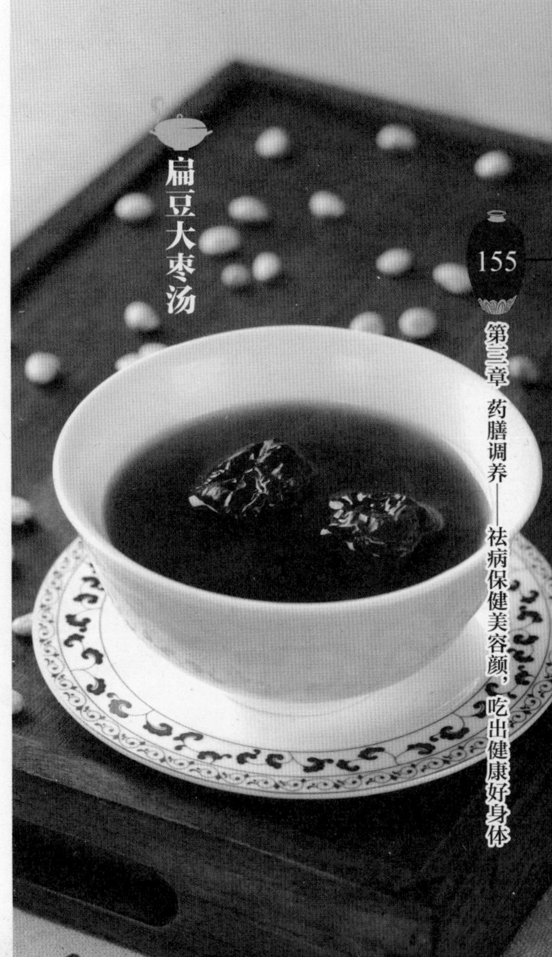
扁豆大枣汤

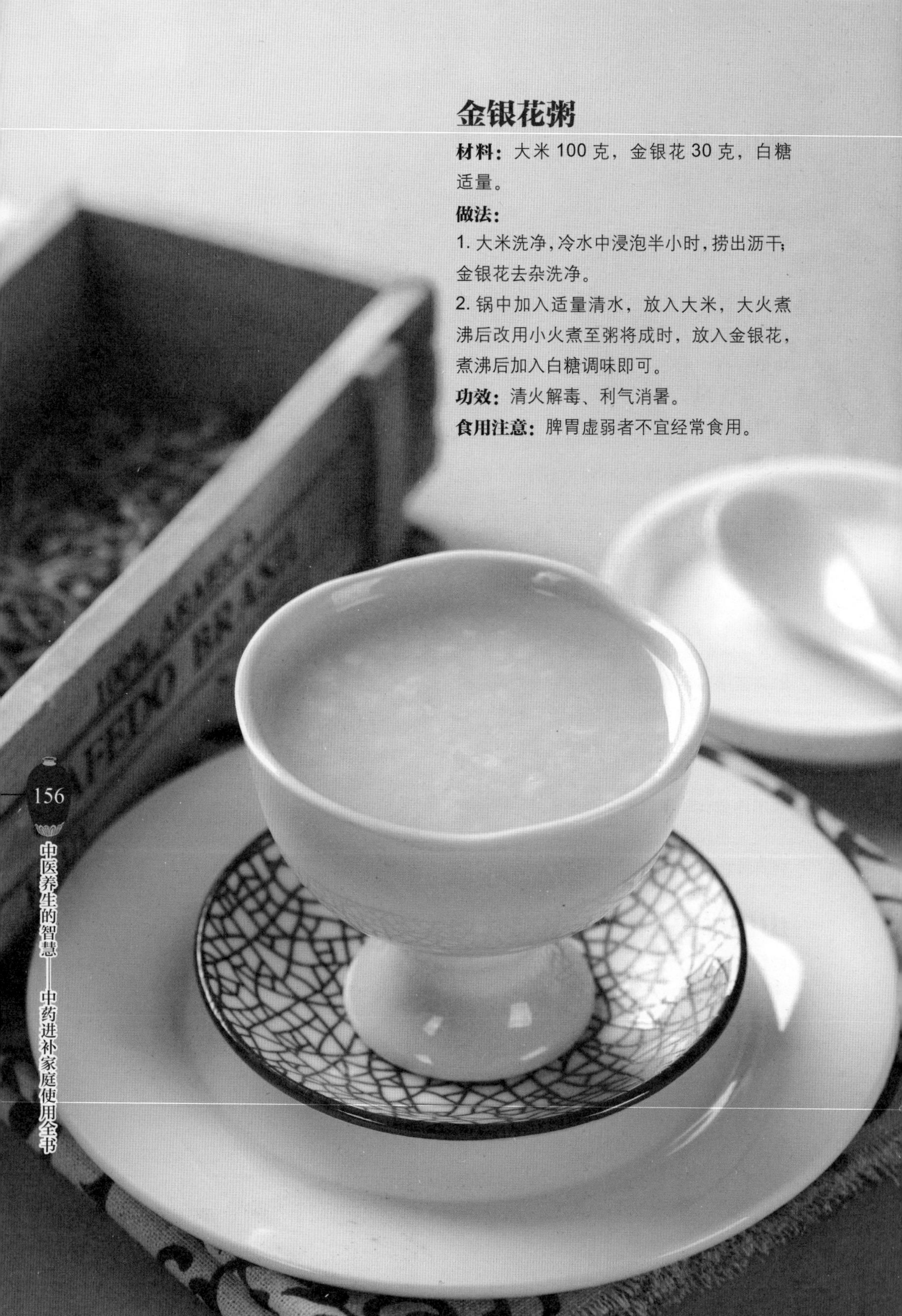

金银花粥

材料： 大米 100 克，金银花 30 克，白糖适量。

做法：

1. 大米洗净，冷水中浸泡半小时，捞出沥干；金银花去杂洗净。
2. 锅中加入适量清水，放入大米，大火煮沸后改用小火煮至粥将成时，放入金银花，煮沸后加入白糖调味即可。

功效： 清火解毒、利气消暑。

食用注意： 脾胃虚弱者不宜经常食用。

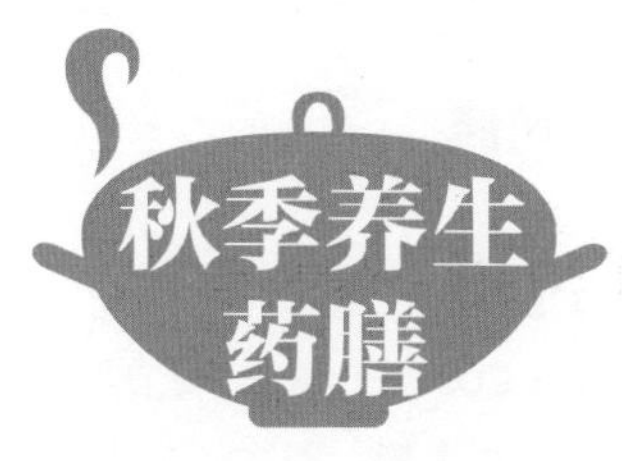

清淡滋润以防燥

◆ 中医师的话

秋季到来，阳气渐衰，阴寒日生，正是人体阳消阴长的过渡时期。因此，蕴养体内的阴气成为秋季养生的首要任务，而养阴的关键就是防燥。

秋季昼夜温差大，气温忽高忽低，是疾病多发的时期。针对秋季的气候特点，要加强锻炼，饮食上宜滋阴润肺，还要注意防暑防寒，养肺兼顾防病。

◆ 调养药材推荐

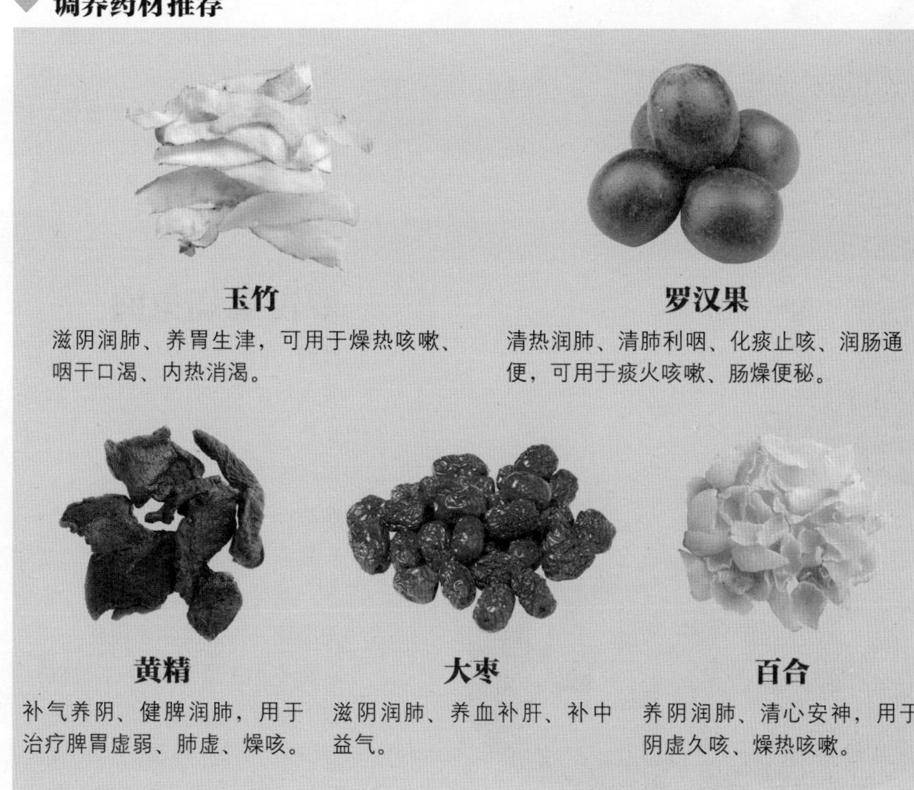

玉竹

滋阴润肺、养胃生津，可用于燥热咳嗽、咽干口渴、内热消渴。

罗汉果

清热润肺、清肺利咽、化痰止咳、润肠通便，可用于痰火咳嗽、肠燥便秘。

黄精

补气养阴、健脾润肺，用于治疗脾胃虚弱、肺虚、燥咳。

大枣

滋阴润肺、养血补肝、补中益气。

百合

养阴润肺、清心安神，用于阴虚久咳、燥热咳嗽。

◆ 膳食宜忌

- ✅ 宜多吃滋阴润燥的食物，如杏、梨、红薯、花生、银耳等。
- ✅ 饮食应以温、软、清淡为宜，定时定量，少食多餐。
- ❌ 少吃辛辣刺激的食物，如葱、姜、蒜、韭菜、辣椒等，以免损伤津液。

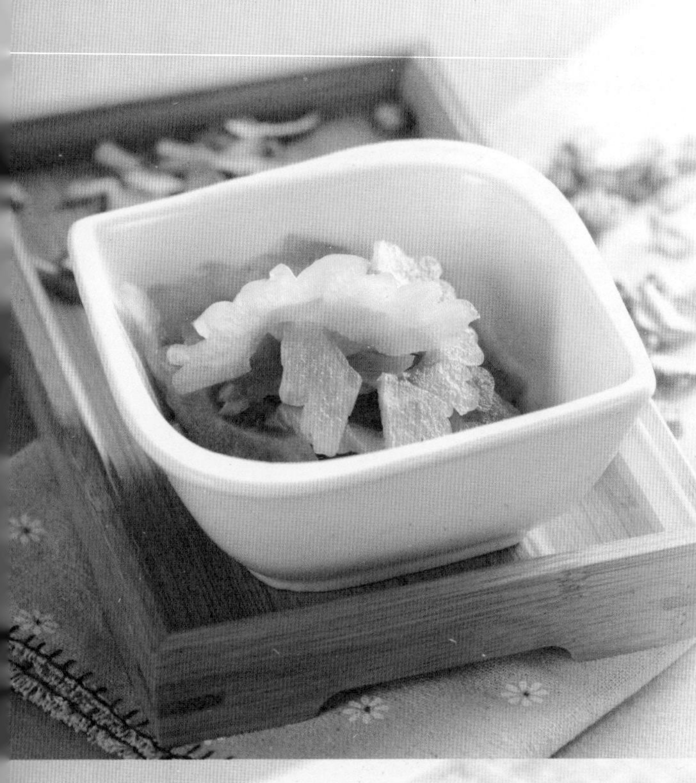

◆ 调养药膳

白玉苦瓜

材料：苦瓜 200 克，玉竹 10 克，桔梗 6 克，花生粉、芥末、酱油各适量。

做法：

1. 苦瓜洗净，去子后切成薄片，冰水浸泡，冷藏 10 分钟，捞出沥干。
2. 玉竹、桔梗洗净后打成粉末。
3. 花生粉、酱油、芥末拌匀，淋在苦瓜上即可。

功效：清肺润燥、止咳化痰、生津止渴。

食用注意：脾虚便溏者慎食；痰湿内蕴者禁食。

罗汉果烧兔肉

材料：兔肉 300 克，莴苣 100 克，罗汉果 1 个，鲜汤 300 克，料酒、生姜、葱、酱油、食盐、味精、食用油各适量。

做法：

1. 兔肉洗净切块；罗汉果洗净切开；莴苣去皮洗净，切块；生姜洗净切片；葱洗净切段。
2. 锅中加入适量食用油，烧热后放入生姜和葱，爆香后放入兔肉、罗汉果、莴苣、料酒、酱油、食盐、味精和鲜汤，煮至兔肉熟烂即可。

功效：清肺利咽、化痰止咳、润肠通便、祛暑美容。

食用注意：肺寒咳嗽者慎食。

黄精炖牛肉

材料： 牛肉500克，黄精30克，大枣10颗，山楂1个，料酒、生姜、葱、食盐、味精、香油各适量。

做法：

1. 将牛肉洗净，切成2厘米左右的小块；黄精洗净；大枣、山楂分别洗净；葱洗净切段；生姜洗净切片。
2. 锅中加入适量清水煮沸后，放入牛肉块氽去血沫，捞出沥干。
3. 将黄精放入沙锅中，放入葱、生姜、料酒，加入适量清水煮沸，放入牛肉和山楂后，改用小火炖至牛肉五成熟。
4. 放入大枣、食盐，小火炖至牛肉熟烂，放入味精、香油，拌匀即可。

功效： 养心润肺、补中益气、滋阴健脾、益肾补髓、安神健胃、抗衰美容。

食用注意： 湿痰壅滞者不宜食用。

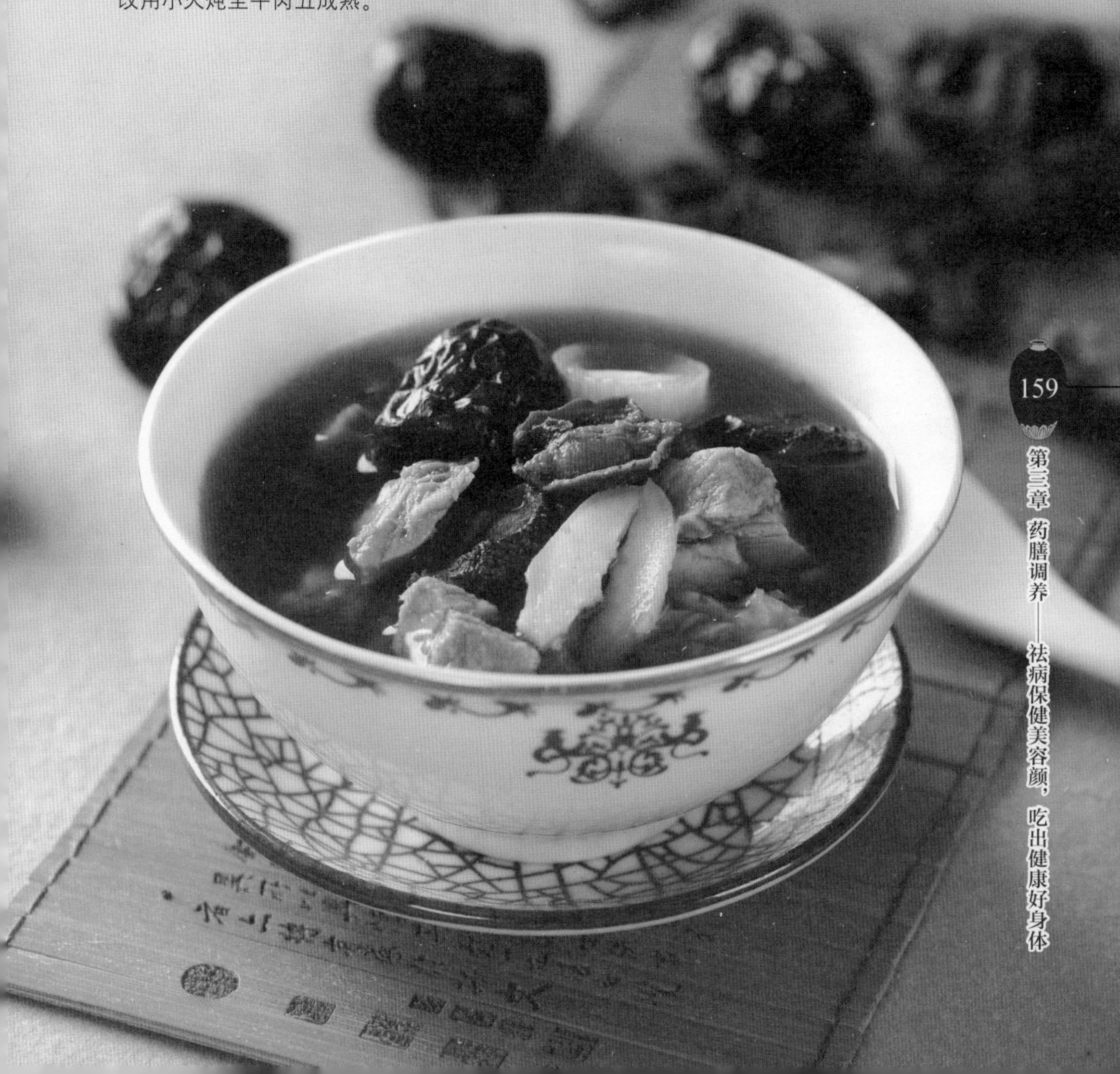

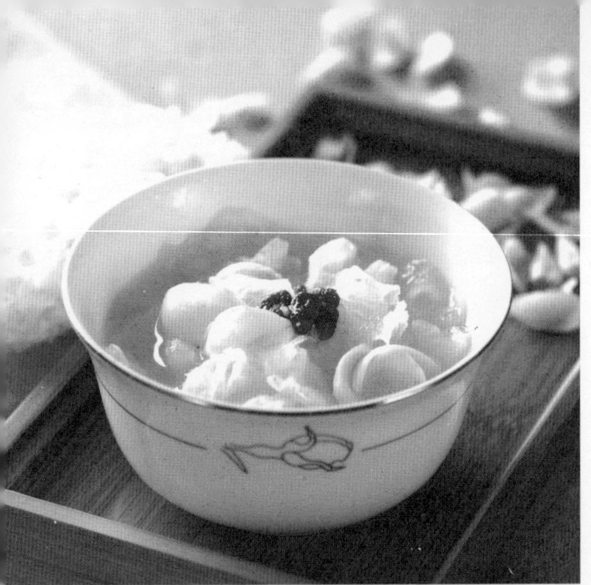

百合银耳炖雪梨

材料：雪梨 500 克，银耳 15 克，百合 10 克，枸杞子 5 克，冰糖适量。

做法：

1. 雪梨去皮去核，洗净切块；百合、枸杞子分别洗净；银耳洗净，浸泡后撕成小朵。
2. 将银耳放入炖盅内，加入适量清水，大火煮沸后改用小火炖至银耳软烂时，放入百合、枸杞子、冰糖及雪梨块，加盖用小火继续炖，炖至雪梨块软烂即可。

功效：清心润肺、润燥止咳。

食用注意：风寒痰嗽、中寒便滑者忌食。

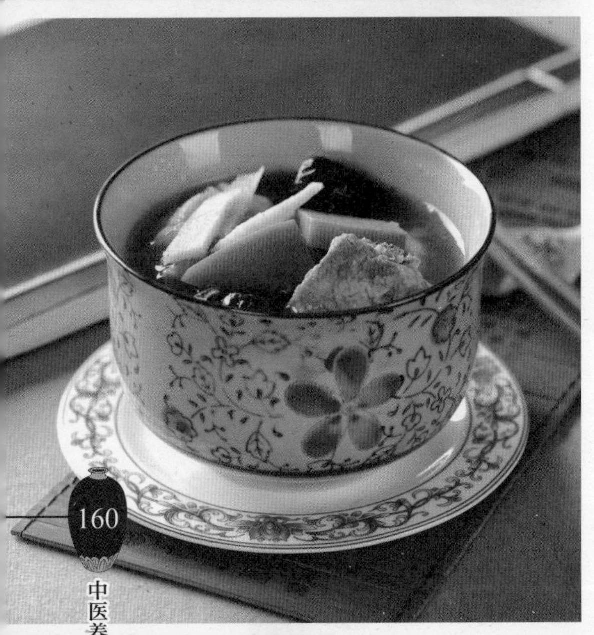

南瓜大枣排骨汤

材料：南瓜 700 克，猪排骨 500 克，干贝 25 克，大枣 10 颗，生姜、食盐各适量。

做法：

1. 南瓜去皮去子，洗净后切成厚块；排骨放入沸水中煮五分钟后捞出，洗净；大枣洗净去核；干贝洗净后用清水浸泡 1 小时。
2. 煲内放入适量水煮沸，放入排骨、干贝、南瓜、大枣和生姜，大火煮沸后，改小火煲 3 小时，加食盐调味即可。

功效：健脾养胃、补血益气、养心润肺、滋阴润燥。

食用注意：湿重腹胀者不宜食用。

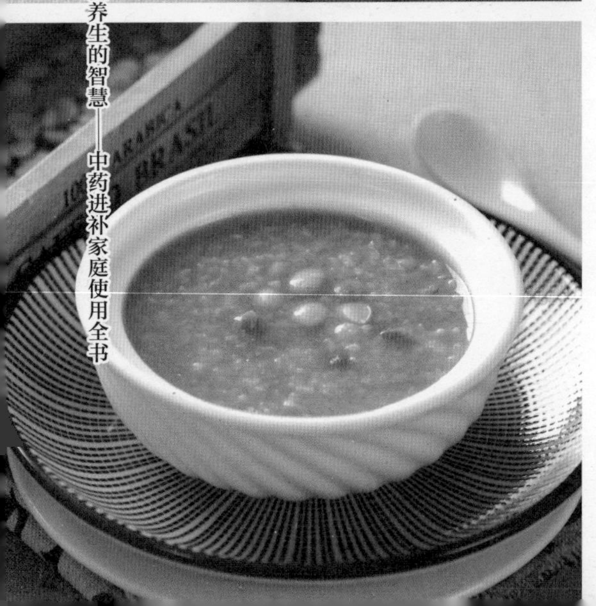

杏仁糯米粥

材料：糯米 100 克，杏仁、山楂糕各 10 克，冰糖适量。

做法：

1. 将杏仁用豆浆机制成杏仁浆；山楂糕切成丁；糯米洗净，冷水浸泡 3 小时，沥干水分。
2. 锅中加入适量清水，煮沸后放入糯米、杏仁浆，煮至成粥，加入冰糖煮沸，食用时撒上山楂糕丁即可。

功效：止咳平喘、宣肺润肠、开胃润燥。

食用注意：阴虚咳嗽及泄痢便溏者禁食。

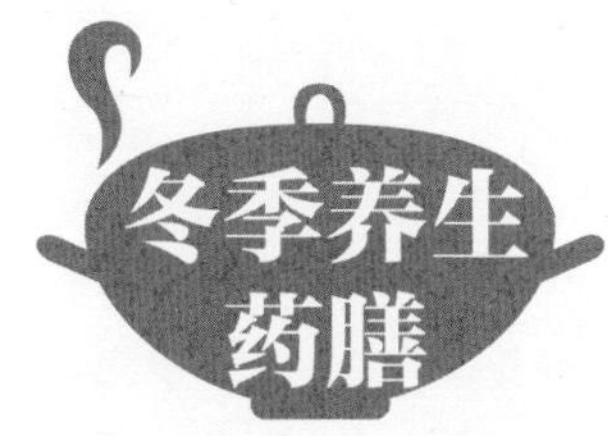

“冬补三九”不能错过

◆ 中医师的话

俗话说，“冬不藏精，春必病温”。冬季是匿藏精气的时节，人体阳气内藏、阴精固守，是机体能量的蓄积阶段。

冬季寒冷，天寒地冻、万物凋零、阴盛阳衰，人体易受寒冷气温影响，机体的生理功能下降。冬季养生应注意防寒保暖。而防寒的重要原则是“养肾防寒”，饮食上也应注意驱寒就温。肾是人体生气的原动力，肾好，生命力强，机体适应严冬气候的能力就强。

◆ 调养药材推荐

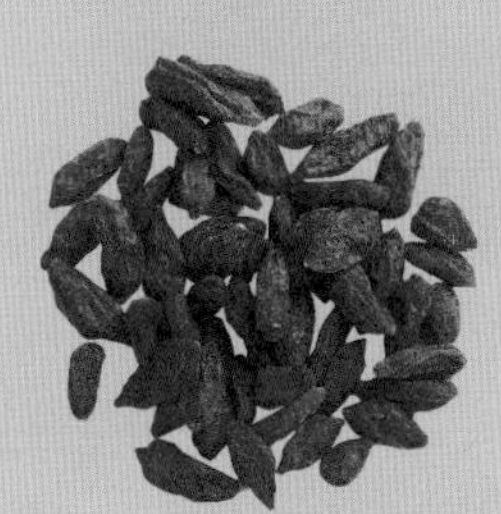

枸杞子

滋补肝肾、益精明目，用于虚劳精亏、腰膝酸痛、眩晕耳鸣。

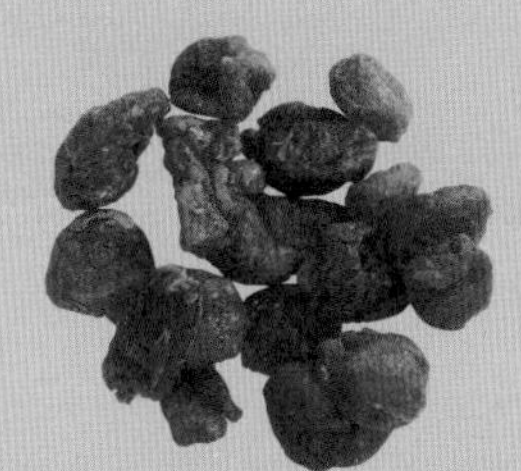

龙眼肉

补益心脾、养血安神，可用于治疗气血不足、心悸怔忡、健忘失眠、血虚萎黄。

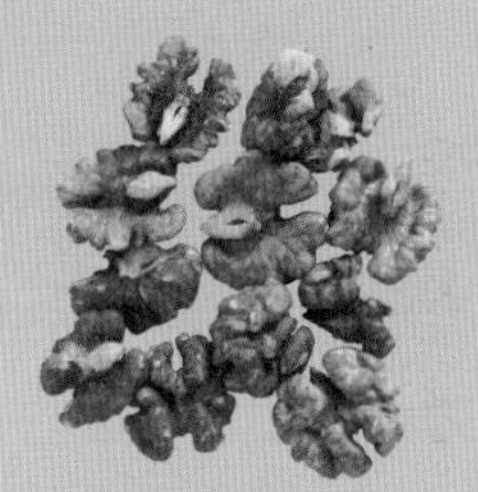

核桃仁

顺气补血、止咳化痰、润肺补肾，有缓解疲劳和减轻压力的作用。

◆ 膳食宜忌

✔ 宜多吃黑色食物，黑色对应肾脏，有利于肾精的丰藏。

✖ 不宜吃油腻的食物，如油炸食品、动物油、肥肉等。

杜仲冬菇煲猪腰

材料： 猪腰 2 只，芹菜 50 克，黑木耳 30 克，冬菇 10 克，杜仲 20 克，食用油，食盐适量。

做法：

1. 将猪腰片开，除去白色臊腺，切成腰花。
2. 杜仲用食盐水炒焦，切丝；黑木耳浸泡后去蒂，洗净；芹菜洗净切段；冬菇浸泡后洗净，切成两半。
3. 将腰花、黑木耳、杜仲、冬菇、芹菜、食盐和食用油一同放入锅中，加入水，中火煮沸后，改用小火煲 40 分钟即可。

功效： 补血益气、健脾固肾、驱寒保暖。

食用注意： 便秘及风寒感冒者忌食。

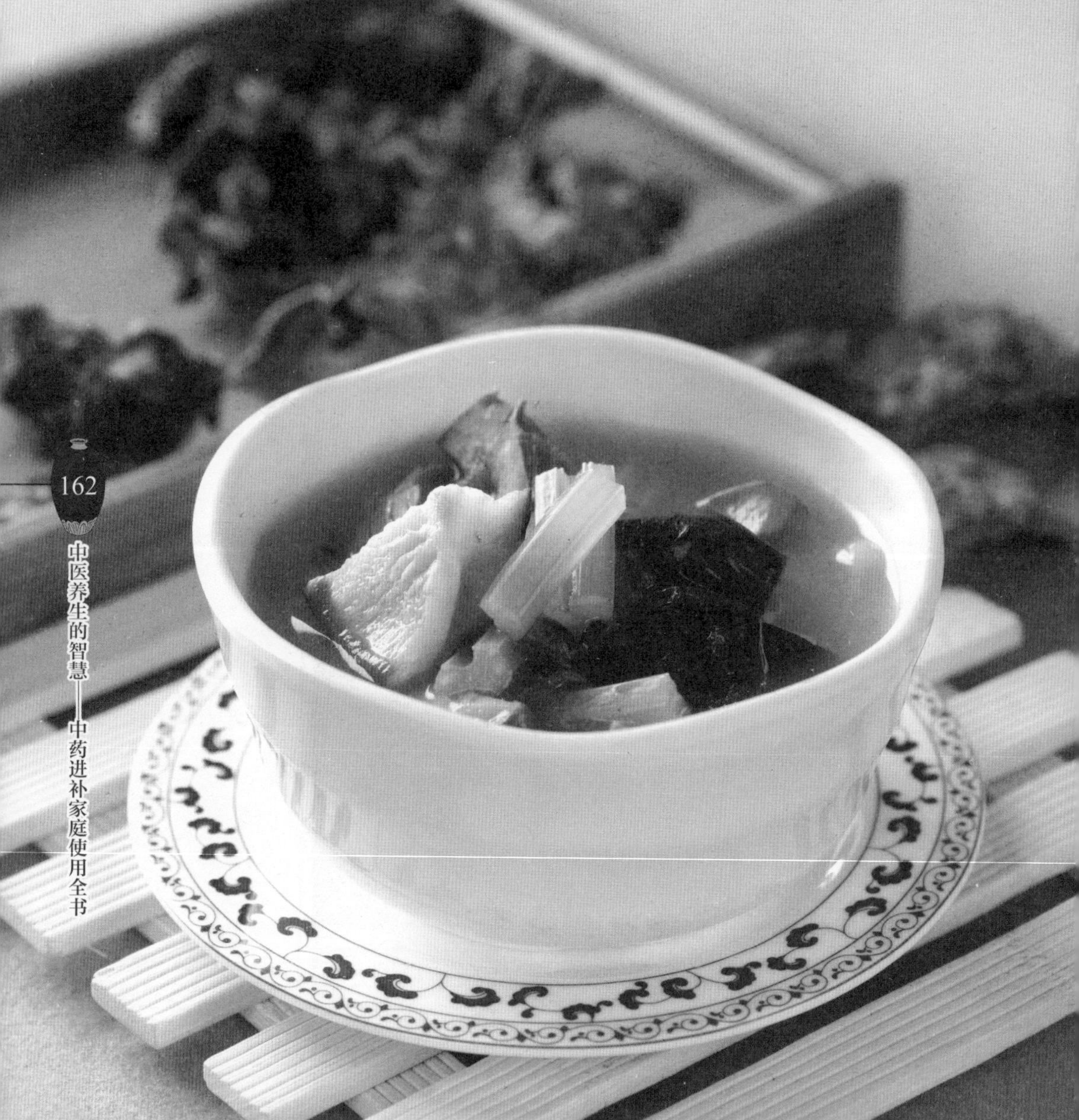

当归羊肉粥

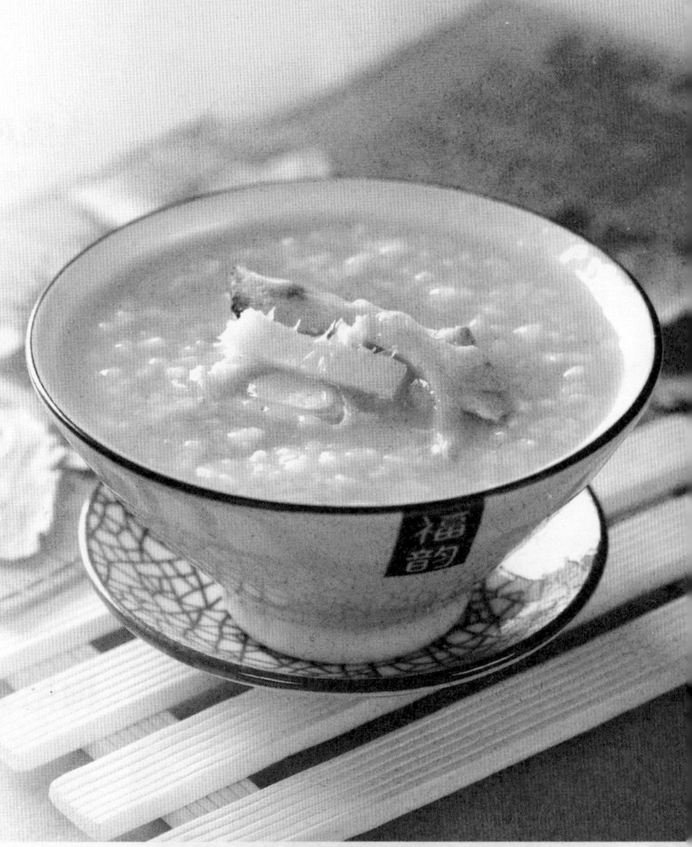

材料：粳米150克，羊肉50克，当归20克，料酒、食盐、味精、鸡油、葱、生姜、胡椒粉各适量。

做法：

1. 生姜洗净切片；当归泡透切片；羊肉洗净，煮去血水，切成小块；葱洗净切段；粳米洗净。
2. 将粳米、羊肉、当归、生姜、葱、料酒一同放锅中，加入适量清水，大火煮沸后，改用小火炖煮35分钟，加入食盐、味精、鸡油、胡椒粉调味即可。

功效：补血和血、散寒、调经止痛。

食用注意：热盛出血者禁服；湿盛中满、大便溏泄者及孕妇慎服。

杞枣黑豆煲猪骨汤

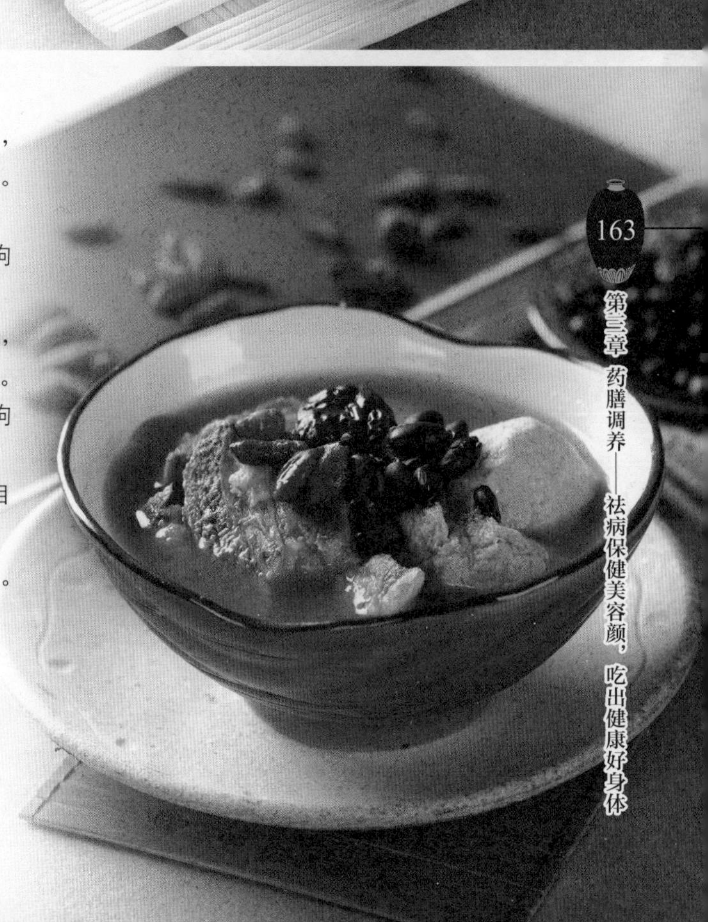

材料：猪排100克，黑豆50克，枸杞子10克，大枣8颗，食盐适量。

做法：

1. 猪排洗净切段；黑豆、大枣、枸杞子分别洗净。
2. 猪排放入锅中，加适量清水煮沸，撇去浮沫后，放入黑豆、大枣炖煮。
3. 炖1~2小时后挑出猪排，放入枸杞子煮沸，加入食盐调味即可。

功效：养肝益肾、补气生精、明目补血、养颜乌发。

食用注意：脾虚有湿及泄泻者忌食。

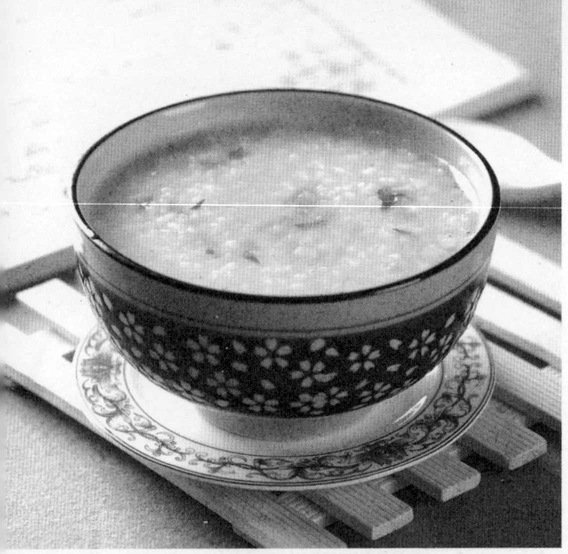

核桃鸡肉粥

材料： 粳米 150 克，鸡肉 100 克，小油菜 50 克，核桃仁 30 克，白酒、食盐各适量。

做法：

1. 小油菜用清水洗净，放入沸水中烫熟后，捞出；核桃仁切碎；鸡肉洗净切成小块；粳米洗净。

2. 鸡肉撒上适量的食盐，倒入白酒，放入蒸笼中蒸 15 分钟左右，粳米放入锅中煮成粥，将熟时放入鸡肉、小油菜和核桃仁，搅拌均匀，煮沸即可。

功效： 补气养血，补虚养身。

食用注意： 肺炎、支气管扩张者不宜食用。

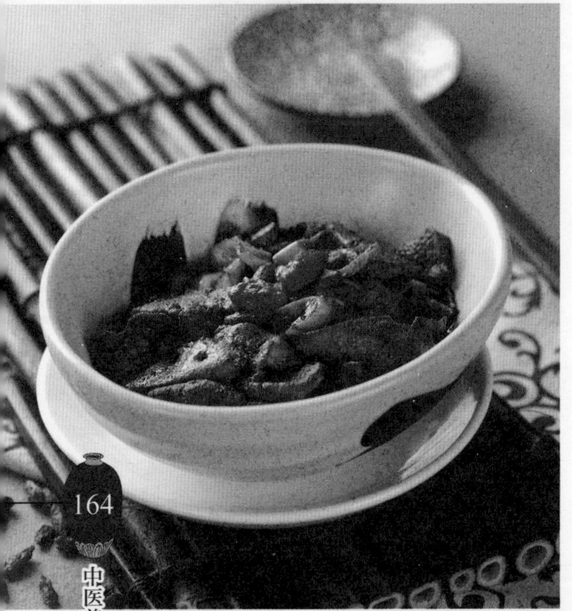

枸杞子炒猪肝

材料： 猪肝 250 克，枸杞子 10 克，食盐、料酒、食用油、葱、生姜、酱油、淀粉各适量。

做法：

1. 猪肝洗净，切片；枸杞子洗净；生姜洗净切片；葱切段。

2. 锅中放入适量食用油烧热，将葱、生姜放入油锅爆香后，倒入猪肝和枸杞子翻炒至有香味，加入酱油、食盐调味，最后用淀粉勾芡即可。

功效： 补精养血、补肝益肾。

食用注意： 外邪实热、脾虚有湿及泄泻者忌食。

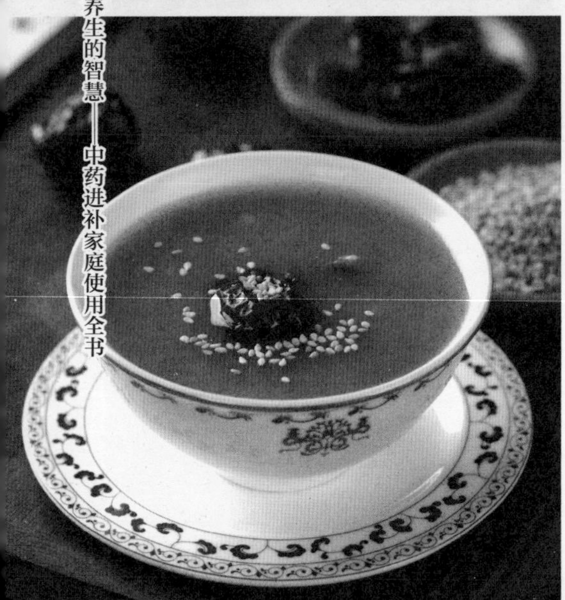

芝麻龙眼粥

材料： 糯米 100 克，白芝麻 30 克，龙眼肉 20 克，大枣 10 颗，红糖适量。

做法：

1. 将龙眼肉洗净；大枣去核洗净；糯米洗净；白芝麻去杂洗净。

2. 将糯米放入锅中，加入适量清水，放入大枣、龙眼肉、白芝麻，大火煮至六成熟后，加入红糖，煮至粥状时即可。

功效： 滋阴益肾、养血益气。

食用注意： 痰火郁结、咳嗽痰黏者不宜食用。

补益五脏，药膳为您塑造由内而外的健康

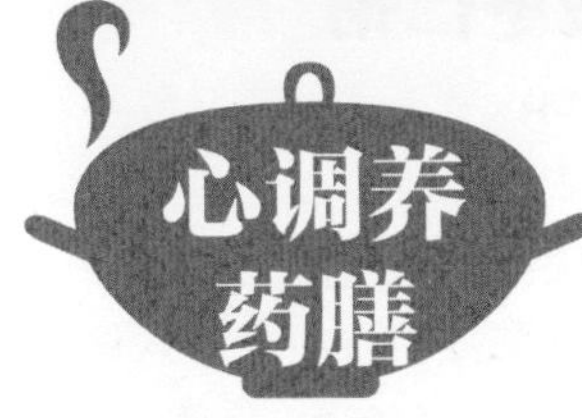

中医师的话

“心藏神”，意思是心脏掌控着人的情绪。《黄帝内经》有言：“心为君主之官，主不明，则十二官危。”心脏的不适会直接影响到肝、脾、肺、肾的功能。所以，一个人如果心脏出现问题，那么，人体其他的脏腑器官也会陷入危险之中。而心绪稳定、平和的人，会长命百岁。

心是五脏之主，掌管着人体血脉运行，是全身血脉的总枢纽，健康的心脏是机体发挥正常功能的保证。

调养药材推荐

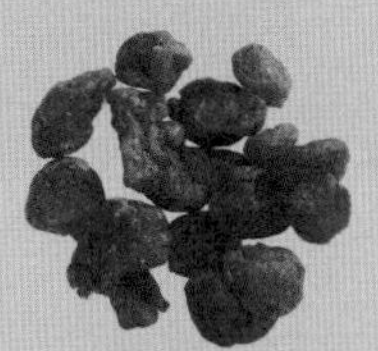

龙眼肉

益心脾、补气血、安神，可用于虚劳羸弱、失眠健忘、惊悸怔忡。

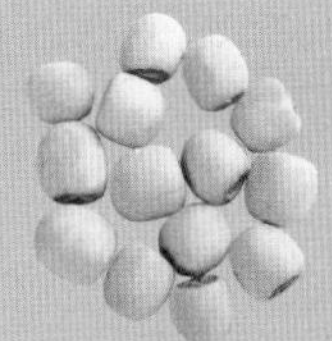

莲子

强心安神、清心去火、滋养补虚，具有显著的强心作用，可用于辅助治疗心律不齐。

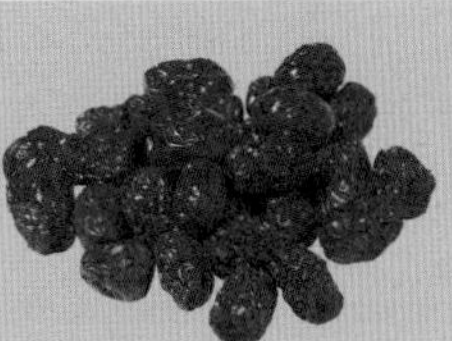

大枣

补中益气、养血安神。

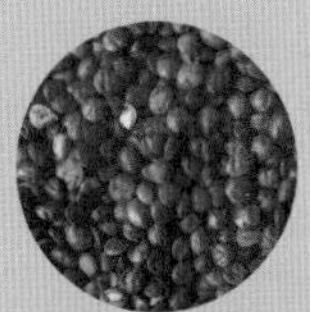

酸枣仁

润肺养肝、宁心安神，可用于治疗虚烦不眠，惊悸怔忡。

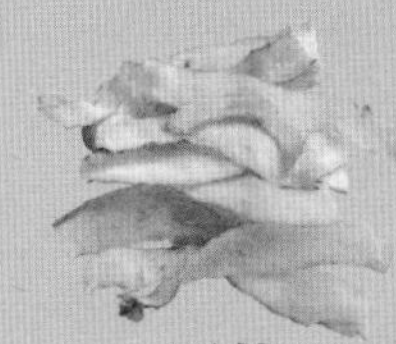

玉竹

滋阴润肺、养胃生津、强心美容。

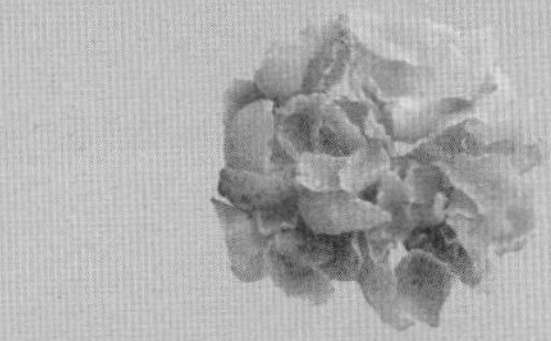

百合

安神、清心、润肺，用于改善虚烦惊悸、失眠多梦、精神恍惚。

膳食宜忌

✔ 宜多食红色食物，如红柿椒、西红柿、老南瓜、柿子等，可活血化瘀；多食苦味食物，如苦瓜、苦菜等，可消炎解毒、除烦安神；适量食用寒凉食物，如茭白、荸荠、菱肉、百合、藕、竹笋、慈姑、魔芋、空心菜等，可清热去心火。

✖ 忌食用肥厚甘腻的食物，如肥肉、动物油等；忌用辛辣、热性的调料，如辣椒、胡椒、茴香等；忌浓茶、咖啡、烟酒等。

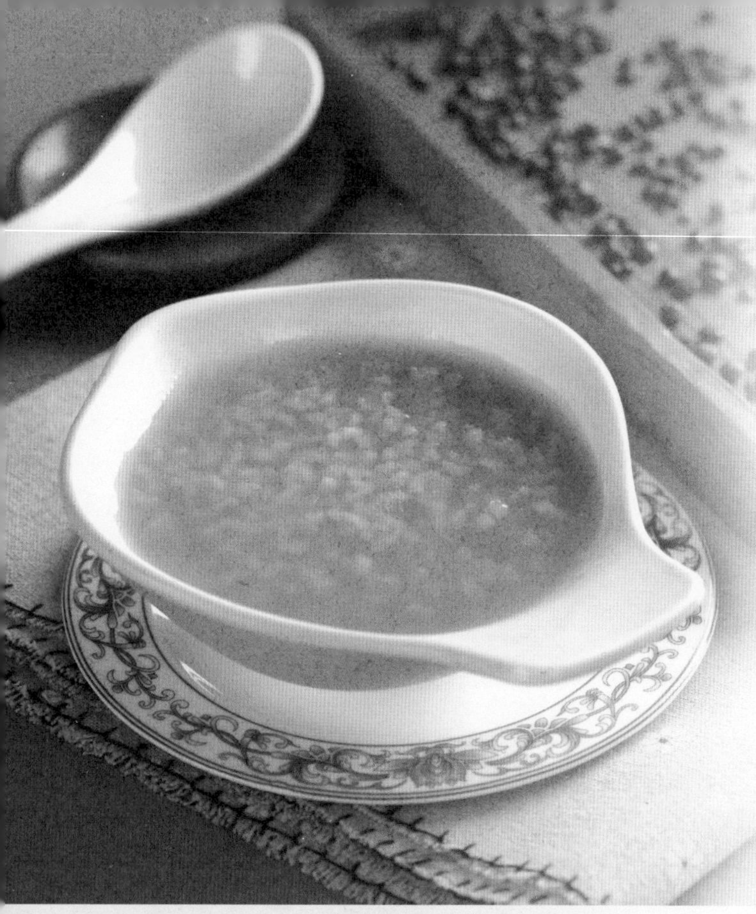

◆ **调养药膳**

酸枣仁粥

材料： 粳米 100 克，酸枣仁 15 克。

做法：

1. 将酸枣仁炒熟后放入锅中，加入适量清水煎煮，取汁备用。

2. 粳米洗净放入锅中，加入酸枣仁汁，煮至粳米熟烂即可。

功效： 养心安神、敛汗生津、补血养肝。

食用注意： 孕妇慎食。

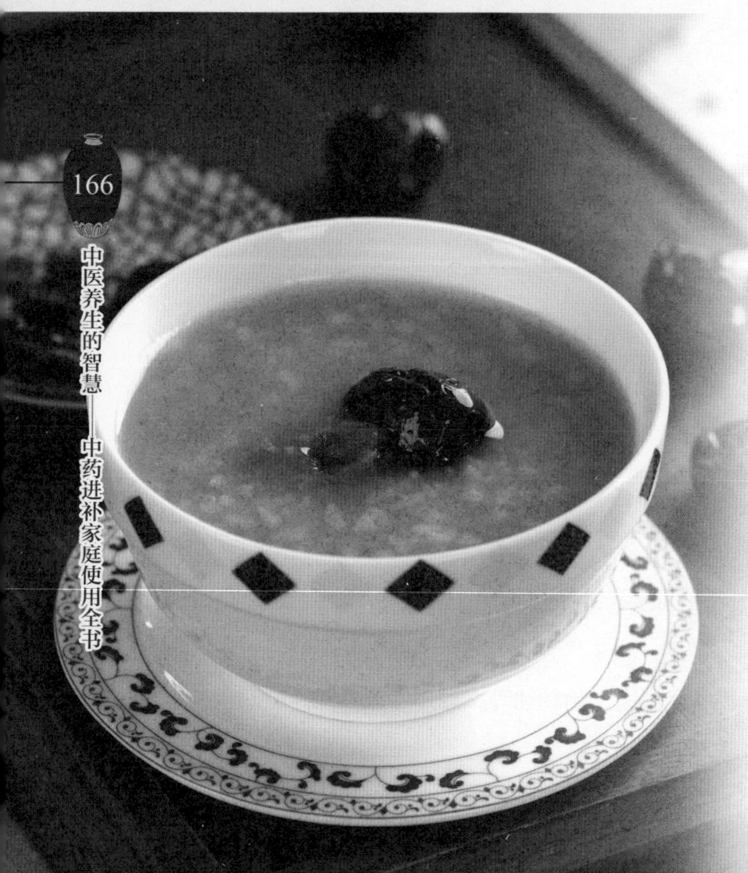

大枣龙眼粥

材料： 粳米 100 克，龙眼肉 50 克，大枣 10 颗，红糖 20 克。

做法：

1. 将粳米洗净；大枣和龙眼肉分别洗净。

2. 把粳米、大枣、龙眼肉一同放入锅中，加入适量清水，大火煮沸后，小火再煮 40 分钟。

3. 粳米快煮熟透时，加入红糖，继续煮至粥稠即可。

功效： 补中益气、养血安神、健脾养胃、补益心脾。

食用注意： 上火发炎者、肝炎患者及孕妇忌食。

莲子芡实荷叶粥

材料：糯米 60 克，荷叶 50 克，莲子 30 克，芡实 30 克，白糖适量。

做法：

1. 将莲子、芡实、糯米分别洗净；荷叶洗净后，卷扎成三四个小卷。
2. 把全部材料放入锅中，加入适量清水，大火煮沸后，改用小火煮至成粥状，拣去荷叶，加入白糖调味即可。

功效：养心安神、健脾涩肠。

食用注意：胃肠湿热引起大便溏臭者不宜食用。

龙眼童子鸡

材料：童子鸡 1 只，龙眼肉 30 克，葱、生姜、料酒、食盐各适量。

做法：

1. 生姜洗净切片；葱洗净切段。
2. 童子鸡宰杀去杂、洗净，在沸水中汆一下，捞出，放入大碗中。
3. 加入龙眼肉、料酒、葱、生姜、食盐和适量清水，隔水蒸 1 小时左右，挑出葱、生姜即可。

功效：补血益气，养心安神。

食用注意：上火、发炎者及孕妇忌食。

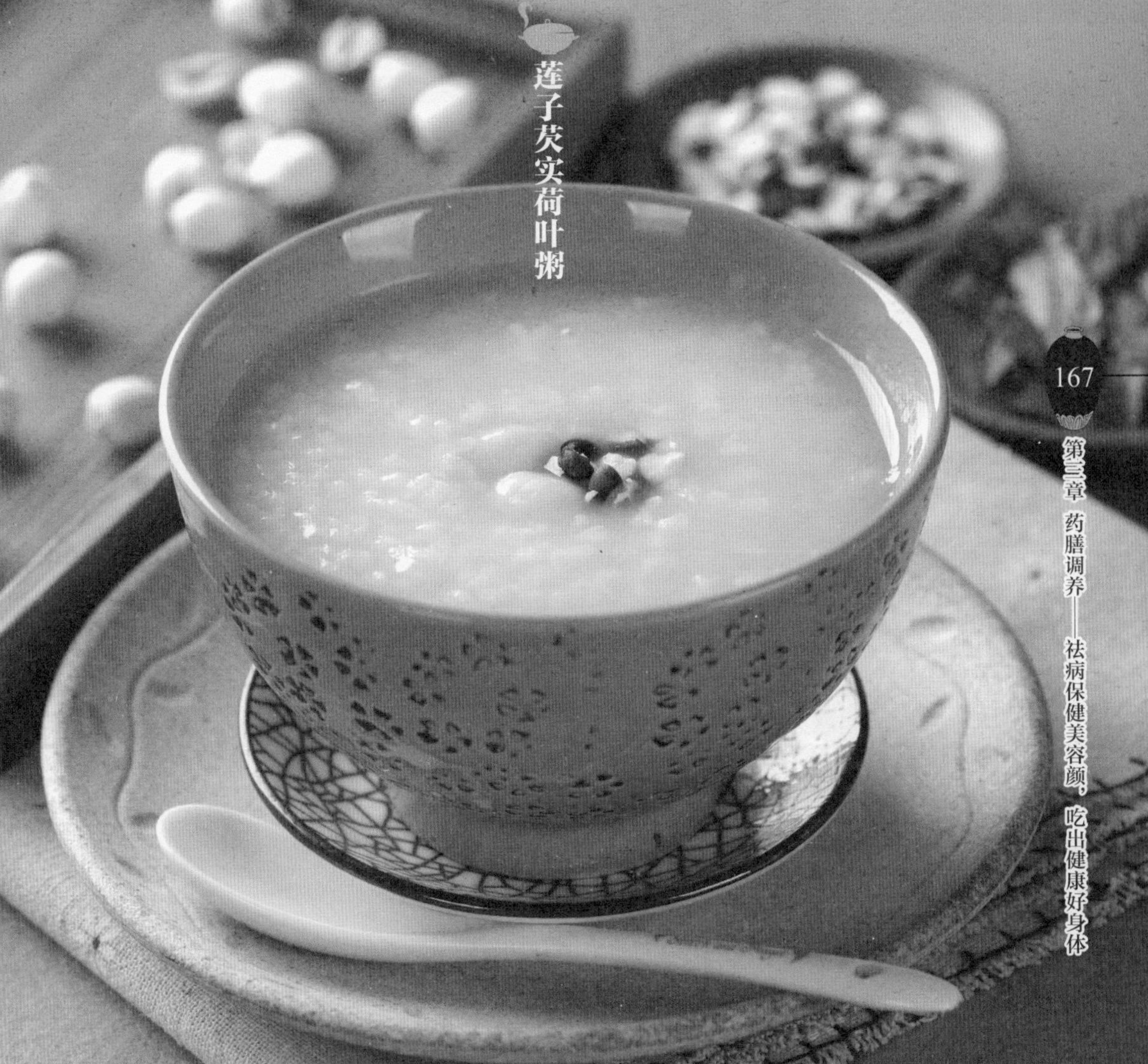

莲子芡实荷叶粥

银耳百合粥

材料：大米 50 克，百合 30 克，银耳 10 克，冰糖适量。

做法：

1. 百合洗净切碎；银耳用温水泡发后切碎；大米洗净。
2. 将大米、银耳和百合一起放入锅中，加入适量清水，大火煮沸后改用小火煮至粥熟，加入冰糖后，煮至冰糖溶化即可。

功效：清心安神、补中益气。

食用注意：风寒咳嗽、脾虚便溏者忌食。

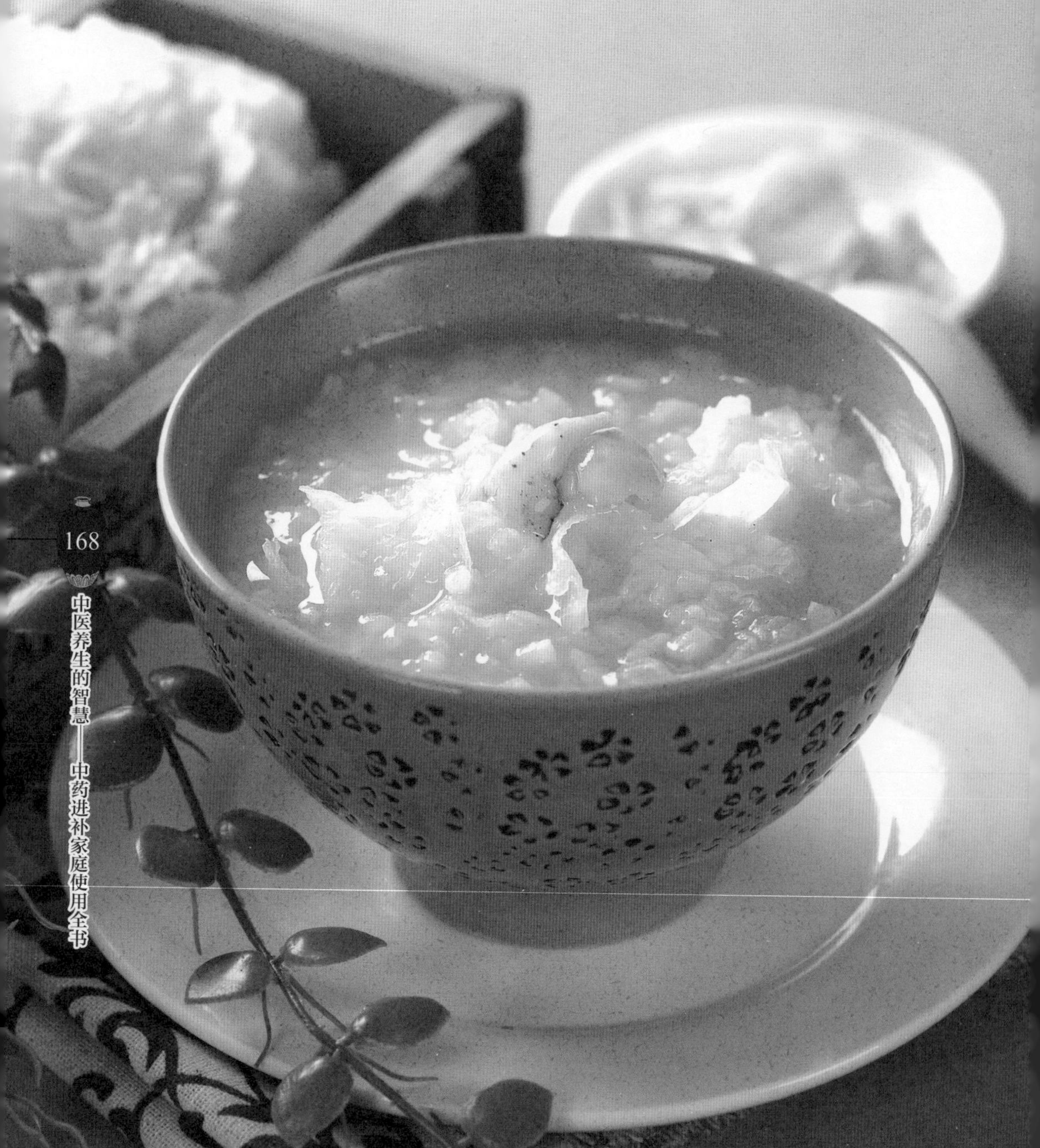

肝调养
药膳

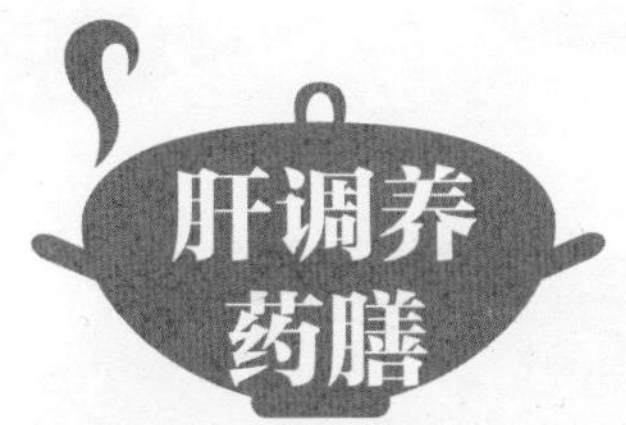

◆ 中医师的话

人在白天活动时，血从肝脏流向四肢，到了晚上休息，血藏于肝脏。

肝脏是人体中最大的消化器官，也是人体最大的“解毒器”。它能够转化来自体内和体外的多种非营养性物质，帮助人体解毒。肝脏的健康状况直接关系着免疫系统的强弱，如果肝脏出现问题，免疫力就会下降，各种疾病就容易趁虚而入。因此，我们要注意减轻肝脏负担，增加肝脏营养、改善肝脏供血的状况。

◆ 调养药材推荐

枸杞子
补气强精、补肝养血、益肾润肺。
决明子
保肝利胆、清肝泻火、养阴明目、解毒利湿。
芫荽
健胃消食、发汗透疹、利尿通便、驱风解毒、醒脾和中。
山楂
归脾、胃、肝经，有开胃消食、化滞消积的作用。
山药
滋阴补肾、补脾养胃、生津益肺、调肝火。

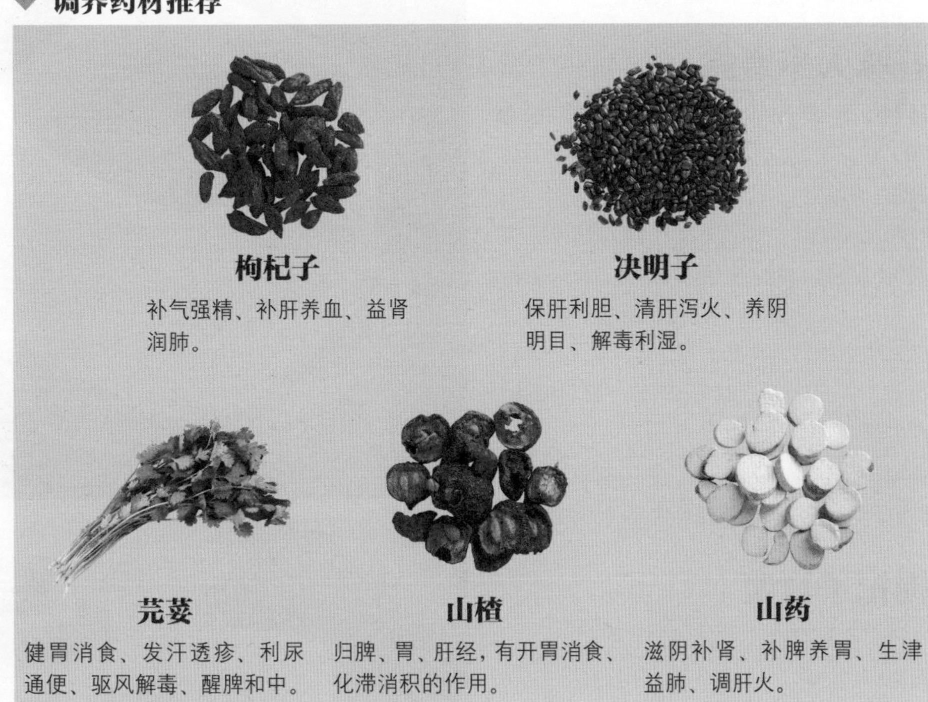

◆ 膳食宜忌

- ✔ 青入肝，养肝宜多吃青色食物（绿色食物，如叶菜），可疏肝解郁。
- ✔ 酸入肝，适当吃一些酸味食物如乌梅、橘子、猕猴桃，可滋肝阴、养肝血。
- ✘ 忌食辛辣刺激、甜腻、油炸及干硬食物；忌吸烟、饮酒。

◆ 调养药膳

黑豆山楂杞子粥

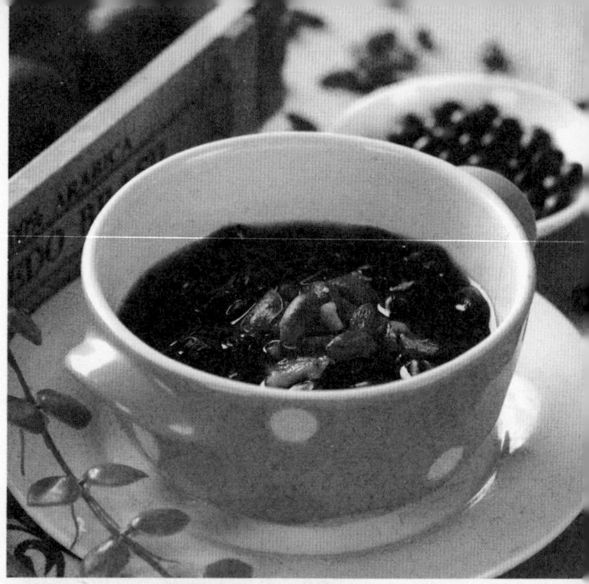

材料：黑豆 50 克，山楂 100 克，枸杞子 30 克，红糖 20 克。

做法：

1. 山楂洗净，去核切碎；枸杞子、黑豆分别洗净，和山楂一同放入砂锅中，加适量清水，浸泡 1 小时。
2. 黑豆泡透后，先用大火煮沸，再改用小火煮至黑豆酥烂，加红糖拌匀即可。

功效：滋补肝肾、化瘀降脂。

食用注意：孕妇、儿童、胃酸分泌过多者、病后体虚及牙病患者不宜食用。

五味大枣蜜露

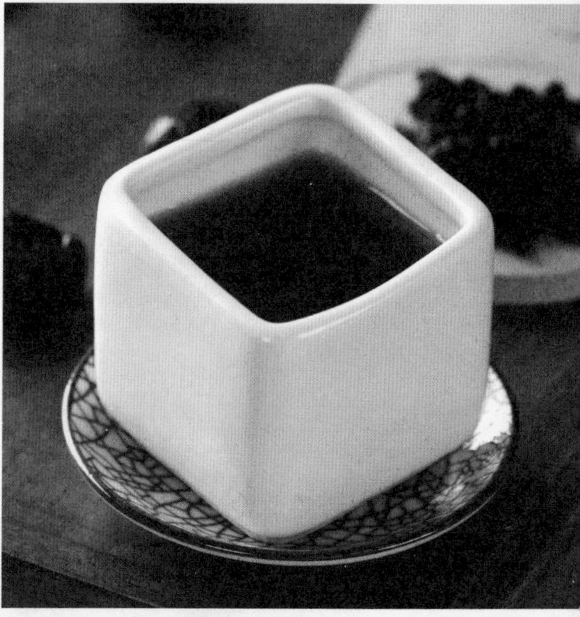

材料：五味子 30 克，大枣 20 颗，蜂蜜 100 克。

做法：

1. 将五味子，大枣洗净，放入锅中，加 1500 克清水，小火煮至水剩 1/5，除去药渣。
2. 将汤汁放入大碗内，加入蜂蜜，隔水用小火炖 1 小时，冷却即可。

功效：补肝益肾、健脾养胃、滋阴润燥、养血除烦。

食用注意：不宜与虾皮、葱、鳝鱼、动物肝脏、黄瓜、萝卜等同时食用。

枸杞子豆浆

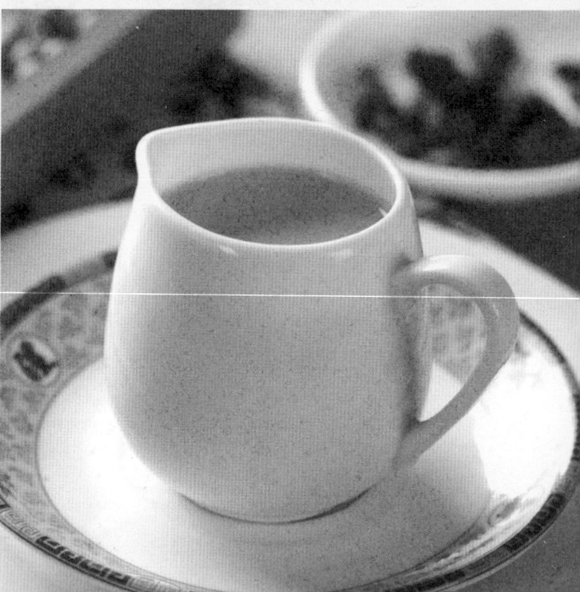

材料：黄豆 60 克，枸杞子 10 克。

做法：

1. 黄豆去杂洗净，用清水浸泡 6 小时以上，至黄豆泡发；枸杞子洗净。
2. 泡发的黄豆和枸杞子一同放入豆浆机中，加入适量清水，启动豆浆机，制成熟豆浆即可。

功效：滋阴养血、养肝明目。

食用注意：外邪实热、脾虚有湿及泄泻者忌食。

胡萝卜芫荽粥

材料：糯米 100 克，胡萝卜 100 克，芫荽 10 克，食盐适量。

做法：

1. 胡萝卜去皮洗净，切成细丝；芫荽洗净，剁成细末；糯米洗净，用冷水浸泡 3 小时，捞出沥干。
2. 锅中加入适量清水，放入糯米，大火煮沸后，搅拌几下，加入胡萝卜丝，改用小火煮至成粥。
3. 加入食盐、芫荽末，搅拌均匀，煮沸即可。

功效：补肝明目、开胃健脾、清热生津、止咳消胀。

食用注意：体弱气虚者不宜食用。

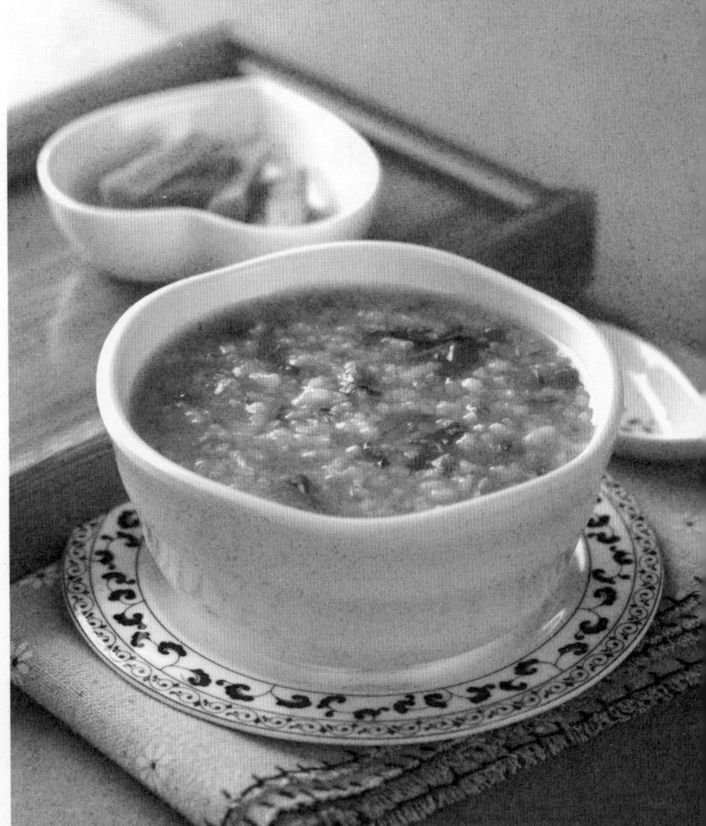

昆布决明汤

材料：昆布（海带）20 克，决明子 10 克。

做法：

1. 将昆布洗净，切成粗丝；决明子洗净。
2. 昆布放在清水中浸泡 2 小时后，连清水一同放入砂锅中，加入决明子，大火煮沸后，小火炖 1 小时即可。

功效：清肝明目、降脂降压、排毒养颜、清热利水。

食用注意：脾胃虚寒、脾虚泄泻及低血压者忌食。

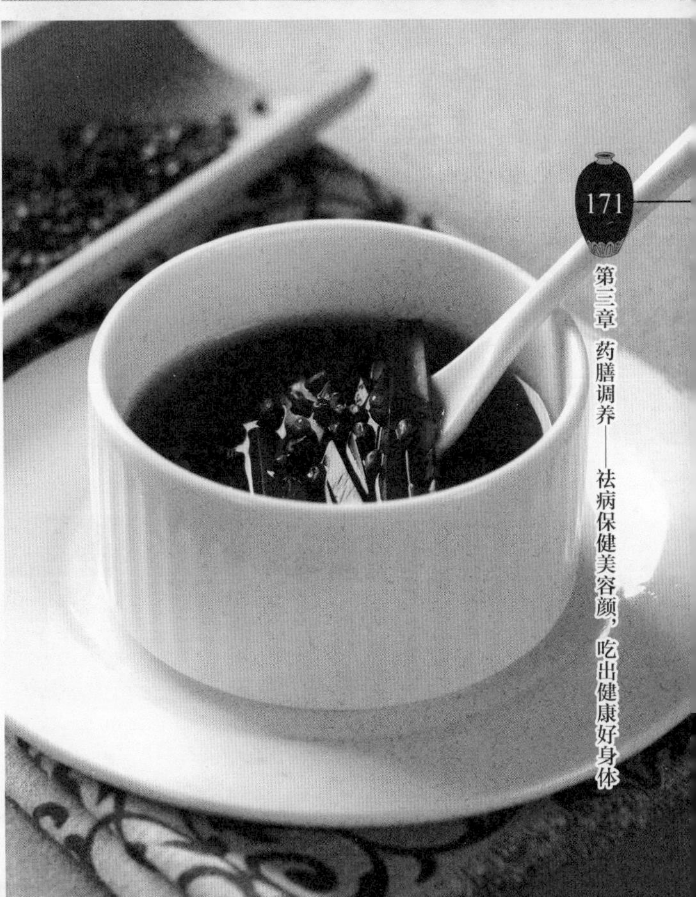

枸杞子麦冬粥

材料：大米 50 克，枸杞子、麦冬各 30 克。

做法：

1. 将枸杞子、麦冬洗净，放入砂锅中，加入适量清水，煎煮 20 分钟，去渣留汁。

2. 粳米洗净，放入砂锅中，添加适量清水，煮至粳米熟烂成粥即可。

功效：滋补肝肾、明目消渴、增强体质。

食用注意：脾虚痰湿盛者忌食。

毛豆炒山药丝

材料：猪肉 150 克，毛豆 50 克，山药 200 克，食盐、食用油、料酒、酱油、淀粉、白糖、蒜各适量。

做法：

1. 猪肉洗净，切成细丝，用料酒、酱油、白糖和淀粉抓匀，腌制 15 分钟；山药去皮洗净，切片后泡在水中；蒜洗净切成细末；毛豆洗净。

2. 锅中放入适量食用油烧热，放入猪肉翻匀、爆香，出锅沥油。

3. 将蒜末倒入锅中爆香，放入山药、毛豆炒熟，倒入肉丝炒至熟，加入食盐调味即可。

功效：养肝明目、滋阴清火。

食用注意：大便燥结者不宜食用。

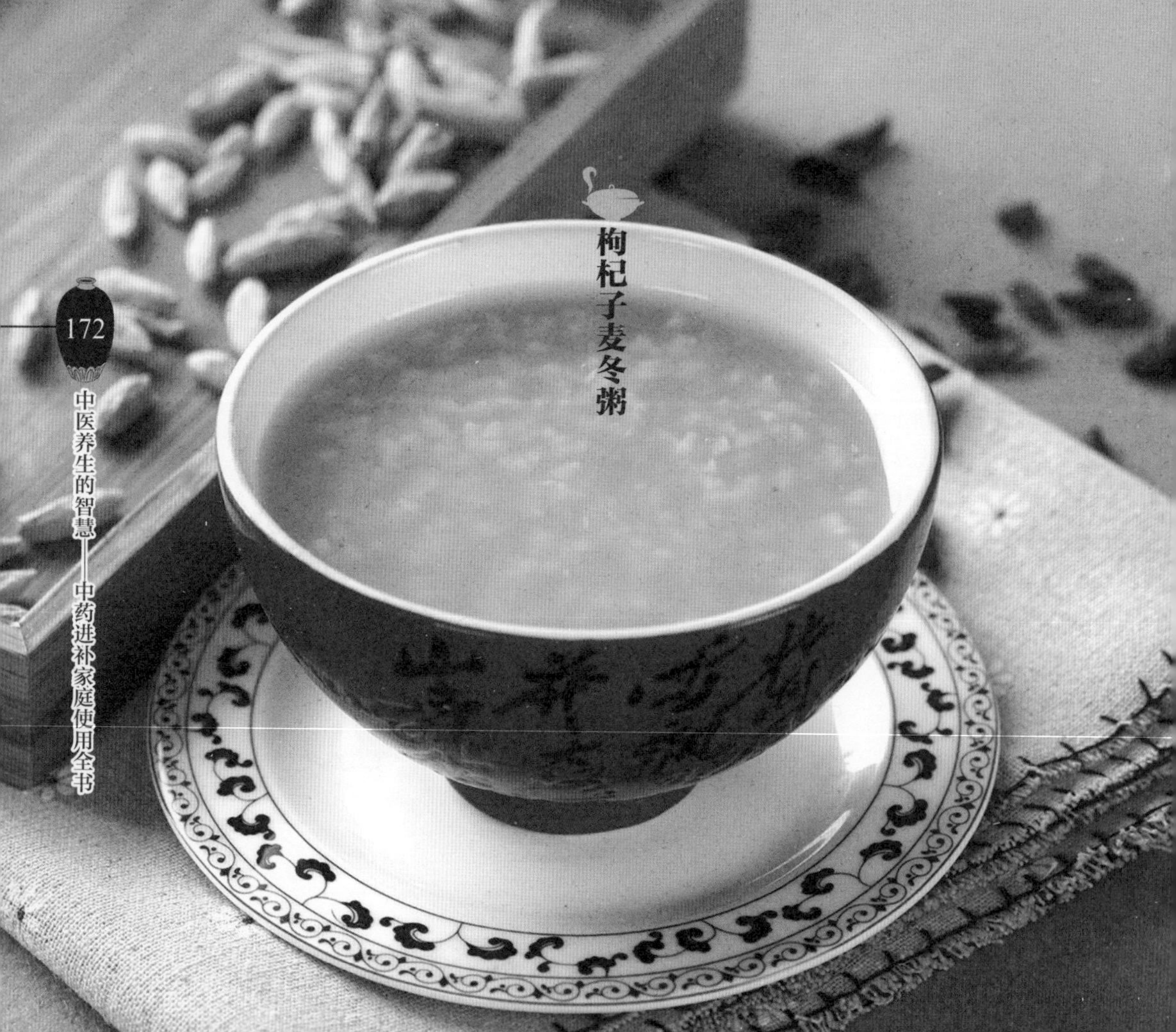

枸杞子麦冬粥

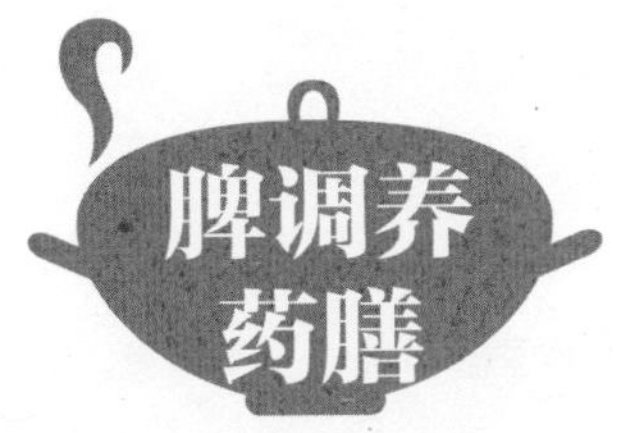

◆ 中医师的话

脾有运化水谷的功能，消化饮食，把饮食的精华运输至全身。脾统血升清，是气血生化之源，滋养着人体的脏腑。

脾虚会导致水谷精微无法传输运化，将无法濡养五脏六腑和四肢百骸，从而出现面色萎黄、精神疲惫、倦怠乏力、食后困倦、食少乏味、四肢欠温、气短怯冷等症状。所以，注重保养脾健康至关重要。

◆ 调养药材推荐

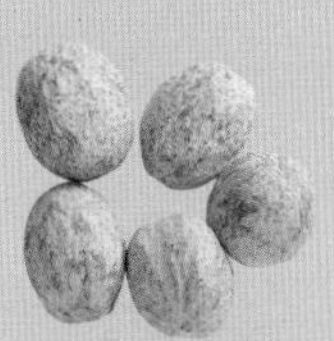

肉豆蔻

健脾行气、温中涩肠、养胃消食，可用于脾虚泄泻、肠鸣不食、脾肾虚弱。

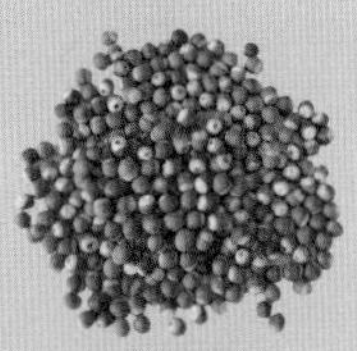

芡实

补脾益气、固肾涩精，可用于脾虚引起的大便泄泻及女性脾虚者。

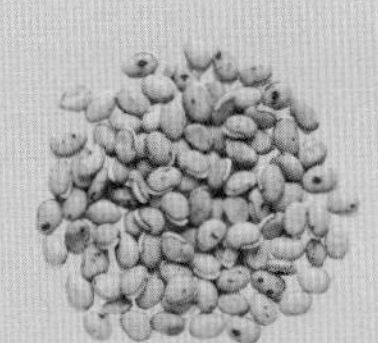

白扁豆

健脾化湿、利尿消肿、清肝明目，主治脾胃虚弱、泄泻呕吐。

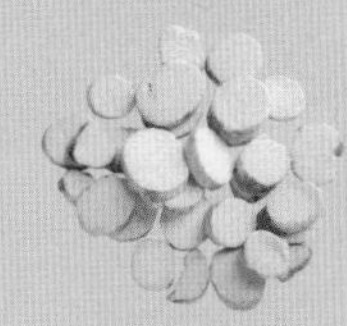

山药

补脾养胃，生津益肺，补肾涩精，用于脾虚食少、肺虚喘咳、肾虚遗精。

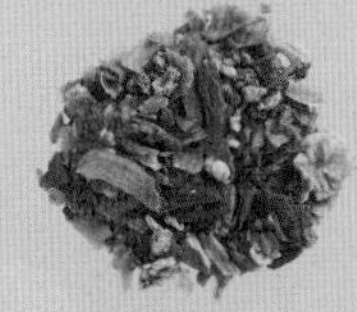

鸡内金

宽中健脾、养胃消食，可用于治疗脾胃湿寒。

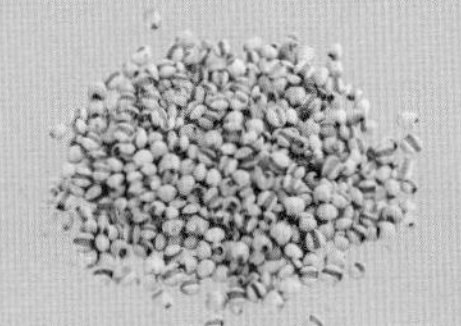

薏苡仁

健脾利湿、清热排脓，可用于脾虚腹泻。

◆ 膳食宜忌

✓ 宜食用具有补脾益气、醒脾开胃作用的甘味食物和黄色食物，如粳米、小米、藕、栗子、南瓜、红糖等。

✗ 少食寒凉生冷食物，少吃味厚滋腻、易损伤脾气的食品，如阿胶、甲鱼、鸭肉等。

白扁豆粥

材料：粳米 100 克，白扁豆 60 克。

做法：

1. 粳米、白扁豆分别洗净，放入锅中。
2. 加入适量清水，煮至白扁豆熟烂成粥即可。

功效：健脾益气、滋阴养胃、清暑止泻。

食用注意：外感寒邪及疟疾患者忌食。

豆蔻粥

材料：粳米 50 克，肉豆蔻 5 克，生姜适量。

做法：

1. 肉豆蔻捣碎，研为细末；粳米洗净；生姜洗净切片。
2. 粳米放入锅中，加入适量清水，大火煮沸后加入肉豆蔻和生姜，煮至粥熟即可。

功效：健脾养胃、补中益气。

食用注意：中暑热泄、肠出血、胃火齿痛及湿热积滞者不宜食用。

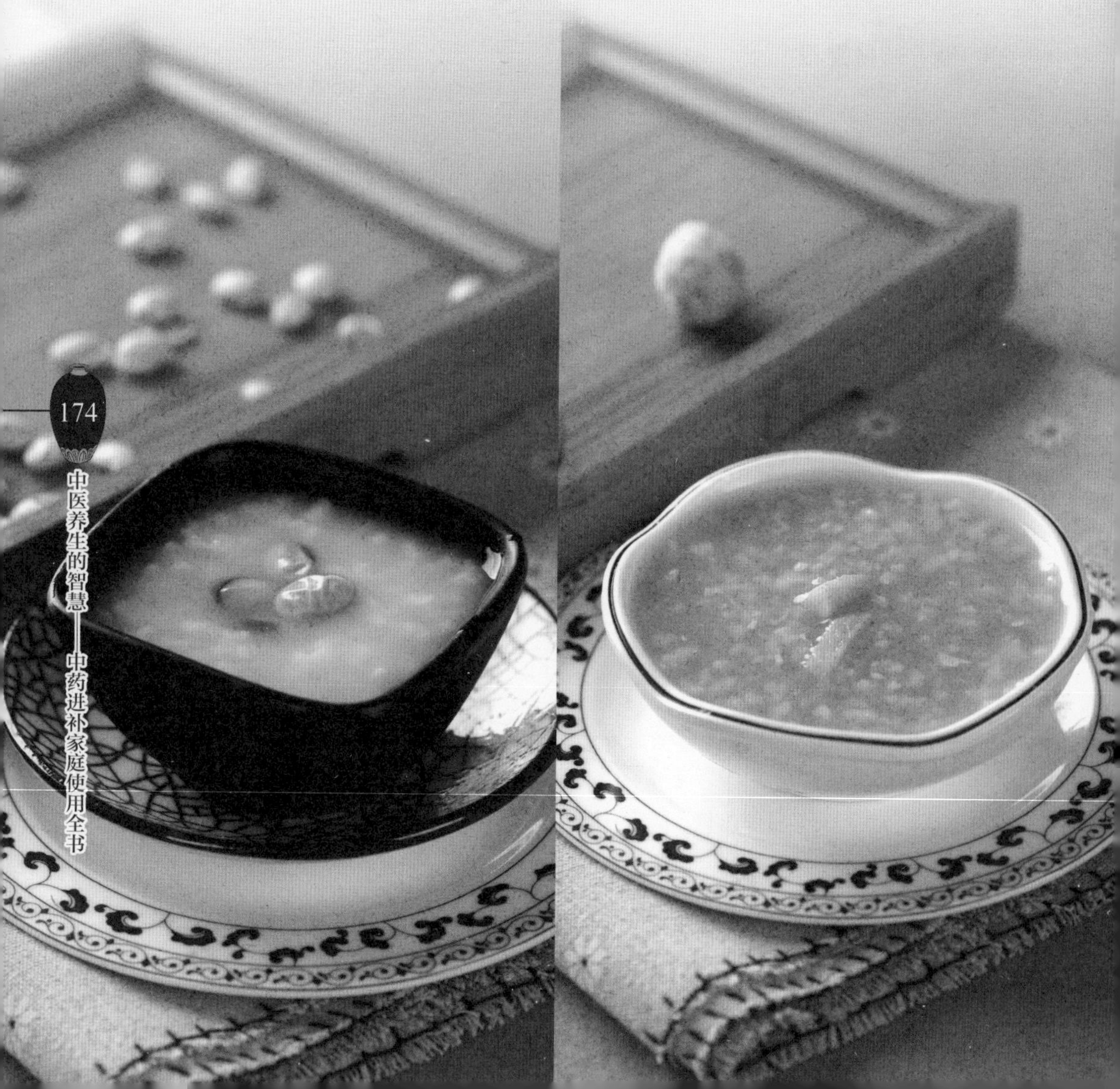

山药兔肉汤

材料：兔肉120克，山药150克，五香粉2克，葱、生姜、食用油、料酒、食盐、味精、清汤各适量。

做法：

1. 山药去皮洗净，切成小块；兔肉洗净切小块；生姜洗净切片；葱洗净切段。
2. 锅中加入适量食用油烧热，放入兔肉炒至变色，加入山药、生姜、葱、清汤、五香粉和料酒，大火煮沸后，改用中火煮至兔肉熟烂、山药变软，加入食盐、味精调味即可。

功效：补脾益气、强身健体。

食用注意：大便燥结者不宜食用；孕妇及经期女性、脾胃虚寒者忌食。

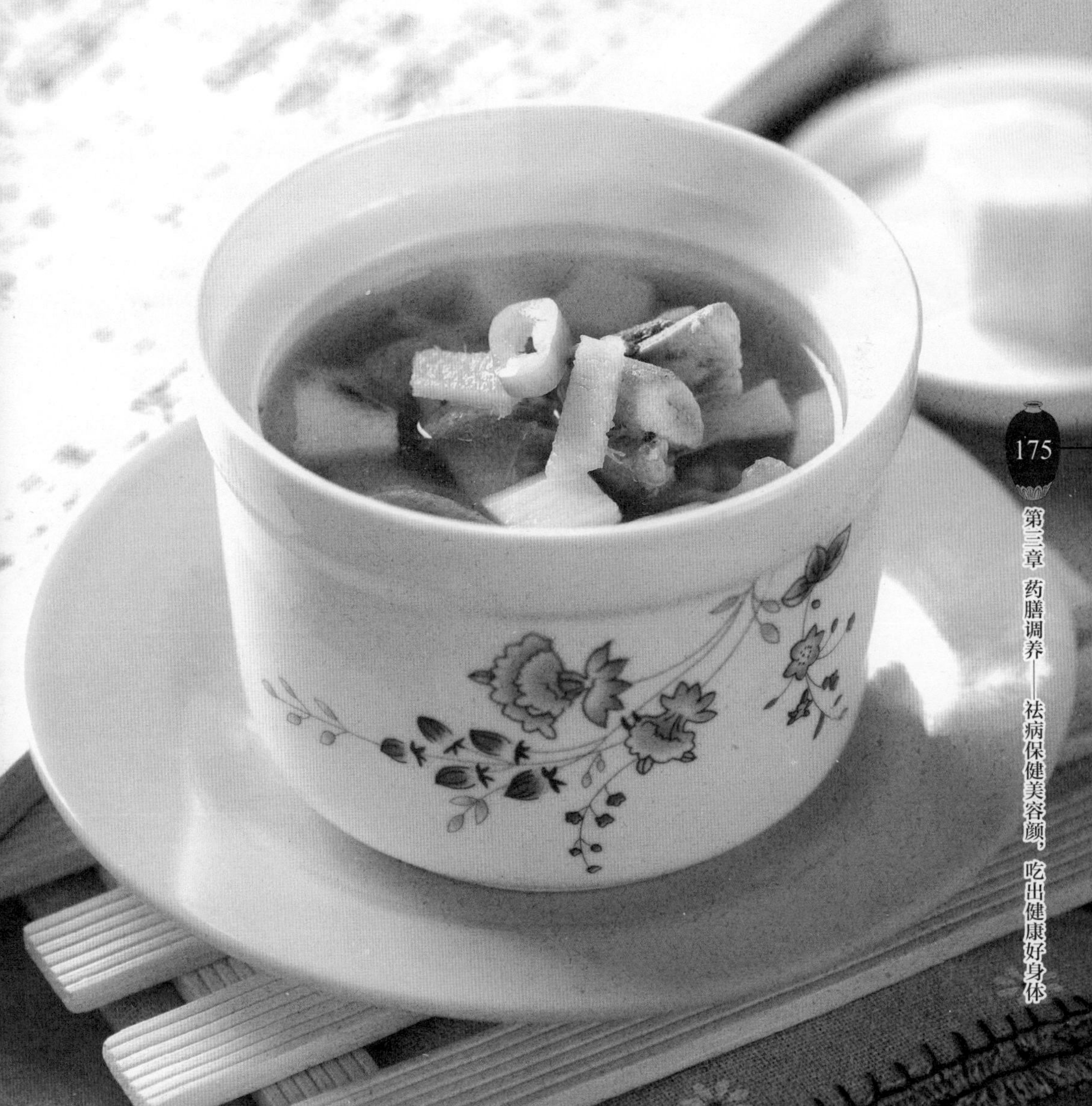

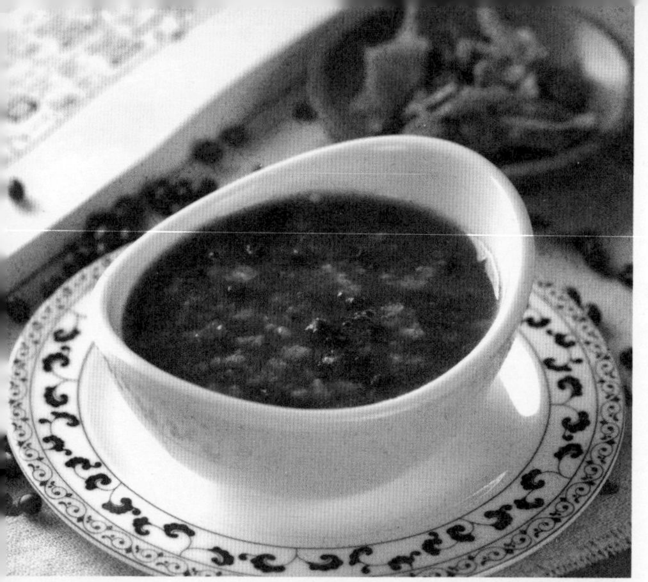

鸡内金红豆粥

材料： 粳米 30 克，赤小豆 40 克，鸡内金 20 克，白糖适量。

做法：

1. 将鸡内金洗净研碎；赤小豆洗净；粳米洗净。
2. 将赤小豆和粳米一起放入锅中，加入适量清水，大火煮沸后，改用小火煮至成粥，放入鸡内金粉末和白糖，拌匀后煮沸即可。

功效： 健脾养胃、促进消化。

食用注意： 脾虚无积滞者慎食。

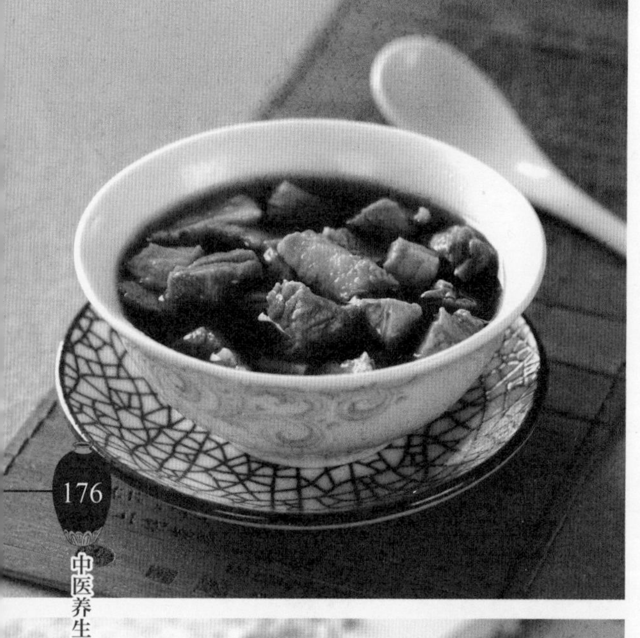

阿胶牛肉汤

材料： 牛肉 100 克，阿胶 15 克，米酒 20 毫升，生姜、食盐各适量。

做法：

1. 牛肉去筋洗净，切片；生姜洗净切片。
2. 将牛肉、生姜和米酒一同放入锅中，加入适量清水，大火煮沸后改用小火煮 30 分钟，放入阿胶，煮至阿胶溶解、牛肉熟烂，加入食盐调味即可。

功效： 滋阴养血、温中健脾。

食用注意： 感冒患者、消化不良者及经期女性忌食。

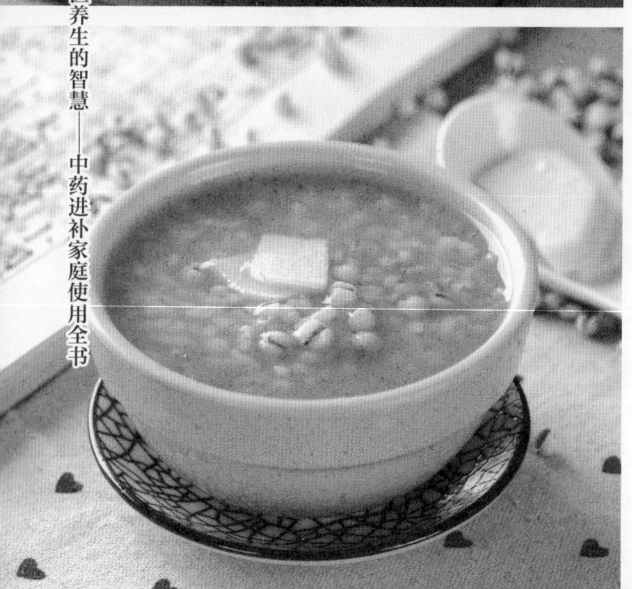

山药薏米粥

材料： 粳米 100 克，山药 50 克，薏苡仁 15 克。

做法：

1. 山药洗净切片；薏苡仁洗净，清水中浸泡 3 小时；粳米洗净。
2. 将山药、薏苡仁、粳米一同放入锅中，加入适量清水，煮成粥即可。

功效： 健脾固肾、利水祛湿、滋阴益气。

食用注意： 虚寒体质者不宜长期食用；孕妇及经期女性忌食。

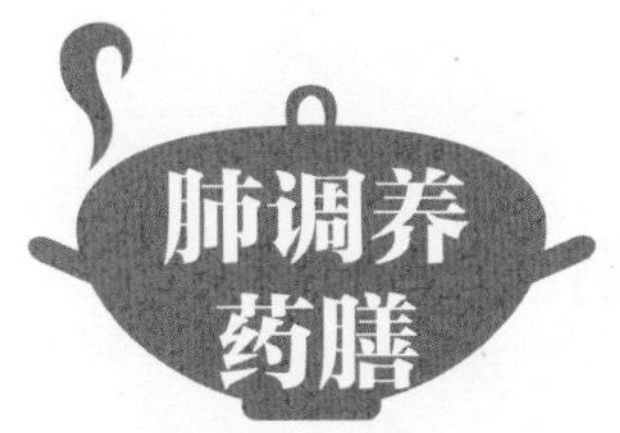

◆ 中医师的话

肺与心同居膈上，在五脏六腑中位置最高，连接气管，与自然界直接连通。肺主气、司呼吸、朝百脉，通过肺气的宣发肃降运动，调节体内津液的输布、运行、排泄。

“肺为娇脏”“温邪上受，首先犯肺”，就是说肺是最容易受到外来有害物质侵害的脏器。肺叶娇嫩，很难抵抗寒热燥湿等的侵袭。想要促进肺功能，最根本的做法就是全面增强体质，坚持锻炼身体及注意膳食的营养均衡，并适量食用养肺润肺的药膳。

◆ 调养药材推荐

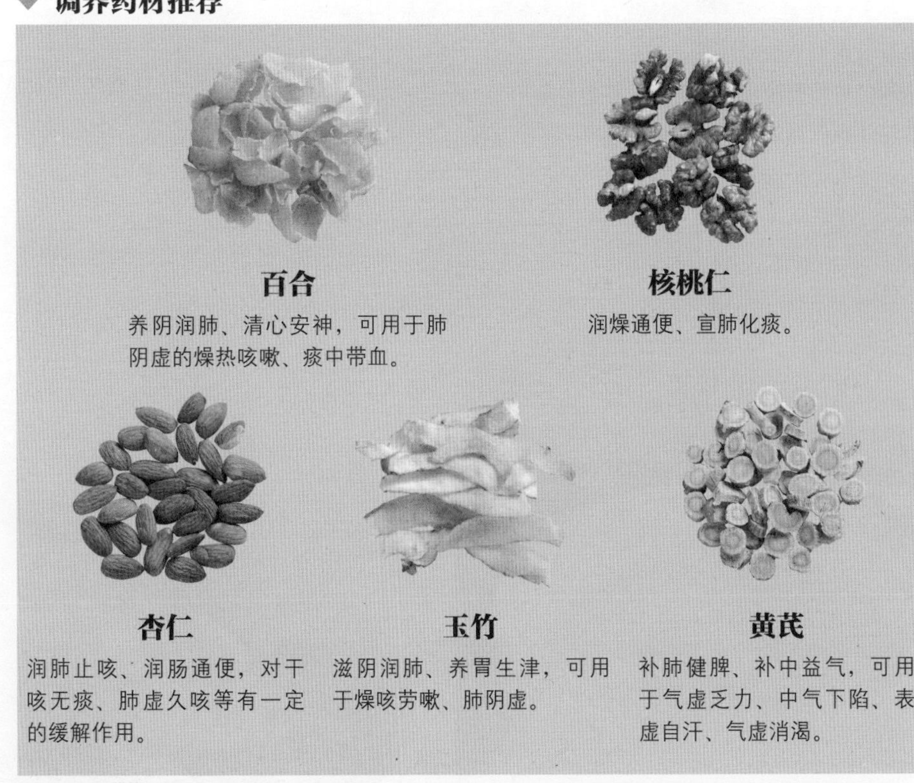

◆ 膳食宜忌

✅ 宜食用能滋阴润燥、生津养肺的白色食物和辛味食物，如银耳、薏苡仁、梨等。

❌ 少吃燥热食物，如羊肉、巧克力、瓜子等；少吃过咸、油炸类食物，如腌肉、腊肠、油条等；忌烟酒。

松仁百合炒鱼片

材料：黑鱼肉 250 克，百合 50 克，松仁 30 克，青椒、红椒、葱、生姜、食盐、鸡精、淀粉、胡椒粉、食用油各适量。

做法：

1. 黑鱼肉洗净切片，加食盐、鸡精、淀粉上浆，滑油待用；百合洗净、汆水；青椒、红椒、生姜分别洗净、切片；葱洗净切段；松仁炸脆。

2. 锅中加入适量食用油烧热，放入葱段、姜片煸香，加入百合、黑鱼片、青椒片、红椒片、食盐、鸡精和胡椒粉，翻炒熟后出锅，撒上熟松仁即可。

功效：补肺润肺、补脾利水、清热补血。

食用注意：风寒咳嗽、脾虚便溏者忌食。

核桃大枣粥

材料：粳米 100 克，糯米 30 克，核桃仁 30 克，大枣 5 颗。

做法：

1. 将核桃仁泡在水里，将其薄皮剥去并捣碎；大枣去核后，加水浸泡至软，捣碎。

2. 将核桃拍碎、大枣、糯米、粳米一同放入锅中，加入适量清水，煮沸后小火煨煮 30 分钟左右，至粥熟即可。

功效：养胃补血，健脑益肾、滋补美容。

食用注意：阴虚火旺、痰热咳嗽、便溏腹泻者不宜食用。

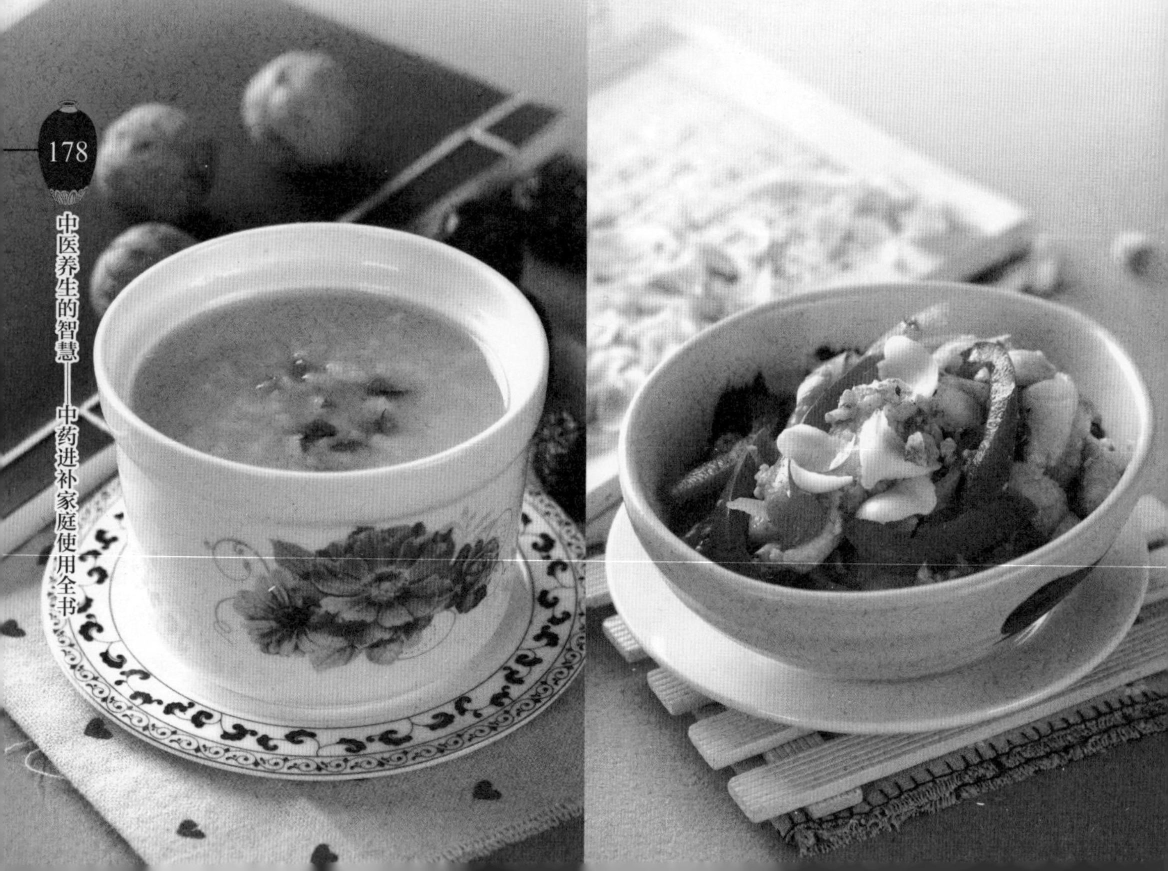

花生杏仁粥

材料： 粳米 200 克，花生仁 50 克，杏仁 25 克，白糖 20 克。

做法：

1. 花生仁用冷水泡软，杏仁氽水烫透。
2. 粳米洗净，浸泡半小时，沥干后放入锅中，加入适量清水，大火煮沸，转小火，放入花生仁，煮约 45 分钟，再放入杏仁及白糖，搅拌均匀，再煮 15 分钟即可。

功效： 润肺化痰、醒脾和胃、滋养调气。

食用注意： 婴儿、胆病患者慎食；阴虚咳嗽、泄痢便溏、体寒湿滞及肠滑便泄者忌食。

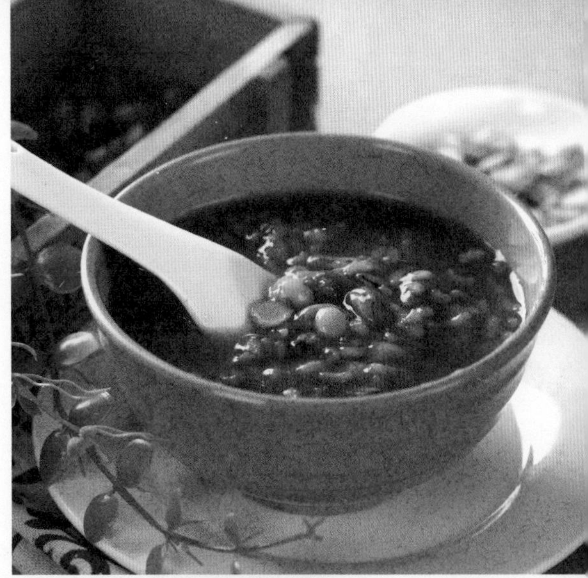

玉竹沙参鸭

材料： 老鸭 250 克，玉竹、沙参各 15 克，食盐适量。

做法：

1. 玉竹、沙参分别洗净；老鸭洗净，切块。
2. 将玉竹、沙参、老鸭一同放入锅中，加入适量清水，大火煮沸后，改用小火煮 2 小时，加入食盐调味即可。

功效： 滋阴润肺、补血健脾、养胃生津。

食用注意： 体质虚者、慢性肠炎患者及感冒患者不宜食用。

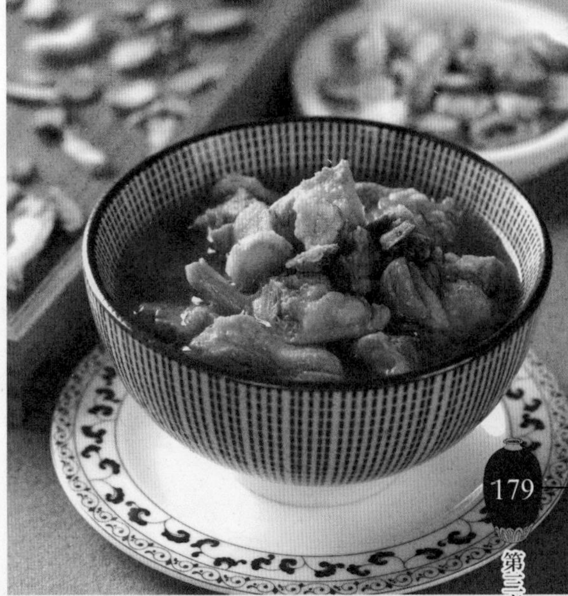

黑豆黄芪大枣牛肉汤

材料： 牛肉 200 克，黑豆 30 克，黄芪 30 克，大枣 20 颗，食盐适量。

做法：

1. 将黑豆、黄芪、大枣分别洗净；牛肉洗净、切块。
2. 把牛肉、黑豆、黄芪、大枣一同放入锅中，加入适量清水，大火煮沸后，改用小火煮至牛肉熟烂、黑豆软烂，加入食盐调味即可。

功效： 补肺益气、健脾固表。

食用注意： 神经衰弱且外感实邪者不宜食用。

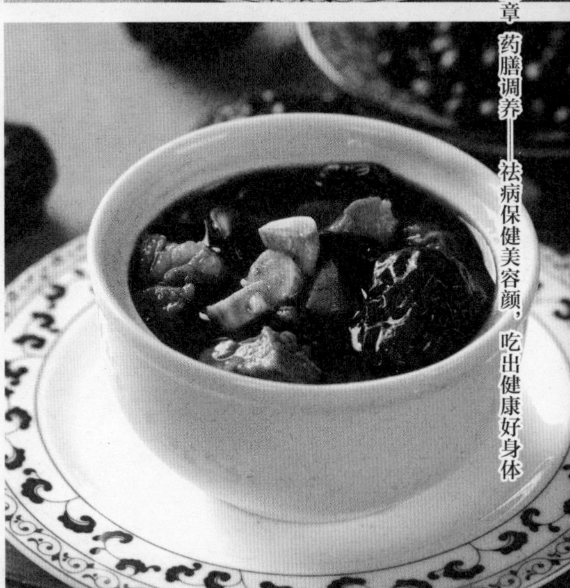

冰糖银耳莲子汤

材料：银耳 50 克，莲子 20 克，冰糖适量。

做法：

1. 银耳用清水泡发、洗净；莲子洗净。

2. 将银耳、莲子和冰糖一同放入砂锅中，加入适量清水，大火煮沸后，改用小火煮至银耳熟烂即可。

功效：滋阴润肺、健脾养心。

食用注意：大便燥结者忌食；体虚或脾胃功能弱者慎食。

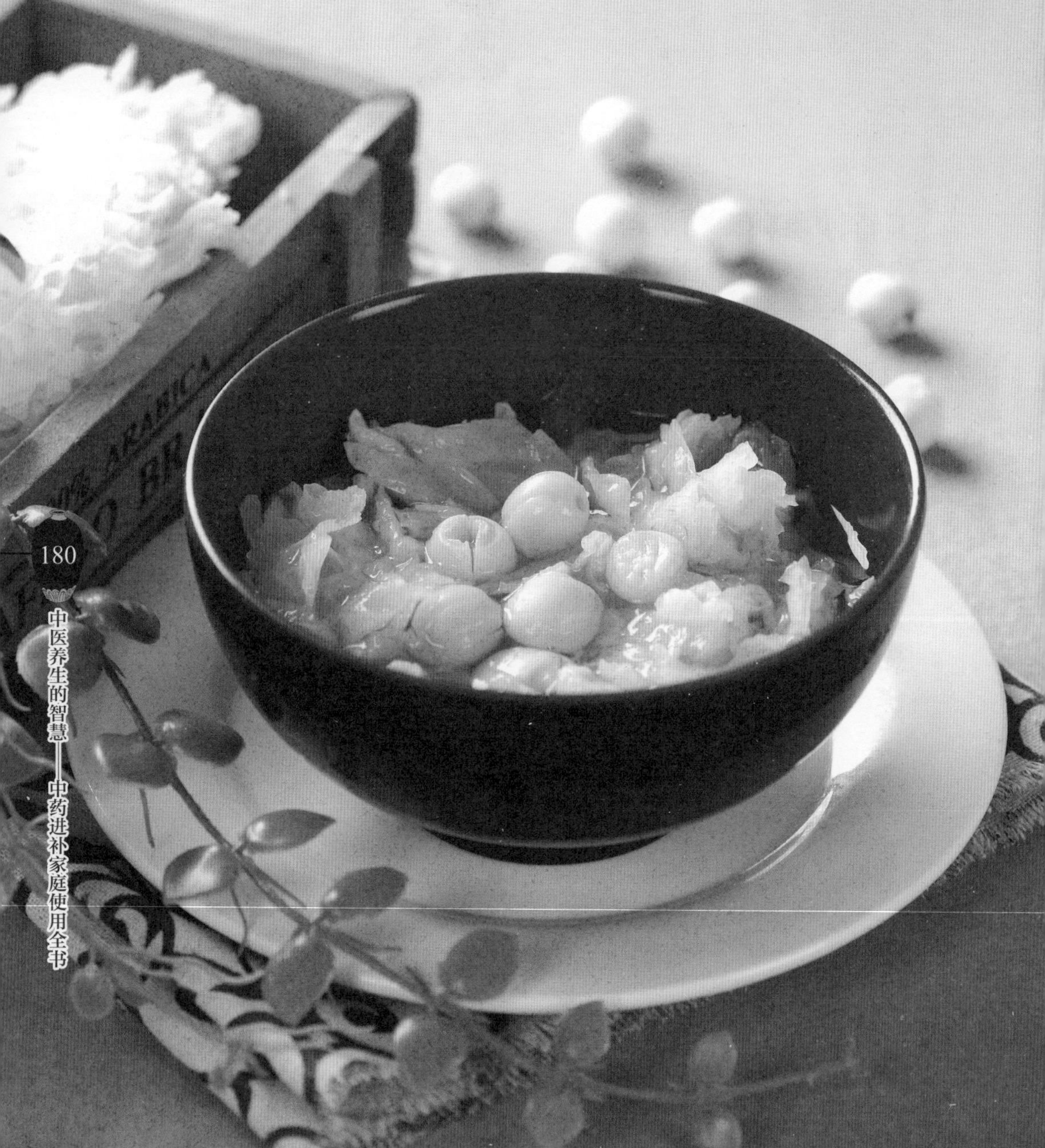

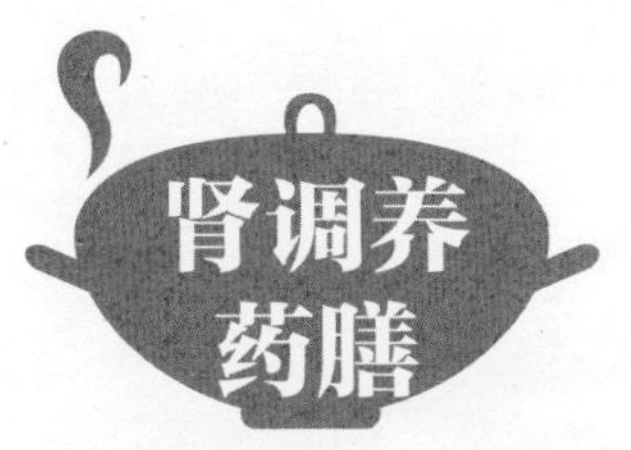

◆ 中医师的话

肾脏藏精、主水、主纳气生殖，为脏腑阴阳之本，也是人体生长、发育及生殖之源，是生命活动的根本，故中医称肾为“先天之本”。肾主水，阴合阳开以维持人体的水液平衡；肾之华在发，又有“主骨生髓”的功能，肾好，则骨骼、牙齿坚固、脑髓充盈，肾主纳气，有助于肺气肃降。另外，肾脏中藏有属水的元阴和属火的元阳，故肾又称为“水火之脏”。

肾是脏腑的阴阳之本，生命之源，各脏腑的盛衰都有赖于肾的健旺。

◆ 调养药材推荐

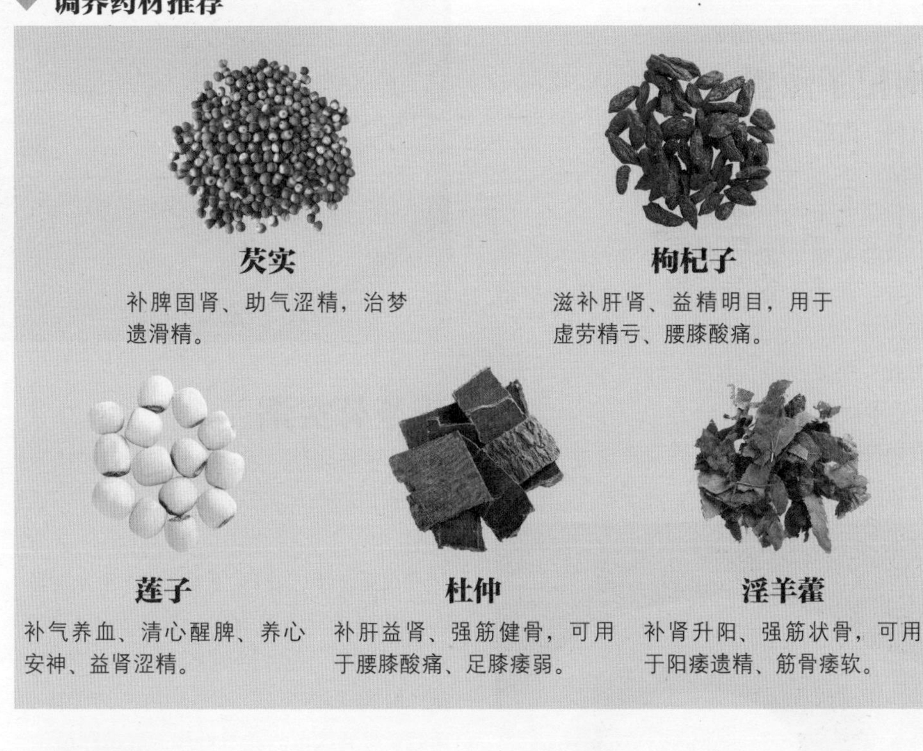

◆ 膳食宜忌

- ✓ 宜多吃黑色食物，如黑豆、黑米、黑木耳等，有利于肾精的封藏。
- ✓ 宜常吃咸味食物，如海参、海蜇、紫菜等，滋养肾脏。
- ✗ 忌吃生冷大凉、辛辣香燥、刺激、过咸过油腻的食物；忌吸烟、饮酒。

◆ 调养药膳

熟地黄黄芪芡实羹

材料： 芡实米 100 克，熟地黄、黄芪各 20 克，蜂蜜适量。

做法：

1. 将熟地黄、黄芪切片，用冷水浸泡 30 分钟，放入锅中，加入适量清水，小火煎煮 1 小时，去渣取汁。
2. 芡实晒干或烘干，研成细粉，与熟地黄、黄芪煎汁一同放入锅中，用小火边加热边搅拌，煮至成羹，熄火后调入蜂蜜即可。

功效： 补虚养身、壮腰健肾、补肾固涩。

食用注意： 脾胃虚弱、气滞痰多、腹满便溏者禁食。

枸杞子蒸蛋

材料： 鸡蛋 2 个，枸杞子 10 克。

做法：

1. 枸杞子洗净；鸡蛋洗净。
2. 将鸡蛋和枸杞子一同放入锅中，加适量清水，煮沸至蛋熟后，取出鸡蛋去壳后再煮片刻，饮汤食蛋。

功效： 补肾养肝、益精明目、强腰壮骨、补血养阴。

食用注意： 外邪实热、脾虚有湿及泄泻者忌食。

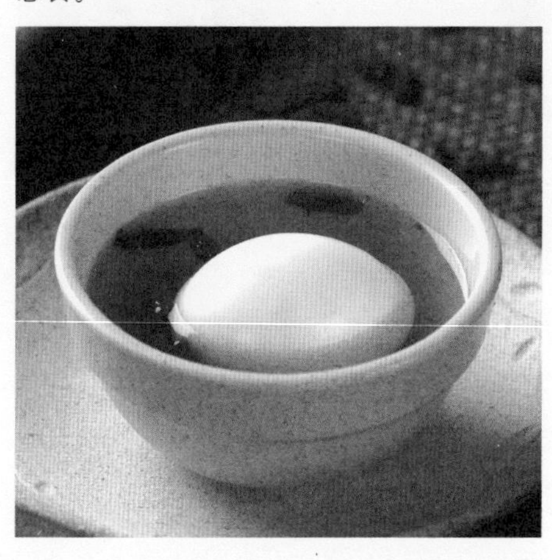

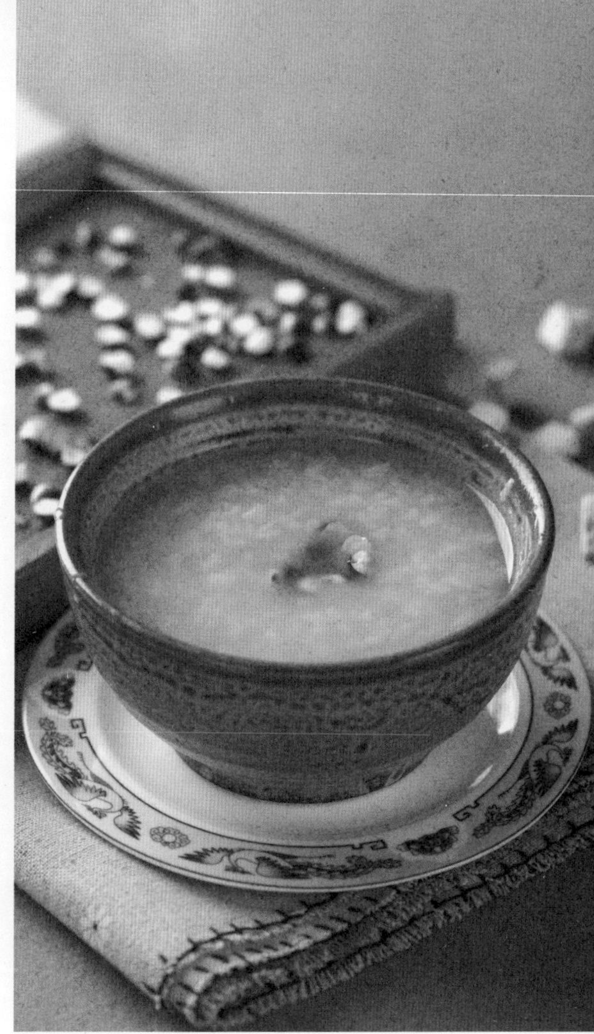

茯苓芡实粥

材料： 粳米 40 克，芡实 20 克，茯苓 15 克，白砂糖 20 克。

做法：

1. 将茯苓洗净，捣碎；芡实洗净；粳米洗净。
2. 在砂锅里加适量清水，放入茯苓和芡实煮至软烂后，放入粳米煮至成粥，加入适量白糖调味即可。

功效： 补肾固涩、益气健脾、养精除烦。

食用注意： 虚寒精滑、气虚下陷者及产后妇女忌食。

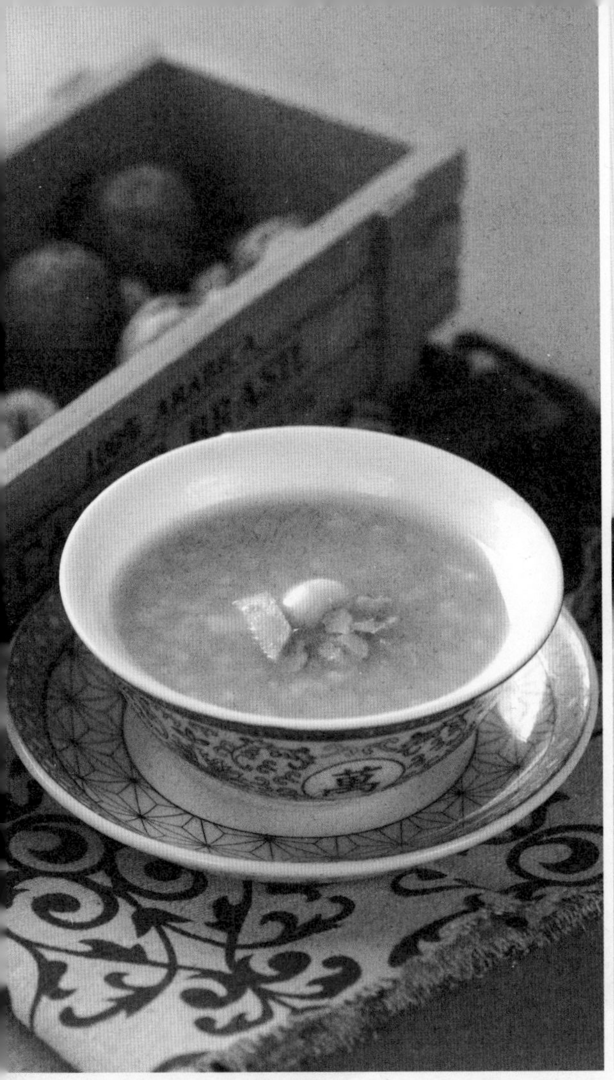

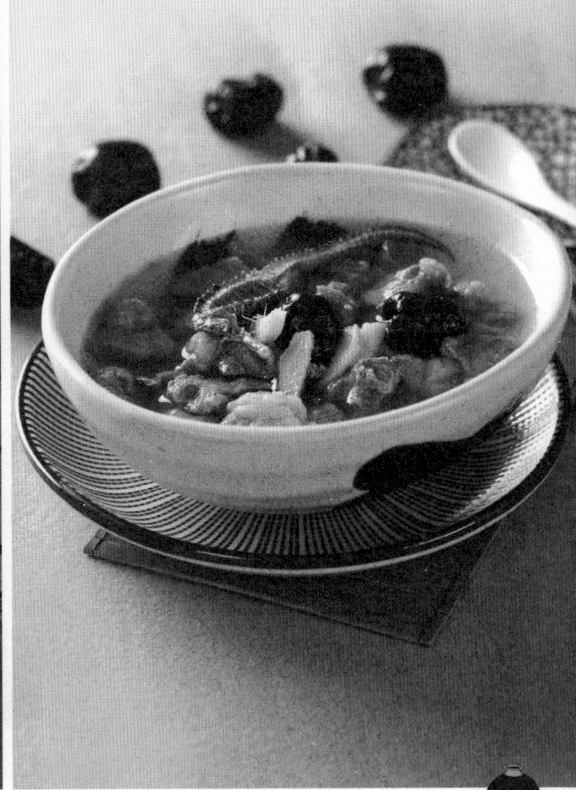

补肾核桃粥

材料：粳米 30 克，核桃仁 30 克，莲子、山药各 15 克，巴戟天、锁阳各 10 克，红糖适量。

做法：

1. 将核桃仁捣碎；粳米洗净；莲子去心；山药洗净去皮，切成小块；巴戟天和锁阳用纱布包好。
2. 在砂锅中加入适量清水，放入全部材料煮粥，粥熟后加入红糖调味即可。

功效：补肾壮阳、健脾益气、滋补强壮。

食用注意：咯血、宿疾者禁食。

大枣海马炖羊肉

材料：羊肉 250 克，海马 10 克，大枣 8 颗，生姜、食盐各适量。

做法：

1. 羊肉洗净切块，放入沸水中煮 3 分钟，去除膻味；大枣、海马洗净；生姜洗净切片。
2. 将羊肉块、大枣、海马和生姜一同放入炖锅，加入适量清水，大火煮沸后，改用小火炖 3 小时，加入食盐调味即可。

功效：补肾壮阳、益气补虚、安心宁神、温中暖下、生肌健力。

食用注意：上火、患感染性疾病者及发热期间不宜食用；孕妇及阴虚火旺者忌食。

淫羊藿山药面

材料：面条适量，山药、龙眼肉各 20 克，淫羊藿 10 克，料酒、酱油各适量。

做法：

1. 淫羊藿洗净，煎煮取汁。

2. 淫羊藿药汁放入锅中，加入适量清水，放入山药、龙眼肉煎煮 20 分钟，放入面条，煮至面条熟后，加入料酒和酱油即可。

功效：健脾补肾、养血安神。

食用注意：阴虚火旺、阳强易举者禁食。

杜仲炒羊腰

材料：羊腰 50~100 克，淀粉 15 克，杜仲 15 克，五味子 6 克，酱油、料酒、食盐、葱、生姜、食用油各适量。

做法：

1. 将杜仲、五味子放入锅中，加入适量清水，煎煮 40 分钟，除去药渣，加热浓缩成稠药汁；羊腰洗净，除去筋膜臊腺，切成小块腰花，放入碗中，加入药汁和淀粉，拌匀；生姜洗净切末；葱洗净切末。

2. 锅中加入适量食用油烧热，放入羊腰花，爆炒至嫩熟，加入酱油、料酒、葱、生姜，炒熟后加入食盐调味即可。

功效：补肝益肾、强筋壮骨。

食用注意：阴虚火旺者慎食。

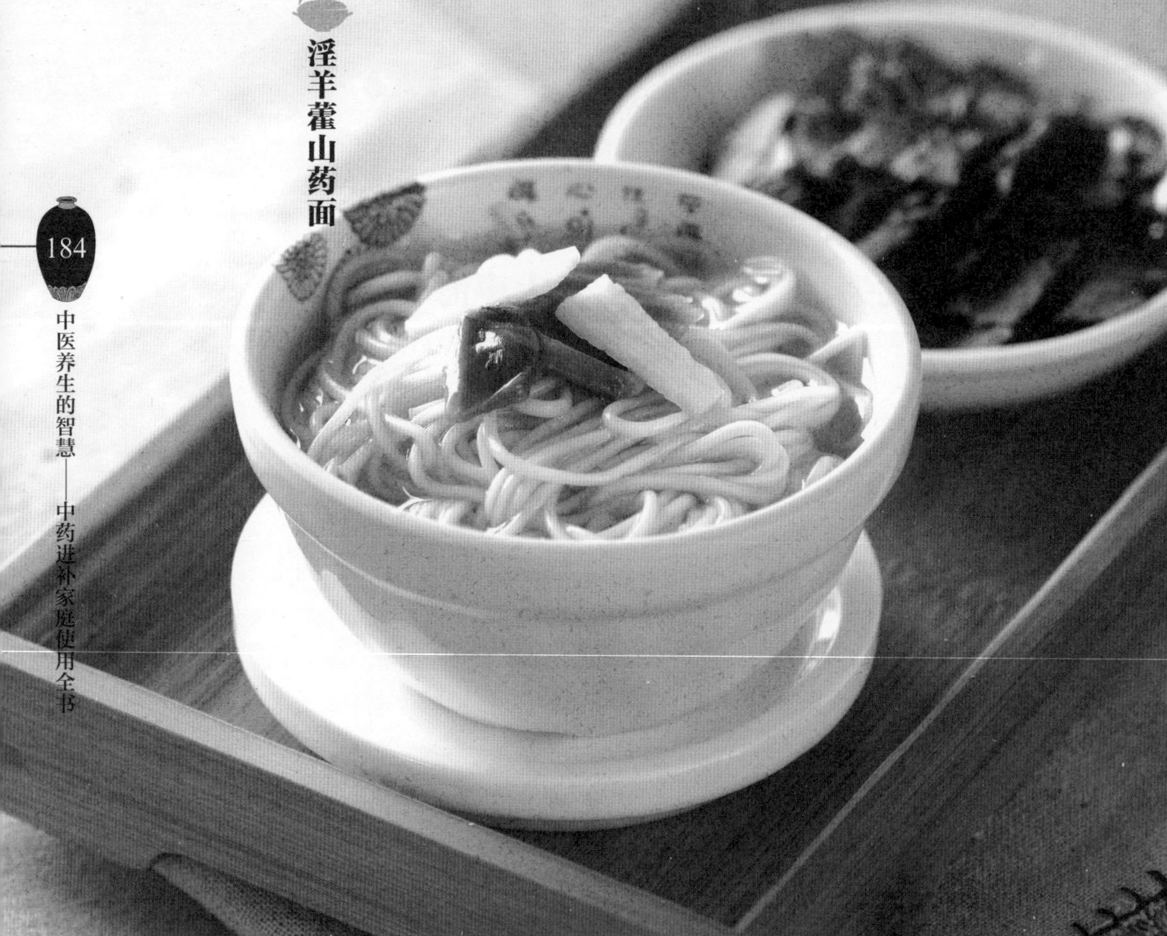

淫羊藿山药面

辨清体质，打造个性化的药膳调养方案

气虚体质与补气药膳

◆ 中医师的话

虚弱体质分为几种不同的类型，气虚体质是其中的一种。当人体脏腑功能失调，处于不良状态时，体力和精力明显缺乏，就会出现气虚表现：语声低微、面色苍白、形体消瘦或偏胖、精神不振、体倦乏力、气短懒言、舌淡红、脉虚弱等。

气虚体质的人易患感冒，平时抵抗力较弱，病后恢复也较为缓慢，稍微活动一下或工作、运动就会出现疲劳及不适的感觉。气虚体质的人肌肉松软，形体不健壮，对外界的适应能力差，在寒冷、大风及炎热环境下比正常人更容易患病。

气虚体质的调养，主要原则为补气养气、益气健脾，针对脏腑辨证，选用补脏腑之气的药材和食材，适当加用补血药。

◆ 调养药材推荐

山药

补中益气、健脾补虚，适宜糖尿病患者、病后虚弱者。

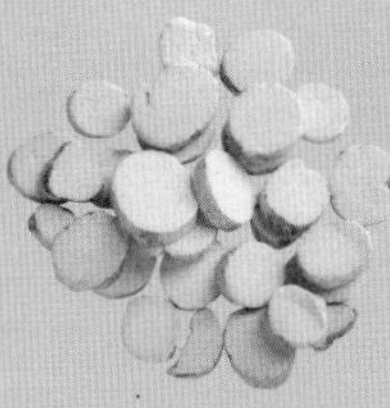

黄芪

益气固表、补气养血，适用于内伤劳倦、脾虚泄泻、气虚、血虚。

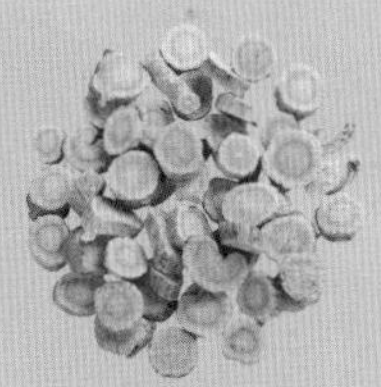

大枣

补中益气、养血安神。

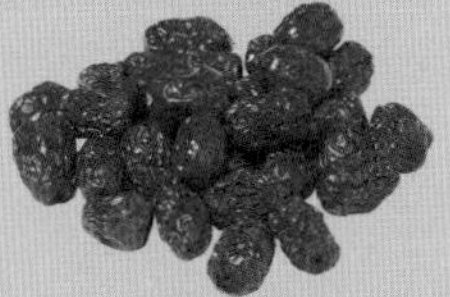

莲子

清心醒脾、养心安神、滋补元气。

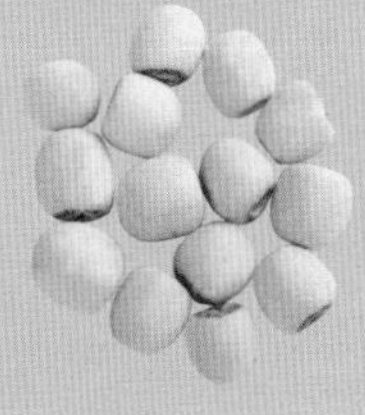

◆ 膳食宜忌

- ✔ 宜吃补中益类食物，如粳米、鸡肉、花生等。
- ✖ 忌吃破气、耗气食物，如萝卜、山楂、柿子、槟榔等。
- ✖ 忌吃寒凉和油腻、辛辣食物。

◆ **调养药膳**

山药粥

材料： 粳米 100 克，山药 150 克。

做法：

1. 粳米洗净；山药去皮洗净，切成小块。

2. 将山药和粳米一同放入锅中，加入适量清水，大火煮沸后，小火熬煮至成粥即可。

功效： 润肺补脾、补中益气、强筋壮骨。

食用注意： 大便燥结者不宜食用；有实邪者忌食。

黄芪煨老母鸡

材料： 老母鸡 1 只，黄芪 30 克，食盐适量。

做法：

1. 老母鸡去杂洗净，放入沸水中汆去血沫；黄芪用纱布包好，装入鸡肚中。

2. 将老母鸡放入锅中，加适量清水，放入适量食盐，大火煮沸后改用小火炖，炖至鸡肉熟烂即可。

功效： 温中补精、益气养血。

食用注意： 腹胀、风热咳嗽、感冒、表实邪盛、气滞湿阻、食积停滞及阴虚阳亢者忌食。

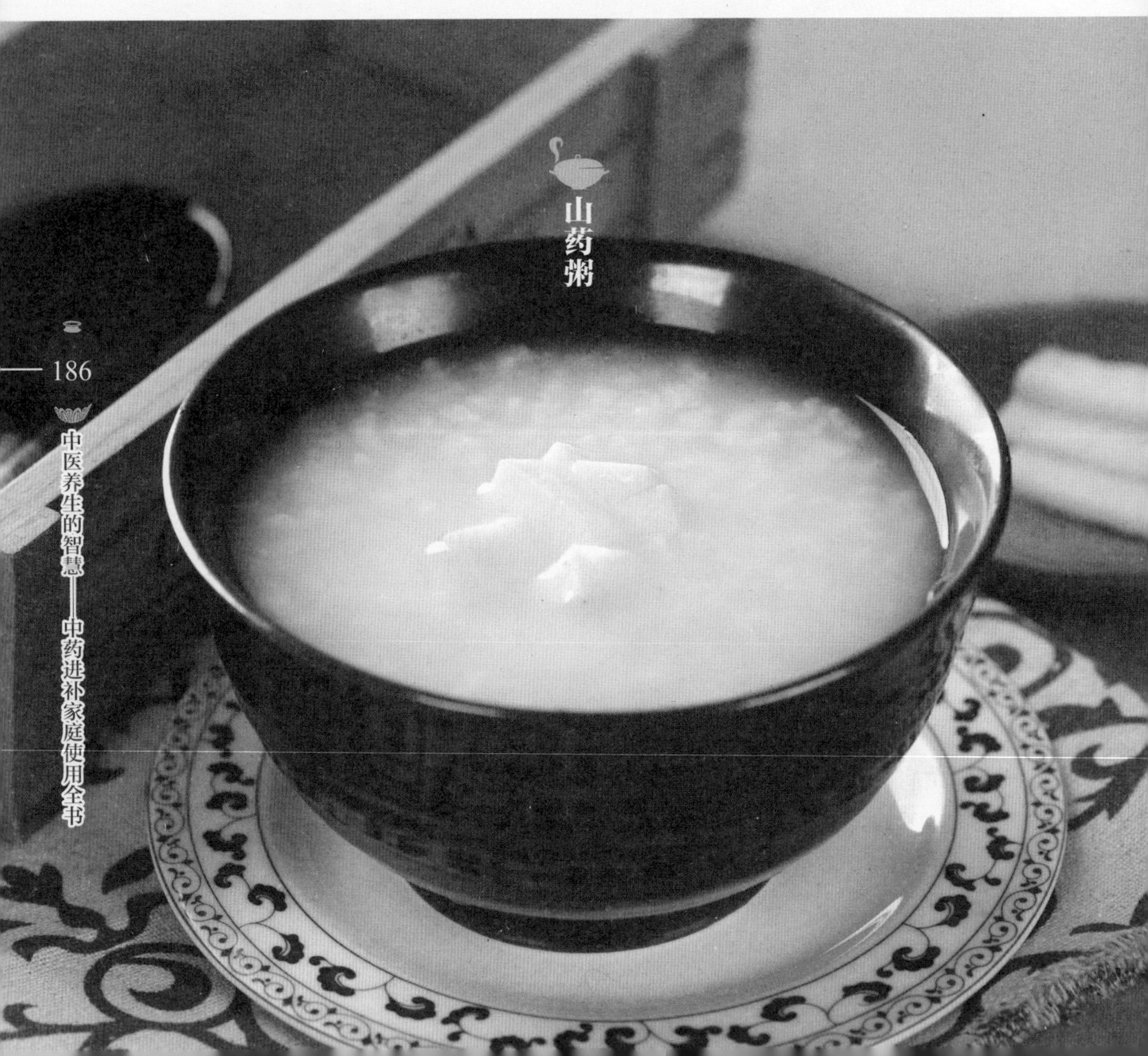

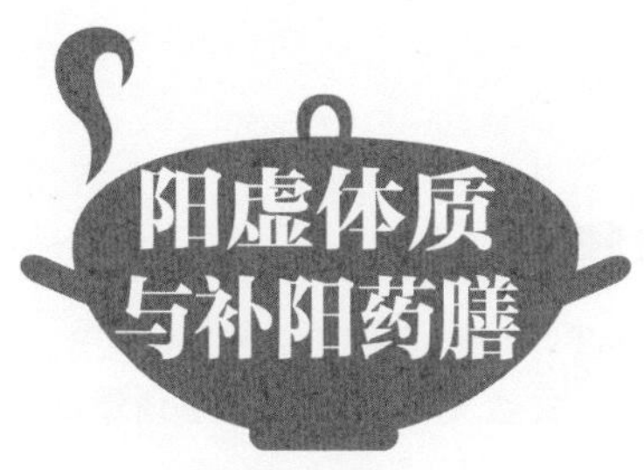

阳虚体质与补阳药膳

◆ 中医师的话

阳虚体质是指人阳气虚衰的现象，阳虚主要是指心、脾、肾的阳气不足、功能低下。阳气有温暖肢体、脏腑的作用，阳虚则阳气不足，从而引起机体的功能减退，容易出现虚寒的征象。

阳虚体质的特征表现为畏冷、手足冰凉、易出汗、喜热饮食、精神不振、嗜睡乏力、易腹泻、性欲衰退等。另外，阳气不足的人容易出现情绪不佳，因此，阳虚者要善于调节自己的情绪，多吃一些升发阳气的食物。

◆ 调养药材推荐

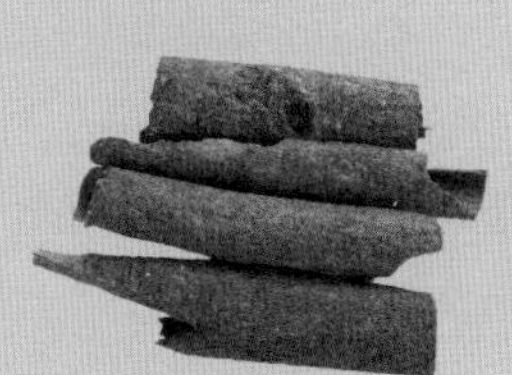

肉桂

温中益气、驱寒助阳，可用于脾肾虚寒、肾阳不足。

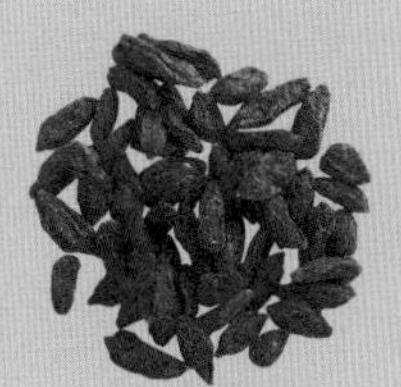

枸杞子

滋补肝肾、益精明目、补虚壮阳。

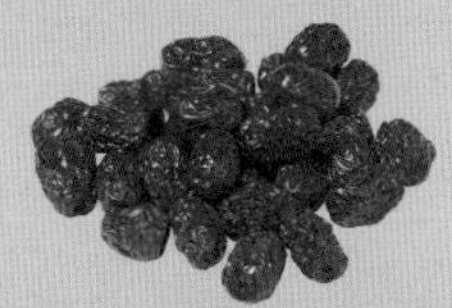

大枣

补中益气、养血安神，可用于脾虚食少。

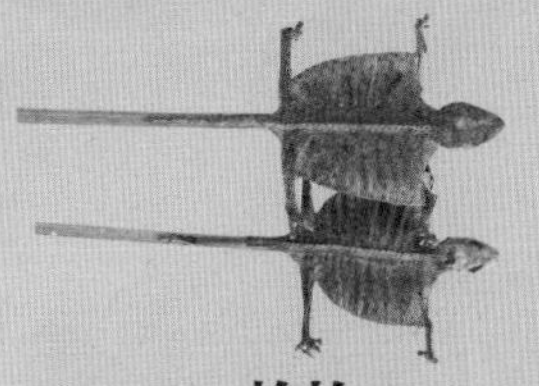

蛤蚧

补肺益肾、纳气定喘、助阳益精，用于肺肾两虚、虚喘气促、阳痿遗精。

◆ 膳食宜忌

- ✓ 宜多食甘温益气，温阳壮阳的食物，如糯米、黑豆、鸡肉、海参等。
- ✗ 忌食过咸、生冷寒凉、油腻煎炸类食物，以免清热伤阳。

◆ **调理药膳**

肉桂鸡肝

材料：鸡肝2副，肉桂1克，料酒、食盐各适量。

做法：

1. 肉桂用清水浸泡后洗净；鸡肝洗净切片。
2. 将肉桂和鸡肝一同放入炖盅内，加入食盐和料酒，将炖盅放在沸水锅中，隔水炖至鸡肝熟，拣出肉桂即可。

功效：温补心肾、健脾暖胃、祛寒补阳。

食用注意：有口渴、咽干舌燥、咽喉肿痛、鼻出血、大便干燥、痔疮、目赤等热性症状者及各种急性炎症患者不宜食用。

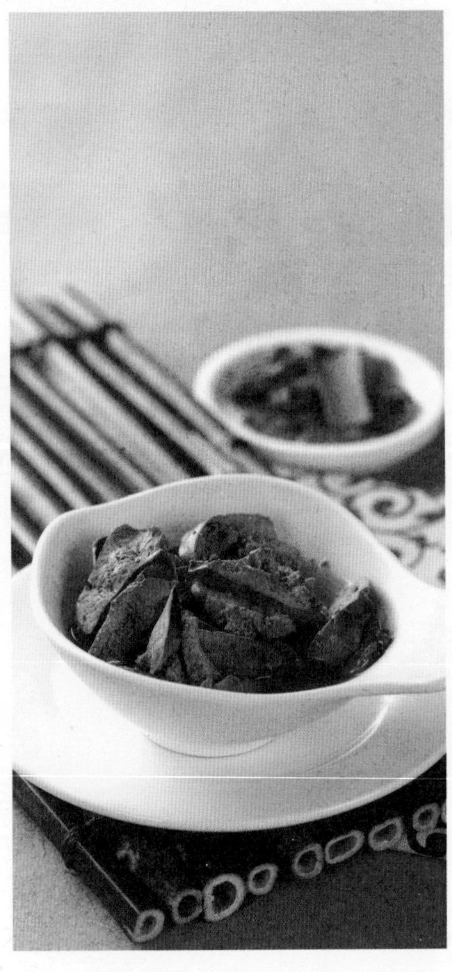

蛤蚧羊腰花

材料：羊腰1个，核桃仁30克，蛤蚧粉1.5克，生姜、葱、食盐、料酒、食用油各适量。

做法：

1. 羊腰切开，除去筋膜和白色髓质，洗净；生姜洗净切片；葱洗净切段。
2. 把核桃仁洗净，和蛤蚧粉一同夹在羊腰剖面中，用线扎紧。
3. 把羊腰放在大碗中，葱和生姜各取一半放在羊腰四周，在羊腰上均匀洒上料酒，上笼用大火蒸1小时后取出，割断线取出核桃仁，将羊腰切成小块。
4. 锅中放入适量食用油，烧至五六成熟，放入羊腰煸炒，加入剩下的生姜、葱和核桃仁翻炒后拣去葱和生姜，加入食盐调味即可。

功效：补肾壮阳、益精补虚。

食用注意：外感风寒导致的喘嗽、阳虚火旺者禁食。

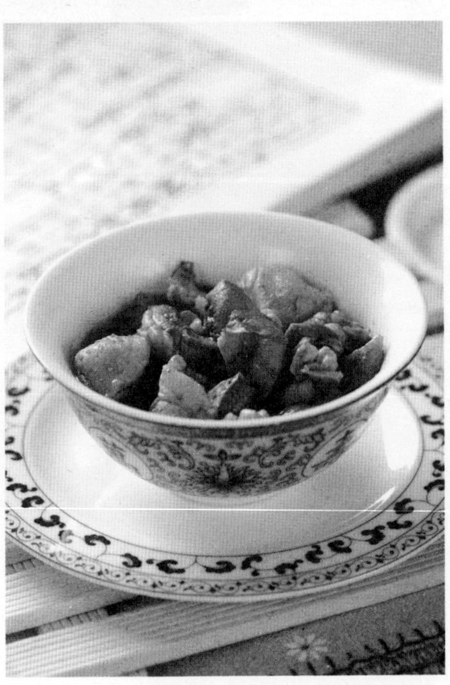

羊肉枸杞子汤

材料：羊腿肉 500 克，枸杞子 10 克，生姜、葱、蒜、料酒、食盐、食用油各适量。

做法：

1. 羊肉去筋膜，洗净切块；生姜洗净切片；葱洗净切段；蒜洗净切碎。

2. 锅中加入适量食用油烧热，倒入生姜、葱、蒜和羊肉煸炒，炒透后放入砂锅中，加入料酒和适量清水，大火煮沸后放入枸杞子，小火煨炖至熟烂，加入食盐调味即可。

功效：温阳壮腰、补肾强筋、暖中补虚。

食用注意：发热、上火、外邪实热、脾虚有湿及泄泻者忌食。

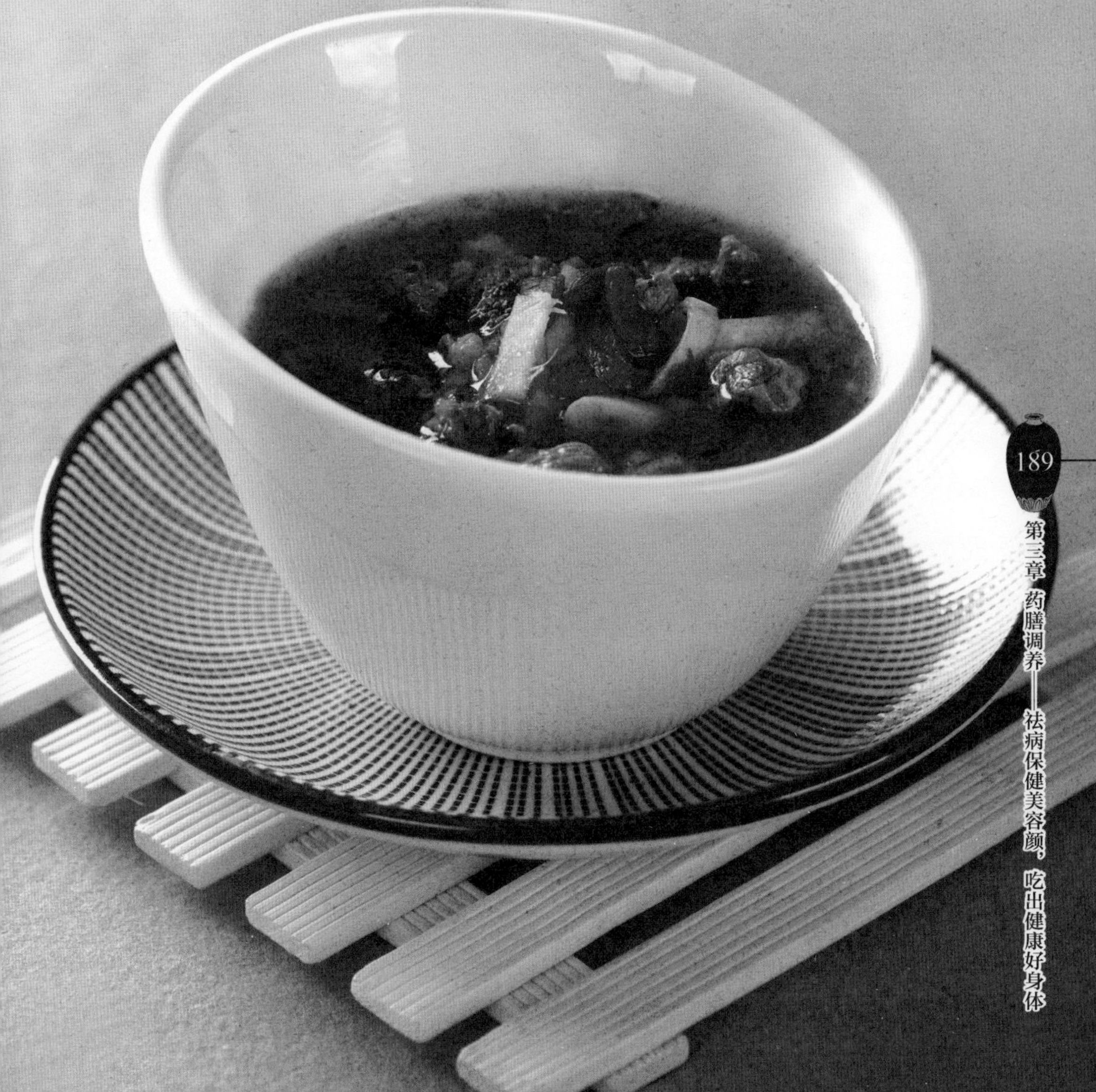

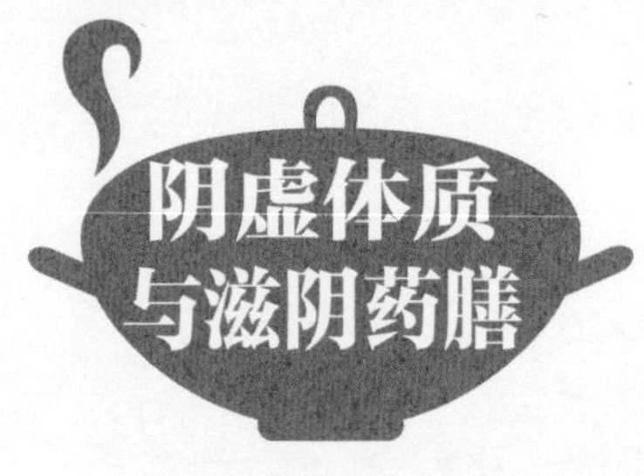

◆ 中医师的话

中医将脏腑功能失调而导致的体内阴液不足、阴虚引生内热的症候，称为“阴虚体质”。阴虚体质者通常表现为形体消瘦、两颧潮红、口干发枯、舌干红、少苔或无苔、心烦易怒、手足心热、潮热盗汗等。

阴虚体质者的心、肺、胃、肝、肾脏的阴液亏损，精、血、津液不足。人体中，阴虚则阳盛，会使新陈代谢加快、体内津液耗损过度而导致口渴、干燥、便秘、体热等。

阴虚体质的调养主要都是以“养阴降火、滋阴润燥”为原则。饮食上多食用清淡、滋阴的食物，生活上应避免过度劳累、要少熬夜，保持精神放松，以免情绪过激，暗耗阴血。

◆ 调养药材推荐

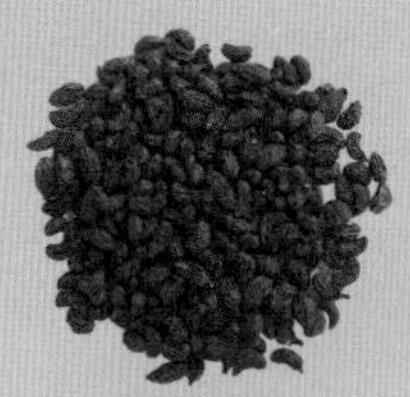

女贞子

补肝益肾、滋阴养血，可用于肝肾阴虚、阴虚发热，适合阴虚体质者食用。

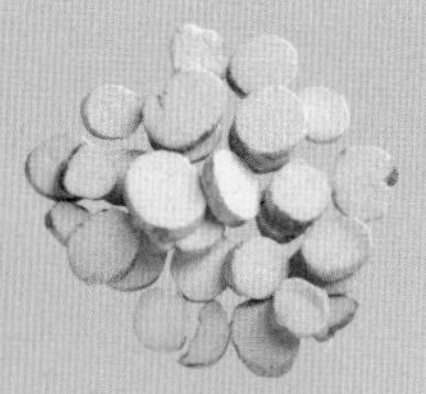

山药

补脾养胃、生津益肺、补肾涩精，用于脾虚食少、肺虚喘咳、肾虚遗精、虚热消渴。

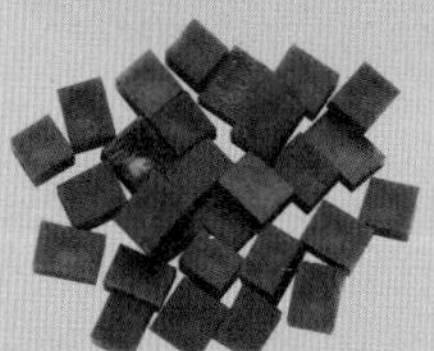

阿胶

补血止血、滋阴润燥、益血养阴，适用于阴虚、血虚者。

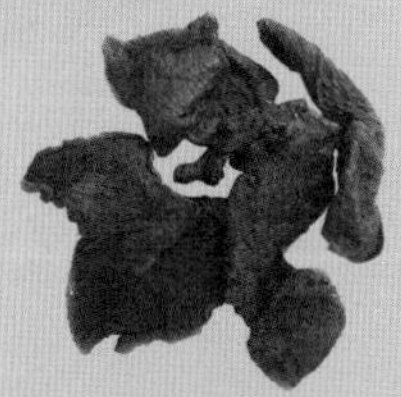

黄精

补气养阴、健脾润肺、益肾养胃，可用于治疗脾胃虚弱、肺虚燥咳、精血不足等。

◆ 膳食宜忌

✅ 阴虚体质者由于体内阴液亏损，所以要多吃滋阴润燥的食物，如梨、枣、百合、蜂蜜、核桃、银耳、黑木耳等。

❎ 少食温燥、辛辣、香浓的食物，如龙眼、辣椒、橘子、鸡肉、羊肉、韭菜、茴香等，以免伤阴。

◆ 调养药膳

珠玉二宝粥

材料： 山药、薏苡仁各 60 克，霜柿饼 30 克。

做法：

1. 山药洗净切丁；薏苡仁洗净；霜柿饼切碎。
2. 山药和薏苡仁一同放入锅中，加入适量清水，煮至薏苡仁熟烂后，放入霜柿饼，煮至溶化即可。

功效： 滋养脾肺、止咳祛痰、养阴补虚。

食用注意： 脾胃虚寒、痰湿内盛者不宜食用；不宜与鹅肉、螃蟹、红薯、鸡蛋一同食用。

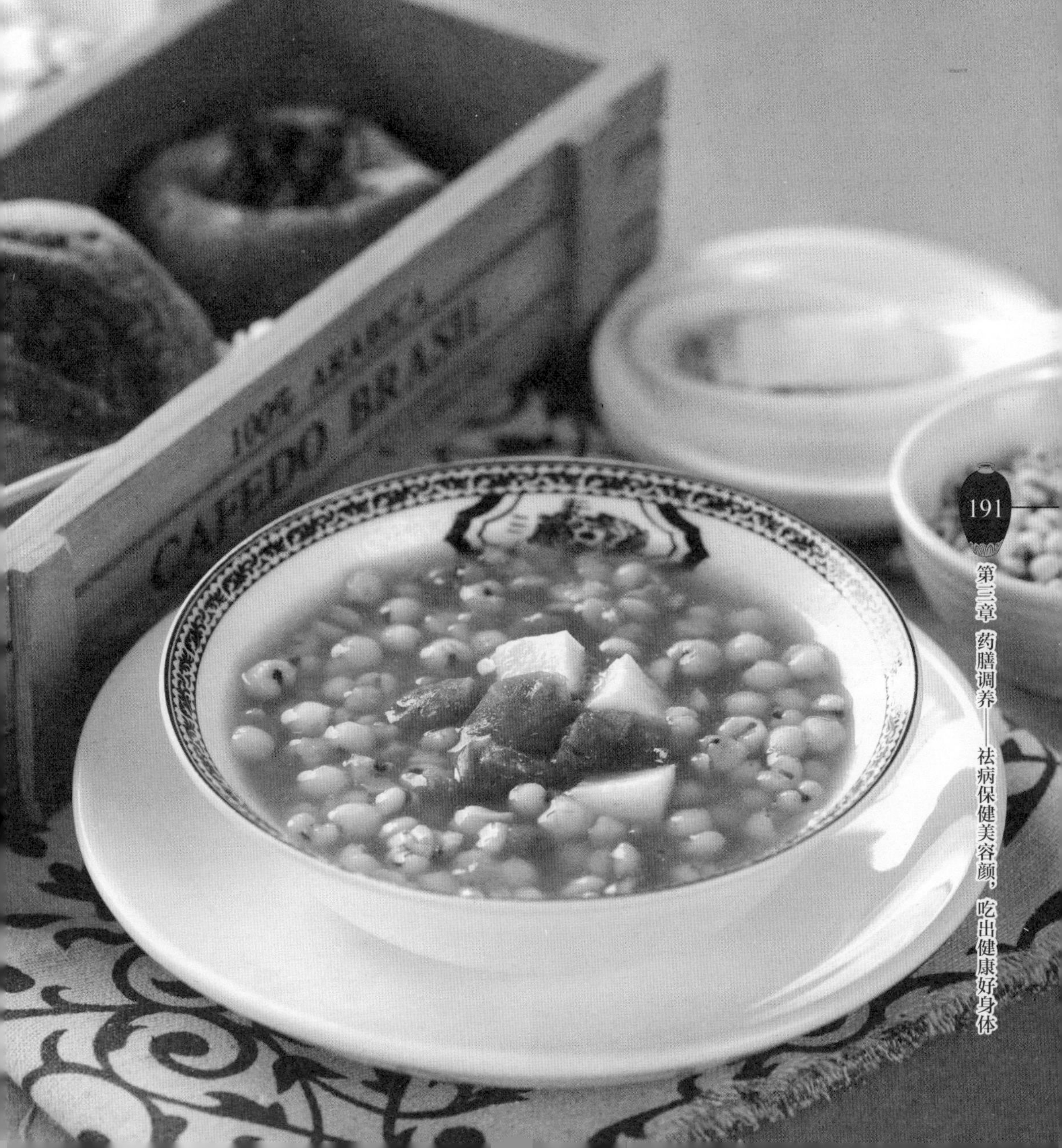

黄精鸡

材料：鸡 1 只；黄精 30 克，料酒、食盐、白糖、葱、生姜各适量。

做法：

1. 鸡宰杀去杂、洗净；生姜洗净切片；葱洗净切段。

2. 将鸡、黄精放入锅中，加入适量清水，放入料酒、食盐、白糖、葱和生姜，大火煮沸后，改用小火炖至鸡肉熟烂，拣去黄精、葱和生姜，出锅即可。

功效：滋阴补虚、补中益气、润肺补肾。

食用注意：脾虚有湿、咳嗽痰多及中寒泄泻者不宜食用。

阿胶参枣汤

材料：阿胶 15 克，红参 2 克，大枣 10 颗。

做法：

1. 大枣洗净。

2. 将阿胶、红参、大枣同放在大瓷碗中，注入适量清水，盖好盖，隔水蒸 1 小时即可。

功效：滋阴润燥、益气补血、止血。

食用注意：胃弱便溏者慎食。

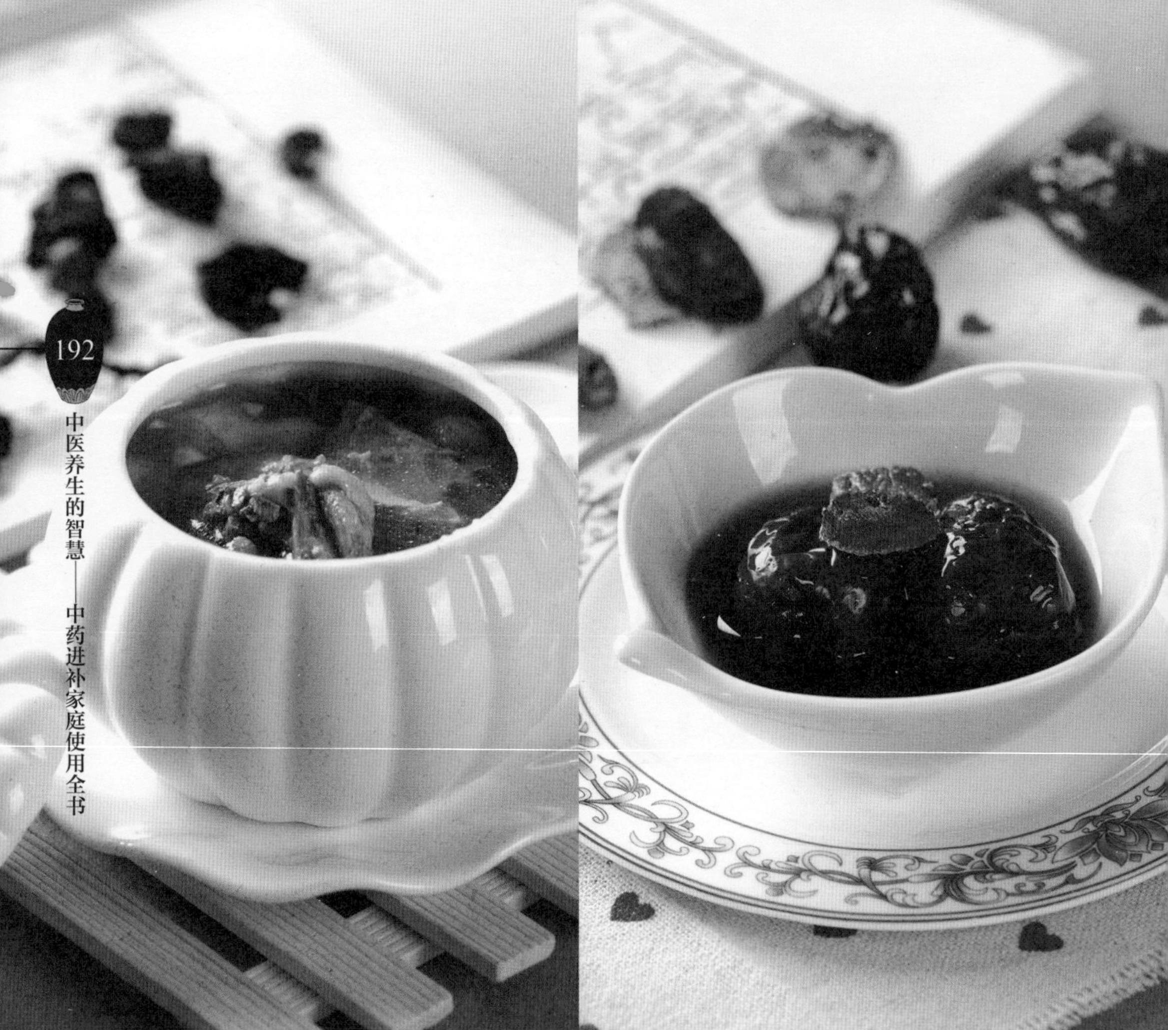

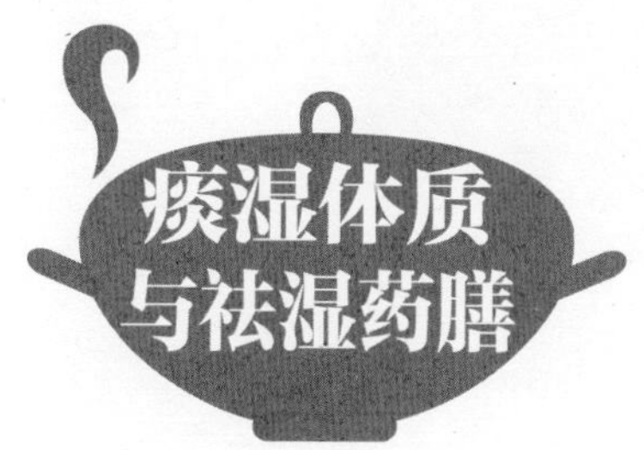

痰湿体质与祛湿药膳

◆ 中医师的话

人体阴阳失衡、脏腑功能失调所引起的气血津液运化失调、水湿停聚、聚湿成痰而形成的痰湿内蕴的体征，称为“痰湿体质”。痰湿体质者通常体形肥胖、腹部肥满，症状表现为舌体胖、舌苔滑腻、口中黏腻或便溏、胸闷痰多、易倦怠、身重不爽，该体质者喜食肥甘厚腻、嗜睡，受寒湿侵袭或饮食不节制，易引发消渴、中风、胸痹等，对梅雨及湿重环境的适应能力差。

调理痰湿体质以祛燥、利湿、化痰为原则，通过润燥化痰药物进行调养，防止痰湿加重。

◆ 调养药材推荐

苦杏仁

降气止咳、平喘润肠，可用于胸闷痰多、肠燥便秘。

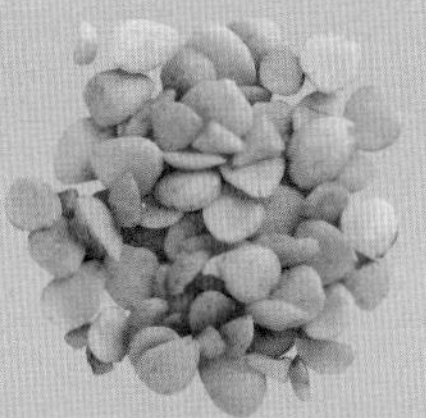

紫苏子

降气消痰、止咳平喘、润肠，适宜于湿痰体质者食用。

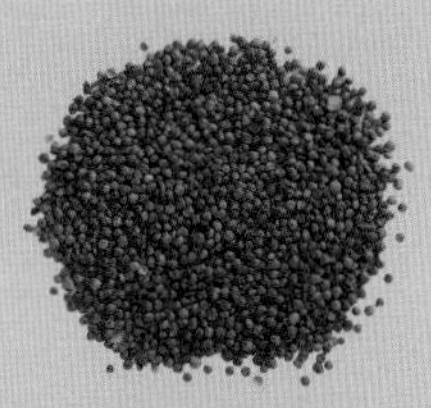

茯苓

宁心安神、健脾利湿，可用于治小便不利、水肿胀满、痰饮咳逆。

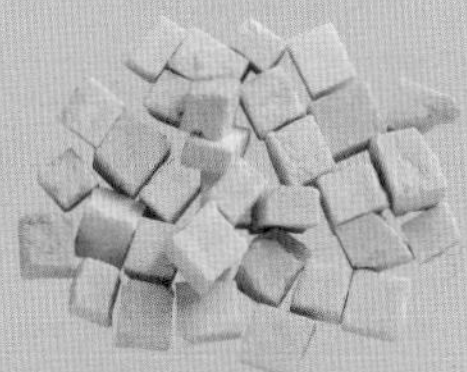

藿香

祛暑解表、化石和胃，可用于呕吐泄泻，适宜于痰湿体质者食用。

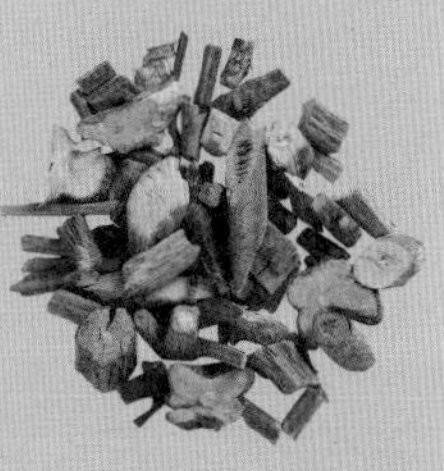

◆ 膳食宜忌

- ✔ 宜食清热润肺的食物，如苹果、小米、鲜玉米、苦瓜、黑豆等，有助于化痰利湿。
- ✔ 宜多食用味淡性温平的食物，多吃些蔬菜、水果。
- ✘ 忌食油炸类、辛辣刺激的食物，会引起痰湿加重。
- ✘ 限制食盐的摄入。
- ✘ 不宜食用肥甘油腻、酸涩食品，如饴糖、石榴、柚子、枇杷、砂糖等。

◆ 调养药膳

杏仁川贝粥

材料： 粳米100克，苦杏仁10克，川贝母6克，冰糖适量。

做法：

1. 苦杏仁去皮去尖，沸水烫透；川贝母洗净；粳米洗净，放在清水中浸泡半小时，捞出。
2. 锅中加入适量清水，放入粳米、苦杏仁和川贝母，大火煮沸后，改用小火熬煮至粥成时关火，放入冰糖后搅匀，焖片刻即可。

功效： 养阴清肺、止咳化痰。

食用注意： 阴亏、郁火者慎食。

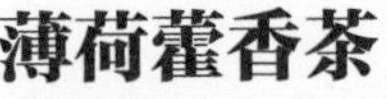

薄荷藿香茶

材料： 薄荷25克，藿香、甘草各15克，白糖适量。

做法：

1. 将薄荷、藿香、甘草分别去杂、洗净，捞出沥干。
2. 锅中放入适量清水，大火煮沸后，放入薄荷、藿香和甘草，煮20分钟，滤除汤汁，加入白糖调味即可。

功效： 清热解毒、祛痰止咳。

食用注意： 阴虚火旺、邪实便秘者禁食。

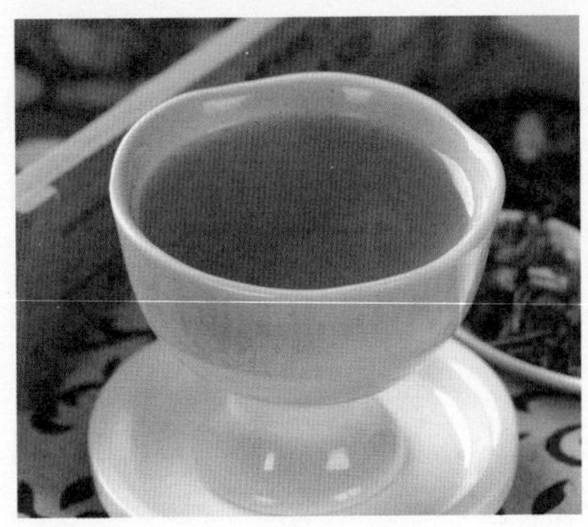

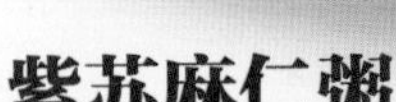

紫苏麻仁粥

材料： 粳米100克，火麻仁15克，紫苏子10克。

做法：

1. 将紫苏子、火麻仁捣烂，加适量清水，研磨取汁；粳米洗净。
2. 粳米和紫苏子、火麻仁汁一同放入锅中，加入适量清水，熬煮成粥即可。

功效： 滋阴补虚、降气消痰。

食用注意： 气虚久咳、阴虚咳嗽、脾胃气虚、大便稀溏者忌食。

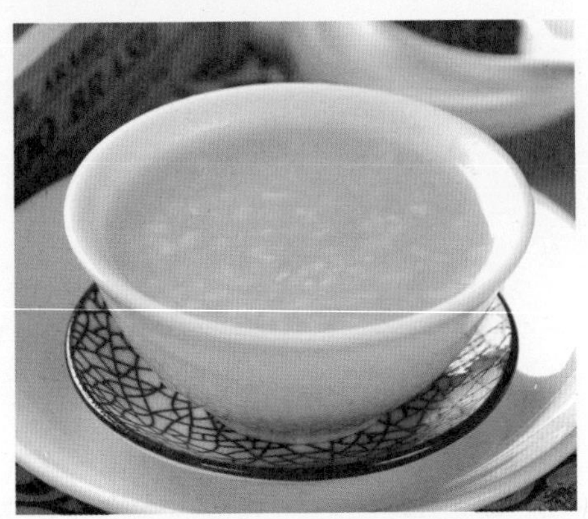

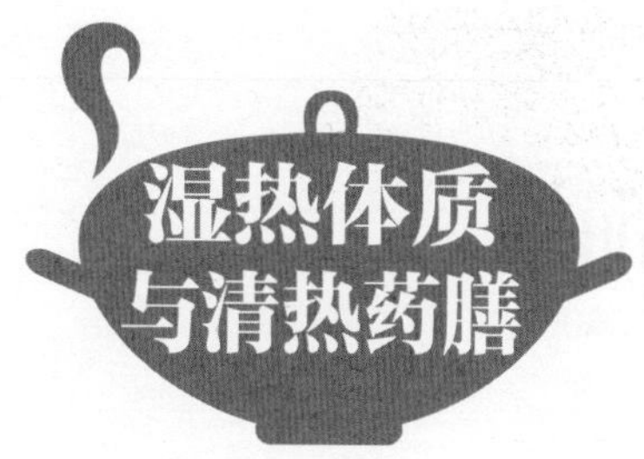

湿热体质与清热药膳

◆ 中医师的话

居室、气候潮湿、涉水淋雨及消化功能障碍等，都是引起水湿的因素。而“热”常与“湿”同时存在。这是因为夏秋季节天热湿重或湿久留不除而化热，使湿与热合并入侵人体。脾有“运化水湿”的功能，湿热体质则是由于脾虚所导致脾的运化水湿、精微的功能失调而引起的。

中医认为，体虚、消化不良、暴饮暴食或过多食用油腻、甘甜的食物，均会导致脾运化失常，引起“水湿内停”。外湿入侵，影响脾胃、肝脏功能，通常会引起肢体沉重、舌苔黄腻、长湿疹或疔疮、局部肿痛、恶心厌食、腹痛腹泻、里急后重、泻下、脓血便等不适。

因此，调理湿热体质，不仅要通过健脾化湿、清热利水的方法排除湿热，同时还要注意调肝养肾，以缓解湿热症状。

◆ 调养药材推荐

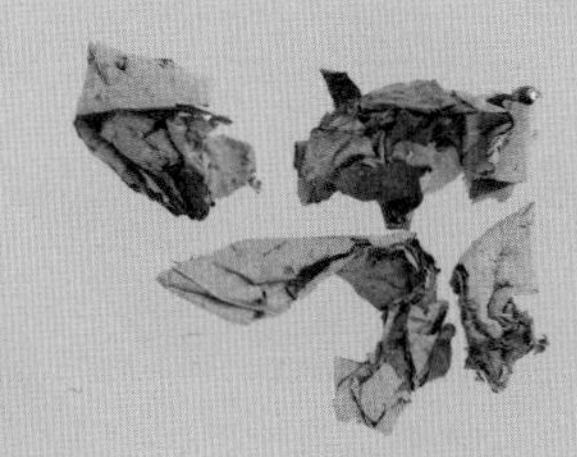

荷叶

消暑利湿、健脾升阳，可用于暑热烦渴、头痛眩晕。

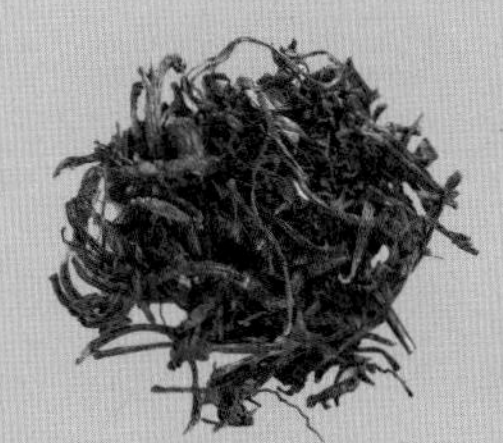

马齿苋

清热利湿、解毒消肿、消炎止渴、利尿，可用于治疗痢疾便血、湿热腹泻。

◆ 膳食宜忌

✓ 宜多食清热除湿类食物，如赤小豆、鸭肉、鲤鱼、鲫鱼、冬瓜、苦瓜、白菜、芹菜、荠菜、莲藕等。

✗ 忌食辛辣燥烈、大热大补、肥甘厚腻的食品，如奶油、动物内脏、辣椒、生姜、葱、蒜、鹿肉、牛肉、羊肉等，以免助湿生热；烟酒助生湿热，应戒除。

◆ 调养药膳

马齿苋大米粥

材料：大米 50 克，马齿苋 100 克，食盐、葱、食用油各适量。

做法：

1. 马齿苋去杂洗净，放入沸水中焯一下，捞出后，过冷水漂去黏液，切碎；大米洗净；葱洗净切末。
2. 锅中放入适量食用油烧热，放入葱末煸香后，放入马齿苋和食盐，炒至入味后盛出。
3. 大米放入锅中，加入适量清水，煮至成粥，放入炒好的马齿苋即可。

功效：清热利湿、解毒消肿。

食用注意：体虚便溏者及孕妇忌食。

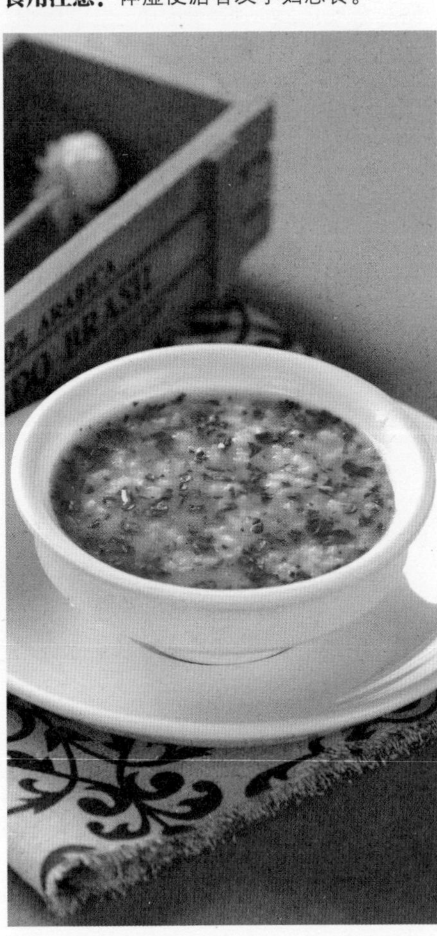

冬瓜荷叶汤

材料：冬瓜 500 克，鲜荷叶 20 克，食盐适量。

做法：

1. 冬瓜削皮，去瓤、籽，切成块状；鲜荷叶洗净，切成丝。
2. 将冬瓜和荷叶一同放入锅中，加适量清水，先用大火煮沸后，改用小火煮熟，加入食盐调味即可。

功效：清热解暑、利水祛湿。

食用注意：体瘦气血虚者慎食。

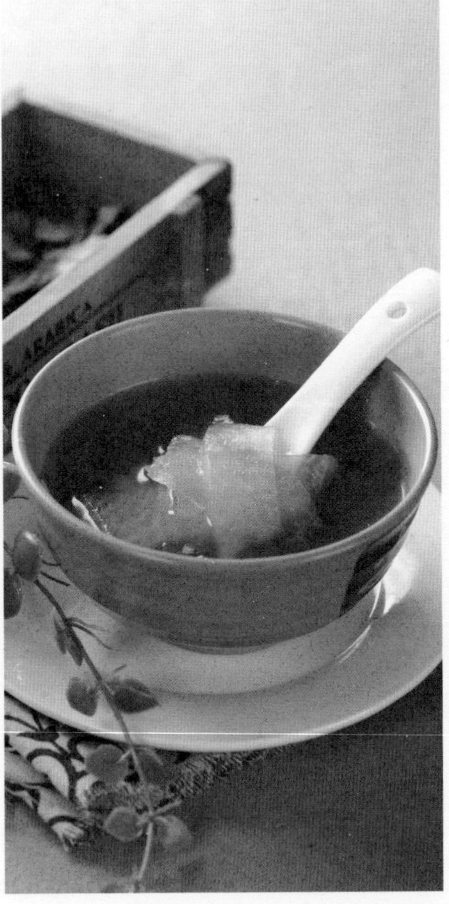

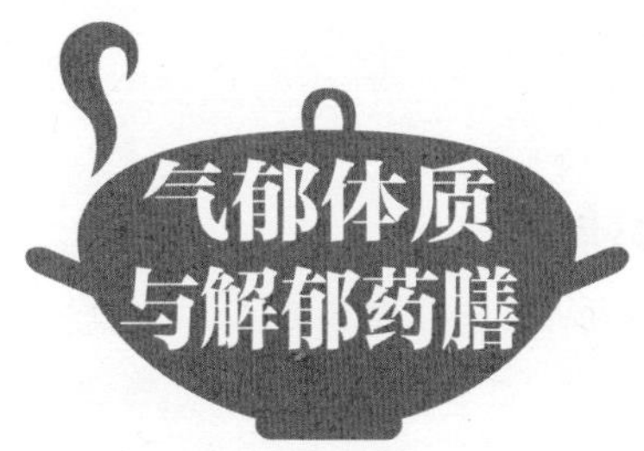

气郁体质与解郁药膳

◆ 中医师的话

气郁体质者容易抑郁，性格多内向，缺乏与外界沟通的能力，情志不达时精神易处于抑郁状态。气郁是内伤引起气机不畅，使气产生运行障碍，蕴结聚积，阻滞机体的功能而导致的病理变化，可继发气滞、血瘀、湿郁、痰郁、食郁以及五脏之气郁结等。

人体之气是人进行生命活动的根本和动力，若气积聚于内、不能外达时，便形成了“气郁”。

急躁易怒、易激动或经常郁郁寡欢、疑神疑鬼、长期忧愁、郁闷、焦虑等，会引起气机运行不畅，导致气郁。而肝主气，“气为血之帅”，气郁则肝血失养。因此，调理气郁体质，应以疏肝理气、开郁散结为主，多吃一些行气调肝、健脾养心的食物。

◆ 调养药材推荐

橘皮

理气健脾、燥湿化痰、调中，可用于脾胃气滞引起的脘腹胀满或疼痛、消化不良。

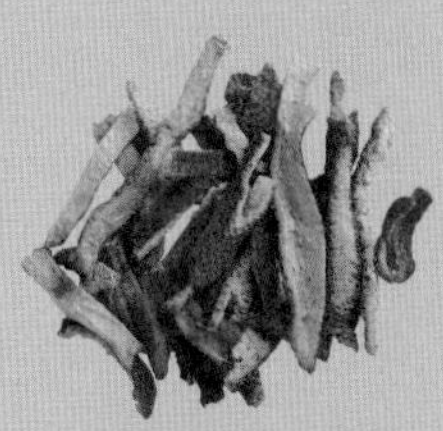

豆豉

疏风解郁、宽中除烦、发汗解表、清热透疹。

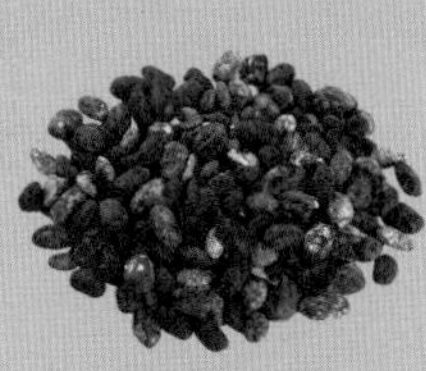

佛手

理气化痰、疏肝健脾、止呕消胀、和胃。

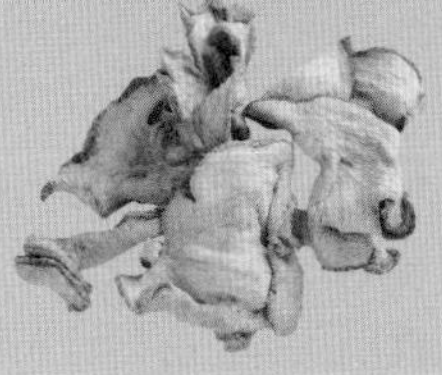

玫瑰花

疏肝解郁、行气止痛，可用于辅助治疗肝胃气痛。

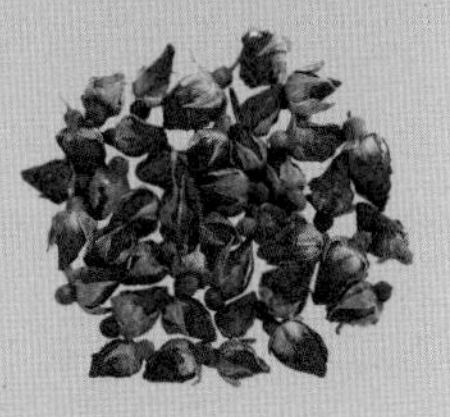

◆ 膳食宜忌

✔ 宜多食用具有理气解郁、调理脾胃功能的食物，如大麦、荞麦、高粱、刀豆、蘑菇、豆豉、苦瓜、萝卜、洋葱、菊花、玫瑰等。

✖ 不宜食用收敛酸涩的食物，如乌梅、南瓜、泡菜、石榴、青梅、杨梅、草莓、杨桃、酸枣、李子、柠檬等，以免阻滞气机。

橘皮粥

材料：粳米 100 克，橘皮 50 克。

做法：

1. 橘皮研细末；粳米洗净。

2. 粳米放入锅中，加入适量清水，熬煮成粥后，加入橘皮，再煮 10 分钟即可。

功效：调中理气、健脾益气。

食用注意：气虚体燥、阴虚燥咳、吐血及内有实热者慎食。

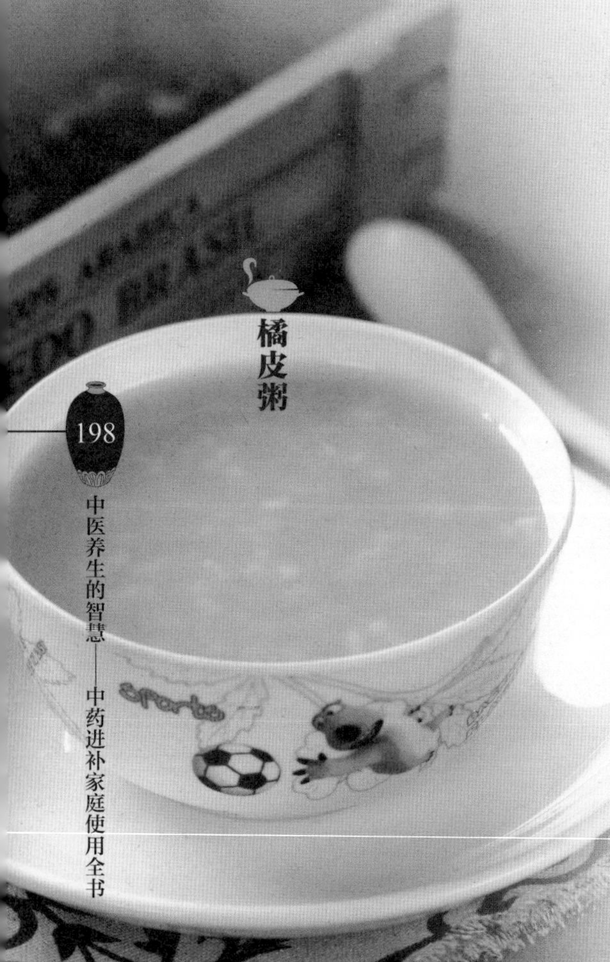

橘皮粥

鸡丝炒佛手

材料：鸡脯肉 150 克，佛手 250 克，水淀粉、鸡蛋清、葱、生姜、料酒、食盐、酱油、食用油各适量。

做法：

1. 鸡脯肉洗净切丝，用食盐、水淀粉、鸡蛋清浆好；佛手、葱分别洗净，切丝；生姜洗净榨汁。

2. 锅中加入适量食用油烧热，放入鸡脯肉，拨散滑透，放入佛手滑透，一起倒入漏勺中沥油。

3. 锅中留少许食用油烧热，放入葱爆香后，放入料酒、姜汁，倒入鸡脯肉和佛手，加入食盐，翻炒至熟即可。

功效：健胃止痛、疏肝理气。

食用注意：阴虚有火、无气滞症状者慎食。

玫瑰花粥

材料：粳米 100 克，玫瑰花 20 克，樱桃 10 克，白糖适量。

做法：

1. 玫瑰花用清水漂洗干净；粳米淘洗干净，用清水浸泡半小时，捞出，沥干水分；樱桃洗净。

2. 锅中加入适量清水，放入粳米后先用大火煮沸，再改用小火熬煮成粥，放入玫瑰花、樱桃和白糖，再煮 5 分钟即可。

功效：疏肝理气、活血消斑。

食用注意：阴虚有火者忌食。

甘麦大枣粥

材料：粳米 200 克，浮小麦 50 克，甘草 10 克，大枣 10 颗。

做法：

1. 甘草水煎取汁；浮小麦、大枣、粳米分别洗净。

2. 浮小麦、大枣放入锅中，加入甘草汁煮 30 分钟，加入粳米和适量清水，煮至成粥即可。

功效：补脾益气、养心安神、除烦。

食用注意：无汗而烦躁或虚脱出汗者忌食。

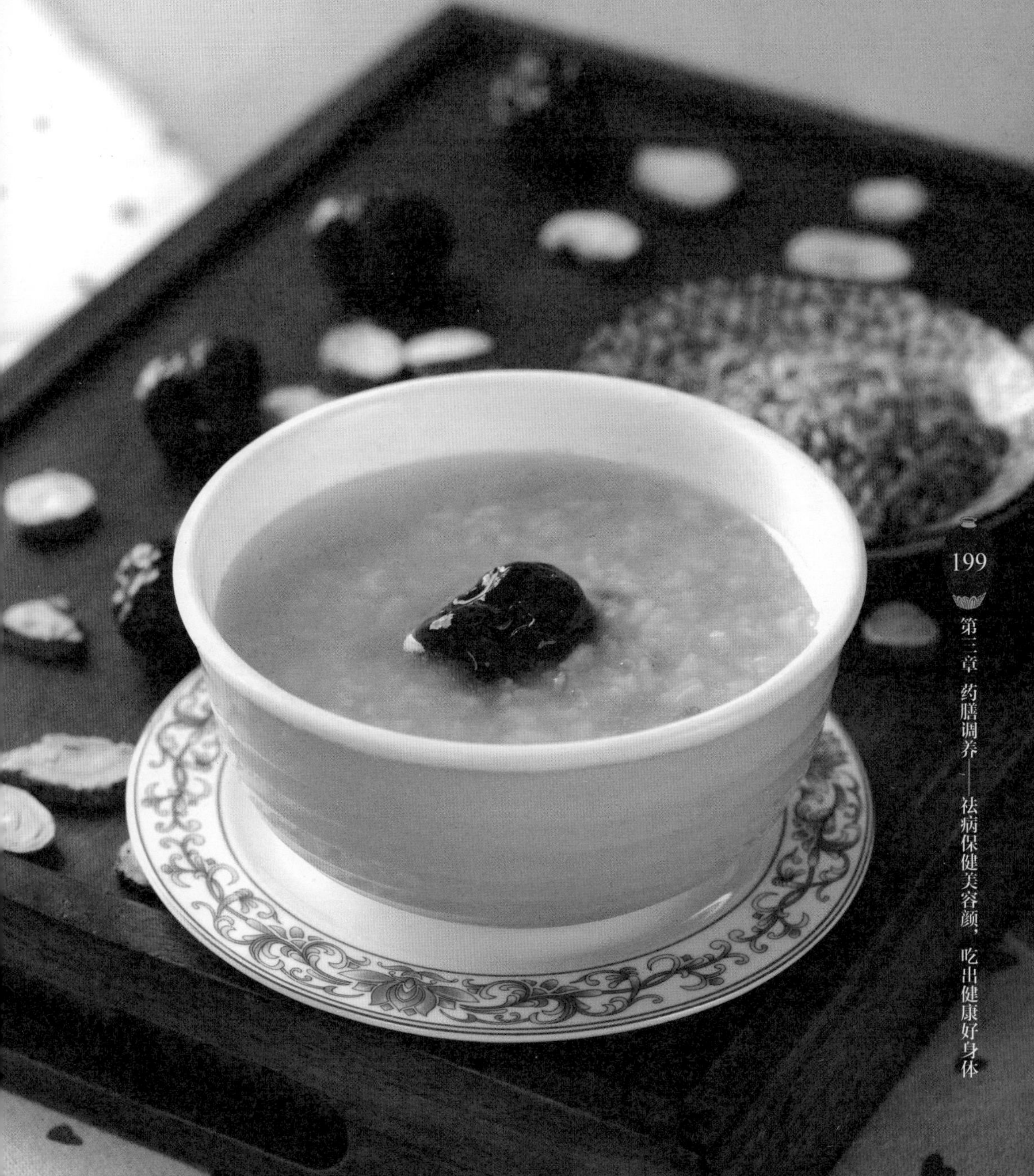

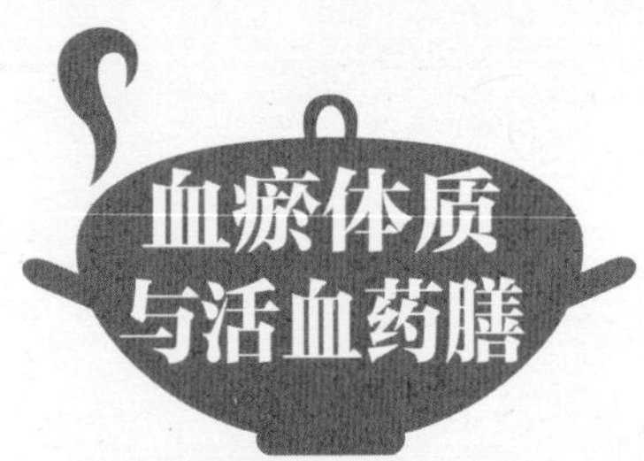

血瘀体质与活血药膳

◆ 中医师的话

全身性的血脉不畅、缓慢瘀滞，但又达不到疾病程度的体质情况，称为血瘀体质。血瘀体质通常有面色晦黯、皮肤粗糙、色素沉着或有紫斑、口唇黯淡、舌质青紫或有瘀点等表现，由于瘀血阻滞脏腑、经络部位不同，出现的症状也会不同。血瘀体质常由七情不畅、寒邪侵袭、久病未愈、年老体衰等原因导致，体内血液运行不畅或内出血无法消散，会影响脏腑、经络的功能，进而可导致各种以疼痛为主要表现的疾病以及肿瘤包块等。

调养血瘀体质，应以“活血化瘀、疏通经络”为原则，并注意补气，气滞则血瘀，气行则血畅。

◆ 调养药材推荐

核桃仁

润肺强肾、补气养血、润燥化痰、温肺润肠，可用于虚寒喘咳、腰脚重疼。

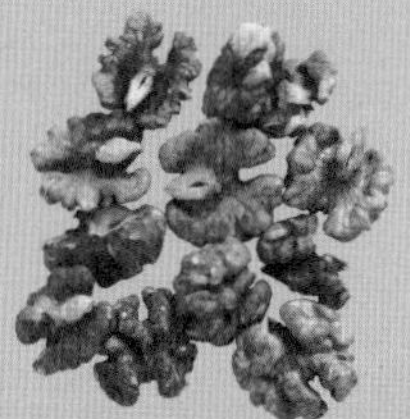

山楂

活血化瘀、消积食，有助于解除局部淤血状态，可辅助治疗跌打损伤。

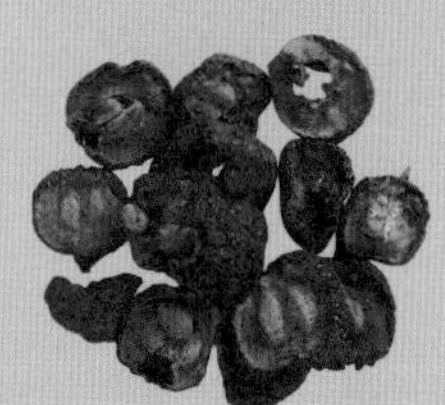

川芎

活血祛瘀、行气开郁、祛风止痛，可用于产后瘀滞腹痛、头痛、跌打损伤。

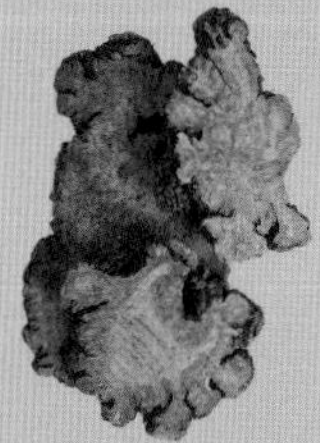

赤芍

行瘀止痛、凉血消肿。

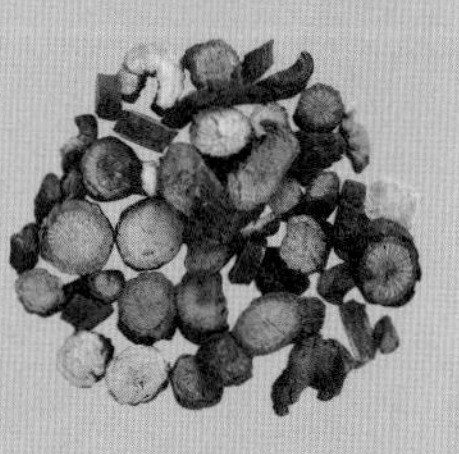

◆ 膳食宜忌

✔ 宜多吃具有活血行气、疏肝解郁、散结作用的食物，如香菇、茄子、油菜、紫菜、萝卜、柚子、水蜜桃等。

✖ 忌食有涩血作用的食物，如乌梅、苦瓜、柿子、李子、花生米等，以免加重瘀血；不宜吃肥腻高脂、油炸食品及过甜过咸的食物，防止血脂增高，阻塞血管，影响气血运行。

◆ 调养药膳

山药鸡内金粥

材料：玉米 120 克，山药 30 克，鸡内金 10 克，山楂 10 克。

做法：

1. 将山药、鸡内金、山楂、玉米分别洗净。
2. 把全部材料一同放入锅中，加入适量清水，大火煮沸后，改用小火熬煮成粥即可。

功效：活血化瘀、通经止痛。

食用注意：孕妇、儿童、胃酸分泌过多、病后体虚及患牙病者不宜食用。

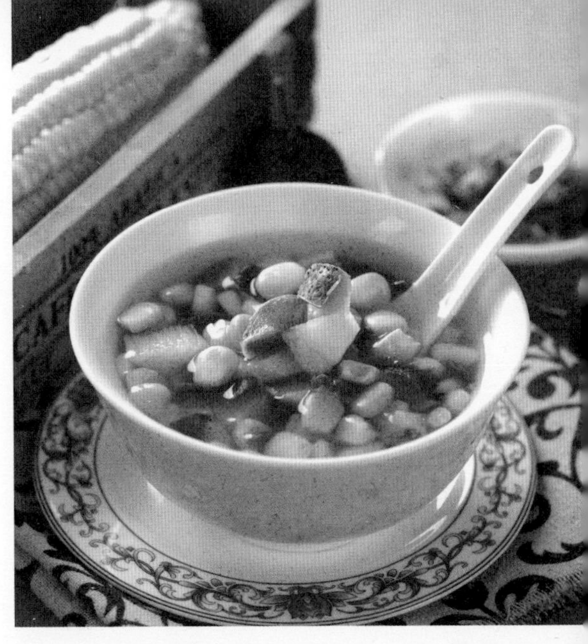

黑豆川芎粥

材料：粳米 50 克，黑豆 25 克，川芎 10 克，红糖 20 克。

做法：

1. 黑豆去杂洗净，放入清水中浸泡一会；川芎水煎取汁；粳米洗净。
2. 把黑豆放入锅中，加入川芎汁和适量清水，煮至八成熟。
3. 倒入粳米，煮至成粥，放入红糖调味即可。

功效：活血化瘀、行气止痛。

食用注意：儿童、肠胃功能不良者慎食。

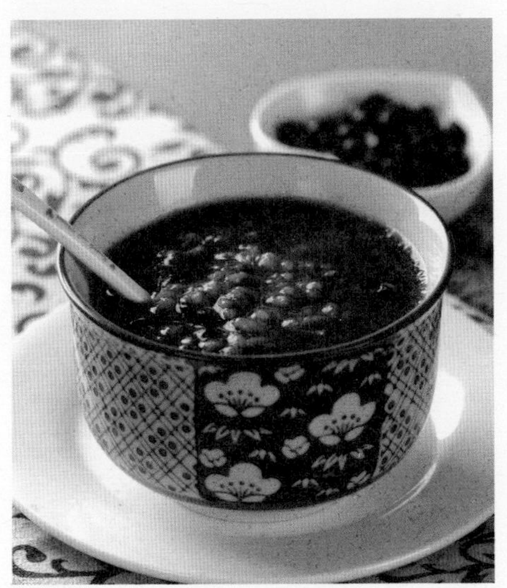

核桃藕粉糊

材料：藕粉 30 克，核桃仁 100 克，白糖适量。

做法：

1. 核桃仁洗净，用油炸酥后，研磨成泥状。
2. 核桃泥和藕粉一同放入大碗中，加入适量清水，调成糊状。
3. 锅中加入适量清水，大火煮沸，放入核桃藕粉糊和白糖，不停地搅拌，煮熟即可。

功效：活血散瘀、生肌止痛。

食用注意：肺炎、支气管扩张患者不宜食用。

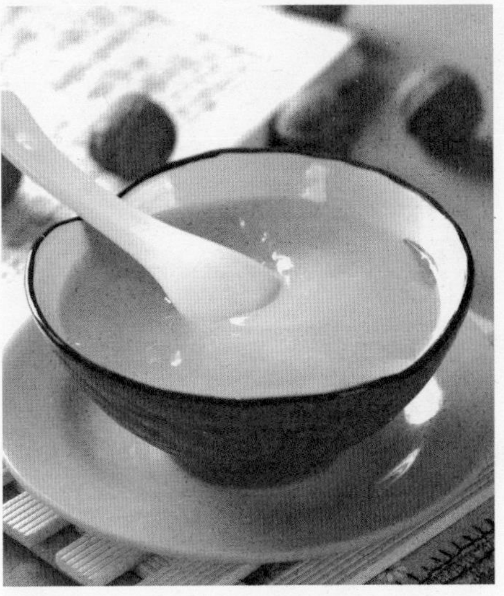

三七炖鸡

材料：鸡肉 100 克，三七 6 克，食盐、味精各适量。

做法：

1. 鸡肉洗净，切成小块；三七洗净切片，和鸡肉同放在瓷盅内，加入适量清水。

2. 锅中放入适量清水，大火煮沸，放入瓷盅，隔水用小火炖煮至鸡肉熟烂，汤汁呈黏胶状时，加入食盐、味精调味即可。

功效：补虚养血、止血散瘀。

食用注意：气虚亏虚所致的痛经、月经不调者不宜食用；血虚及血热出血者禁食。

赤芍莲藕汤

材料：藕 300 克，赤芍 10 克，白糖 15 克。

做法：

1. 赤芍洗净；藕洗净，切成菱形块。

2. 将赤芍、藕一同放入锅中，加适量清水，大火煮沸后改用小火煮 30 分钟，放入白糖调味即可。

功效：凉血行瘀、消肿止痛。

食用注意：血虚者慎食。

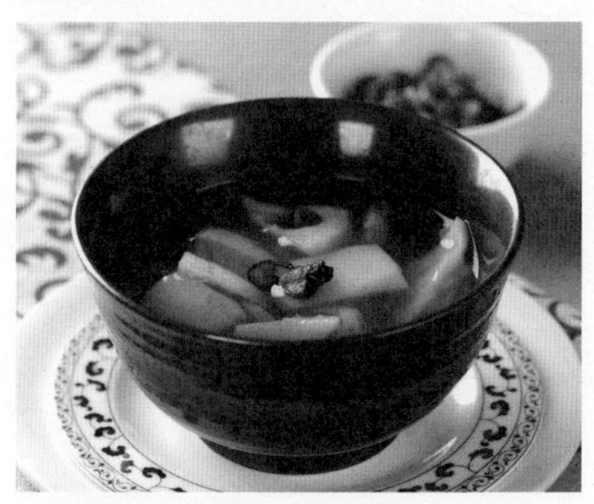

丹参粥

材料：粳米 50 克，丹参 30 克，红糖适量。

做法：

1. 将丹参水煎取汁；粳米洗净。

2. 将粳米放入锅中，加入丹参汁和适量清水，煮成粥后，调入红糖煮沸即可。

功效：活血散瘀。

食用注意：忌与葱、藜芦、牛奶同时食用。

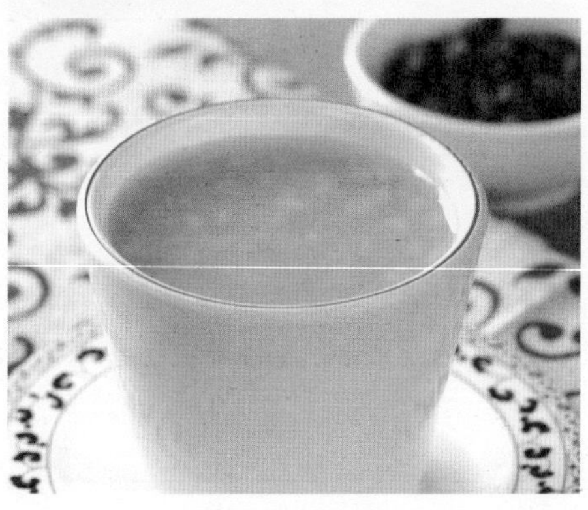

特禀体质与抗敏药膳

◆ 中医师的话

特禀体质又称特禀型生理缺陷、过敏，是一种先天的、特殊的体质。特禀体质是由某些先天性禀赋或先天性遗传疾病所造成的特殊状态的体质、过敏体质、遗传病体质等，都属于特禀体质。

在特禀体质者中，过敏体质者常见哮喘、咽痒、鼻塞、喷嚏等症状，容易对药物、食物、气味、花粉等过敏，有些人皮肤易起荨麻疹和紫红色瘀点，皮肤一抓就红。

对于特禀体质者中的过敏体质，可通过食用一些具有补气固表、健脾益胃、调节人体免疫力功效的药膳来调理体质。

◆ 调养药材推荐

黄芪

补气升阳、益卫固表、排脓、敛疮生肌、抗过敏。

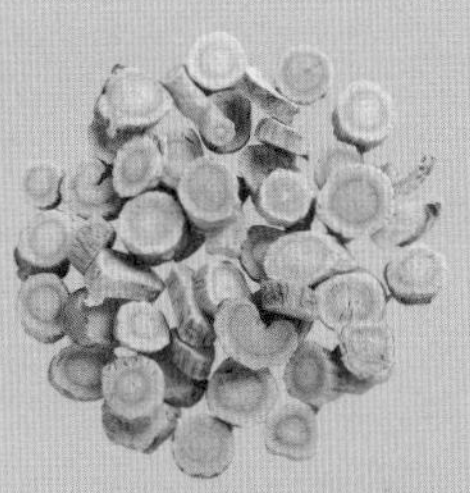

大枣

补中益气、养血安神，可用于脾胃气虚、血虚萎黄、失眠。

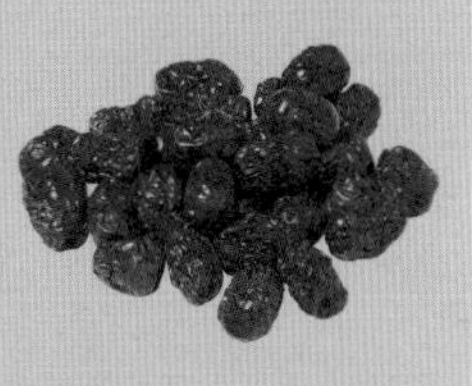

紫苏子

散寒解表、和胃行气、抗过敏，可缓和变应性皮炎、花粉症等过敏反应。

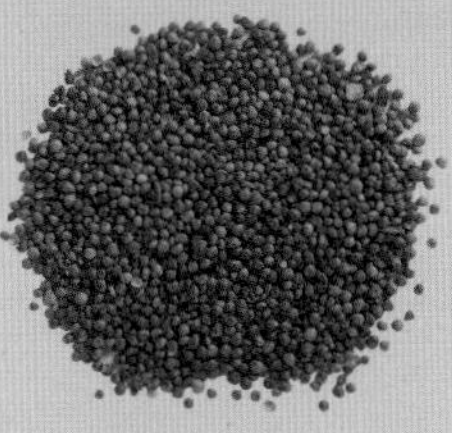

白术

健脾益气、燥湿利水、抗氧化、抗衰老、抗过敏、增强机体免疫力。

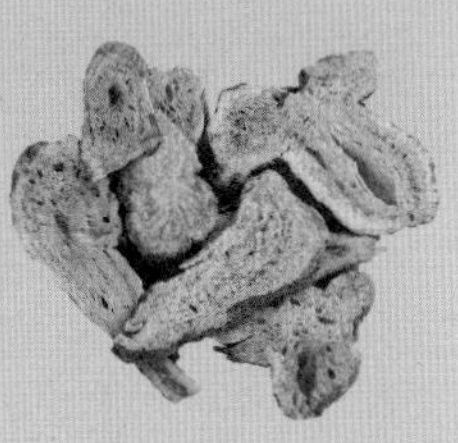

◆ 膳食宜忌

✅ 饮食宜清淡，多食用益气固表、清热消毒的食物。

❌ 忌食生冷、辛辣、肥甘油腻及各种“发物”，如虾、蟹、辣椒、酒等，以免加重过敏反应。

❌ 忌吃致敏食物和热性食物，如榴莲、芒果、荔枝、水蜜桃、葡萄、菠萝等。

◆ 调养药膳

固表粥

材料：粳米100克，黄芪20克，乌梅15克，当归12克，冰糖适量。

做法：

1. 乌梅、黄芪、当归一同放入砂锅中，加入适量清水，大火煮沸后，改用小火煎取浓汁，取汁备用；粳米洗净。

2. 粳米放入锅中，倒入药汁和适量清水，煮至粥熟后，加入冰糖调味即可。

功效：养血消风、扶正固表，治疗各种外源性过敏。

食用注意：感冒发热、热盛出血及胸腹满闷者禁食；孕妇慎食。

葱白大枣鸡肉粥

材料：粳米100克，鸡肉100克，大枣10颗，生姜10克，葱白、食盐各适量。

做法：

1. 将粳米淘洗干净；大枣洗净去核；葱白洗净切段；鸡肉洗净切丁；生姜洗净切丝。

2. 将粳米、鸡肉、生姜、大枣一同放入锅中，加入适量清水，煮成粥，待粥快熟时加入葱白熬煮至熟，加入食盐调味即可。

功效：适用于变应性鼻炎引起的鼻塞、喷嚏、流清涕者。

食用注意：脾胃虚寒、牙病、便秘者不宜食用。

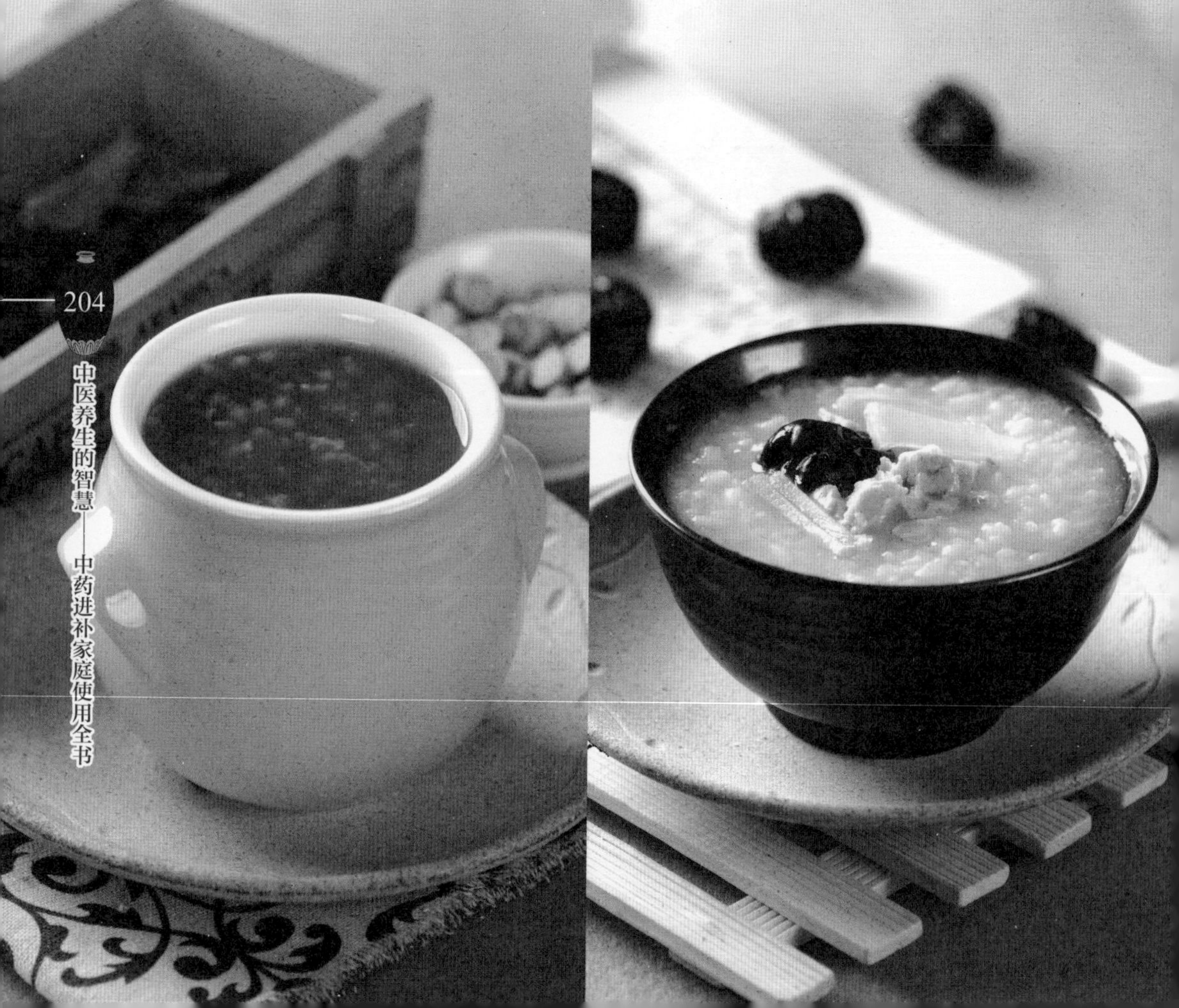

祛病强身，让药膳成为您最贴心的家庭医生

感冒药膳

◆ 中医师的话

当人的体质虚弱、生活失调、卫气不固时，外邪乘虚侵入就会引起感冒，轻者出现乏力、流涕、咳嗽等症状，重者会发热。按照致病原因分类，中医将感冒大致分为三种，即风寒感冒、风热感冒和暑湿感冒。

风寒感冒：怕冷、四肢酸疼、鼻塞声重，或鼻痒喷嚏，有时流清鼻涕、吐稀薄白色痰、不出汗等。治疗宜用辛温解表、宣肺散寒的食物和中药，如生姜、紫苏、葱白等。

风热感冒：发热、怕风、头胀痛、脸面发红、咳嗽、痰黏或黄、咽喉干燥，或咽喉红肿疼痛、鼻塞、流黄浊样鼻涕、口干口渴、舌苔薄白微黄、舌边尖红等，治疗宜用清热解毒、辛凉解表的食物和药材，如葛根、薄荷、菊花等。

暑湿感冒：身体发热、肢体酸重或疼痛、头昏、头重、头胀痛、咳嗽、有黏痰、鼻流浊涕、心烦口渴，或口中黏腻、胸闷、恶心、腹胀、大便溏稀、小便短赤、舌苔薄黄而腻等。治疗宜用清暑、祛湿、解表的食物和药材，如藿香、荷叶等。

感冒的病势演变常因体质和身体状况而有所不同，所以，必要时仍需接受医生的诊断和治疗。

◆ 调养药材推荐

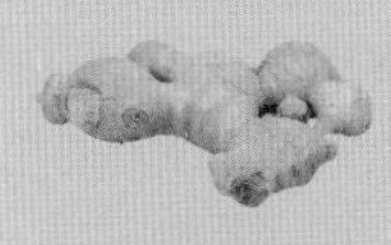

生姜

有发汗解表、温中止呕、温肺止咳、活血驱寒的功效，适用于外感风寒、头痛、咳嗽。

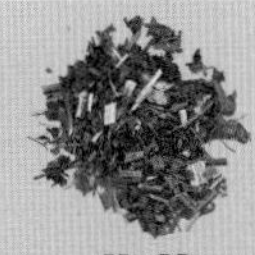

紫苏

具有发表散寒、理气和营的功效，可用于治感冒风寒、恶寒发热、咳嗽等。

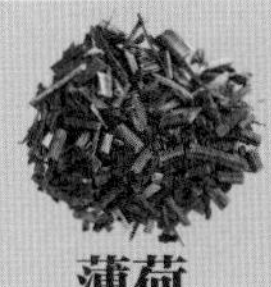

薄荷

有发散风热、清利咽喉、疏肝解郁等功效，适用于风热感冒、头痛、咽喉肿痛。

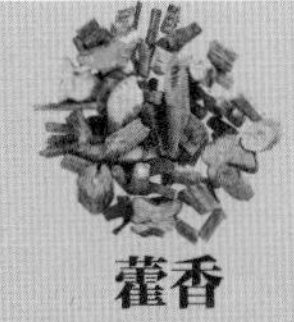

藿香

有解暑化湿、和中止呕的功效，可用于治暑湿感冒、寒热、头痛等。

◆ 膳食宜忌

✔ 宜吃宣肺散热、祛湿解表、清淡稀软饮食或食物，宜食白米粥、玉米面粥、米汤、杏仁粥、烂面、新鲜蔬菜和水果等。

✖ 忌食油腻、黏滞、酸腥、滋补的食物，如糯米饭、油炸品、甜食、海鱼等，以防“闭门留寇”，外邪不易驱出。

青椒炒豆豉

材料： 青椒250克，豆豉250克，食盐适量。

做法：

1. 青椒去蒂、去子，洗净切丝。
2. 锅中加入适量食用油烧热，放入青椒爆炒几下，盛出。
3. 锅中加入少许食用油烧热，放入豆豉翻炒至快熟时，倒入爆好的青椒，炒匀后，加入食盐调味即可。

食用方法： 每日1次。

食用注意： 肝脏疾病、肾脏疾病、消化性溃疡和动脉硬化患者不宜食用。

姜糖苏叶饮

材料： 生姜15克，紫苏叶、红糖各10克。

做法：

1. 将生姜洗净，切丝；紫苏叶洗净。
2. 生姜和苏叶一同放入茶杯中，冲入适量沸水，盖上盖，浸泡10分钟，调入红糖搅匀即可。

食用方法： 趁热吃，每日2次，食用2~3日。

食用注意： 风热感冒患者禁止食用。

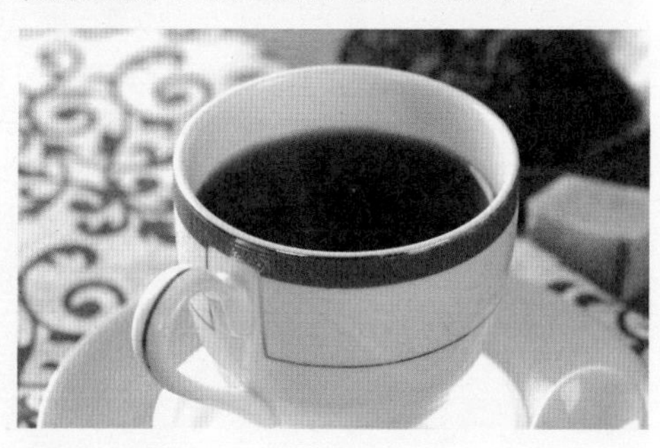

葱白粥

材料： 粳米60克，葱白2棵，豆豉10克，食盐适量。

做法：

1. 将连根葱白洗净、切段；粳米洗净。
2. 粳米放入砂锅中，加入适量清水，大火煮沸后，改用小火熬至五成熟时，加入新鲜连根葱白、食盐和豆豉，继续煮至粳米熟烂即可。

食用方法： 趁温热食用，每日2次。

食用注意： 葱白的药性易挥发，不能久煎，以免影响药效。

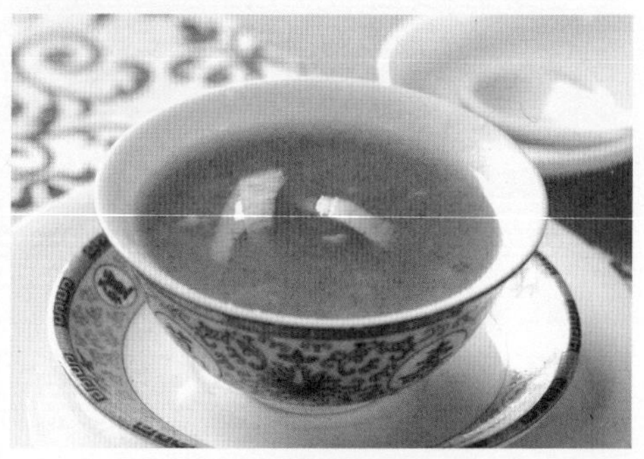

◆ 风热感冒的调养药膳

葛根粥

材料：粳米 50 克，葛根粉 30 克。

做法：

1. 将粳米洗净，放入清水中浸泡一晚上。
2. 将粳米和葛根粉一同放入砂锅中，加入适量清水，熬煮成粥即可。

食用方法：每日 1~2 次，食用 3~5 日。

食用注意：葛根性凉，胃寒的人应谨慎食用。

桑叶菊花茶

材料：桑叶、菊花各 15 克，白糖适量。

做法：

1. 桑叶、菊花分别洗净。
2. 桑叶、菊花和白糖一同放入锅中，加入适量清水，共同煎煮 25 分钟即可。

食用方法：每日 1 次。

食用注意：

1. 脾胃虚寒者最好少喝菊花茶。
2. 脾虚和患有糖尿病的人最好不加白糖。

葛根粥

苦瓜莲肉荷叶汤

材料：猪瘦肉 50 克，苦瓜 30 克，鲜荷叶 1 张，食盐适量。

做法：

1. 苦瓜洗净，切片；鲜荷叶洗净，切片；猪瘦肉洗净，切片。
2. 把苦瓜、鲜荷叶、猪瘦肉一同放入锅中，加入适量清水，大火煮沸后，改用小火炖至肉熟，加入食盐调味即可。

食用方法：每日 1 次。

食用注意：体瘦气血虚弱、脾胃虚寒者及孕妇慎食。

藿香粥

材料：粳米 50 克，鲜藿香叶 30 克。

做法：

1. 将藿香洗净，撕碎；粳米洗净，放在清水中浸泡半小时。
2. 将粳米放入锅中，加入适量清水煮粥，煮至粥熟时放入鲜藿香叶，煮沸后焖 10 分钟即可。

食用方法：每日 1 次，连续服用 5~7 日。

食用注意：

1. 如果是新鲜的藿香叶，用量要增加一倍。
2. 由于藿香的气味易挥发，烹煮时要用盖子盖好，以防药物中有效成分的丢失。

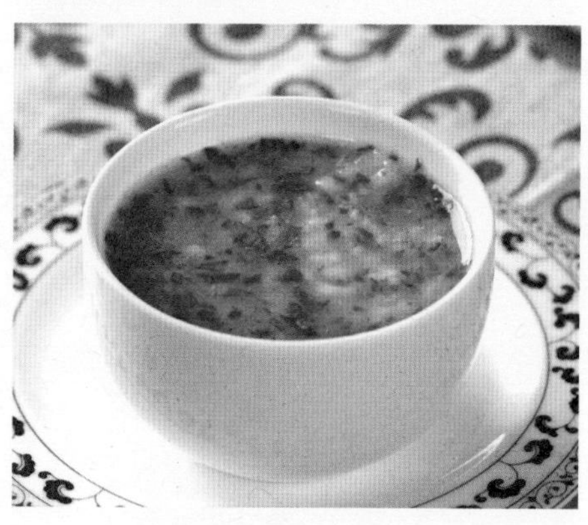

香薷粥

材料：粳米 100 克，香薷 10 克，白糖适量。

做法：

1. 香薷择净，放入锅中，加入适量清水，煎取药汁；粳米洗净。
2. 将粳米放入锅中，加入香薷汁和适量清水煮粥，煮至粥熟后，加入白糖调味即可。

食用方法：每日 1~2 次，连用 3~5 日。

食用注意：表虚多汗的幼儿禁食。

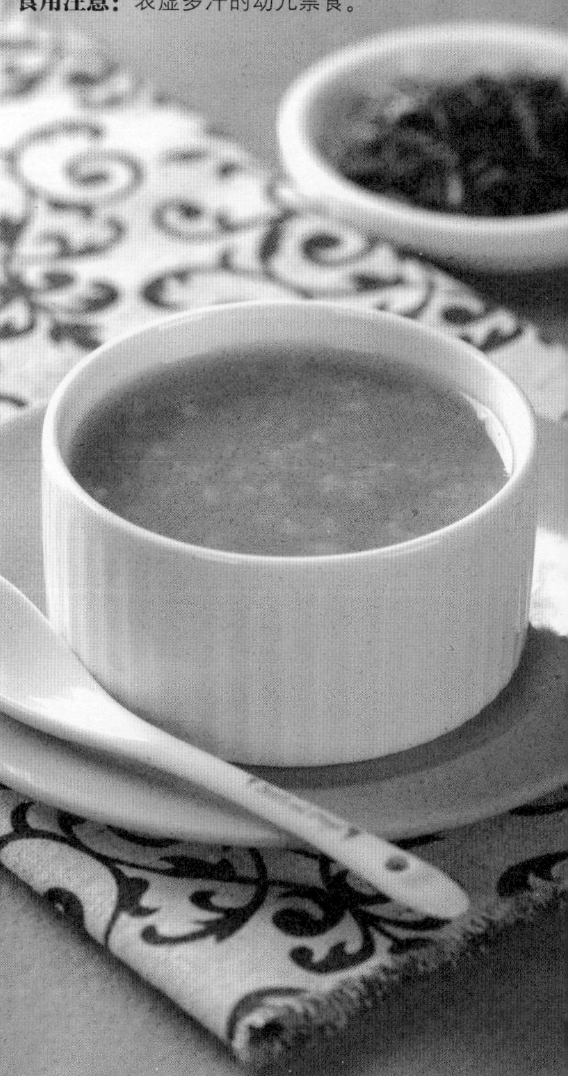

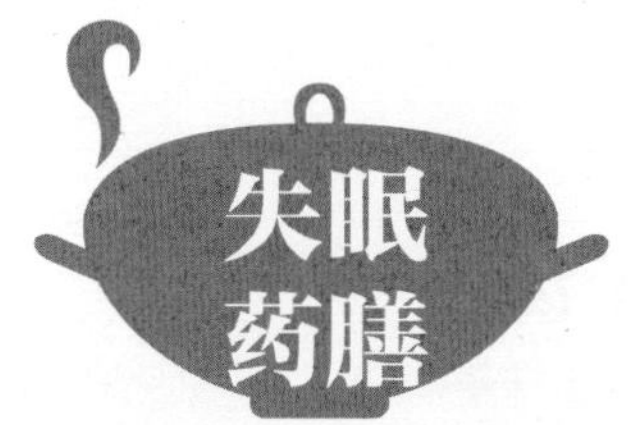

◆ 中医师的话

中医学中将失眠称之为“不寐”,《黄帝内经》中称为“目不瞑”“不得眠”“不得卧”，通常指患者对睡眠时间和质量不满足，并影响白天社会功能的一种主观体验，包括入睡困难、时常觉醒及晨醒过早。可引起疲劳、不安、全身不适、无精打采、反应迟缓、头痛、记忆力不集中等，严重一点可能会导致精神分裂。

中医中将常见失眠的类型分为心脾两虚、阴虚火旺、心胆气虚、肝胃不和和痰热痰湿五大类。因此，失眠的饮食调理原则主要以益气养血、养心健脾、滋阴降火、疏肝和胃、化痰湿为主。

由于引起失眠原因复杂，如咳嗽、呕吐、腹满等，如情况严重，需及时到医院就诊，确定病因，及时治疗。

◆ 调养药材推荐

龙眼肉

开胃益脾、补心益智、安神养血，适宜心脾两虚引起的失眠患者食用。

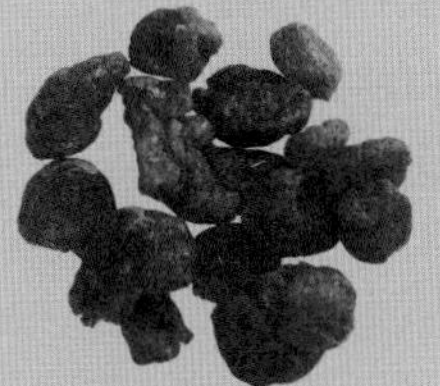

五味子

收敛固涩、益气生津、补肾宁心，适用于盗汗、心悸、失眠、多梦者。

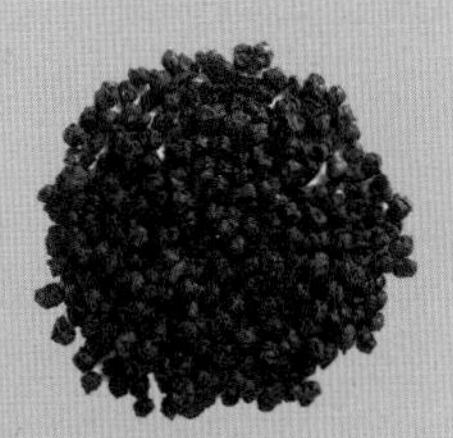

莲子

养心安神、补脾益肾，失眠者宜食。

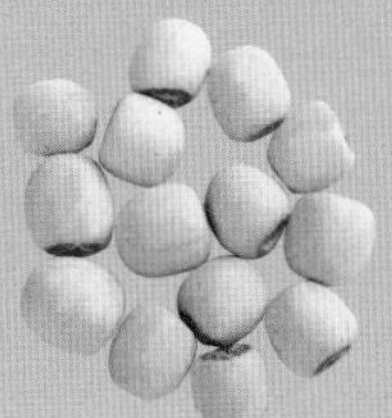

百合

滋阴润肺、清心安神，可用于虚烦惊悸、失眠多梦。

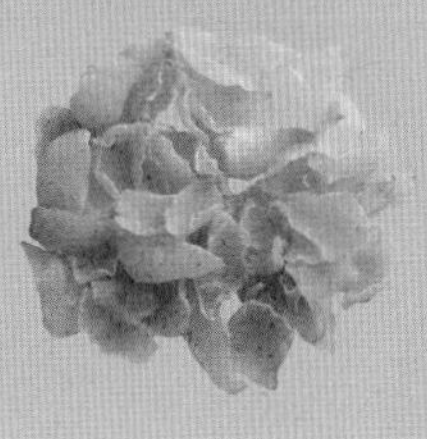

◆ 膳食宜忌

✔ 宜吃益气养血、养心健脾的食物，如牛奶、小米粥、苹果、香蕉、葵花子等，有助于调节代谢，预防失眠。

✔ 每晚临睡前喝一杯蜂蜜酸枣糖水，对失眠者疗效显著。

✖ 不宜吃辛辣刺激和不易消化的食物，如辣椒、油炸食品、肥肉、糯米等，会兴奋神经，加重神经衰弱和失眠症状。

✖ 酒、咖啡、茶、可可等兴奋性食物，会加重神经衰弱，导致失眠加重，需慎食。

小米龙眼粥

材料： 小米100克，龙眼肉30克，红糖适量。

做法：

1. 小米洗净，与龙眼肉一同放入锅中，加入适量清水，大火煮沸后，改小火熬煮成粥。
2. 待小米熟烂后，加入红糖调味即可。

功效： 补血养心、安神益智、缓解失眠。

食用注意： 忌与杏仁、生鸡蛋、皮蛋同食；心虚火旺、风热感冒、消化不良、腹胀、痰湿偏盛者忌用。

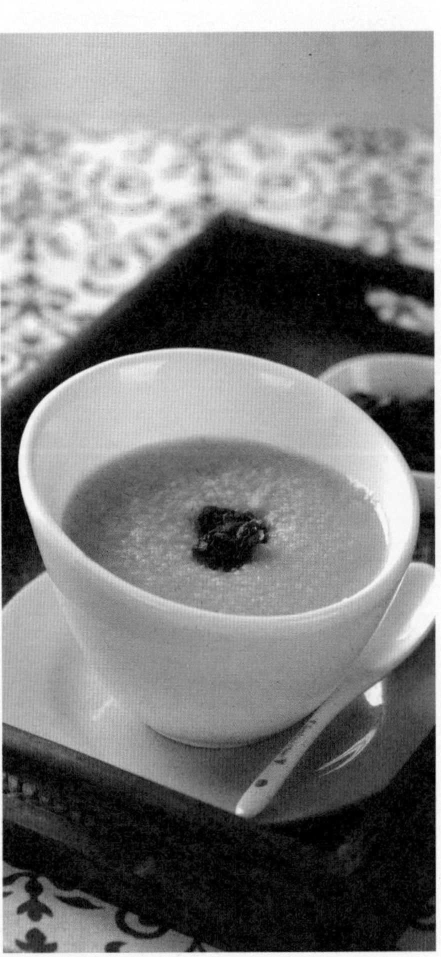

鲈鱼五味子汤

材料： 鲈鱼1条，五味子50克，料酒、食盐、葱、生姜、胡椒粉、生抽各适量。

做法：

1. 五味子浸泡洗净；鲈鱼去杂洗净；葱洗净切段；生姜洗净切片。
2. 鲈鱼放入锅中，加入料酒、食盐、葱、生姜、生抽、五味子及适量清水，煮至鲈鱼熟、鱼汤变浓后，拣去葱和生姜，加入胡椒粉调味即可。

功效： 补脾益气、改善失眠。

食用注意： 表邪未解、内有实热、咳嗽初起者及麻疹初期患者均不宜食用。

百合粥

材料： 粳米60克，百合50克，白糖适量。

做法：

1. 百合洗净；粳米洗净。
2. 将百合、粳米一同放入锅中，加入适量清水，大火煮沸后，改用小火煨煮至百合和粳米熟烂，加入白糖调味即可。

功效： 滋阴安神、除烦。

食用注意： 风寒咳嗽、虚寒出血及脾胃不佳者忌食。

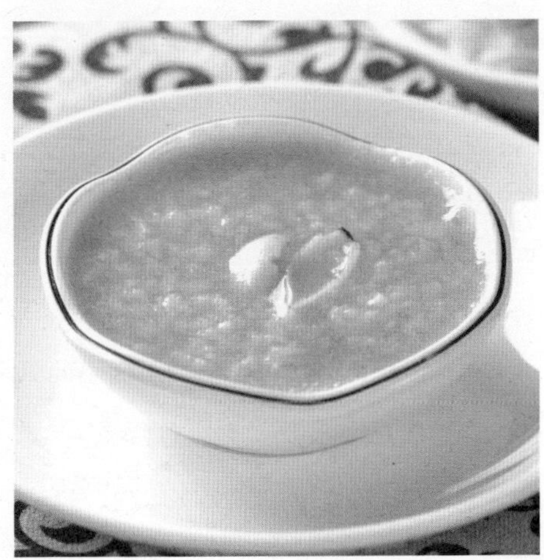

龙眼莲子粥

材料：糯米 60 克，去心莲子 20 克，龙眼肉 10 克，大枣 3 颗，冰糖适量。

做法：

1. 莲子洗净；大枣洗净、去核；糯米洗净，放在清水中浸泡半小时。

2. 将莲子与糯米一同放入锅中，加入适量清水，大火煮沸后，改用小火煮 40 分钟，加入龙眼肉和大枣后，再熬煮 15 分钟，加入冰糖调味即可。

功效：暖胃散寒、美容养颜、养血补气，适用于心脾虚引起的心慌、失眠。

食用注意：内热盛、大便干燥者不宜食用；血糖过高者慎食。

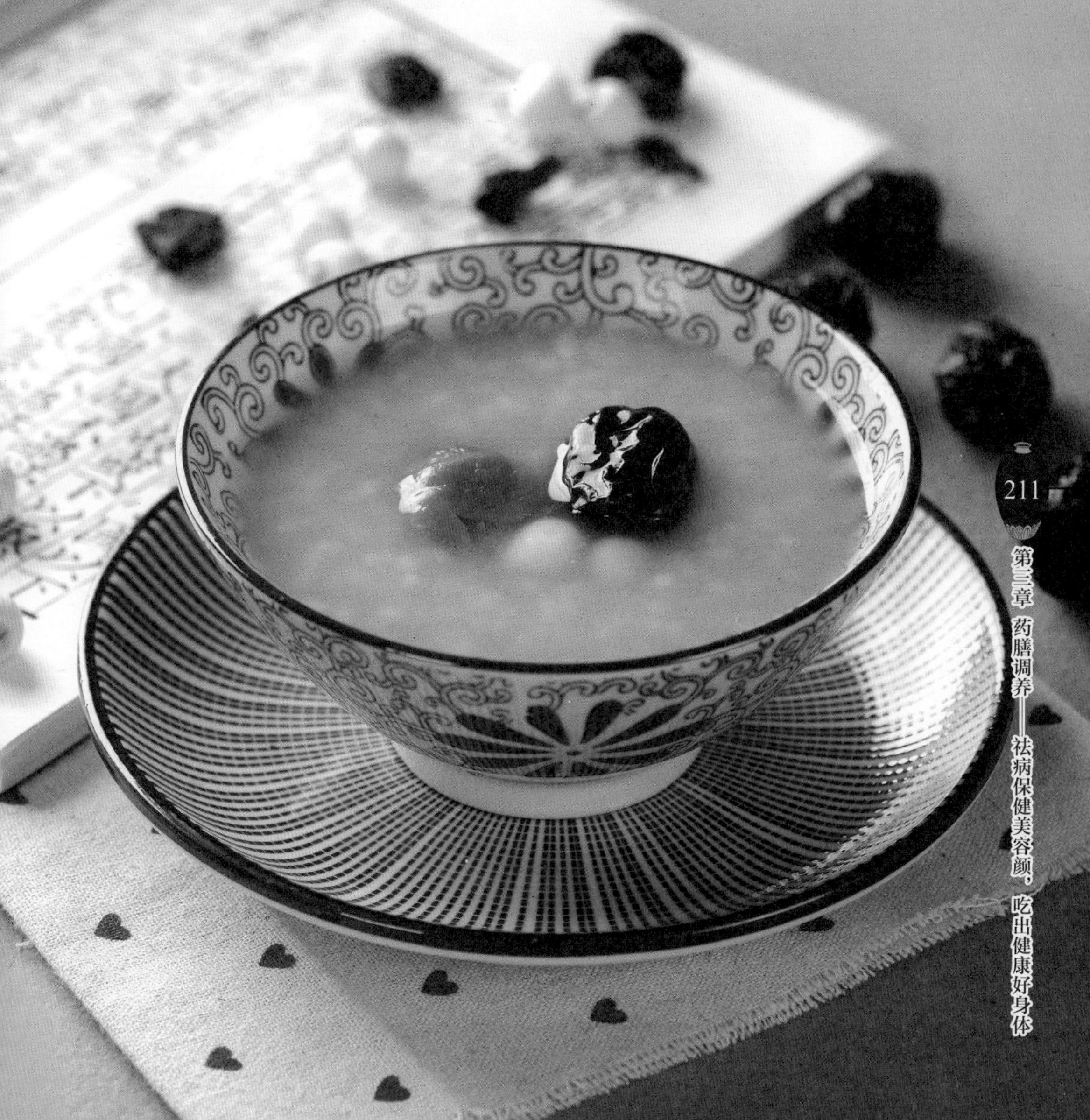

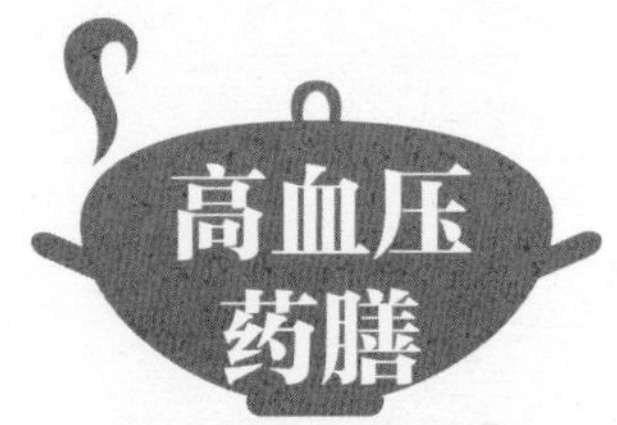

◆ **中医师的话**

高血压是一种比较常见的慢性病，常伴有脂肪和糖的代谢紊乱以及心、脑、肾和视网膜等器官功能性或器质性改变，是心脑血管病最主要的危险因素。由于部分高血压患者无明显的临床症状，因此，高血压又被称为人类健康的“无形杀手”。在我国，最常见的高血压并发症是脑血管意外、高血压性心脏病、心力衰竭和肾衰竭。

中医学认为，人体的五脏六腑与血脉息息相关。我们可以通过调理脏腑，促进血脉运行，达到降低血压的目的。另外，中医理论认为，高血压属于热证，食用寒性食物，可有效控制血压升高，也可以多食用一些具有清火去燥、降压降脂、促消化等功效的食物，可以缓解高血压症状。

◆ **调养药材推荐**

菊花

疏散风热、清肝解毒、降血压，可用于冠心病、高血压病。

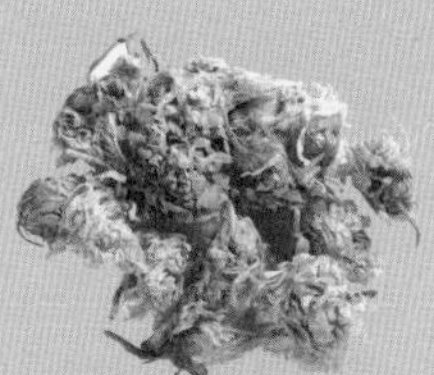

夏枯草

清泄肝火、清热解毒、降压降脂，适合高血压、高脂血症患者服用。

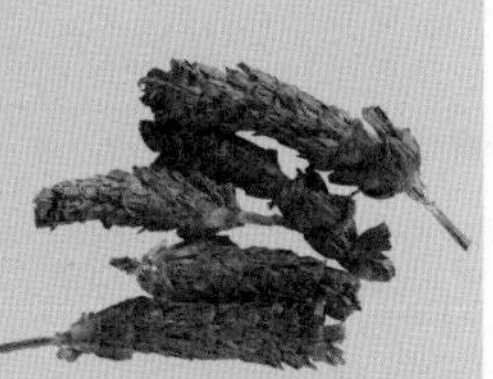

荷叶

含有荷叶碱，可扩张血管、清热解暑，有降血压的作用。

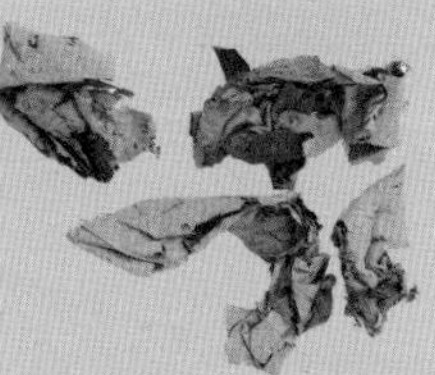

玉米须

利胆降压、利尿消脂、降低血糖，可用于治疗高血压、胆结石、糖尿病。

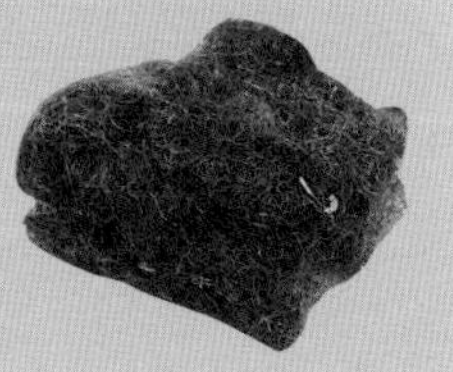

◆ **膳食宜忌**

✔ 宜多吃清火祛燥、防治高血压的食物，如木耳、香菇、芹菜、苋菜、韭菜、黄花菜、菠菜、芦笋、萝卜、绿豆、玉米、紫菜、豆制品、苹果、西瓜、柠檬等。

✔ 饮食宜清淡少咸，每日食盐摄入量不宜超过 5 克。

✘ 不宜食用动物脂肪、内脏、甜食及刺激性的食品，忌吸烟，以免刺激心脏和血管，使血压升高。

◆ 调养药膳

荷叶莲子粥

材料： 粳米 200 克，莲子 100 克，干荷叶 10 克。

做法：

1. 荷叶用清水浸泡 1 小时，切成细丝；粳米洗净；莲子洗净。

2. 锅中加入适量清水，大火煮沸会放入荷叶煮 30 分钟后，捞出荷叶。

3. 将粳米放入锅中，煮至半熟时放入莲子，煮至粥熟即可。

功效： 清热解毒、清心健脾、补中养神、消脂降压。

食用注意： 中满痞胀及大便燥结者忌食；体瘦气血虚弱者、体虚或脾胃虚弱者慎食。

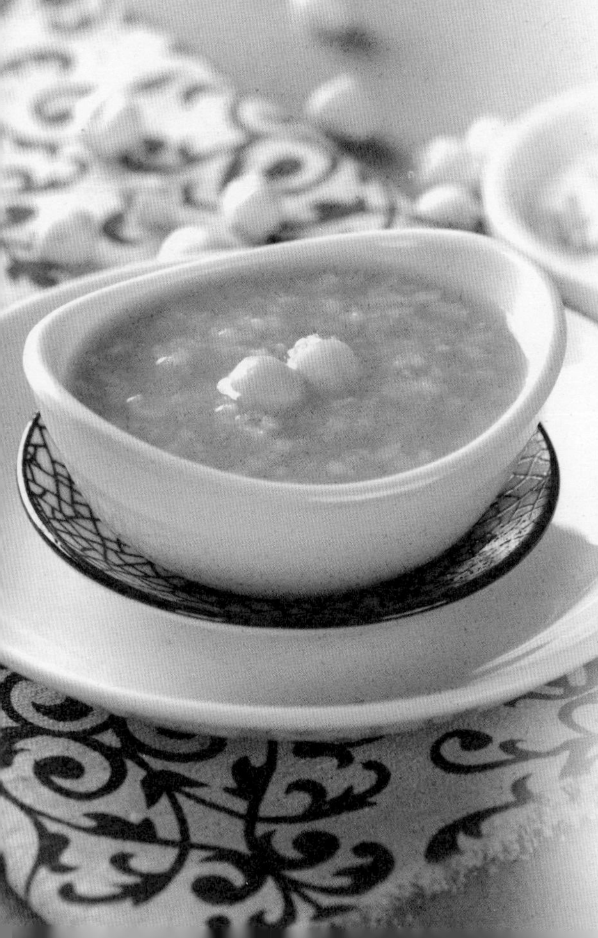

玉米须粥

材料： 粳米 100 克，玉米须 30 克。

做法：

1. 将玉米须漂洗干净；粳米洗净。

2. 将玉米须放入锅中，加入适量清水，大火煮沸后再煮约 10 分钟，拣去玉米须，放入粳米，煮至成粥即可。

功效： 益气健脾、利水降压、消脂降糖。

食用注意： 体瘦气血虚弱者慎食。

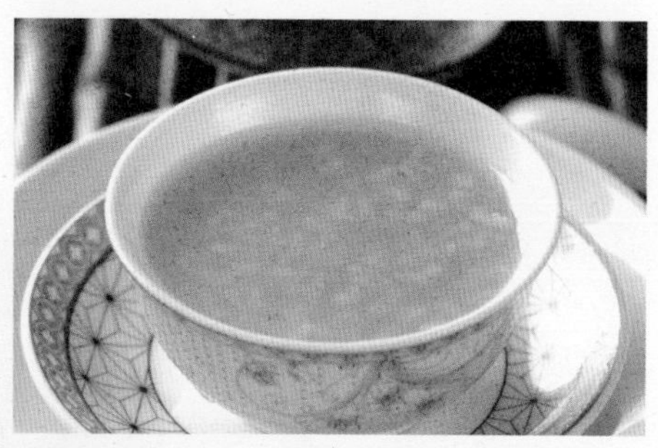

夏枯草茶

材料： 夏枯草 30 克。

做法：

1. 将夏枯草去杂洗净，沥干水分。

2. 将夏枯草放入保温瓶中，加入适量沸水，闷泡 15 分钟即可。

功效： 可清肝明目，治目赤肿痛，降血压、降血脂。

食用方法： 代茶饮，每日 1 剂。

食用注意： 脾胃虚弱、湿气重或患风湿的人应慎用夏枯草；体质虚寒者应少吃夏枯草。

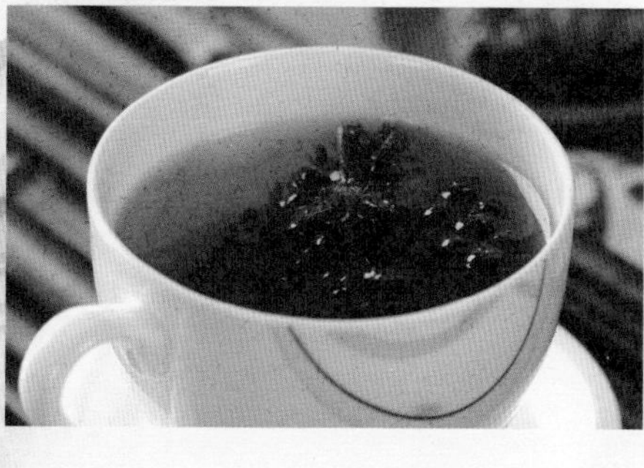

菊花鱼片汤

材料: 草鱼 300 克,冬菇 20 克,菊花 50 克,生姜、葱、料酒、食盐、鸡精各适量。

做法:

1. 摘下菊花瓣，清水浸透洗净，捞出沥干；草鱼去杂洗净，切成 3 厘米左右的方块；冬菇洗净切片；生姜洗净切片；葱洗净切段。

2. 锅中加入适量清水，放入生姜、葱，大火煮沸后放入草鱼、冬菇和料酒，煮至草鱼熟后，捞出冬菇、葱和生姜，放入菊花煮沸，加入食盐、味精调味即可。

功效: 提神醒脑、疏风降压。

食用注意: 气虚胃寒、食少泄泻者慎食。

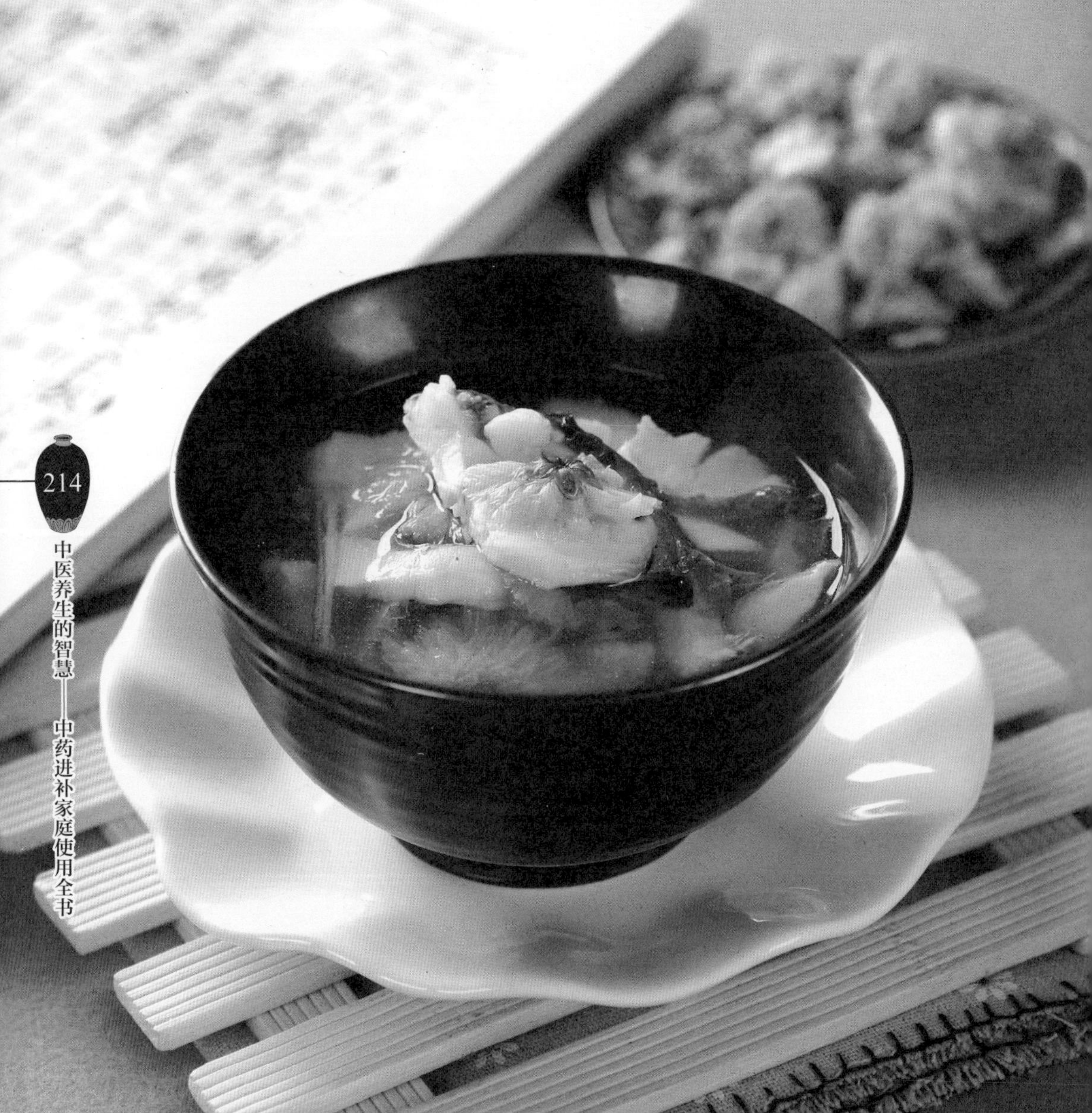

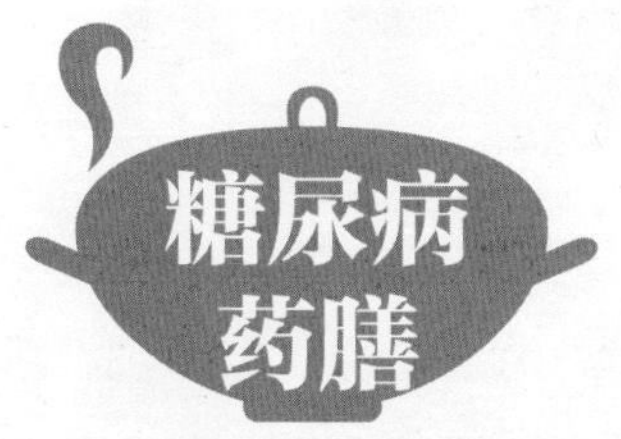

糖尿病药膳

◆ 中医师的话

糖尿病是由于胰岛素分泌缺陷或其生物作用受损，而导致血糖过高的代谢性疾病。高血糖的长期存在，会导致全身器官组织，尤其是眼、肾、心血管及神经系统的损害和功能障碍，危及生命。

中医将糖尿病归于“消渴”的范畴，就是“消瘦烦渴”的意思。先天禀赋不足者，尤其以阴虚体质者更容易患糖尿病。后天饮食不节，长期食用肥甘味厚、辛燥刺激性的食物，会导致脾胃损伤、脏腑失调、津液不足，也容易引发糖尿病。除此之外，长期的精神刺激会使肝气郁结、纵欲过度则会损伤肾精，这些情况都会造成津液亏损，引发消渴，从而导致糖尿病的发生。

糖尿病患者的日常调养，不仅要注重控制饮食和摄取总热量，还应注意选择食用一些具有养肾健脾、清心养胃、调节血糖平衡作用的膳食。

◆ 调养药材推荐

山药

补脾养肺、固肾益精、降低血糖，可用于治疗糖尿病。

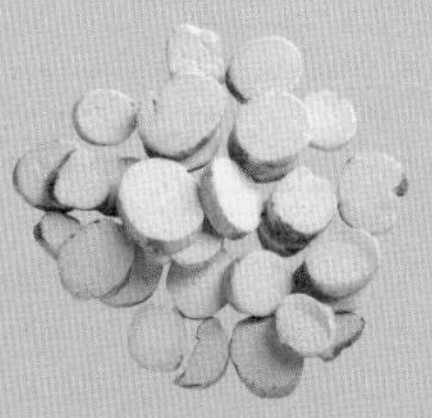

黄芪

补气养血、可降低血液黏稠度、减少血栓形成、降低血压、保护心脏、双向调节血糖。

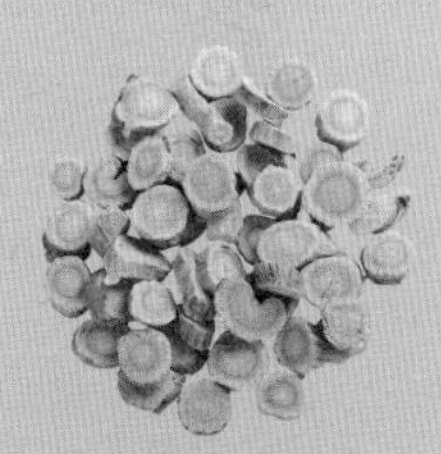

巴戟天

补肾阳、益精血、强筋骨、祛风湿，可用于治疗肾阳虚弱、肝肾不足。

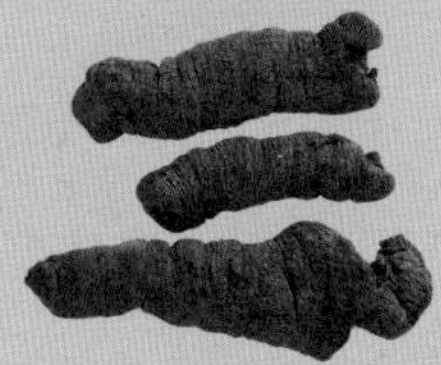

生地黄黄

清热生津、滋阴养血，可用于治疗舌绛烦渴、糖尿病。

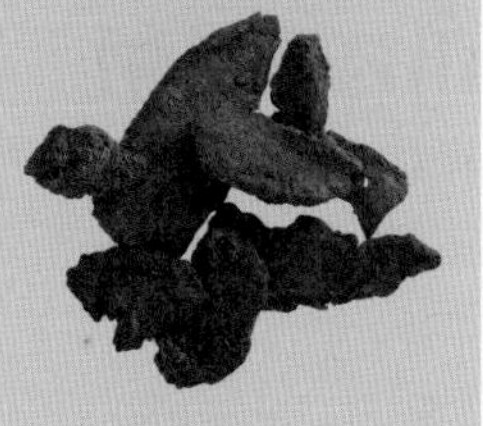

◆ 膳食宜忌

✔ 宜清淡饮食，多吃具有降糖作用的蔬菜、粗粮，如白菜、油菜、芹菜、苦瓜、冬瓜、绿豆等。

✖ 不宜吃过多的水果；不宜食用高糖高脂肪的食物；忌饮酒。

◆ **调养药膳**

山药木耳鸡汤

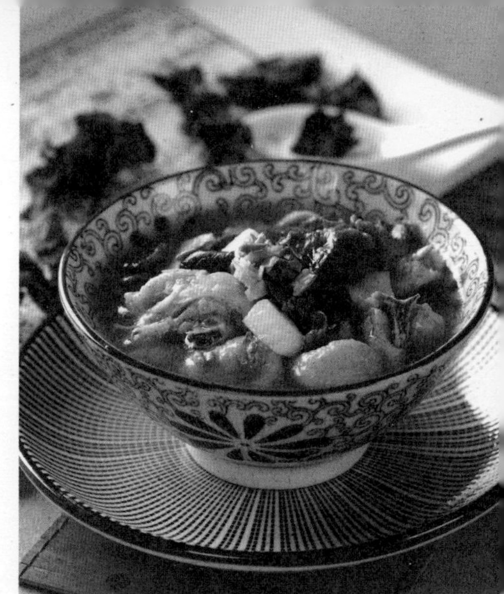

材料：鸡腿肉 200 克，木耳 50 克，山药 200 克，生姜、葱、料酒、食盐、白醋各适量。

做法：

1. 山药去皮洗净，切片，放入清水中，加适量白醋浸泡；鸡腿肉洗净切块，放入沸水中汆一下，再用冷水冷却；生姜洗净切片；葱洗净切末。

2. 锅中加入适量清水，放入鸡腿肉、生姜和料酒。大火煮沸后转中火煮 20 分钟，倒入山药和木耳后转中火煮 25 分钟，加入食盐和葱末调味即可。

功效：补脾益胃、益智安神、降低血糖。

食用注意：大便燥结者不宜食用；有实邪者忌食。

黄芪粥

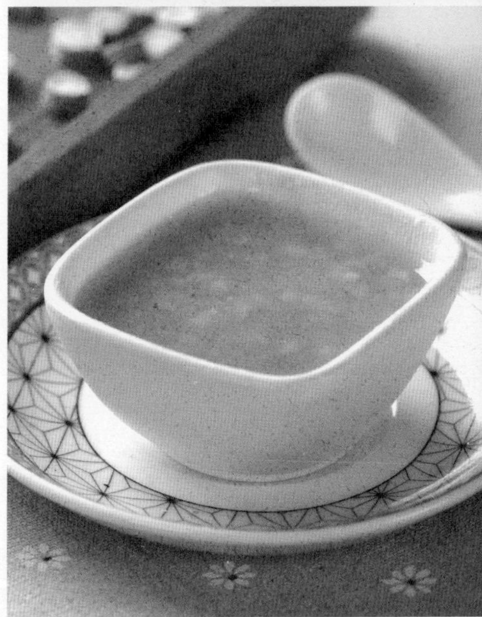

材料：粳米 100 克，黄芪 20 克，橘皮 20 克。

做法：

1. 黄芪和橘皮放入锅中，加入约 300 毫升清水，浸泡半小时，大火煮沸后再用中火煮半小时，取汁。

2. 药渣中加入 300 毫升清水，大火煮沸后用中火再煮 15 分钟，取汁后将药渣再加 300 毫升清水煮一次，取汁。

3. 把三次煮的药汁一起倒入锅中，加入粳米，熬煮成粥即可。

功效：补气生津、利水降糖。

食用注意：腹胀、风热咳嗽、感冒、表实邪盛、气滞湿阻、食积停滞、痈疽初起及阴虚阳亢者忌食。

山药南瓜粥

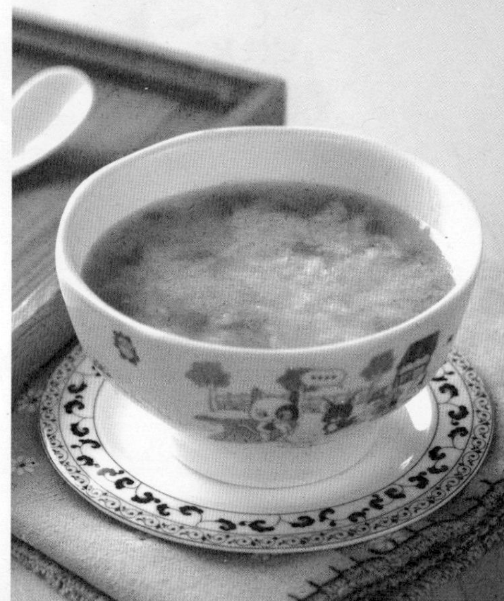

材料：南瓜 100 克，粳米 50 克，山药 100 克，食盐适量。

做法：

1. 山药去皮洗净，切成小块；南瓜洗净切丁；粳米洗净后放在清水中浸泡半小时，捞出沥干。

2. 粳米放入锅中，加入适量清水，大火煮沸后，放入南瓜、鲜山药，改用小火煮至粳米熟烂，加入食盐调味即可。

功效：健脾益肾、降血糖。

食用注意：大便燥结者不宜食用；消化不良者不宜食用。

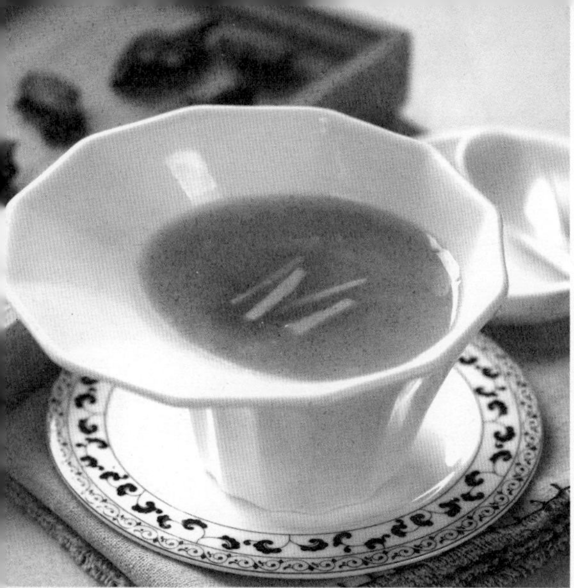

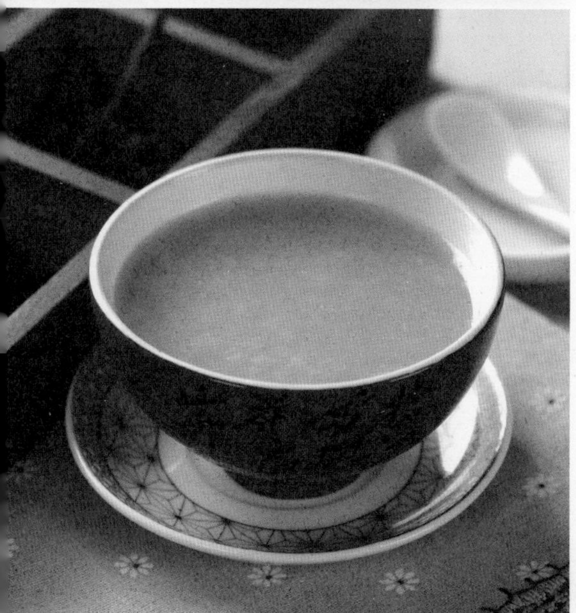

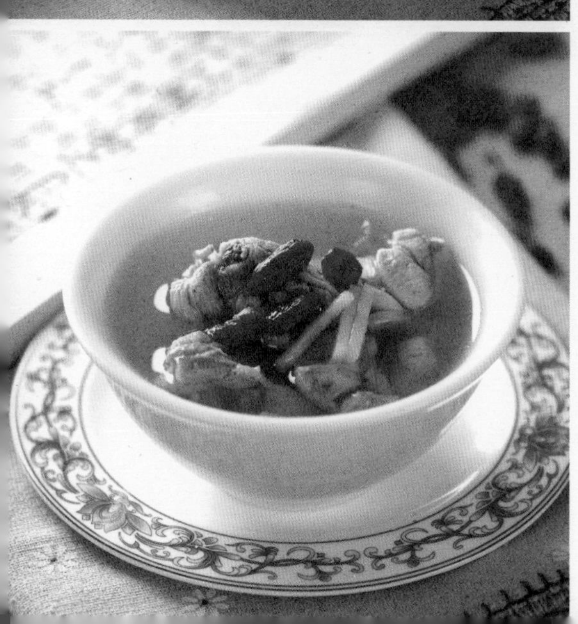

五味巴戟粥

材料： 粳米 50 克，五味子、巴戟天各 30 克。

做法：

1. 将五味子、巴戟天放入砂锅中，加入 2000 毫升清水，煎取约 1000 毫升药汁。
2. 大米洗净，放入砂锅中，倒入药汁，熬煮成粥即可。

功效： 滋阴壮阳、固精缩尿，适用于阴阳两虚型糖尿病。

食用注意： 阴虚火旺者忌食。

生地黄粥

材料： 粳米 100 克，生地黄 20 克，生姜适量。

做法：

1. 粳米洗净，放在清水中浸泡半小时；生姜洗净，去皮切成细丝；生地黄洗净。
2. 砂锅中加入适量清水，放入粳米，大火煮沸后，放入生地黄、生姜，改用小火煮至成粥即可。

功效： 清热凉血、养阴生津、消除烦渴、降低血糖。

食用注意： 脾虚泄泻、胃寒食少、胸膈有痰者慎食。

枸杞子炖兔肉

材料： 兔肉 250 克，枸杞子 15 克，生姜、葱、料酒、食盐各适量。

做法：

1. 兔肉洗净，切成大块；枸杞子洗净；生姜洗净切丝；葱洗净切丝。
2. 锅中放入适量清水煮沸，放入兔肉、枸杞子、葱和生姜，大火煮沸后改用小火煮 90 分钟，加入料酒和食盐，再煮 15 分钟即可。

功效： 补益肝肾，填精补血。

食用注意： 外邪实热、脾虚有湿及泄泻者忌食；发热上火或患其他感染性疾病期间不宜食用。

高脂血症
药膳

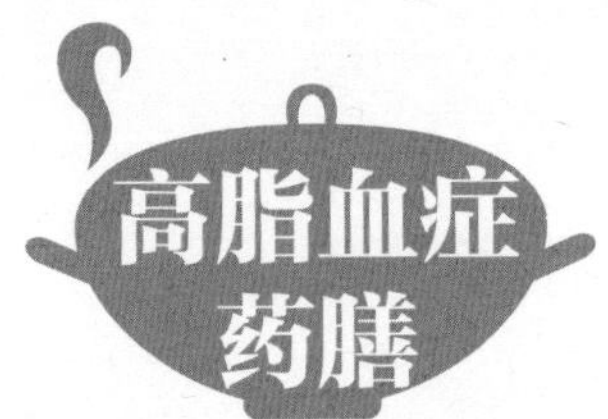

中医师的话

人体血液中的血浆内所含的脂类称为血脂，其中包括胆固醇、胆固醇脂、三酰甘油、磷脂、未脂化的脂肪酸等，而血脂水平过高即为高脂血症。高脂血症是由于机体脂肪代谢异常，导致血浆中的脂质浓度高于正常值的病症，是动脉粥样硬化的主要发病原因，也会加速动脉粥样硬化。全身的重要器官都要依靠动脉供血、供氧，动脉粥样硬化会导致动脉堵塞，进而侵犯人体的重要器官，引起严重的后果。

中医学认为，血脉与五脏相通，五脏受损会影响血脉畅通。因此，痰湿内阻、肝气郁结、肝肾阴虚、脾肾阳虚等因素均会引发人体生理功能紊乱，从而影响人体血浆中的血脂平衡，引发脑卒中、心血管梗死、猝死等严重后果。

因此，高脂血症患者除了积极配合药物治疗外，饮食调节也十分重要，不仅要限制甜食、高脂肪类食物的摄入，还应吃一些调养五脏的食物。

调养药材推荐

夏枯草
清肝火、降血压，可用于治高血压、高脂血症和高血糖。
制何首乌
补肝益肾、益精强身、化浊降脂，可用于治疗高脂血症。
决明子
清肝泻火、养阴明目、降压降脂，适用于高血压、高脂血症。
菊花
有降血压、扩张冠状动脉、调节心肌功能、降低胆固醇的作用。
山楂
活血化瘀、降血脂，可用于防治心血管疾病、降低血压和胆固醇及软化血管的作用。

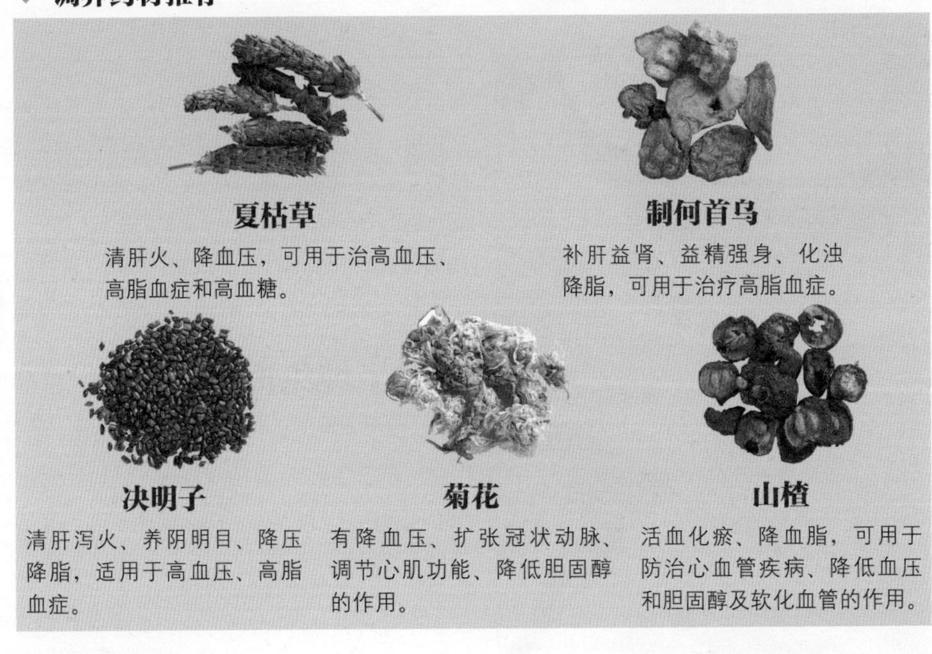

膳食宜忌

✅ 宜多食用滋阴养肝、健脾益肾、养五脏的食物，如芹菜、菠菜、西红柿、香菇等，有利于降低血脂。

❌ 不宜食用蛋黄和动物内脏如肝、脑、腰等含胆固醇高的食物和油炸食品；不宜喝咖啡、茶，禁止饮酒。

◆ 调养药膳

菊花炒粉丝

材料： 细粉丝100克，鲜菊花30克，豆瓣酱、酱油、食用油各适量。

做法：

1. 鲜菊花洗净，摘下花瓣；粉丝洗净，放入热水中泡软。

2. 锅中放入食用油烧热，放入豆瓣酱，炒香后，放入酱油、粉丝，大火收汁后，放入菊花，炒匀即可。

功效： 活血行瘀、消脂降压、疏风养肝。

食用注意： 气虚胃寒、食少泄泻者慎食。

菊花决明子粥

材料： 粳米50克，菊花10克，决明子10克，冰糖适量。

做法：

1. 将决明子炒至有香气，冷却后和菊花一同放入砂锅中，加入适量清水，煎取药汁；粳米洗净。

2. 将粳米和煎取的药汁一同放入砂锅中，煮至粥熟，放入冰糖，煮沸至冰糖溶化即可。

功效： 清肝明目、降脂降压。

食用注意： 脾胃虚寒、气血不足、食少泄泻者慎食；孕妇忌食。

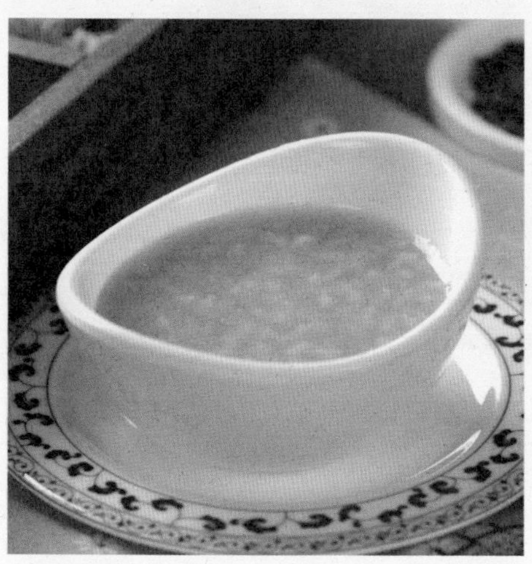

牡蛎夏枯草瘦肉汤

材料： 猪瘦肉20克，牡蛎30克，夏枯草30克，大枣8颗，食盐适量。

做法：

1. 将牡蛎洗净、打碎，装入纱布袋中；夏枯草去杂、洗净；大枣洗净；猪瘦肉洗净，切块。

2. 将猪瘦肉、牡蛎、夏枯草和大枣一同放入锅中，加入适量清水，大火煮沸后改用小火再煮1小时，加入食盐调味即可。

功效： 清泄肝火、滋阴养血。

食用注意： 湿气重、脾胃虚弱、慢性腹泻及风湿患者慎食。

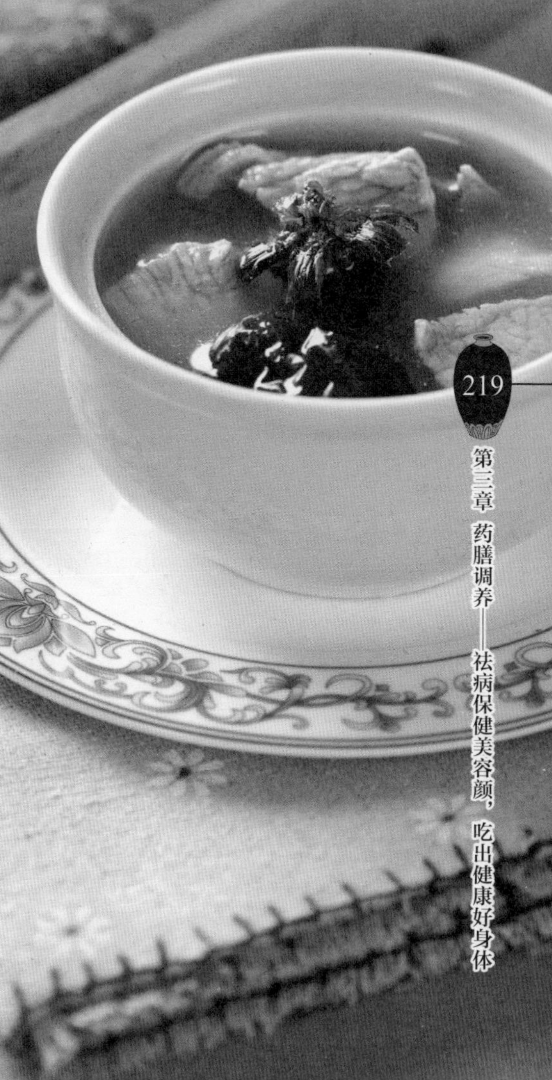

三七首乌粥

材料：粳米 100 克，制何首乌 10 克，三七 5 克，大枣 3 颗，冰糖适量。

做法：

1. 将三七、制何首乌分别洗净，放入砂锅中煎取浓汁，去渣；粳米洗净；大枣洗净。

2. 粳米放入砂锅中，倒入去渣的药汁，放入大枣、冰糖及适量清水，熬煮成粥即可。

功效：益肾强心、补血活血、降血脂。

食用注意：孕妇忌食。

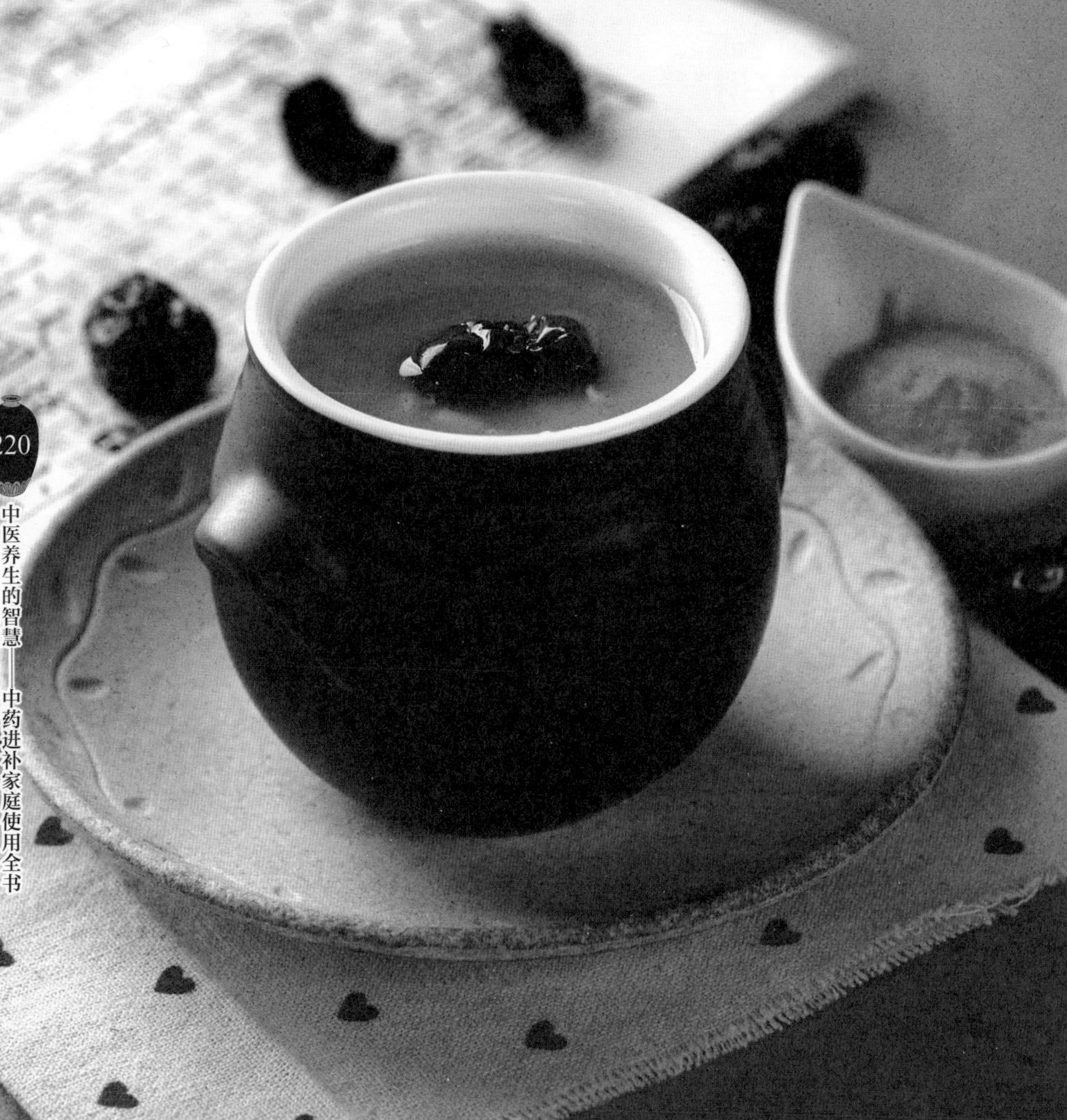

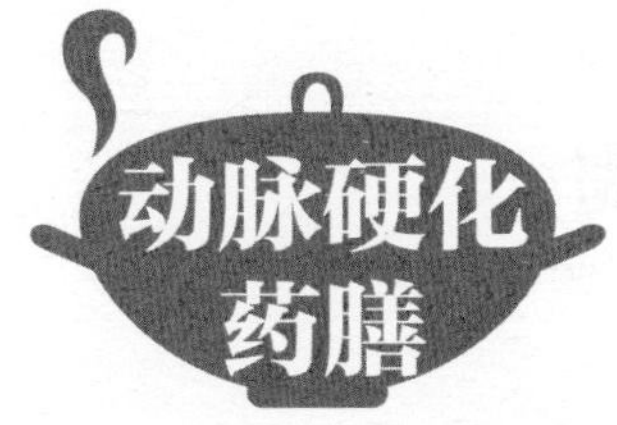

动脉硬化药膳

中医师的话

心脑血管疾病已经成为人类最主要的死亡原因，而动脉硬化则是引起心脑血管疾病的直接原因。动脉硬化是动脉管壁增厚、变硬、失去弹性和管腔狭小的退行性和增生性病变的总称，是动脉的一种非炎症性病变，症状主要取决于血管硬化和相应器官缺血的程度，是随着年龄增长而出现的血管疾病。通常发生在青少年时期，到中老年时加重、发病。常见的动脉硬化有动脉粥样硬化、动脉中层钙化、小动脉硬化三种。

导致动脉硬化的主要原因是血液循环不畅、血液的黏稠度增加和血管壁增厚。中医将动脉硬化归属于眩晕、头痛、中风的范畴内。中医认为，脾胃受损、输化失衡会使气血津液的运行受到阻碍，从而导致动脉硬化。因此，通过调理脏腑、益气养阴、活血通络等方法，可以改善血液循环，减少动脉硬化的发生。

调养药材推荐

菊花

有降血压、扩张冠状动脉、增强毛细血管弹性、调节心肌功能、降低胆固醇的作用。

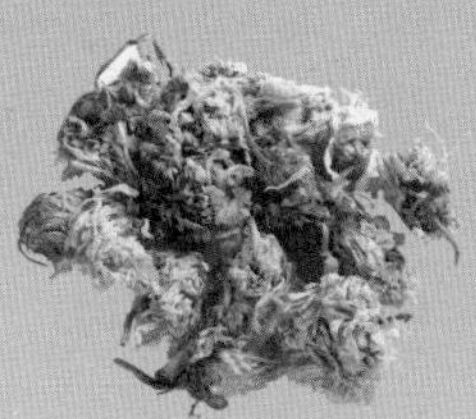

丹参

活血祛瘀、凉血消肿，可加强心肌收缩力、改善心脏功能，扩张冠脉、增加心肌血流量、扩张外周血管。

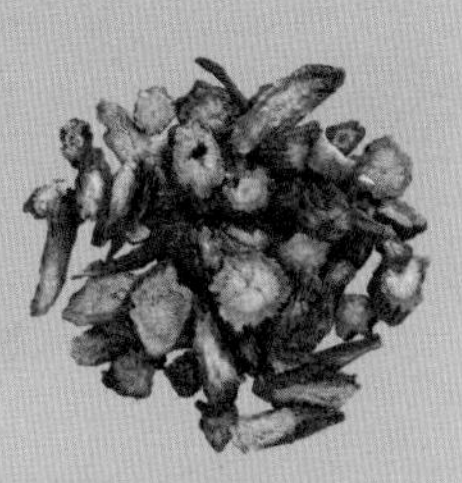

山楂

可防治心血管疾病，活血化瘀、降血脂，降低血压和胆固醇、软化血管。

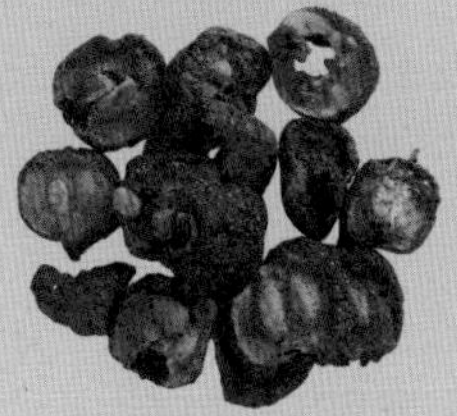

何首乌

补肝益肾、养血，能够防治心脑血管疾病、预防动脉粥样硬化、降低胆固醇及三酰甘油。

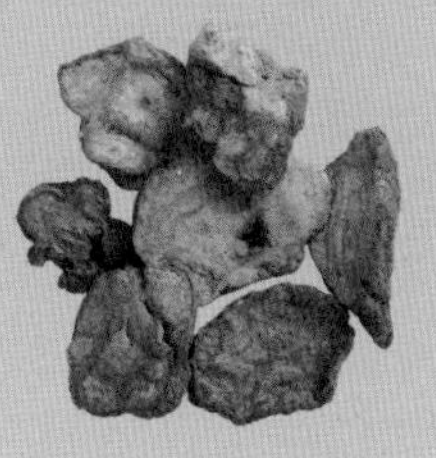

膳食宜忌

✔ 宜多食用益气养阴、活血通络、高纤维素、富含维生素 C 的食物及水产，如胡萝卜、绿叶蔬菜、海蜇、紫菜、糙米、蚕豆、豌豆、海藻、桃子、梨、苹果等，能降低胆固醇的吸收。

✖ 不宜食用奶油、糖果或酸味饮料、甜食、油炸食品，以免影响消化能力、增加热量摄入、增加肠道对脂肪和胆固醇的吸收。

何首乌粥

材料： 粳米 100 克，何首乌 10 克，大枣 4 颗，冰糖 30 克。

做法：

1. 将何首乌放入砂锅中，加入适量清水，煎取浓汁，去渣取汁；粳米、大枣分别洗净。

2. 粳米、大枣和何首乌药汁一同放入砂锅中，加入适量清水煮粥，待粥将熟时，加入冰糖，煮至粥熟即可。

功效： 补肝益肾、养血、防治心脑血管疾病、预防动脉粥样硬化。

食用注意： 大便溏泻及有湿痰者慎食。

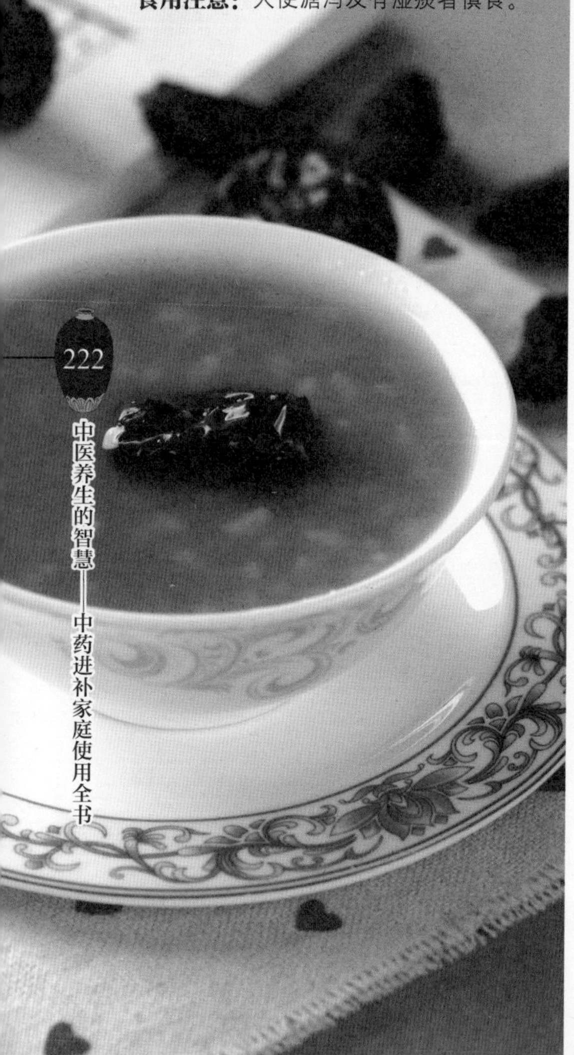

丹参玉米糊

材料： 玉米粉 100 克，丹参 6 克，白糖适量。

做法：

1. 把丹参浸透，切片，放入锅中，加入 100 毫升清水，煮 25 分钟后除去丹参。

2. 锅中加入 500 毫升清水，倒入药汁，大火煮沸后倒入玉米粉搅匀，煮成糊后加入白糖调味即可。

功效： 活血祛瘀、养血安神、凉血消肿、通经活络。

食用注意： 孕妇慎食；大便不实者忌食。

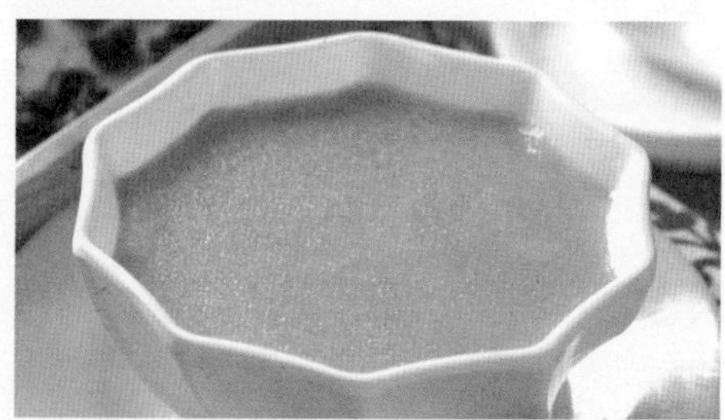

银耳山楂羹

材料： 银耳 20 克，山楂 40 克，白糖适量。

做法：

1. 银耳泡发洗净；山楂洗净。

2. 银耳放入锅中，加入适量清水，大火煮沸后改用小火炖 1 小时，放入山楂和白糖，炖至银耳熟烂即可。

功效： 滋肝养肾、益气养肺、和血通脉。

食用注意： 孕妇、儿童、胃酸分泌过多者、病后体虚及牙病患者不宜食用。

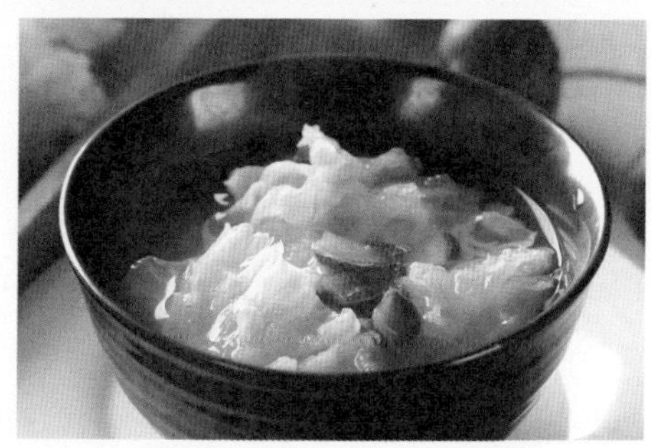

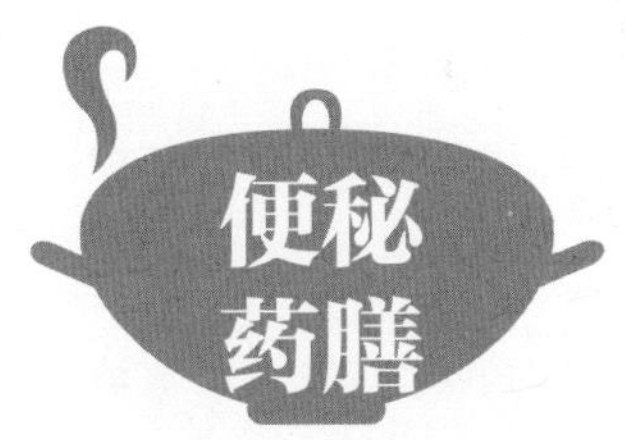

便秘药膳

◆ 中医师的话

便秘不是一种疾病，而是很多疾病的一种症状，表现为粪便干结、粪便量少、排便次数减少、排便困难等，排便时可能有左腹痉挛性痛与下坠感。便秘程度也有轻有重，临床上分为急性与慢性，慢性指的是每周排便次数少于或等于 3 次，病程长于 16 个月。

中医学中将便秘称为大肠郁滞证，中医认为，便秘主要是由燥热内结、气机郁滞不通、脾肾虚寒及津液不足所引起的。日常生活中，不良的饮食习惯，会损伤脾胃，而脾胃主运化，若运化失调、肾气不足，使肠道失调、精血津液减少、肠道失润燥结，导致气机郁滞、脏腑之气不通、肝胃气逆，引起热邪郁内、阳气闭郁，进而引起便秘。

中医建议，治疗便秘可以补肾健脾、活血行气、泄热、润肠通便的方法疏通气机，排解郁滞。

◆ 调养药材推荐

甜杏仁

润肺止咳、生津止渴、滑肠通便，可用于虚劳咳喘、肠燥便秘。

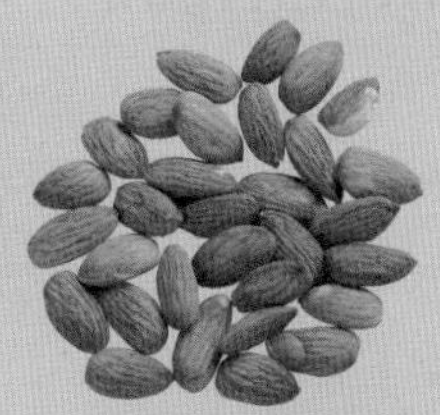

决明子

清肝明目、通便，中老年人长期食用，可使血压正常、大便通畅。

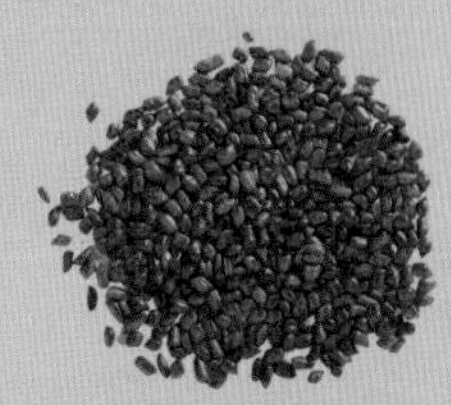

核桃仁

补肾温肺、润肠，可用于腰膝酸软、阳痿遗精、虚寒喘嗽、大便秘结。

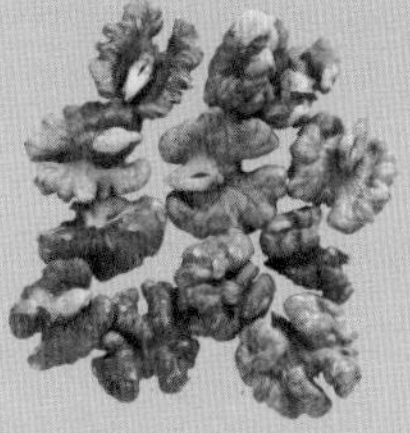

柏子仁

养心安神、润肠通便、止汗，可用于阴血不足、肠燥便秘，阴虚盗汗。

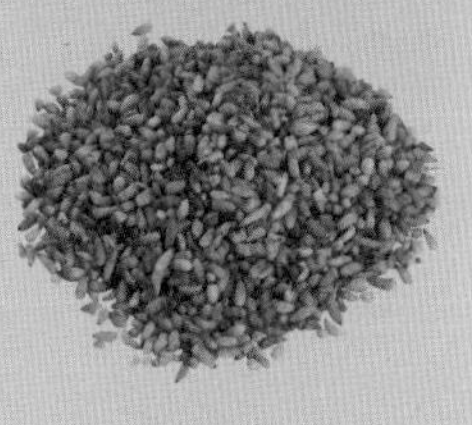

◆ 膳食宜忌

✔ 宜多吃有补肾健脾、活血行气、润肠通便等功效的食物，如梨、柚子、苹果、胡萝卜、芹菜、粗粮、红薯、玉米、核桃仁、豆类等，以促进肠蠕动。

✘ 禁止食用酒、浓茶、咖啡、辣椒、咖喱等辛辣刺激性食品，对排便不利。

◆ 调养药膳

五仁粥

材料：小米 70 克，绿豆 30 克，花生仁、柏子仁、核桃仁、杏仁、决明子各 20 克，白糖适量。

做法：

1. 花生仁、柏子仁、核桃仁、杏仁、决明子分别洗净；小米、绿豆分别洗净，放入清水中浸泡。

2. 将小米、绿豆和花生仁、柏子仁、核桃仁、杏仁、决明子一同放入锅中，加入适量清水煮粥，大火煮沸后改用中火煮至粥呈浓稠状，加入白糖调味即可。

功效：滋肝养肾、润燥滑肠、通便。

食用注意：脾胃虚寒、气血不足者不宜食用；孕妇忌食。

甜杏仁粥

材料：粳米 100 克，甜杏仁 100 克，冰糖 50 克。

做法：

1. 将甜杏仁洗净；粳米洗净后放入清水中浸泡半小时，捞出沥干。

2. 锅中加入适量清水，放入甜杏仁和粳米，大火煮沸后，改用小火熬煮至粳米熟烂，加入冰糖，煮沸至冰糖溶化即可。

功效：润肺止咳、生津止渴、滑肠通便。

食用注意：12 个月以下的婴幼儿禁食。

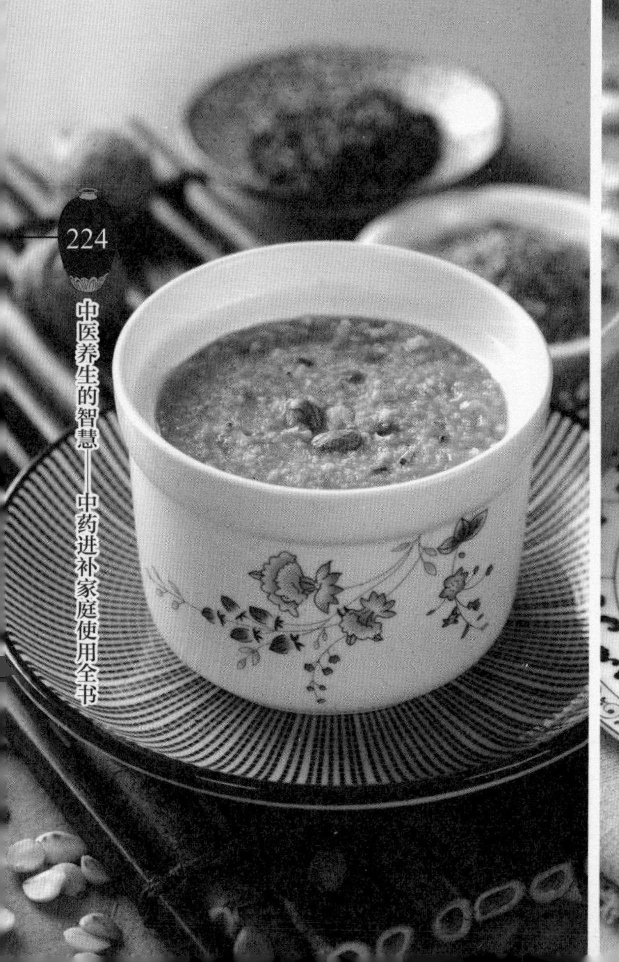

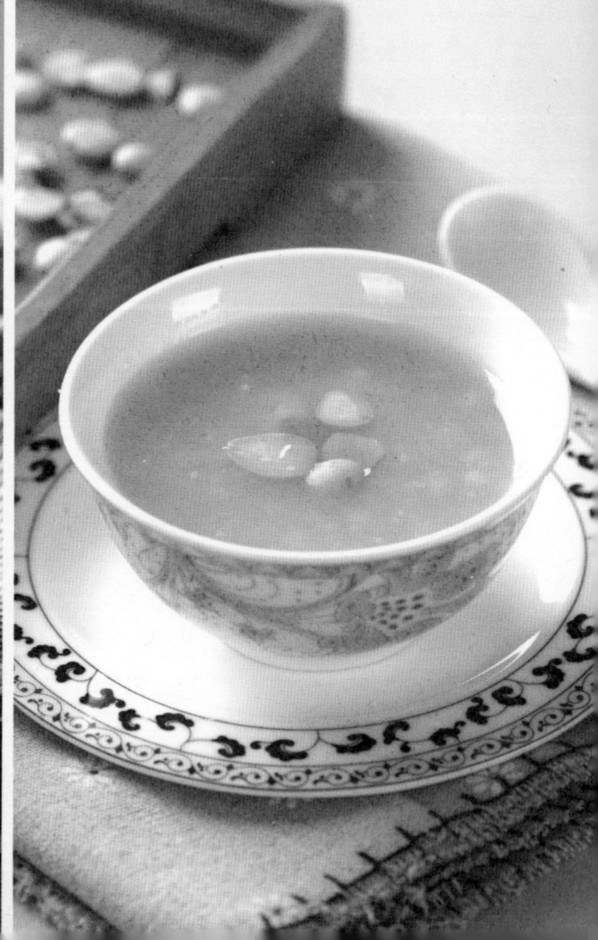

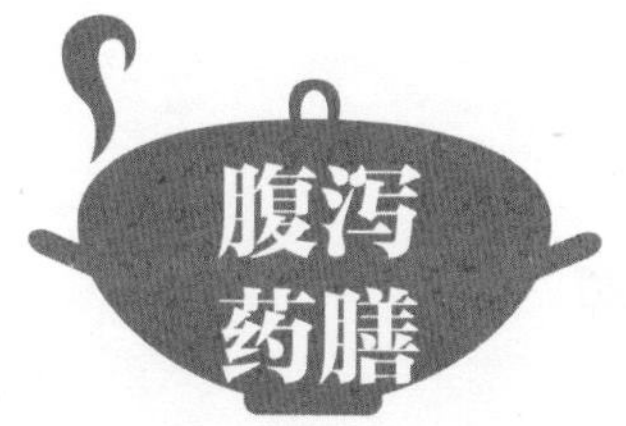

腹泻药膳

◆ **中医师的话**

腹泻是一种胃肠道症状，可因多种疾病而引起，多表现为便意频繁、粪便稀薄、含有黏液脓血或每次排便量很少。病变部位在直肠或乙状结肠者，排便时多伴有里急后重之感，下腹或左下腹疼痛；小肠病变者则无里急后重感，只是脐周伴有疼痛。

中医学中，腹泻也称“泄泻”。风、寒、暑、湿、热等外邪侵袭、饮食不节、情志抑郁、脏腑失调等均可导致腹泻，其中以外感湿邪、内伤脾虚为泄泻发生的关键病因。

腹泻与脾、胃及大小肠的功能失常息息相关，长期的情志、饮食失调或久病体弱等，都会导致脾虚失运或脾胃不固，从而引起腹泻。因此，在采用膳食调养时，要以健脾和胃、补肾益气为原则，调整消化功能、消除消化器官不适、增强肠胃功能，达到止泻的目的。

◆ **调养药材推荐**

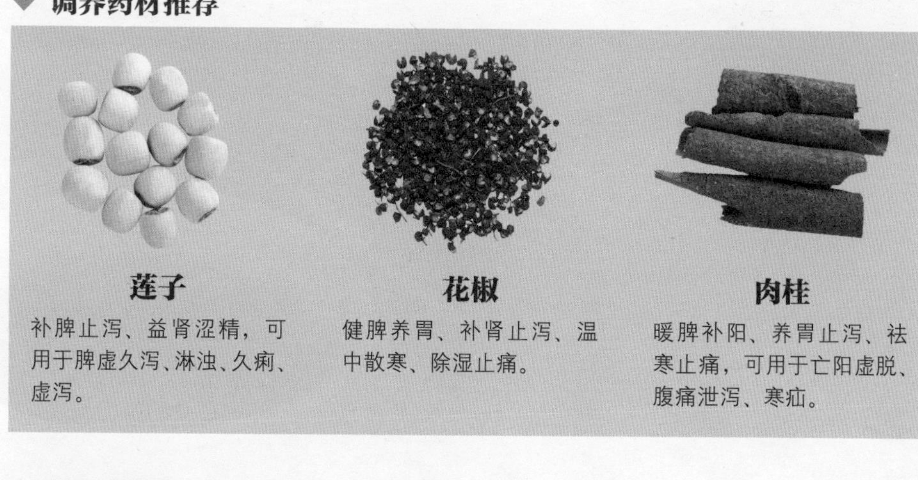

莲子
补脾止泻、益肾涩精，可用于脾虚久泻、淋浊、久痢、虚泻。

花椒
健脾养胃、补肾止泻、温中散寒、除湿止痛。

肉桂
暖脾补阳、养胃止泻、祛寒止痛，可用于亡阳虚脱、腹痛泄泻、寒疝。

◆ **膳食宜忌**

✔ 宜食用有健脾和胃、补气益肾作用的食物，如小米、栗子等；富含维生素、高蛋白、低纤维、低脂少渣的半流质食物，如果汁、面条、粥、馒头、软米饭、瘦肉泥等，利于消化，减少肠蠕动刺激。

✖ 忌食用牛奶、蔗糖等易产气的食物；忌食坚硬及含粗纤维多的食物如火腿、香肠、腌肉；忌食刺激性食物如辣椒、酒、芥末、咖喱等；忌食生冷瓜果、含油脂多的点心及冷饮等。

◆ 调养药膳

莲子汤

材料：莲子 300 克，白糖适量。

做法：

1. 将莲子用清水泡涨、洗净，去衣去心。
2. 将莲子放在碗中，加适量清水浸没，上蒸屉大火蒸至莲子酥烂，出笼。
3. 锅中加入适量清水，放入白糖和已蒸酥的莲子，大火煮，边煮边搅，煮至沸即可。

功效：补脾止泻、益肾涩精、养心安神。

食用注意：中满痞胀及大便燥结者忌食；体虚或者脾胃功能弱者慎食。

姜枣花椒汤

材料：茴香 24 克，大枣 10 颗，花椒 9 克。

做法：

1. 生姜洗净，切成薄片；大枣洗净。
2. 将生姜、大枣、花椒一起放入锅中，加入适量清水，小火煎成 1 碗汤汁即可。

功效：温中散寒、健脾养胃、止泻止痛。

食用注意：孕妇及阴火虚旺者忌食。

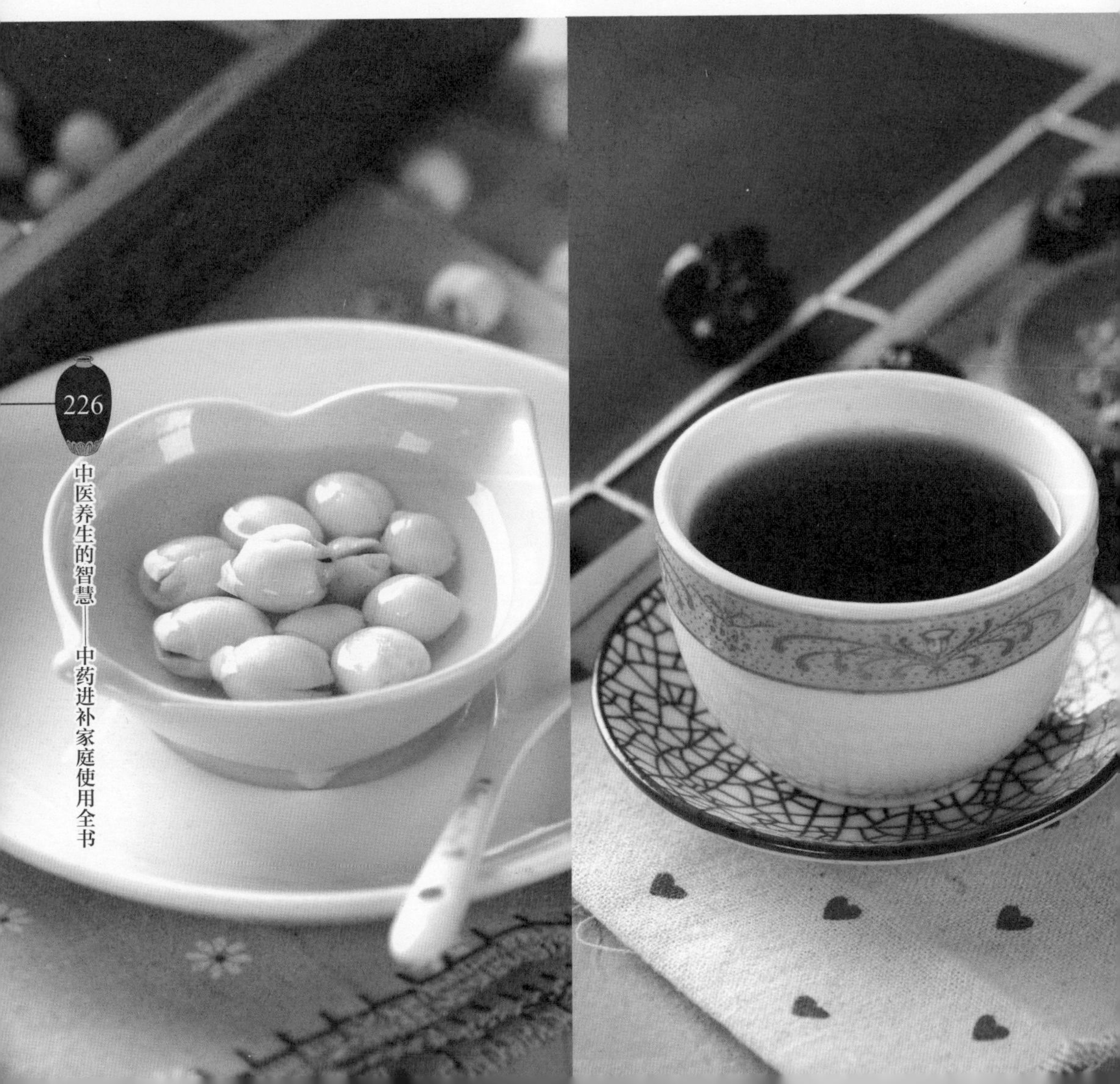

莲子炖乌鸡

材料：乌鸡1只，莲子20克，生姜、葱、胡椒粉、食盐各适量。

做法：

1. 乌鸡宰杀去杂、洗净；莲子洗净，捣碎；生姜洗净切片；葱洗净切段。

2. 乌鸡放入锅中，将莲子放入鸡腹中，再放入生姜、葱、胡椒粉、食盐，加入适量清水，大火煮沸后，改用中火炖至乌鸡熟烂即可。

功效：补肝益肾、健脾固涩、收敛。

食用注意：五岁以下小儿、有实邪者及大便燥结者忌食；体虚或者脾胃功能弱者慎食。

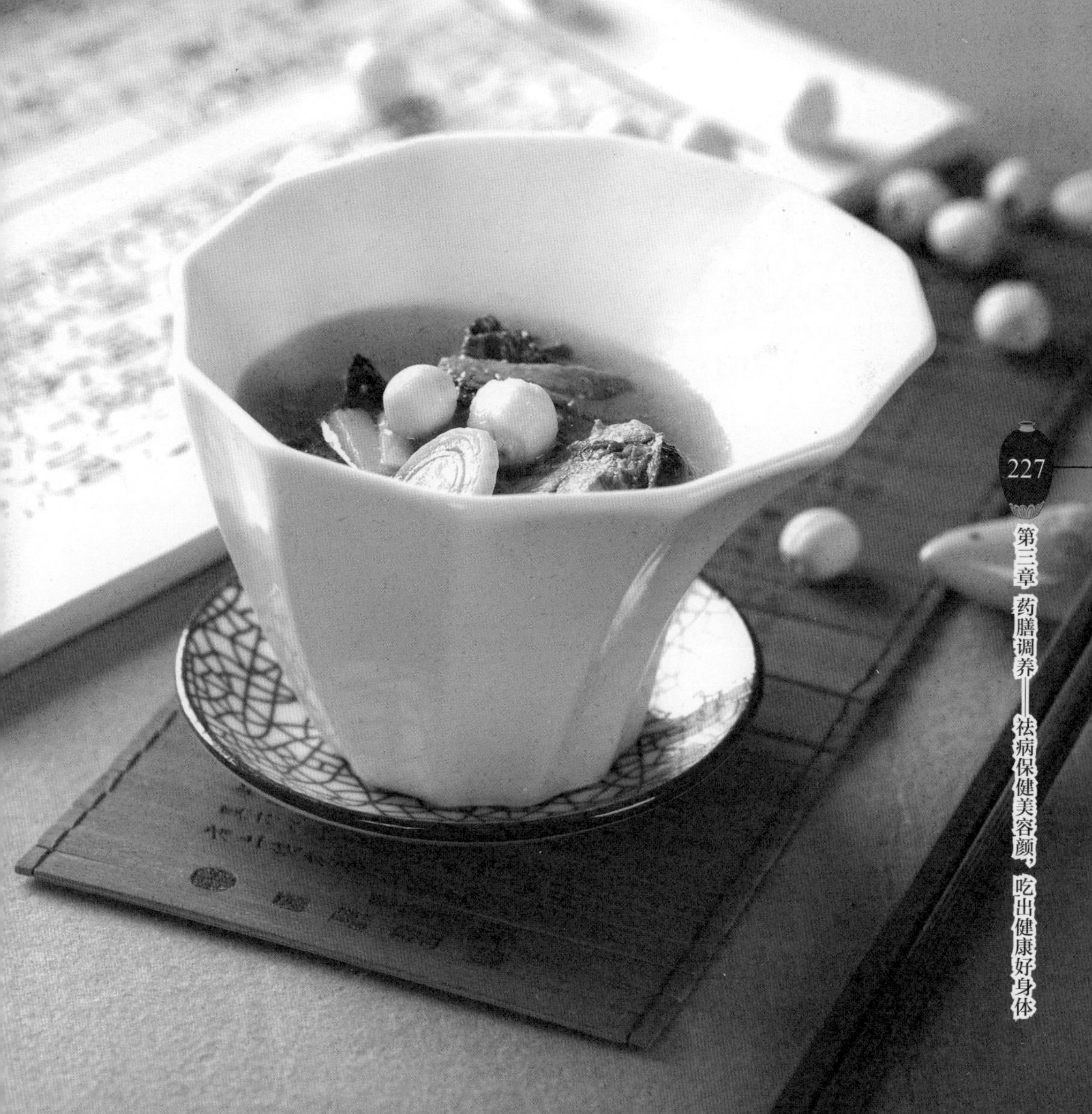

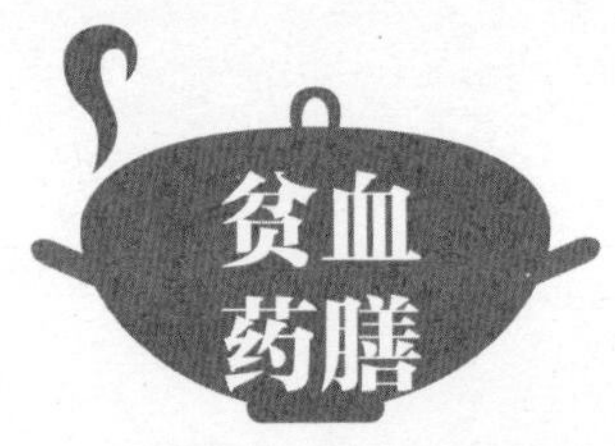

◆ 中医师的话

贫血是指在一定容积的循环血液内，红细胞计数、血红蛋白量及血细胞比容均低于正常标准。现代医学将贫血分为缺铁性贫血、再生障碍性贫血、营养性巨幼红细胞性贫血等类型。本文默认的贫血为缺铁性贫血。

中医将缺铁性贫血归属于虚劳、萎黄、黄肿、黄胖、黄病等范畴，以饮食有碍和失血为主要原因，以面色萎黄无华、头晕目眩、心悸失眠、疲倦乏力、手足发麻、指甲色淡、女子月经量少或经期紊乱延期、舌质淡、脉沉细无力为主要表现。

中医认为，贫血主要是由于气血两亏、脾气虚弱、脾肾阳虚、肝肾阴虚以及阴阳两虚所致，治疗主以补气血、调五脏、调和阴阳为主要原则。

◆ 调养药材推荐

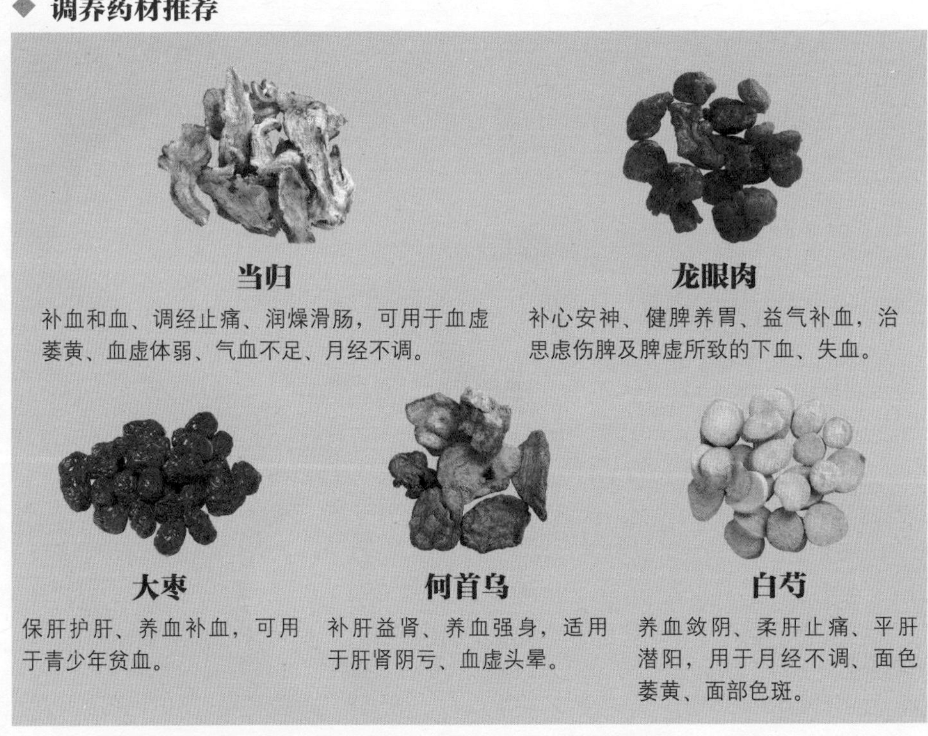

当归

补血和血、调经止痛、润燥滑肠，可用于血虚萎黄、血虚体弱、气血不足、月经不调。

龙眼肉

补心安神、健脾养胃、益气补血，治思虑伤脾及脾虚所致的下血、失血。

大枣

保肝护肝、养血补血，可用于青少年贫血。

何首乌

补肝益肾、养血强身，适用于肝肾阴亏、血虚头晕。

白芍

养血敛阴、柔肝止痛、平肝潜阳，用于月经不调、面色萎黄、面部色斑。

◆ 膳食宜忌

✔ 宜食用具有补气养血、调养五脏等功效的食物，如动物内脏、紫菜、黄豆、菠菜、芹菜、油菜、花生、西红柿、酸枣、酸黄瓜、酸菜等。

✘ 不宜食用茶、牛奶及一些中和胃酸的药物等，会阻碍铁的吸收。

◆ 调养药膳

当归大枣粥

材料： 粳米 50 克，当归 15 克，大枣 10 颗，红糖适量。

做法：

1. 当归用温水浸泡半小时，放入砂锅中，加入 200 毫升清水，煎取浓汁 100 毫升，去渣取汁；大枣、粳米分别洗净。
2. 粳米、大枣和红糖一同放入锅中，倒入当归药汁，加入适量清水，熬煮成粥即可。

功效： 补气补血、活血调经。

食用注意： 热盛出血及肝炎患者忌食；湿盛中满及大便溏泄者、孕妇慎食。

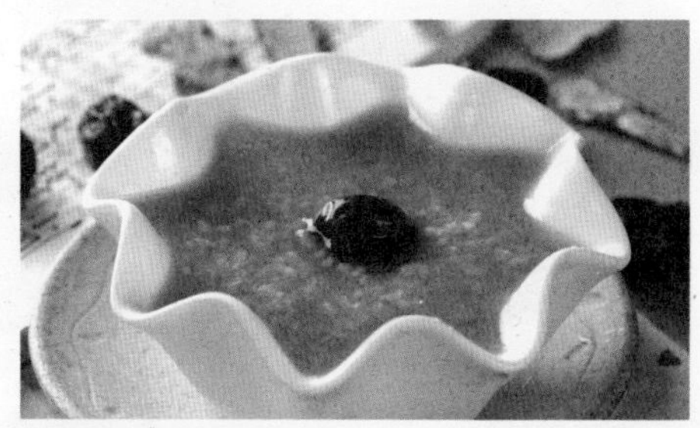

大枣阿胶粥

材料： 粳米 100 克，阿胶粉 10 克，大枣 20 颗。

做法：

1. 将大枣洗净、去核；粳米洗净。
2. 锅中加入适量清水，放入大枣和粳米，大火煮沸后，改用小火煮至粥熟时，加入阿胶粉，煮至溶化即可。

功效： 补气益肾、养血止血、强身健体。

食用注意： 胃弱便溏者慎食；肝炎患者忌食。

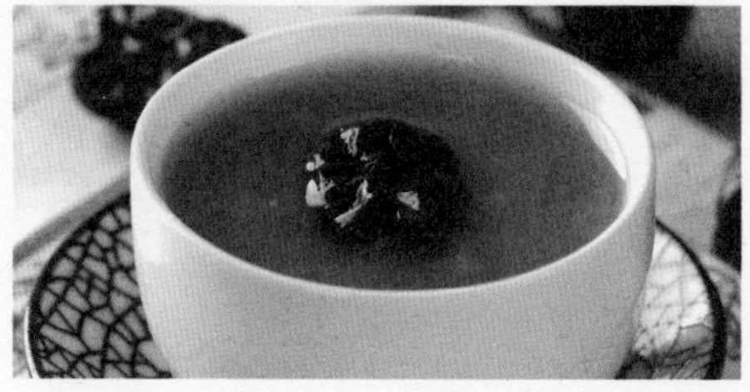

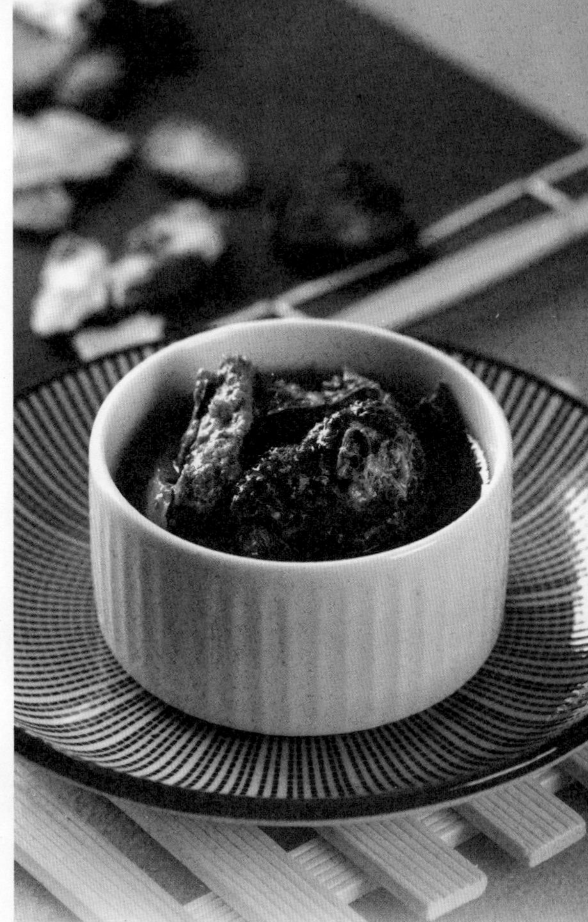

四物炖鸡汤

材料： 乌骨鸡 1000 克，当归 10 克，白芍 10 克，熟地黄 10 克，川芎 8 克，鲜汤 1000 毫升，生姜、葱、料酒、味精、胡椒粉、食盐各适量。

做法：

1. 乌骨鸡宰杀后，去杂去爪、洗净，放入沸水中汆一下，再放入清水中洗净；当归、川芎、白芍、熟地黄分别洗净，切片，用纱布包起来；生姜洗净切片；葱洗净切段。
2. 鲜汤倒入砂锅中，放入乌骨鸡、纱布药包，大火煮沸后，撇去浮沫，加入生姜、葱和料酒，改用小火炖至鸡肉和骨架松软，拣去药包、生姜和葱，加入食盐、胡椒粉、味精调味即可。

功效： 滋阴养肝、补血和血。

食用注意： 虚寒证及热盛出血者禁食；湿盛中满及大便溏泄者、孕妇慎食。

莲桂大枣汤

材料：莲子、龙眼肉各 15 克，大枣 10 颗，红糖 30 克。

做法：

1. 莲子、龙眼肉、大枣分别洗净。

2. 将莲子、大枣、龙眼肉一同放入锅中，加入适量清水，煮至莲子熟烂后，加入红糖，煮沸即可。

功效：补血，适用于缺铁性贫血。

食用注意：上火发炎症状者、肝炎患者及孕妇忌食。

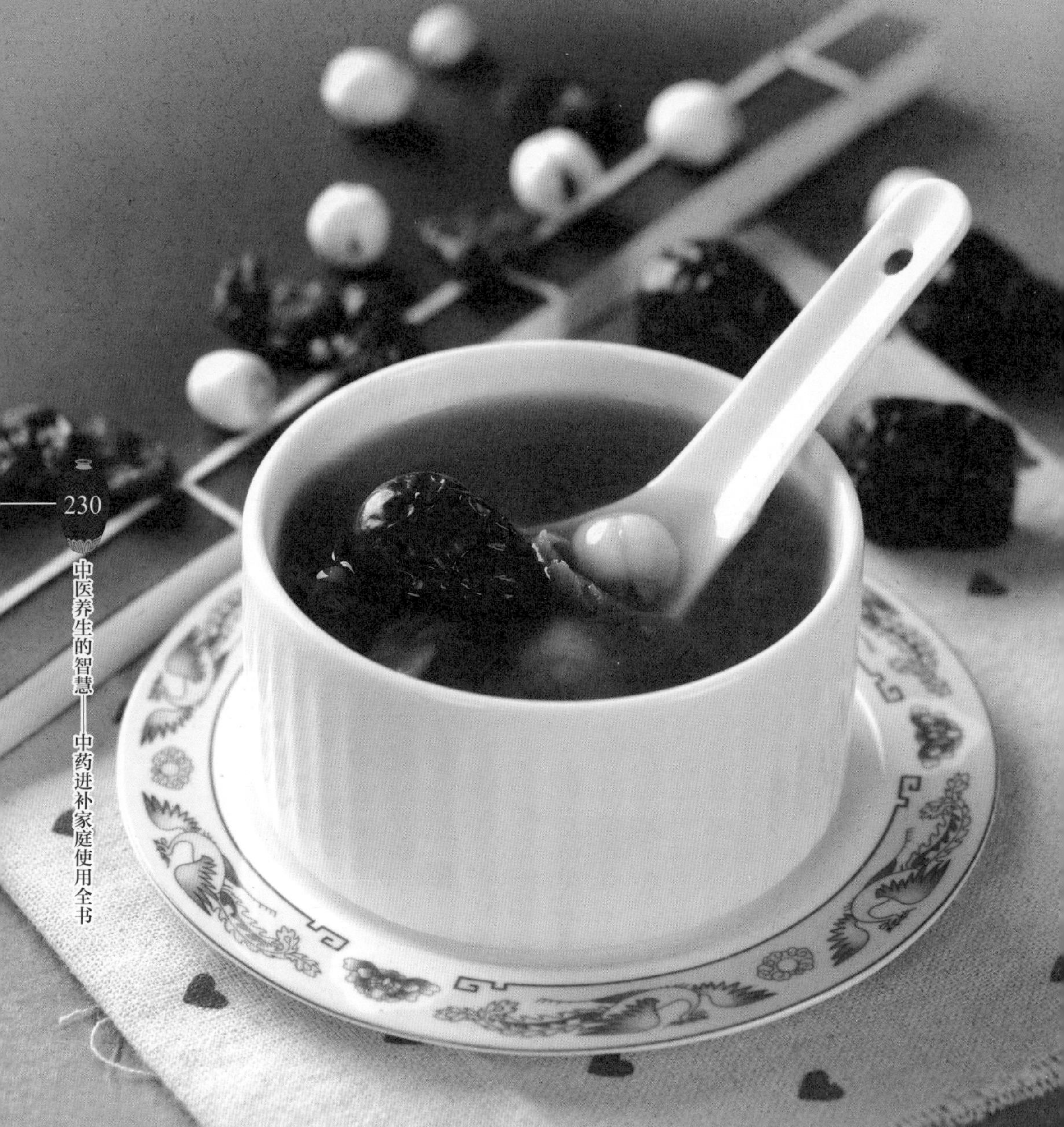

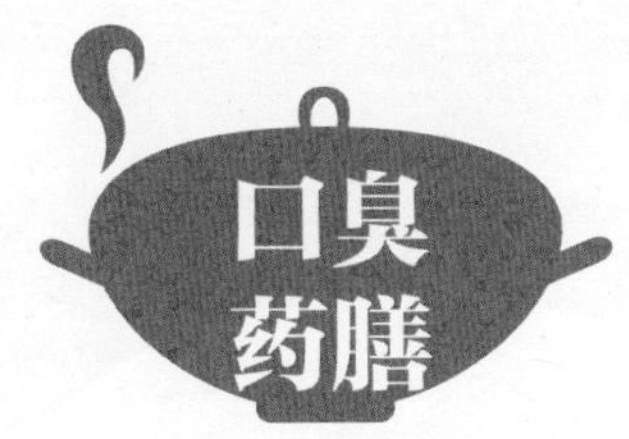

中医师的话

口臭是指人的口中散发出难闻口气的现象，可分为生理性口臭和病理性口臭。生理性口臭多为短时间内口臭，通常是由于食用葱、蒜、韭菜等辛辣刺激性的食物及吸烟、饮酒、喝咖啡所致。另外，嗜好吃臭豆腐等具有臭味食物、食用过多油腻或辛辣刺激性食物、晚餐离入睡时间太近使食物残渣留存在胃里等，都容易引发口臭。长时间口臭多为病理性口臭，是因为口腔、鼻咽部、呼吸道和胃肠道病变导致。

中医认为，口臭的产生源于人体的各种急慢性疾病，是心包经积热日久，灼伤血脉经络，或脾虚湿浊上泛、肺胃的实火、虚火或者积食引起的。口臭在中医辨证中，多数是属于热证，有心脾积热、胃火热毒、肺胃郁热、肝火亢盛、肠腑实热、虚热上蒸、湿热蕴结等不同证型。

中医学中，调理口臭，不仅要注意日常生活中口腔的卫生保健，还可以使用一些具有清热化湿、避秽除臭功效的的食品，通过调理脏腑经络来消除口臭。

调养药材推荐

薄荷

发散风热、清利咽喉、透疹解毒、消炎抗菌、促进口腔流涎，可用于口疮、口臭。

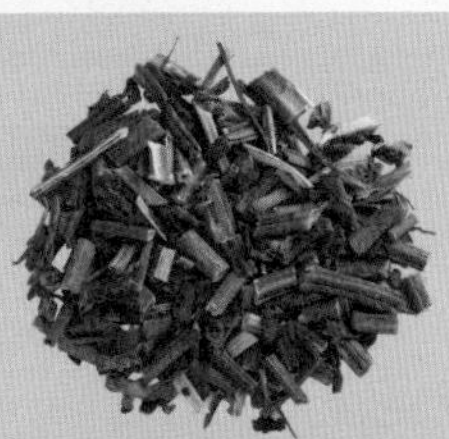

丁香

温中暖肾、降逆，可用于治疗呃逆、呕吐、反胃、口臭。

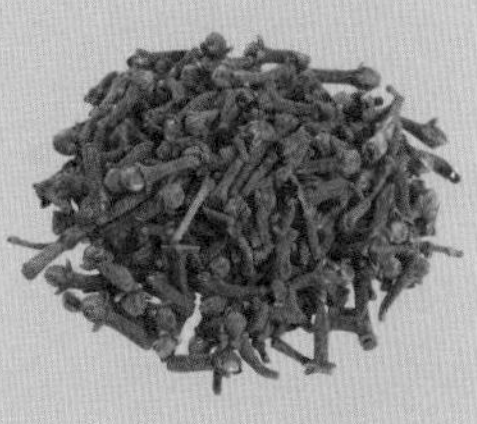

香薷

发汗解暑、行水散湿、温胃调中，可用于头痛发热、恶寒无汗、呕吐腹泻、口臭。

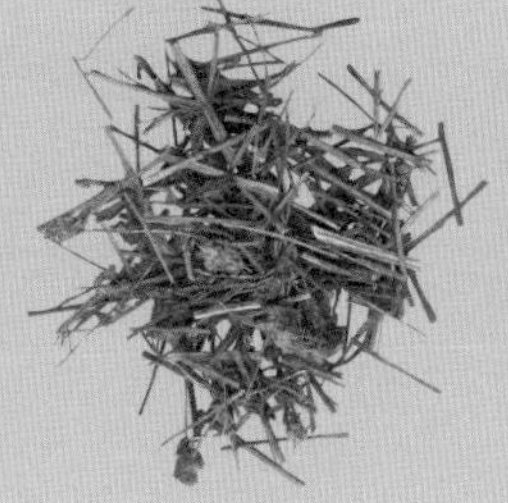

芦根

清热泻火、生津止渴、避秽除臭、除烦止呕，可用于热病烦渴、胃热呕哕、口腔异味。

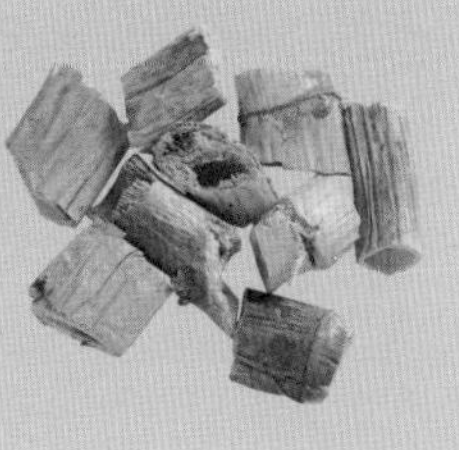

膳食宜忌

✓ 宜食用具有清热化湿、避秽除臭、富含纤维素的食物，如乌梅、苜蓿、豆芽、小米、新鲜蔬果等，均有祛口臭作用。

✗ 不宜食用辛辣刺激、甜腻的食物，如葱、蒜、腊肠、熏牛肉、蒜肠、糖果等；忌烟酒及白酒、啤酒、葡萄酒、威士忌等饮料，以免胃内产气，造成口臭。少饮酒，不吸烟。

◆ 调养药膳

薄荷莲子汤

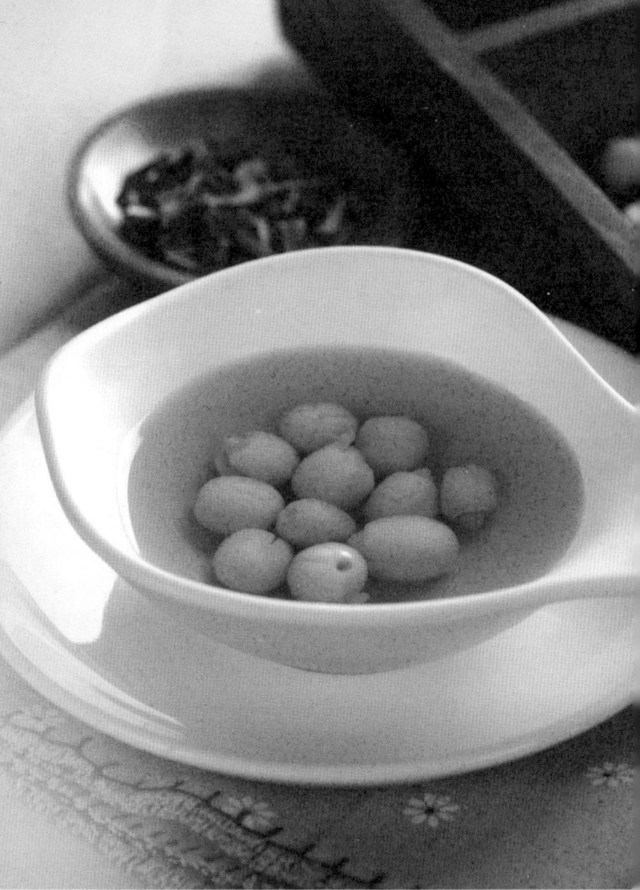

材料： 莲子 100 克，薄荷 25 克，白糖 2 克。

做法：

1. 薄荷洗净，放入锅中，加入半锅清水，用大火煮沸后，改用小火再煮 15 分钟，弃渣取汁。
2. 把莲子放入锅中，倒入沸水，加盖焖约 10 分钟，取出，剥去莲衣，除去苦心，温水洗净。
3. 把莲子放入锅中，加入薄荷汁，大火煮沸后改用小火焖至莲子酥而不烂时，加入白糖，煮至白糖完全溶化即可。

功效： 清凉爽口、滋阴补虚、消炎抗菌。

食用注意： 阴虚血燥、汗多表虚者忌食；脾胃虚寒、腹泻便溏者不宜多食。

鲜芦根粥

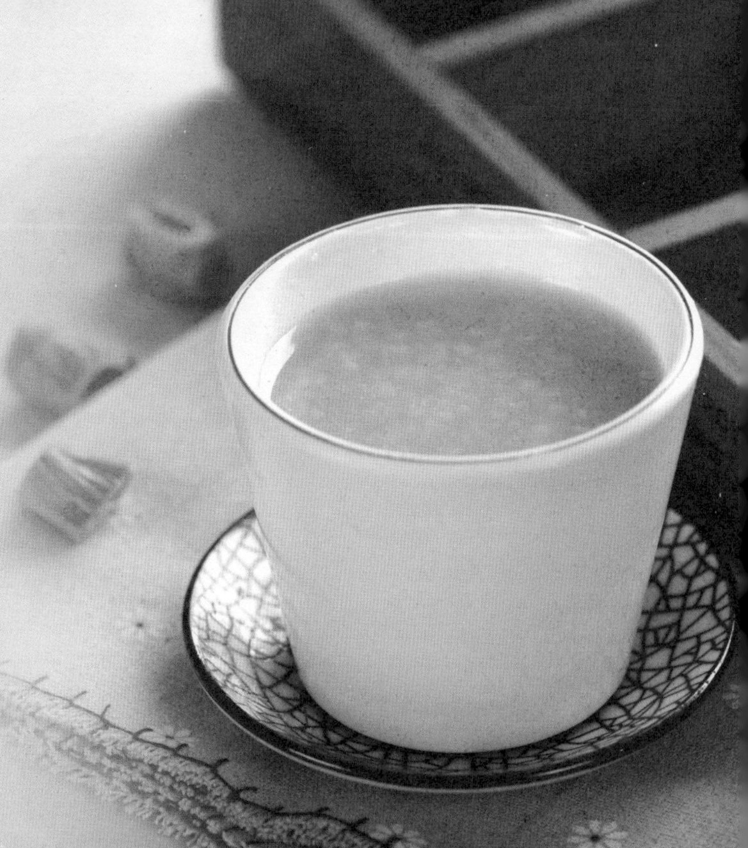

材料： 粳米 50 克，鲜芦根 30 克。

做法：

1. 将鲜芦根洗净后放入锅中，加入适量清水，煎取药汁；粳米洗净。
2. 将粳米放入锅中，加入适量清水煮粥，煮至八成熟时，倒入鲜芦根药汁，煮至粳米烂熟即可。

功效： 清热除烦、避秽除臭。

食用注意： 脾胃虚寒者忌食。

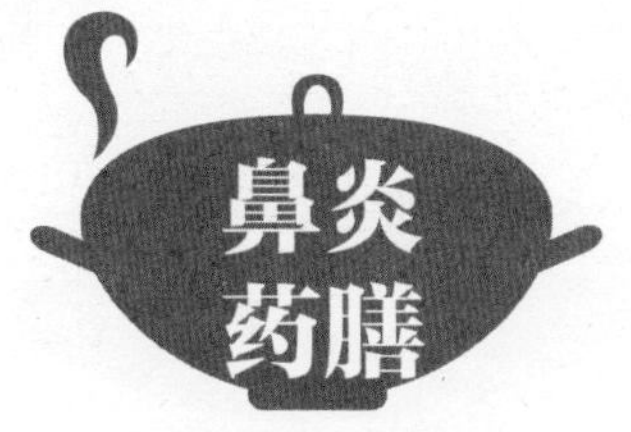

◆ 中医师的话

鼻炎是由细菌、病毒、致敏物及各种理化因子感染、刺激鼻黏膜或黏膜下组织，导致鼻黏膜或黏膜下组织受损，引起的鼻腔黏膜急性或慢性炎症。鼻腔黏膜的充血、肿胀、渗出、增生、萎缩或坏死，使鼻腔内产生过多黏液，从而引起流涕、鼻塞等。

中医认为，鼻炎属于“鼻窒”的范畴，多是由于脾肺功能失调、邪毒久留及气滞血瘀所导致。肺经蕴热、脾肺气虚使脏腑虚弱、邪滞鼻窍，从而引起鼻腔炎症；邪毒久留在人体中，会阻塞鼻窍脉络致使气血流通不畅，鼻窍堵塞不利。

因此，治疗鼻炎，不仅要加强锻炼，增强人体的抵抗力，还可以从补益脾肺、清热宣肺、活血通窍、行滞化瘀着手，从根本上解决鼻炎的隐患。

◆ 调养药材推荐

白芷

祛风燥湿、抗炎消肿、解热镇痛，可用于治头痛、鼻炎、寒湿腹痛。

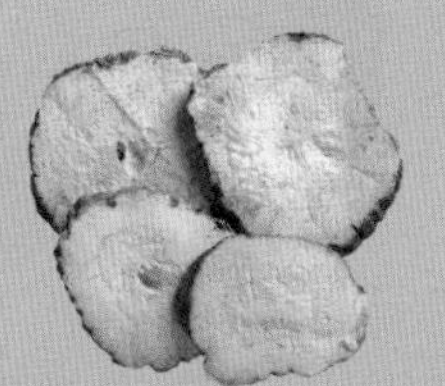

辛夷花

祛风寒、通鼻窍，用于风寒头痛、鼻塞、鼻渊、鼻流浊涕。

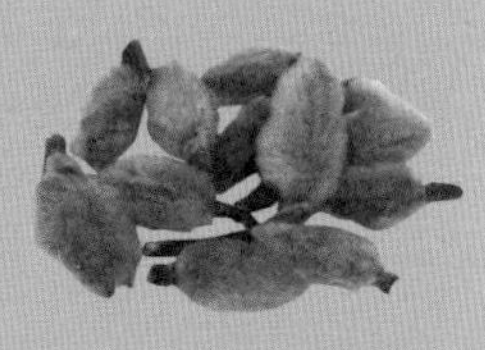

细辛

祛风散寒、通窍止痛、温肺化饮、抗炎镇痛。

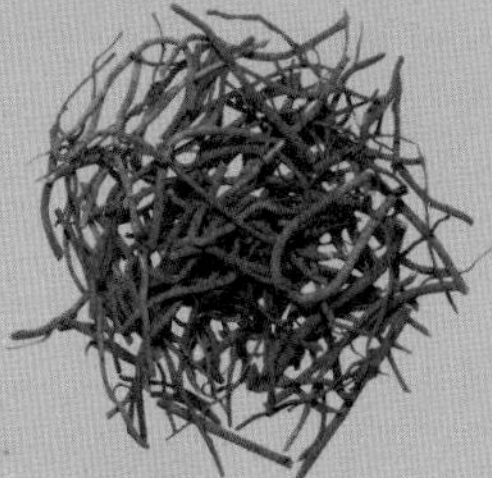

生姜

发汗解表、温中止呕、温肺止咳，适用于风寒引起的鼻塞、鼻炎。

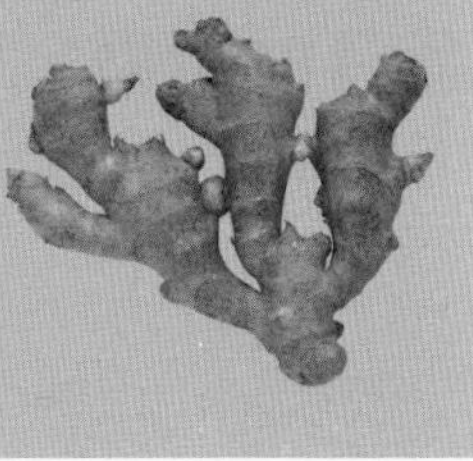

◆ 膳食宜忌

✔ 宜食补脾益肺、清热活血、行滞化瘀的食物，如猪蹄、猪皮、乌鸡、鳕鱼、银鱼、白菜、蒜苗、丝瓜、西兰花、五谷、豆类及新鲜水果等，有助于缓解鼻炎症状。

✘ 忌食辛辣、腌渍、烧烤等刺激性食物及热性发物，如韭菜、茼蒿、芫荽、洋葱、茴香、辣椒、葱白、羊肉、酒酿、榴莲等，少喝冷饮以免加重鼻炎症状。

◆ 调养药膳

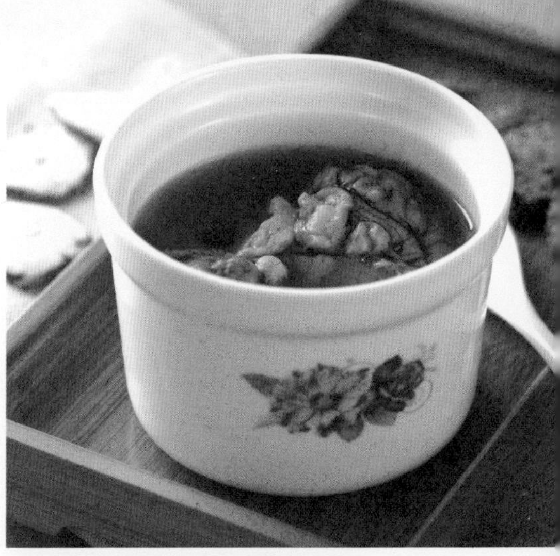

芎芷炖乌梅

材料： 乌梅15克，辛夷花15克，川芎、白芷各10克。

做法：

1. 乌梅洗净；川芎、白芷、辛夷花放入砂锅中，加入200毫升清水，煎煮至100毫升，去渣取汁。
2. 将乌梅入大碗中，倒入药汁，隔水炖煮至乌梅熟烂即可。

功效： 疏风通窍、宣络止痛，主治鼻炎。

食用注意： 阴虚火旺、阴虚血热、上盛下虚及气弱之人忌食。

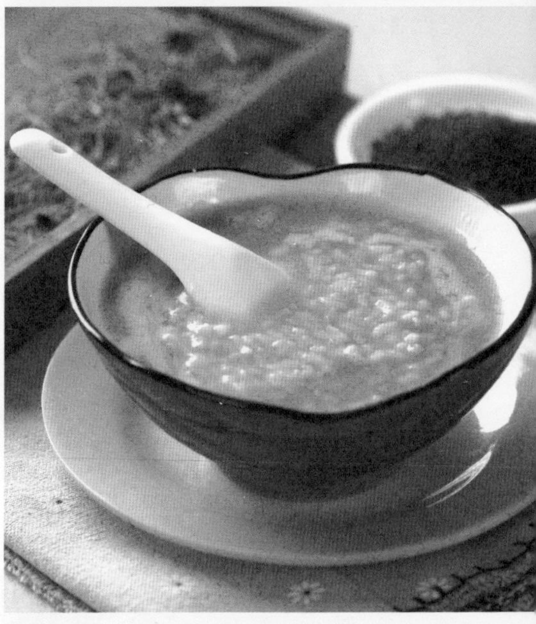

菟丝薄荷粥

材料： 粳米100克，菟丝子15克，薄荷10克，白糖适量。

做法：

1. 菟丝子洗净后捣碎，加入适量清水，煎取药汁，去渣取汁；粳米洗净。
2. 粳米放入锅中，倒入药汁，加入适量清水煮粥，煮至粥熟时加入薄荷即可。

功效： 治疗变应性鼻炎。

食用注意： 肾脏有火、阴虚火动、大便燥结者及孕妇忌食。

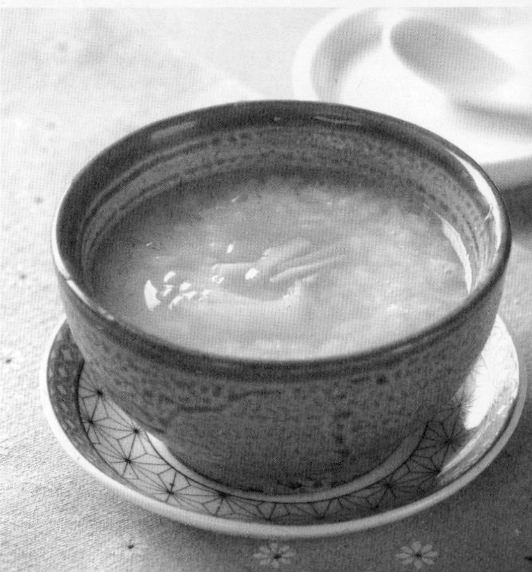

葱白神仙粥

材料： 糯米100克，生姜6克，葱白6根，米醋适量。

做法：

1. 将糯米洗净；生姜洗净切丝；葱白洗净切段。
2. 糯米和生姜一同放入锅中，加入适量清水煮粥，待粥快熟时加入葱白，煮至粥熟，加入米醋煮沸即可。

功效： 通阳解表、解毒抗炎。

食用注意： 久服积热、损阴伤目、阴虚、表虚多汗、内有实热、患痔疮者忌食。

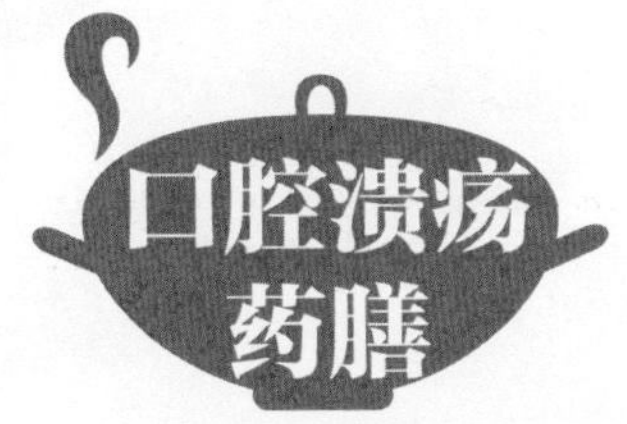

口腔溃疡药膳

◆ 中医师的话

口腔溃疡，也被称为“口疮”，是一种发生在口腔黏膜上的表浅性溃疡，溃疡大小从米粒至黄豆不等，常呈圆形或卵圆形，溃疡周围充血，会因食用刺激性食物而引发疼痛，一般情况下，一至两周可以自愈。

中医认为，舌为心之苗，口是脾之外候，口舌乃是心脾之窍；而舌尖属心肺，舌中归脾胃、舌根属肾，舌边属肝胆，腮颊、齿龈属胃，所以，口腔溃疡与心、肝、脾、肺、肾等脏腑的功能失调密切相关。口腔溃疡是由于脾胃虚弱、湿寒、湿从热化、外感燥热、虚火内扰而导致，治疗口腔溃疡应该从调养脏腑、去湿除燥、清热降火等方面着手。

◆ 调养药材推荐

升麻

发表透疹、清热解毒、升举阳气，用于风热头痛、齿痛、口疮、咽喉肿痛。

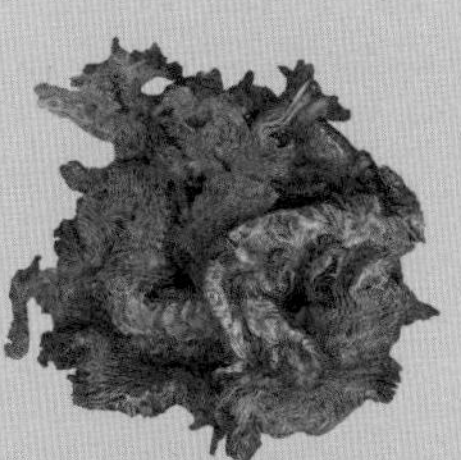

甘草

补脾益气、滋咳润肺、祛痰解毒，可用于咽喉肿痛，痈疽疮疡。

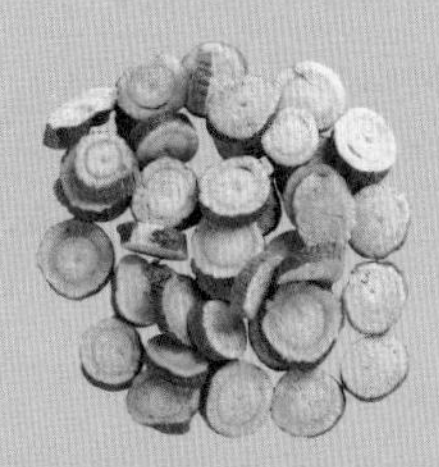

薄荷

发散风热、清利咽喉，适用于感冒发热、头痛、咽喉肿痛、口疮等。

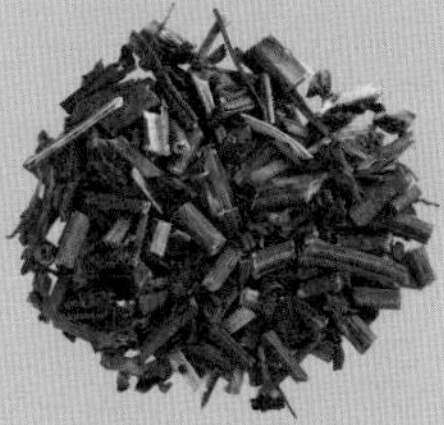

淡竹叶

清热除烦、利尿通淋，可用于热病烦渴、口疮溃疡、牙龈肿痛。

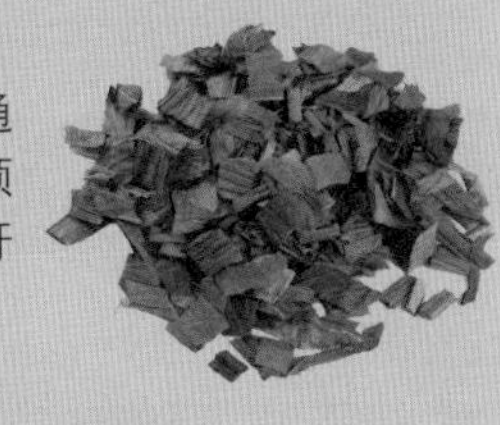

◆ 膳食宜忌

✔ 宜多饮水；饮食有规律、细嚼慢咽；多食用祛湿除燥、清热降火、富含维生素和各种人体所需的微量元素、富含蛋白质的食物，如核桃、白萝卜、石榴、绿豆、牛奶、鳝鱼、动物肝肾、大豆等。

✖ 忌食刺激性、煎炸烘烤及辛辣的食物，如辣椒、洋葱、桂皮等，会加重口腔溃疡。

◆ 调养药膳

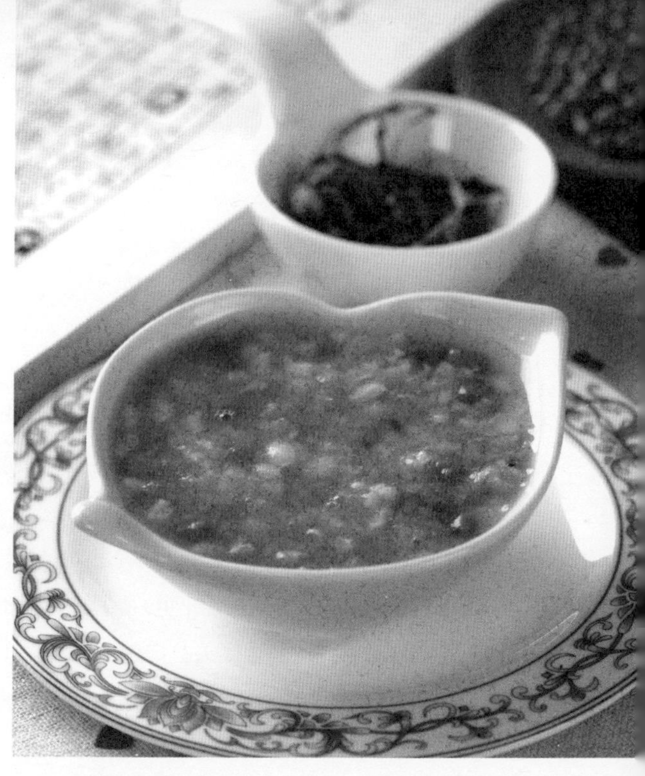

竹叶蒲公英绿豆粥

材料：粳米 30 克，绿豆 30 克，淡竹叶 10 克，蒲公英 10 克，冰糖适量。

做法：

1. 先将蒲公英、淡竹叶放入锅中，加入适量清水，煎取药汁；绿豆、粳米分别洗净。

2. 将绿豆、粳米一同放入锅中，加入适量清水，熬煮成粥后，加入药汁和冰糖，煮沸即可。

功效：清热除烦、利尿通淋。

食用注意：体虚有寒者、孕妇禁食。

升麻蜂蜜饮

材料：升麻 10 克，蜂蜜 15 克。

做法：

1. 将升麻碾成细粉，过筛。

2. 将升麻粉和蜂蜜一同放入锅中，加入适量清水，煮沸约 25 分钟，取汁饮用即可。

功效：升阳解表、透疹解毒。

食用注意：阴虚阳浮、喘满气逆及麻疹已透者忌食。

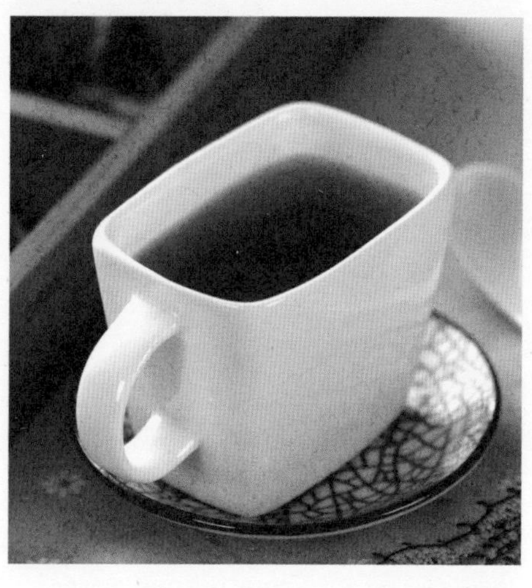

甘草糯米粥

材料：糯米 50 克，甘草 10 克。

做法：

1. 将甘草洗净，放入砂锅中，加入适量清水，煎煮 10 分钟，去渣取汁；糯米洗净。

2. 糯米放入锅中，倒入甘草汁，加入适量清水，煮至成粥即可。

功效：用于脾胃虚寒型口腔溃疡。

食用注意：湿盛胀满、浮肿者不宜食用。

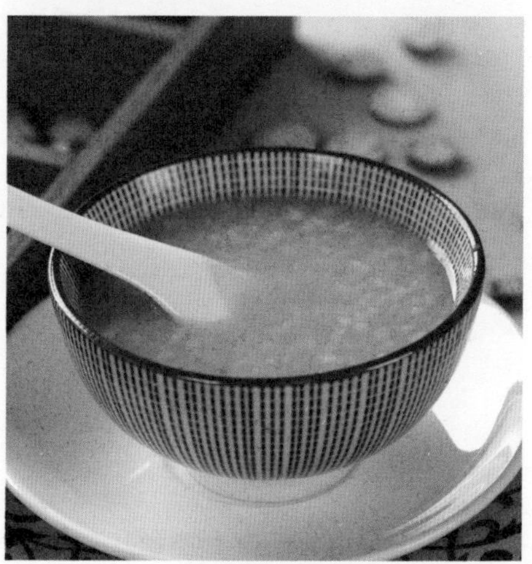

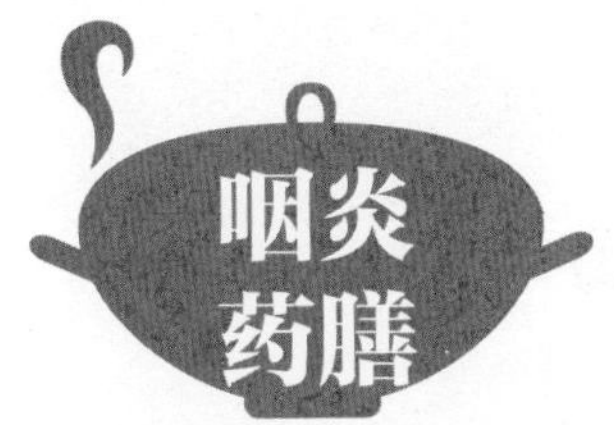

咽炎药膳

◆ 中医师的话

咽炎是咽部黏膜或黏膜下组织发生充血、水肿、淋巴滤泡增生、分泌物增多的弥漫性炎症，有干痒、灼热痛，常伴有刺激性咳嗽，刷牙和检查咽部时容易恶心作呕，通常在说话过多和气候变化时，症状会更为明显。

中医学中将咽炎称为喉痹，中医认为，咽炎是由于肺肾亏损、虚火上炎、风热毒邪等从口鼻直接侵袭咽部，使内外邪毒积聚导致经脉痹阻不通，而引起咽喉红肿疼痛、吞咽不利或困难、咽部梗阻等症状。食用有滋阴增液、清热化痰、润喉利咽功效的中药材制成的膳食，从补益肝肾、养阴祛火等方面着手，能很好地调理咽炎。

◆ 调养药材推荐

麦冬

养阴生津、润肺清心，可用于肺燥干咳、喉痹咽痛、津伤口渴。

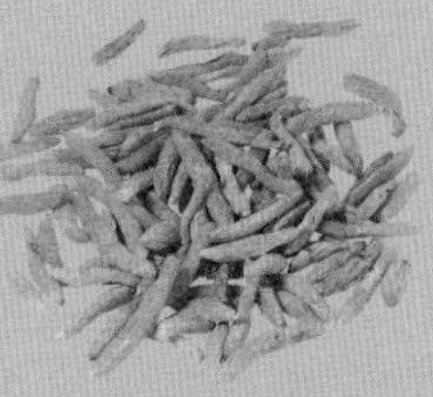

罗汉果

清肺利咽、化痰止咳、润肠通便，主治痰火咳嗽、咽喉肿痛、伤暑口渴、肠燥便秘。

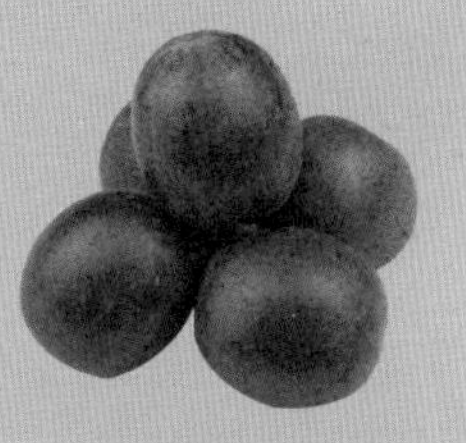

沙参

清肺养阴、解热镇痛、祛痰利咽，适用于咽干口渴。

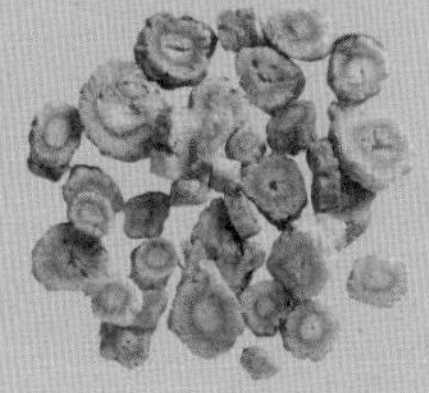

青果

清热利咽、生津解毒，可用于缓解咽喉肿痛、咳嗽、烦渴及解鱼蟹中毒等。

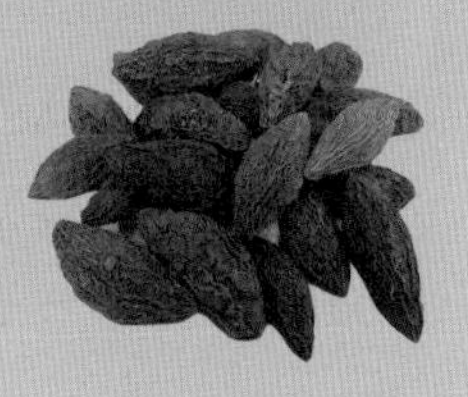

◆ 膳食宜忌

✔ 宜多食用清热利咽、富含维生素的食物及新鲜蔬果，如西瓜、猕猴桃、无花果、甘蔗、梨、荸荠、芹菜、梅、西红柿、萝卜等。

✖ 不宜食用辛辣刺激、油腻煎炸、腌制的食物，如葱、蒜、姜、花椒、辣椒、桂皮、炸鸡腿、炸鹌鹑等；忌烟、酒、咖啡、可可等。

白萝卜青果饮

材料：白萝卜 250 克，青果 50 克。

做法：

1. 将白萝卜洗净，切块；青果洗净，打碎。
2. 白萝卜和青果一同放入锅中，加入适量清水煎煮，煮透取汁即可。

功效：清热利咽、生津解毒。

食用注意：表证初起者慎食；忌食辛辣食物。

雪梨罗汉汤

材料：雪梨 1 个，罗汉果 1 个。

做法：

1. 雪梨去皮去核、洗净，切成碎块；罗汉果洗净。
2. 雪梨和罗汉果一同放入锅中，加入适量清水，大火煮沸后，改用小火再煮 30 分钟即可。

功效：润喉消炎、清热滋阴，适用于急慢性咽炎。

食用注意：外感病邪、肺寒咳嗽慎食。

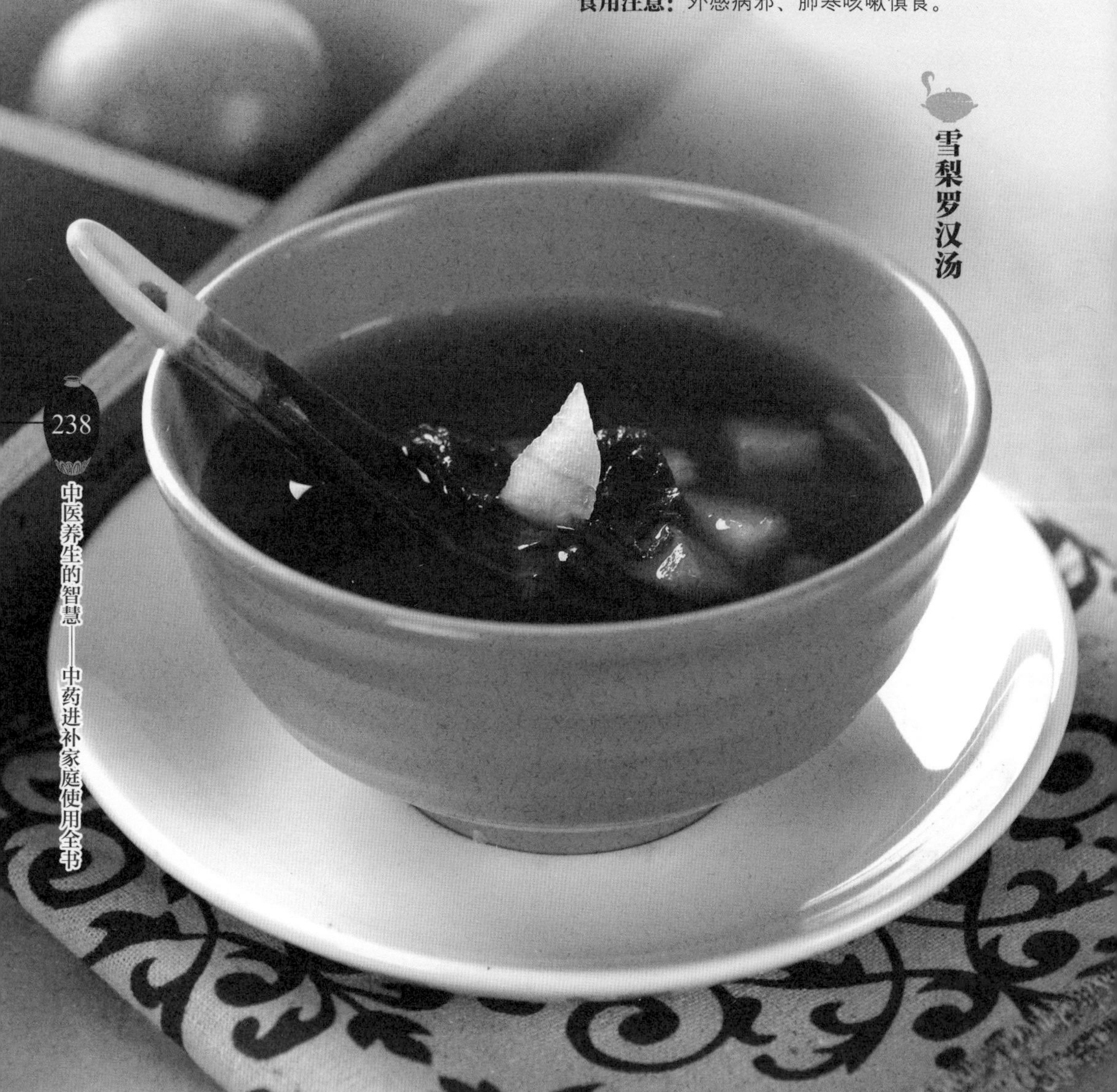

雪梨罗汉汤

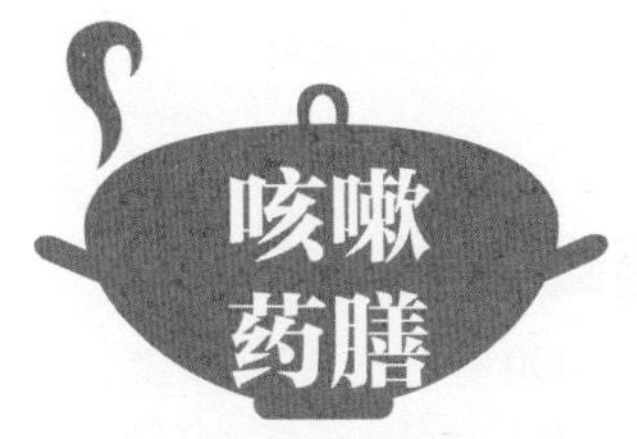

咳嗽药膳

◆ 中医师的话

中医学中，咳嗽被分为外感咳嗽和内伤咳嗽两大类，外感咳嗽是六淫之邪侵袭肺部，或是从口鼻、皮肤入侵人体，导致肺气郁结不宣，清肃失常，从而出现呼吸短促、咳嗽、痰多喘促等。一般情况下，外感咳嗽起病急、病程较短，常伴有畏寒、发热、头痛等。内伤咳嗽多是由于脏腑受到损伤，引起脏腑功能失调而导致的，一般起病较慢、病程较长，常有脏腑失调的症候以及较长的咳嗽病史。

中医认为，外感咳嗽应当以疏散外邪、理气宣肺为主，尽快治愈，若失治或久治不愈，会耗损肺气，发展为内伤咳嗽。内伤咳嗽者通常脏腑受损、气血亏虚，一般治疗以调理脏腑为主，祛邪止咳、扶正祛邪，并且要注意脾、肝、肾的调理。内伤咳嗽若久治不愈还会引发其他疾病，需要谨慎对待。

◆ 调养药材推荐

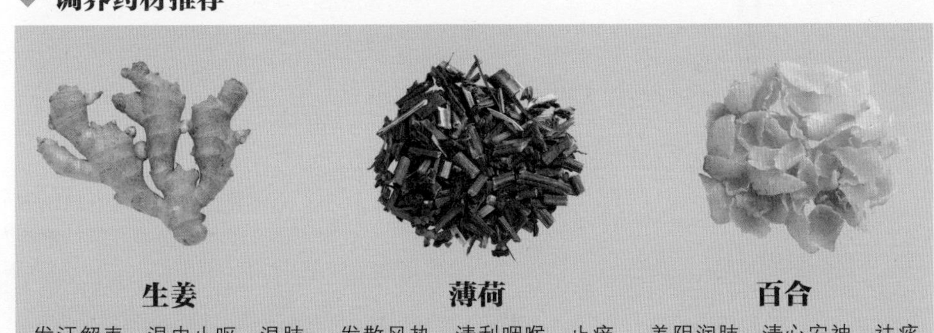

生姜

发汗解表、温中止呕、温肺止咳，可用于外感风寒引起的头痛、清痰、咳嗽。

薄荷

发散风热、清利咽喉、止痒止咳，适用于感冒发热、头痛、咽喉肿痛。

百合

养阴润肺、清心安神、祛痰止咳，可用于阴虚久嗽、痰中带血、热病后期。

◆ 膳食宜忌

✔ 宜食用富含蛋白质、维生素 C 及具有润肺止咳、健脾理气作用的食物，如瘦肉、鸡蛋、牛奶、豆制品、大枣、西红柿、菠菜、大白菜、橘子、枇杷、蜂蜜、核桃等，可以增强机体免疫功能。

✖ 忌食肥甘、厚味、油腻、辛辣的食物，如辣椒、芥末、胡椒及烈性酒等，以免损伤脾胃、产生内热而加重病情。

生姜葱白大米粥

材料：粳米 50 克，生姜 10 克，葱白 10 克。

做法：

1. 生姜洗净切末；葱白洗净切末；粳米洗净。
2. 粳米放入锅中，加入适量清水煮粥，煮至粥熟后加入生姜和葱白，再煮沸 2 次即可。

功效：辛温散寒、化痰止咳，用于风寒咳嗽。

食用注意：久服积热、损阴伤目、阴虚内热、表虚多汗、患痔疮者忌食；高血压患者慎食。

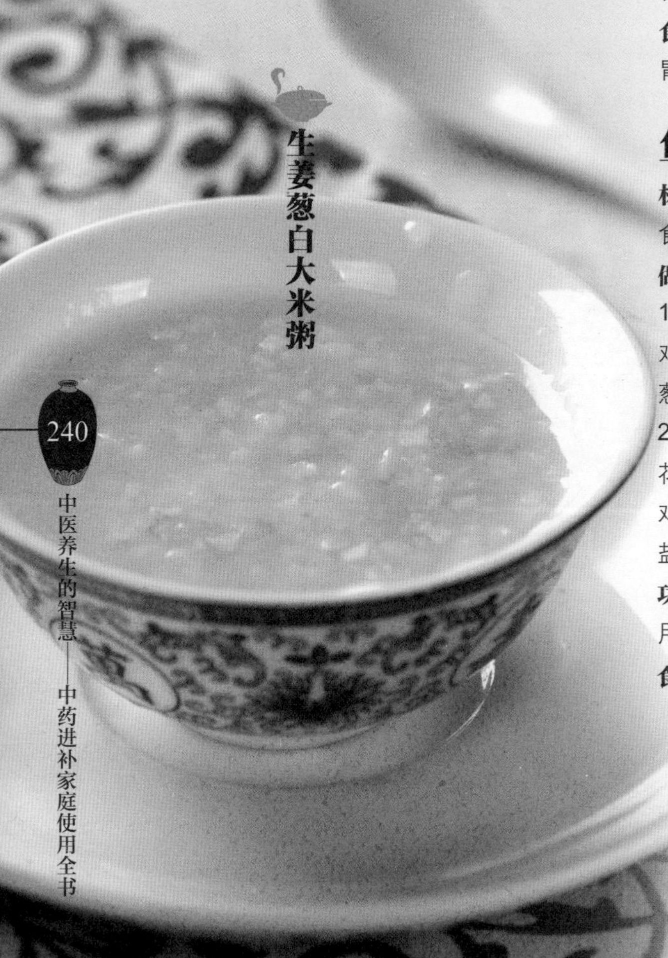

生姜葱白大米粥

鲜薄荷鲫鱼汤

材料：鲫鱼 300 克，鲜薄荷 20 克，葱白 1 根，生姜、香油、食盐各适量。

做法：

1. 鲫鱼去杂、洗净；生姜洗净切片；葱白洗净切段；鲜薄荷洗净。
2. 鲫鱼放入锅中，加入适量清水煮沸，放入葱白、生姜和鲜薄荷，煮至鲫鱼熟后，放入香油、食盐即可。

功效：疏风散热、清热止咳、健脾和胃，治疗小儿久咳、风热咳嗽。

食用注意：体虚多汗者不宜食用；脾胃虚寒、腹泻便溏者不宜多食。

鱼腥草炒鸡蛋

材料：鸡蛋 4 个，鲜鱼腥草 150 克，食用油、食盐、味精、葱各适量。

做法：

1. 鲜鱼腥草去杂、洗净，切成小段；鸡蛋磕入碗中，搅匀；葱洗净，切成葱花。
2. 锅中加入适量食用油烧热，放入葱花煸香，加入鱼腥草翻炒几下，倒入鸡蛋，炒至成块，加入适量清水和食盐，炒至鸡蛋熟，加入味精调味即可。

功效：清热解毒、滋阴润肺、止咳，用于肺炎、肺虚咳嗽。

食用注意：虚寒证及阴性外疡者忌食。

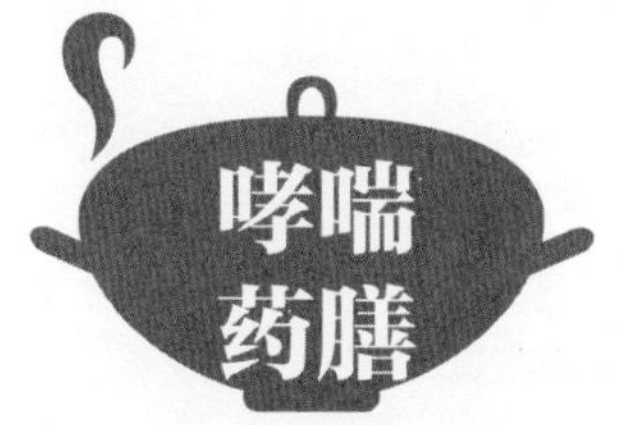

哮喘药膳

◆ 中医师的话

哮喘是以骤然起病为主要特点，伴随鼻翼煽动、胸闷气短、呼吸急促、呼吸困难、喉中哮鸣，甚至口唇、指甲青紫，面庞肿胀、不能平卧等症状的病症。

哮喘在发病初期多发咳嗽、痰多且黏稠，后期则会咳出泡沫样痰液从而感到喉咙松快。哮喘的发作可能在数分钟内缓解，也可能会持续几天得不到不缓解，易反复发作，一年四季均可发病，但寒冷季节及气候急剧变化时，更容易起病。

中医认为，哮喘之本在于肺和肾，多是因为久病肺弱、气失所主，或是因为肾不纳气、精气内伤所致，宜食用补肺固肾、益精养气的食物进行调养。

◆ 调养药材推荐

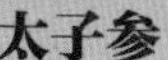

太子参

补气益脾、养阴生津，用于脾气虚弱、胃阴不足、口干舌燥、肺虚燥咳。

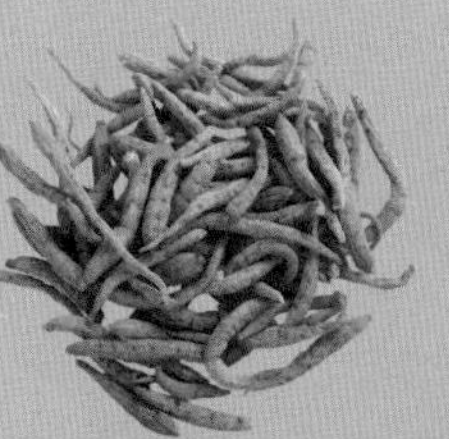

紫苏子

降气消痰、平喘润肠，用于咳嗽气喘、肠燥便秘。

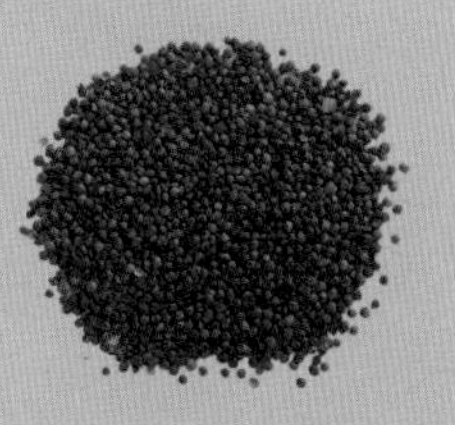

茯苓

渗湿利水、健脾和胃、宁心安神，可用于小便不利、痰饮咳逆。

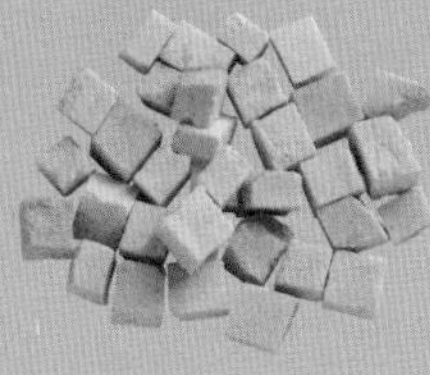

竹茹

化痰开郁、清热止呕、平喘除烦，可用于痰热咳喘。

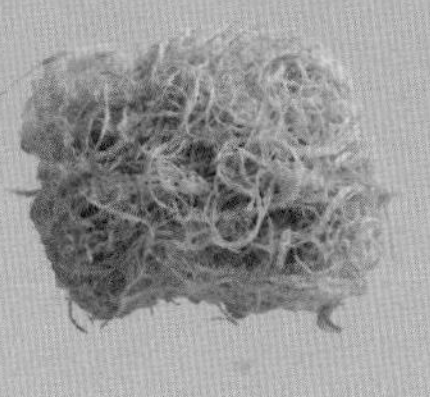

◆ 膳食宜忌

✔ 宜食用宣肺散寒、化痰平喘的食物，如萝卜、油菜等；宜食用营养丰富、易消化流质食物或软食，多喝开水，可以控制哮喘。

✖ 忌食刺激性及过甜的食物和冷饮，如大蒜、芫荽、洋葱、芥菜、巧克力等，以免诱发哮喘。

◆ 调养药膳

太子参炖柴鸡

材料: 柴鸡 250 克，太子参 8 克，生姜、葱、料酒、食盐各适量。

做法:

1. 柴鸡宰杀后去杂洗净，切块，放入沸水中氽一下，捞出沥干；生姜洗净切片；葱洗净切段。

2. 锅中加入适量清水，放入柴鸡、太子参、生姜、葱和料酒，大火煮沸后，改用小火炖至柴鸡熟烂，加入食盐调味即可。

功效: 滋阴补虚、温中益气、生津平喘。

食用注意: 表实邪盛者忌食。

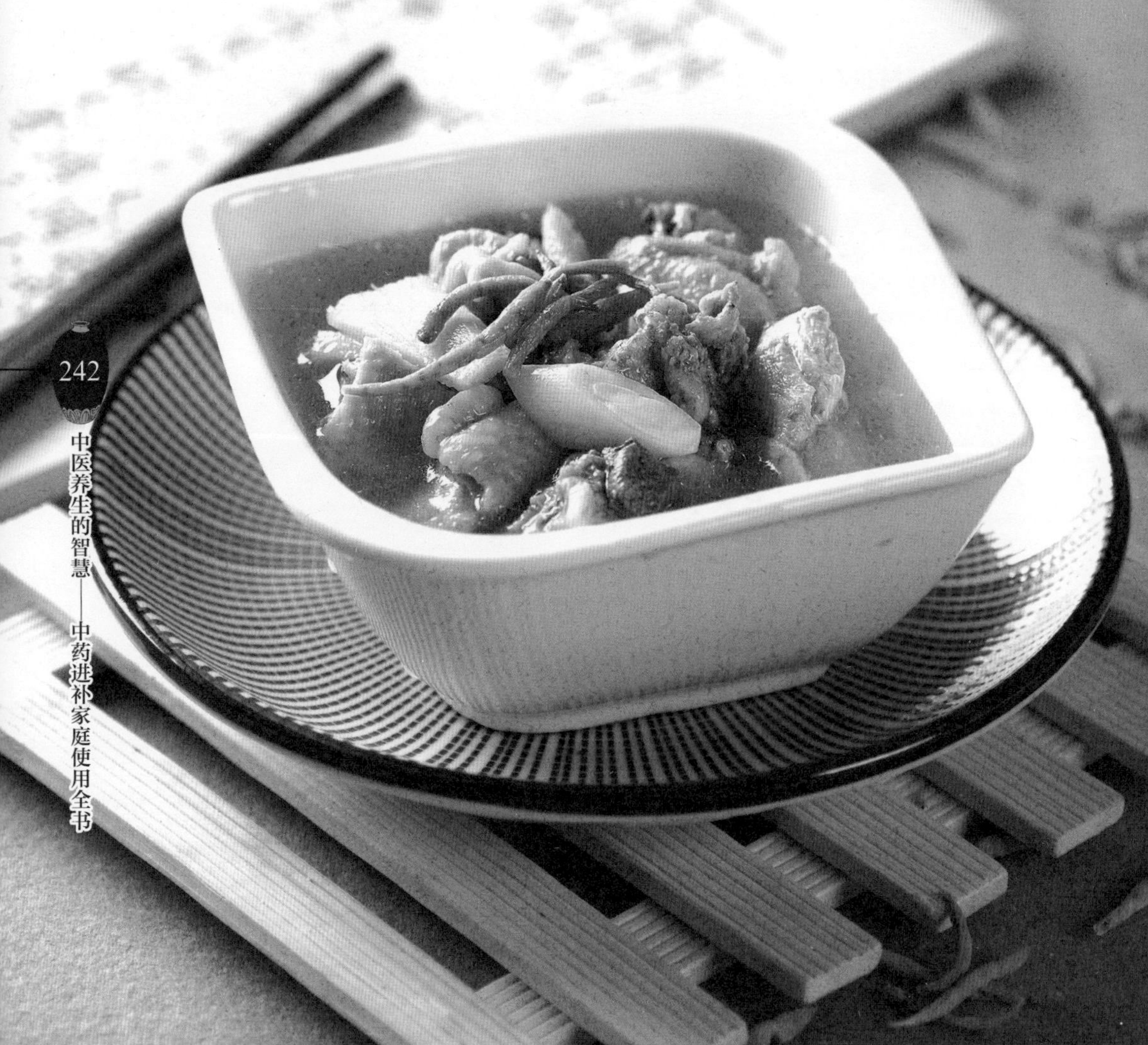

苏子降气粥

材料：糯米 100 克，紫苏子 20 克，冰糖适量。

做法：

1. 紫苏子洗净；糯米洗净。
2. 锅中加入适量清水，放入糯米和紫苏子，煮至粥熟，放入冰糖煮至溶化即可。

功效：降气平喘、止咳化痰。

食用注意：肺虚咳喘、脾虚滑泄者禁食。

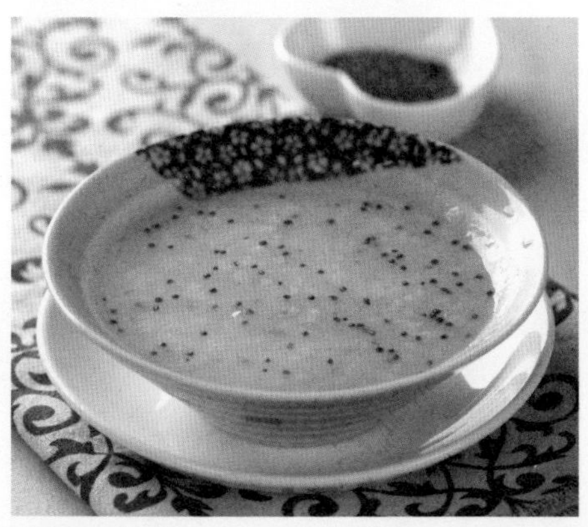

干姜茯苓茶

材料：茯苓 10 克，干姜 5 克，甘草 5 克。

做法：

1. 将干姜、茯苓和甘草一同放入杯中。
2. 冲入适量沸水，加盖闷泡 30 分钟即可。

功效：温肺散寒、化痰平喘。

食用注意：肾虚多尿、虚寒滑精、气虚下陷、津伤口干者慎食。

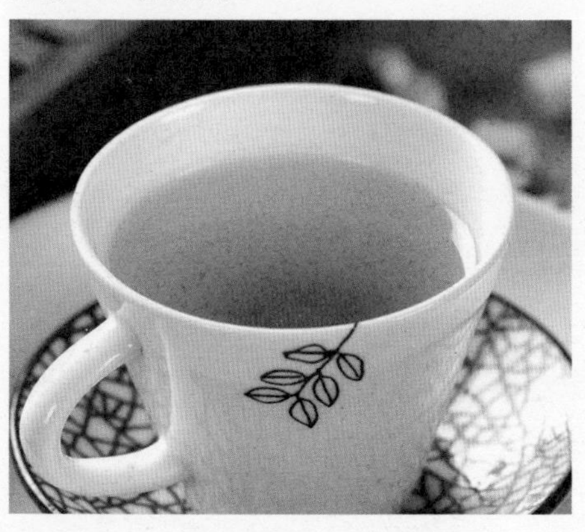

竹茹芦根粥

材料：粳米 100 克，竹茹 200 克，鲜芦根 100 克，生姜适量。

做法：

1. 鲜芦根洗净，切成小段；生姜洗净切片；粳米洗净。
2. 鲜芦根和竹茹一同放入锅中，加入适量清水煎汁，去渣取汁。
3. 将粳米放入锅中，放入药汁后，加入适量清水煮粥，煮至粥快熟时，放入生姜，煮熟即可。

功效：清热除烦、生津止呕、祛痰平喘。

食用注意：胃寒呕吐及因感寒而挟食作呕者忌食。

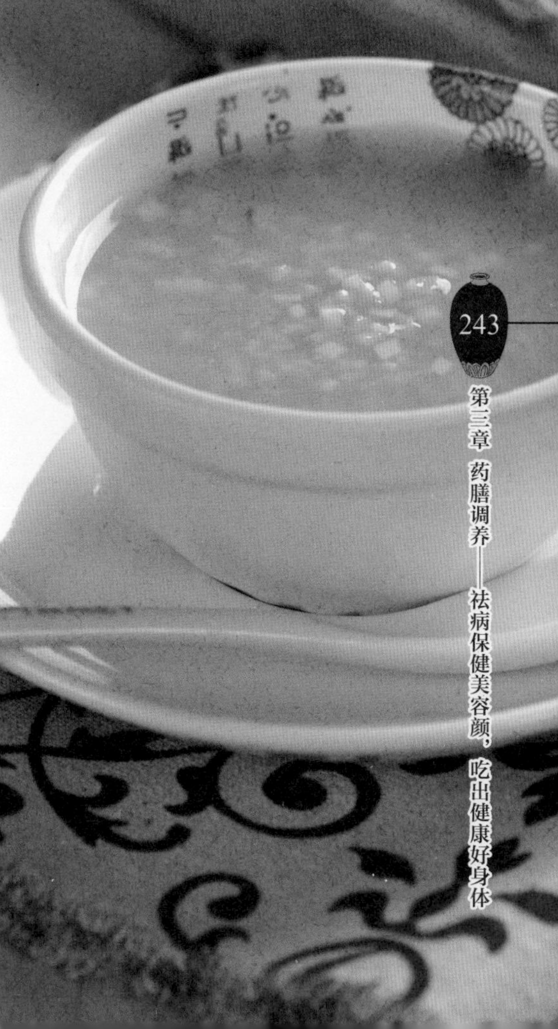

支气管炎
药膳

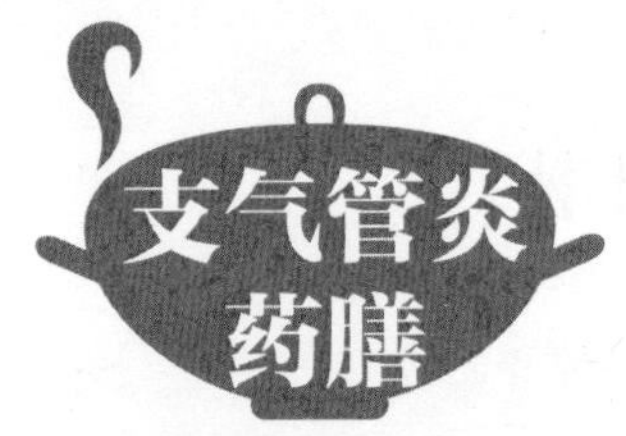

◆ 中医师的话

支气管炎是由病毒和细菌反复感染气管、支气管黏膜及其周围组织而导致的一种慢性非特异性炎症，降温、烟雾粉尘污染、吸烟、呼吸道小血管痉挛缺血、防御功能下降等因素均可致病。

中医学中，急性支气管炎被归类于外感咳嗽的范畴中，认为急性支气管炎主要与六淫侵袭和饮食不当有关，防治关键是要在平时保持生活规律，注意饮食平衡，还要注意锻炼身体，增强体质。而慢性支气管炎多见于老年人，在中医中属于痰饮、哮喘的范畴，主要是由阳气不足，脾、肺、肾等脏器功能减退所致。中医常用宣肺平喘、益气补阳、温化痰饮等方法来缓解和治疗支气管炎。

◆ 调养药材推荐

玉竹
养阴润燥、除烦止渴，可用于热病伤阴、咳嗽烦渴、慢性支气管炎。
百合
清肺润燥、止咳平喘，可用于支气管炎症引起的咳嗽、咳痰，肺燥咳嗽。
苦杏仁
降气、止咳平喘、抗炎镇痛，用于支气管炎引起的咳嗽气喘。

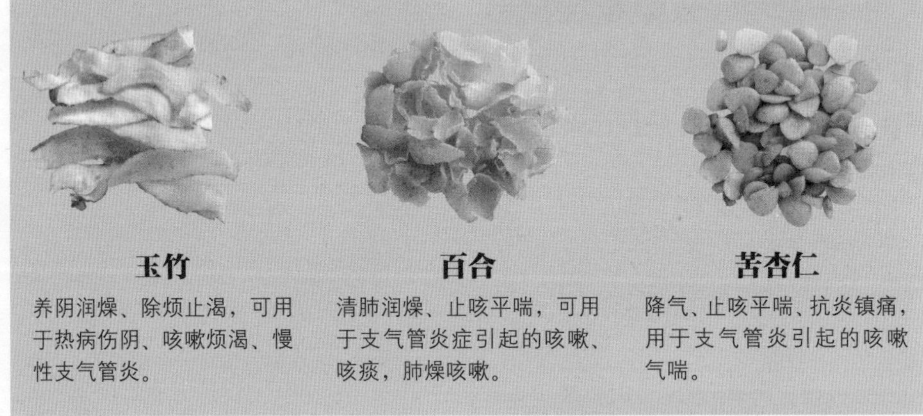

◆ 膳食宜忌

✔ 饮食宜清淡，宜食用具有健脾益肺、补肾理气、化痰作用的食物和新鲜蔬菜，如枇杷、橘子、梨、蜂蜜、白菜、菠菜、油菜、萝卜、西红柿、黄瓜、冬瓜等，有助于增强体质，改善症状。

✖ 不宜食用油腻、刺激性的食物，如黄鱼、带鱼、虾、蟹、肥肉、辣椒、胡椒、蒜、葱、韭菜等，以免助火生痰，使症状加重。

◆ 调养药膳

三色炒百合

材料：红椒、西芹、水发木耳各 20 克，百合 100 克，食盐、白糖、生姜、淀粉各适量。

做法：

1. 将鲜百合洗净；红椒洗净切成小片；西芹去筋切成片；水发木耳洗净切成小片；生姜洗净切片。
2. 锅中加入适量清水煮沸，放入百合、西芹和木耳，中火煮沸后立刻捞出。
3. 取干净炒锅，加入适量食用油烧热，放入生姜、红椒翻炒几下，再放入百合、西芹、木耳、食盐和白糖，中火炒透入味，再用淀粉勾芡即可。

功效：滋阴润燥、清心润肺、镇咳祛痰、平喘。

食用注意：风寒咳嗽、脾虚便溏者忌食。

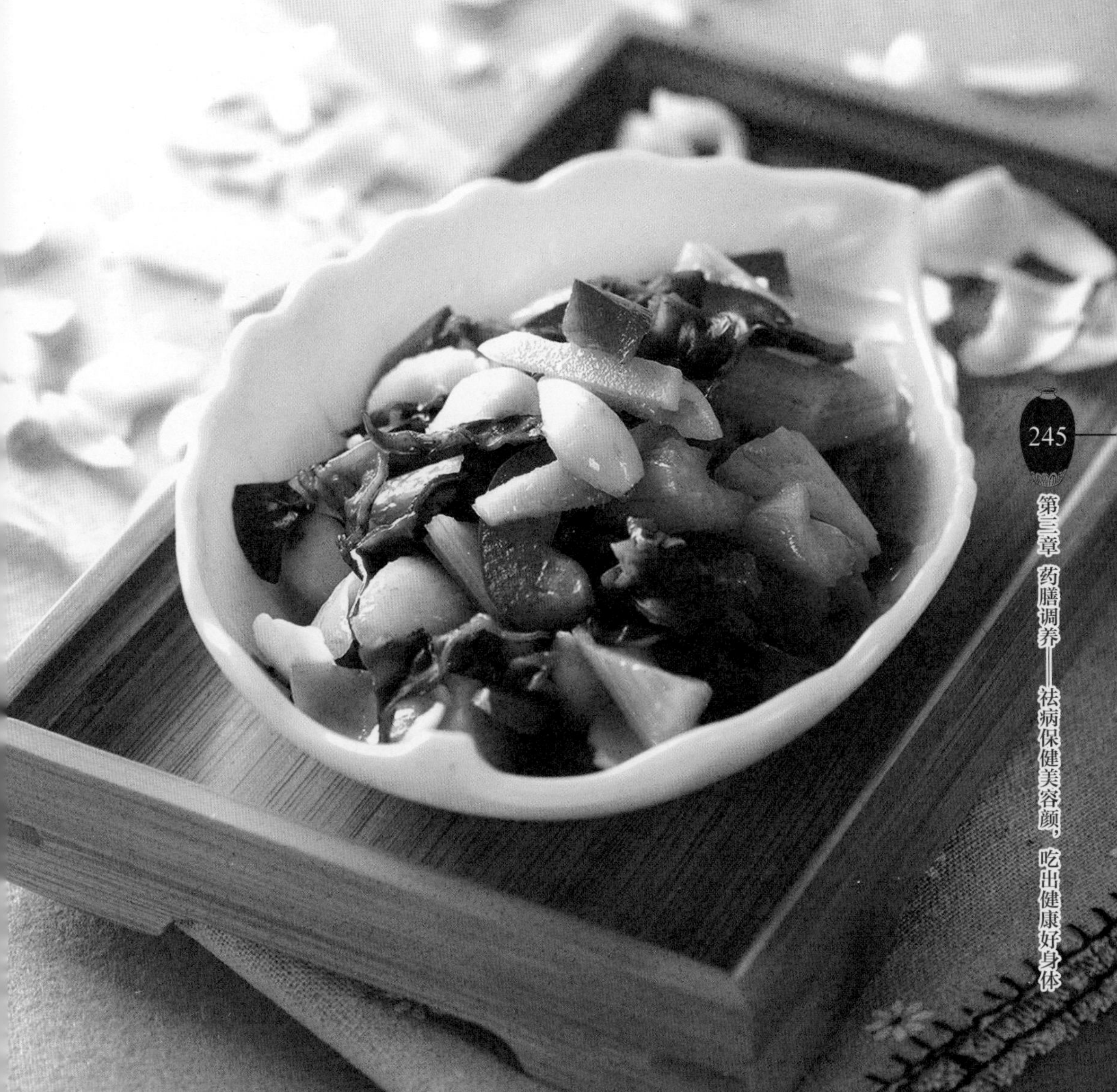

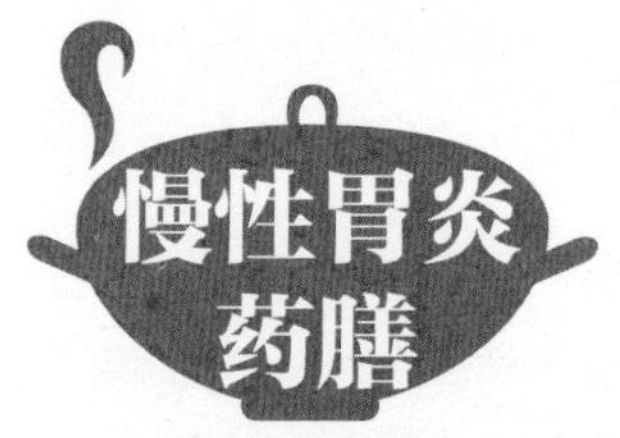

慢性胃炎药膳

◆ 中医师的话

慢性胃炎是指胃黏膜上皮遭受反复损害后，而引起的慢性炎症或萎缩性病变，有胃部疼痛、饱胀感，并伴有嗳气、反酸、恶心、烧心、呕吐、食欲不振、消化不良、出血等现象，若不及时加以治疗，可能还会进展为胃癌。

中医学中，慢性胃炎被归于“反胃、嘈杂、痞满、嗳气、胃痛”的范畴，多是由于外邪侵袭、饮食不当及情志抑郁不遂等所致，主要病变部位在胃部，与肝脾、胆肾的功能密切相关。胃气阻滞会引起胃部经络瘀阻，寒凝气滞，使胃失所养，引起疼痛；饮食不节、五味过极均会损伤脾胃，脾胃表里相通，脾损则胃伤，导致胃气失和；气郁伤肝，肝气郁结横逆，会导致胃气阻滞，不通则痛。

中医学中，常通过调理肝肾脾胃、调和气血、扶正祛邪，来治疗慢性胃炎。

◆ 调养药材推荐

生姜

温中止呕、温肺止咳，可用于痰饮、咳嗽、胃寒呕吐、胃热呕吐。

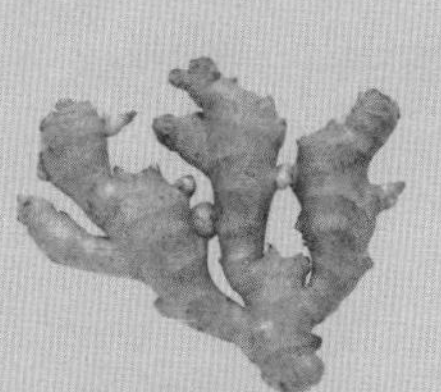

砂仁

行气健胃、化湿和中、醒脾止呕，可用于脾胃气滞引起的脘腹胀痛、脘闷呕恶。

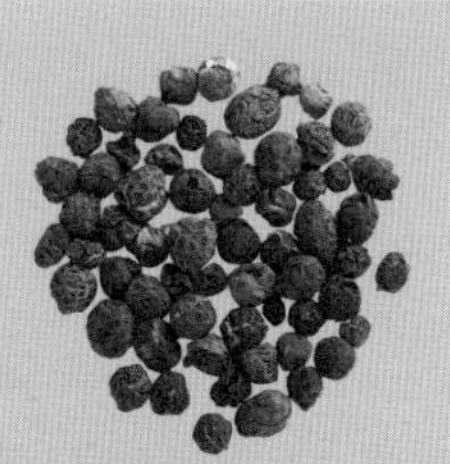

芡实

补脾止泻、益肾祛湿、开胃助气。

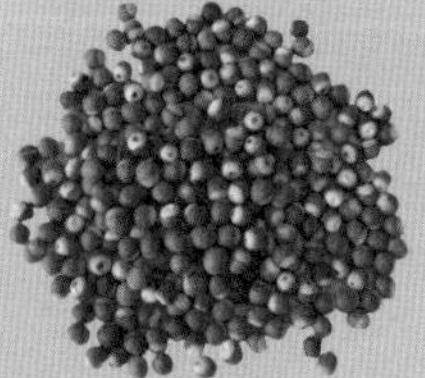

茯苓

渗湿利水、健脾和胃，可用于脾胃虚弱、脾虚食少。

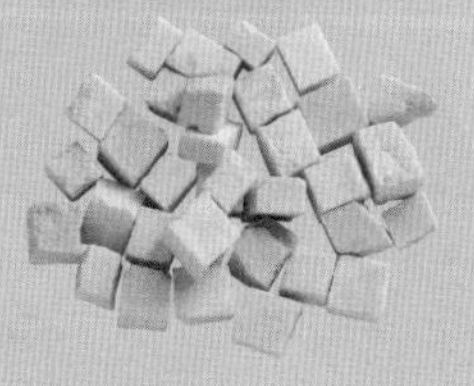

◆ 膳食宜忌

✅ 宜食用软烂、易消化、新鲜清淡、精细、养胃和中的食物，如冬瓜、黄瓜、西红柿、土豆、菠菜叶、小白菜、木耳、苹果、梨、香蕉、橘子、鱼肉等，易于消化吸收，有利于胃部疾病的康复。

❎ 忌食烈性酒、香烟、浓茶、咖啡、辣椒、芥末等刺激性强的食物；不宜吃过甜、过咸、过浓、过冷、过热、过酸的汤类及菜肴，以防伤害胃黏膜。

◆ 调养药膳

八宝粥

材料：粳米 200 克，芡实、山药、白术、薏苡仁、扁豆、茯苓、莲子各 30 克。

做法：

1. 将芡实、山药、白术、薏苡仁、扁豆、茯苓、莲子分别洗净；粳米洗净。

2. 将所有材料一同放入锅中，加入适量清水，熬煮成粥即可。

功效：健脾和胃、滋养肠胃，适用于脾胃虚弱。

食用注意：虚寒精滑、气虚下陷者及产后妇女忌食。

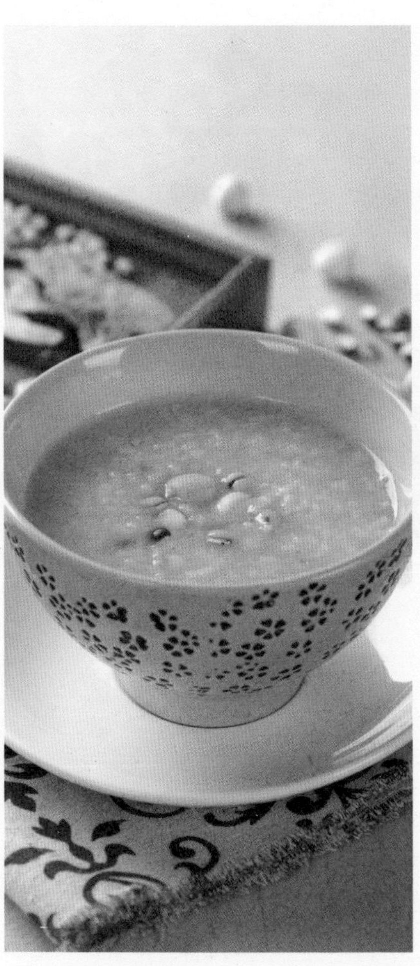

砂仁猪肚汤

材料：猪肚 200 克，砂仁 10 克，胡椒粉、花椒、生姜、料酒、食盐、面粉各适量。

做法：

1. 猪肚去筋膜，用面粉搓洗干净后切片；生姜洗净切片。

2. 猪肚放入锅中，加入适量清水，煮沸后撇去浮沫，放入砂仁、花椒、生姜、料酒和胡椒粉，小火炖至猪肚熟烂，加入食盐调味即可。

功效：健胃理气、醒脾化湿，用于慢性胃炎、食欲不振。

食用注意：阴虚血燥、火热内炽者慎食。

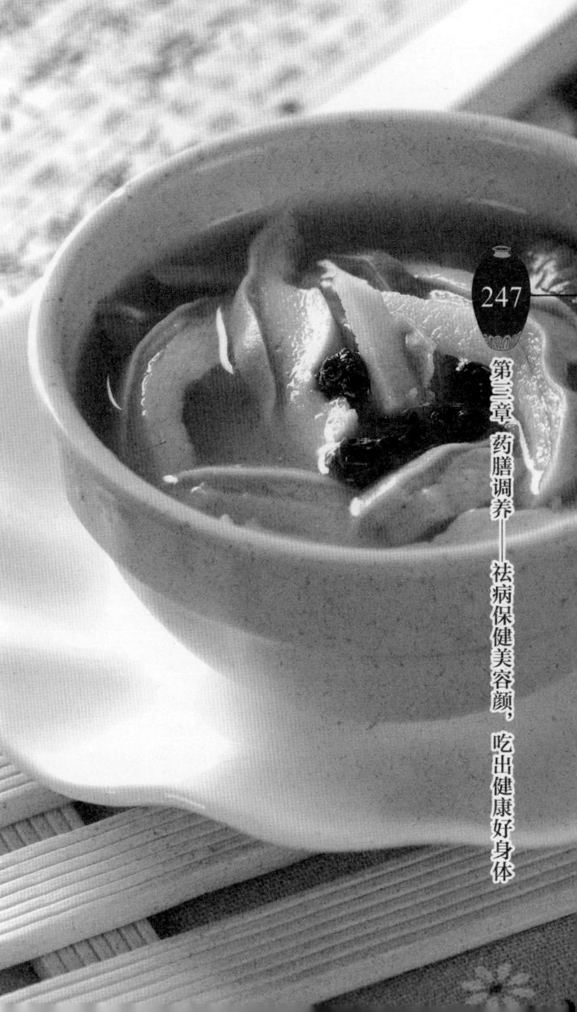

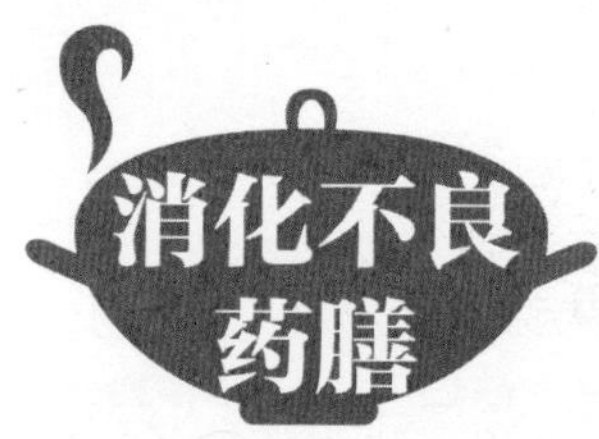

◆ 中医师的话

消化不良是指由胃动力障碍引起的、腹部不适或疼痛症状反复发作的疾病，症状通常在餐后加重，有上腹饱胀、嗳气、烧心、恶心呕吐、反胃等无器质性原因的慢性或间歇性的上消化道症状，是消化系统的常见病，也可以称为功能性消化不良。

中医学中，消化不良属于“脘痞”“胃痛”“嘈杂”等范畴，病在胃部，牵涉肝脾等脏器，常因脾胃虚弱、饮食不调、情志内伤、过度劳累倦怠等所致，会引起肝脏疏泄失调、脾胃及小肠的气机升降失常，病程较长，常反复发作，缠绵难愈。消化不良的病机主要以脾虚为本，气滞、积食、痰湿等邪实为标，虚实证夹杂，可通过健脾和胃、疏肝理气、消食导滞等法进行治疗。

◆ 调养药材推荐

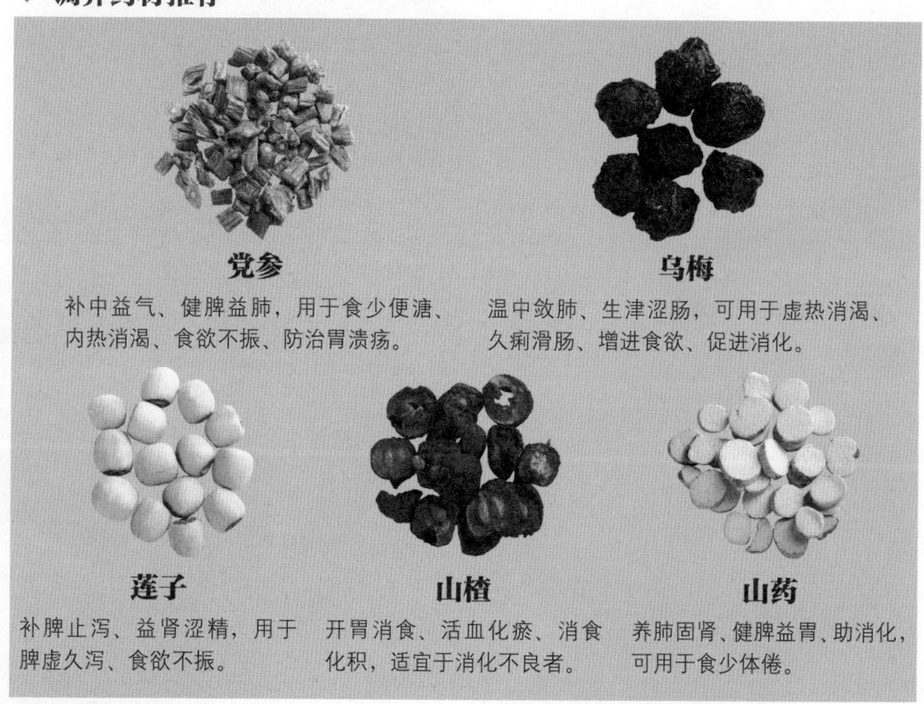

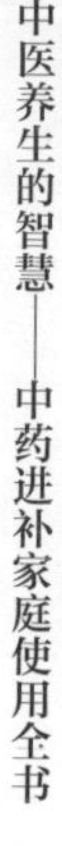

◆ 膳食宜忌

✅ 宜定时定量、规律饮食，宜细嚼慢咽，多吃富含维生素C及消食导滞的食物，如萝卜、香菇、扁豆、豇豆、大麦、西红柿等，能保护胃部和增强胃的抗病能力。

❌ 不宜食用生冷刺激、油炸腌制及不易消化的食物，如苦瓜、藕、鱼腥草、葱白、薄荷、花椒、辣椒、桂皮、炸鸡、烧烤的食物等，会加重消化道负担。

◆ 调养药膳

乌梅橘皮粥

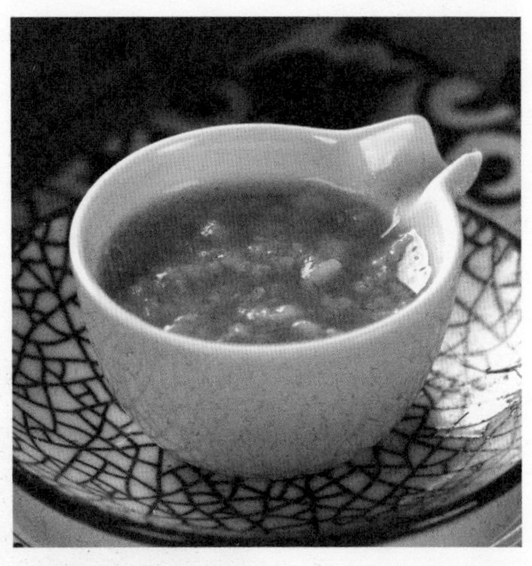

材料: 粳米 50 克，橘皮 30 克，乌梅 20 克。

做法:

1. 将乌梅、橘皮洗净，放入锅中，加入适量清水，煎煮 30 分钟，去渣取汁；粳米洗净。
2. 粳米放入锅中，倒入乌梅、橘皮汁，加入适量清水煮粥，煮至粳米熟烂即可。

功效: 生津开胃、助消化。

食用注意: 感冒发热、咳嗽多痰、胸膈痞闷者，经期妇女及孕妇忌食。

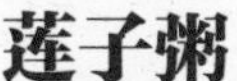

莲子粥

材料: 粳米 100 克，莲子 20 克，白糖适量。

做法:

1. 莲子浸泡后，除去表皮和莲子心，洗净；粳米洗净。
2. 莲子和粳米一同放入锅中，加入适量清水，煮至莲子酥烂、粳米熟烂，加入白糖，搅拌均匀即可。

功效: 补精益气、健脾养胃。

食用注意: 中满痞胀及大便燥结者忌食；体虚、脾胃功能弱者慎食。

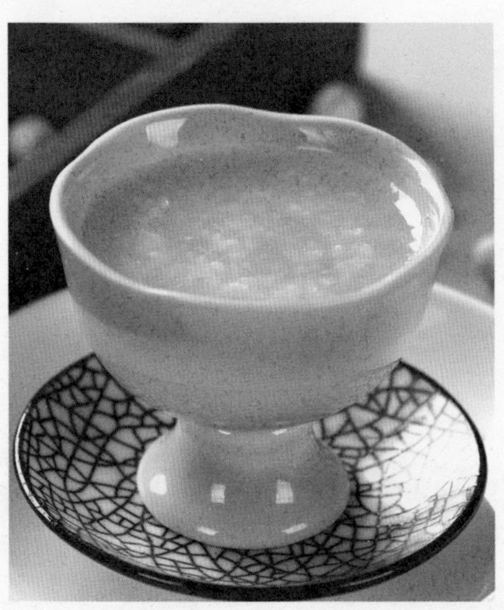

山药萝卜汤

材料: 白萝卜 100 克，山药 50 克，芫荽、食盐各适量。

做法:

1. 山药洗净、去皮，切成块状；白萝卜洗净，切块；芫荽洗净，切段。
2. 山药和白萝卜一同放入锅中，加入适量清水，大火煮沸后，改用小火再煮 20 分钟，放入芫荽，煮沸后加入食盐调味即可。

功效: 健脾益胃、助消化。

食用注意: 大便燥结及有实邪者忌食。

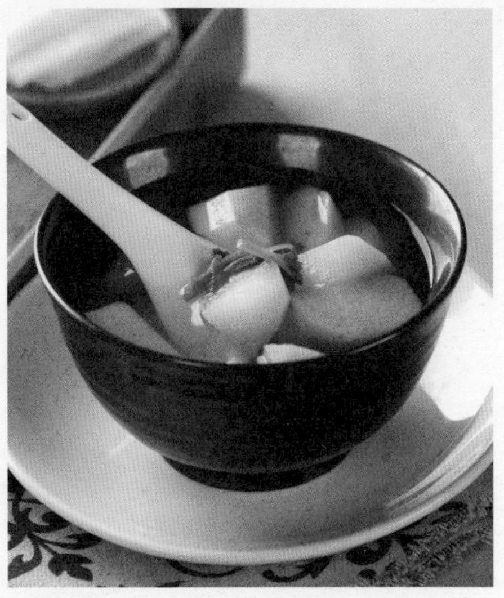

山楂小米粥

材料：小米 100 克，山楂 40 克，红糖 30 克。

做法：

1. 山楂洗净；小米洗净。

2. 将小米和山楂一同放入锅中，加入适量清水，煮至成粥，加入红糖调味即可。

功效：健胃消食、补脾散瘀。

食用注意：胃酸分泌过多、病后体虚、牙病患者及孕妇、儿童不宜食用。

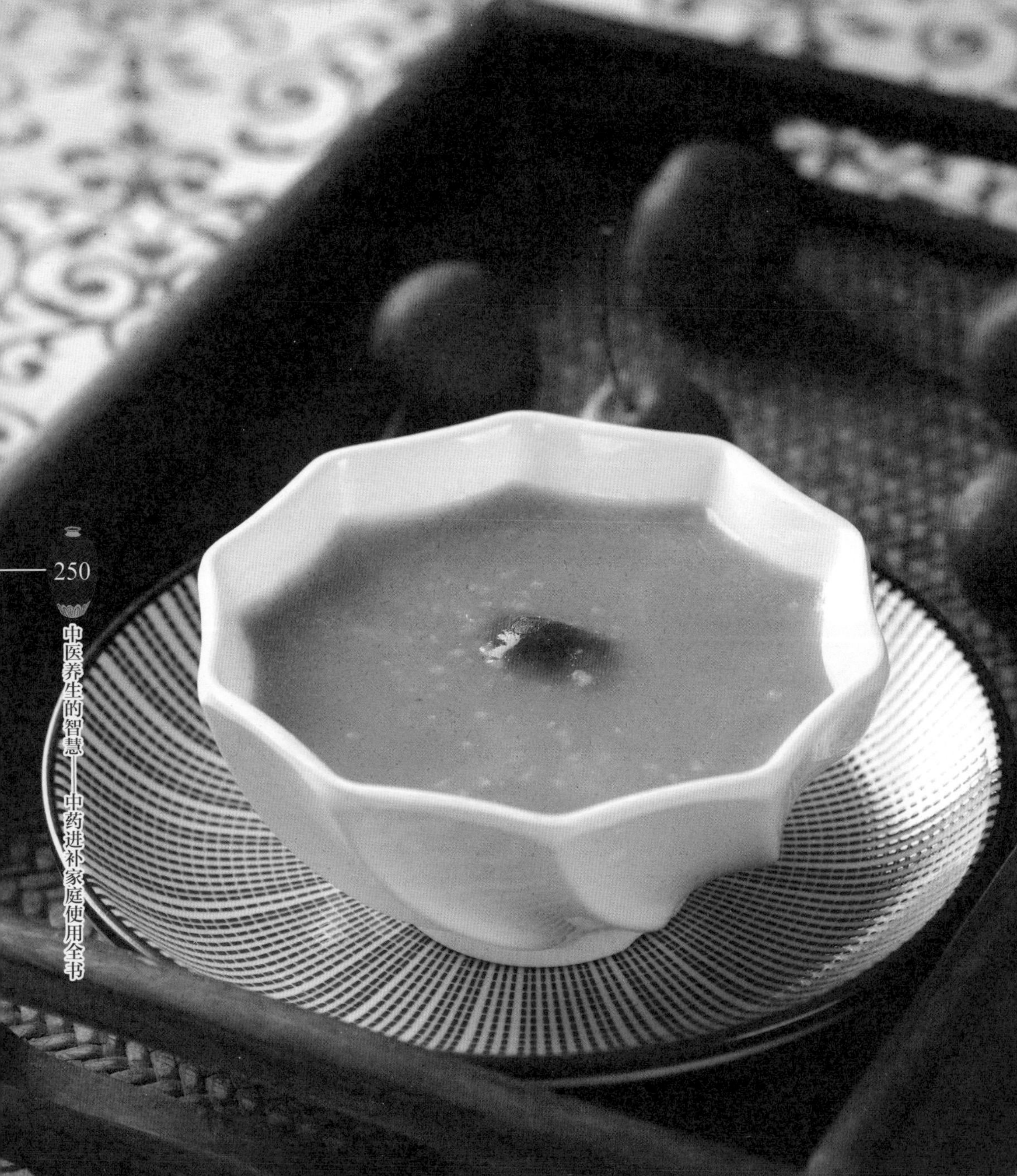

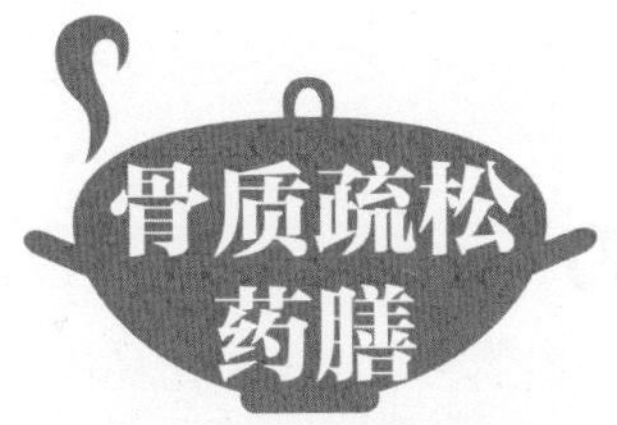

骨质疏松药膳

◆ 中医师的话

骨质疏松是一种全身性骨代谢性疾病，以骨量下降和骨的微结构破坏为特征，表现出骨质脆性增加，轻微的创伤或无外伤的情况下也易发生骨折，是一种多因素导致的慢性疾病，常见于绝经后的妇女和老年人。

中医学根据骨质疏松的临床表现，将其归于“骨痿”“骨痹”“肾虚腰痛”的范畴。其病变部位在骨，病性属虚，是由脾气虚弱、肾精亏虚所致。中医认为“肾为先天之本”，主骨髓，肾气不足，会引起腰脊不举、骨枯髓减，继而发生骨痿；而脾胃为后天之本，先天的精微依赖于后天水谷运化的补养，脾胃虚亏，则运化失调，难以充分补养先天精微，导致精亏髓空、使钙质流失、骨髓痿废，从而引发骨质疏松。

因此，调养骨质疏松不仅要注意补充钙质，还要注意健脾益气、补肾益精，从本质上进行调养。

◆ 调养药材推荐

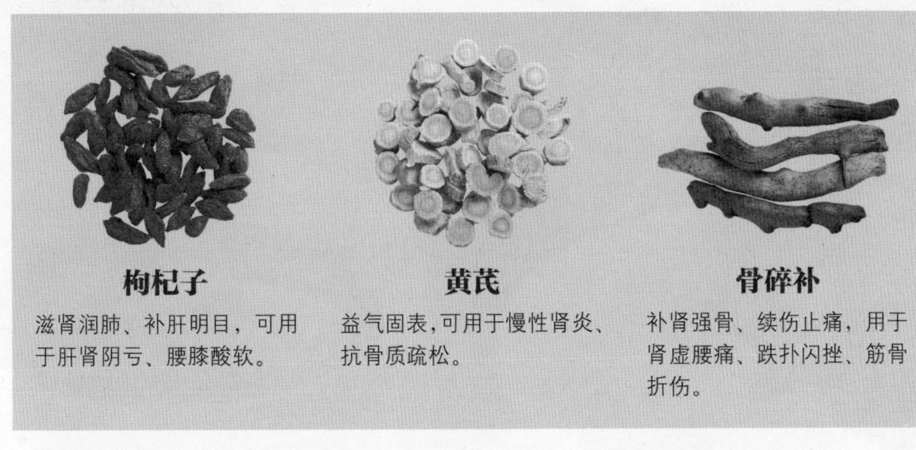

枸杞子
滋肾润肺、补肝明目，可用于肝肾阴亏、腰膝酸软。

黄芪
益气固表，可用于慢性肾炎、抗骨质疏松。

骨碎补
补肾强骨、续伤止痛，用于肾虚腰痛、跌扑闪挫、筋骨折伤。

◆ 膳食宜忌

✓ 宜食用富含钙质、蛋白质及维生素 D 的食物，如虾皮、木耳、核桃、牛奶、鸡蛋、鱼、鸡、瘦肉、豆类及豆制品、苋菜、雪里蕻、小白菜、新鲜水果等，有助于补充钙质，健脾益肾。

✗ 忌食辛辣、过咸、过甜等刺激性的食物，如韭菜、茼蒿、洋葱、辣椒、芫荽、腌肉、火腿、蛋糕等，会引起骨质溶解；同时忌烟酒。

黄芪白术猪骨汤

材料： 猪骨 500 克，黄芪、白术各 15 克，丁香 1 克，食醋、食盐各适量。

做法：

1. 将猪骨洗净；黄芪、白术、丁香分别洗净。
2. 将黄芪、白术、丁香和猪骨一同放入锅中，加入适量清水，大火煮沸后，改用小火煲 2 小时，加入食醋和食盐，煮熟即可。

功效： 补中益气、滋阴益髓、健脾固表。

食用注意： 表实邪盛、气滞湿阻、食积停滞、阴虚阳亢、腹胀、风热咳嗽、感冒者忌食。

人参炖乌鸡

材料： 乌鸡 500 克，人参 5 克，枸杞子 15 克，料酒、食盐、胡椒粉、味精、葱、生姜各适量。

做法：

1. 人参洗净；乌鸡去杂洗净，切成小块，翻入沸水中汆一下，捞出沥干；枸杞子泡发洗净；生姜洗净去皮，切片；葱洗净切段。
2. 乌鸡放入锅中，放入人参、枸杞子、生姜、葱、胡椒粉、食盐、味精和料酒，加入适量清水，大火煮沸后改用小火炖煮，煮至乌鸡肉熟烂即可。

功效： 滋阴清热、补肝益肾、延缓衰老、强筋健骨。

食用注意： 实证、热证而正气不虚者忌食。

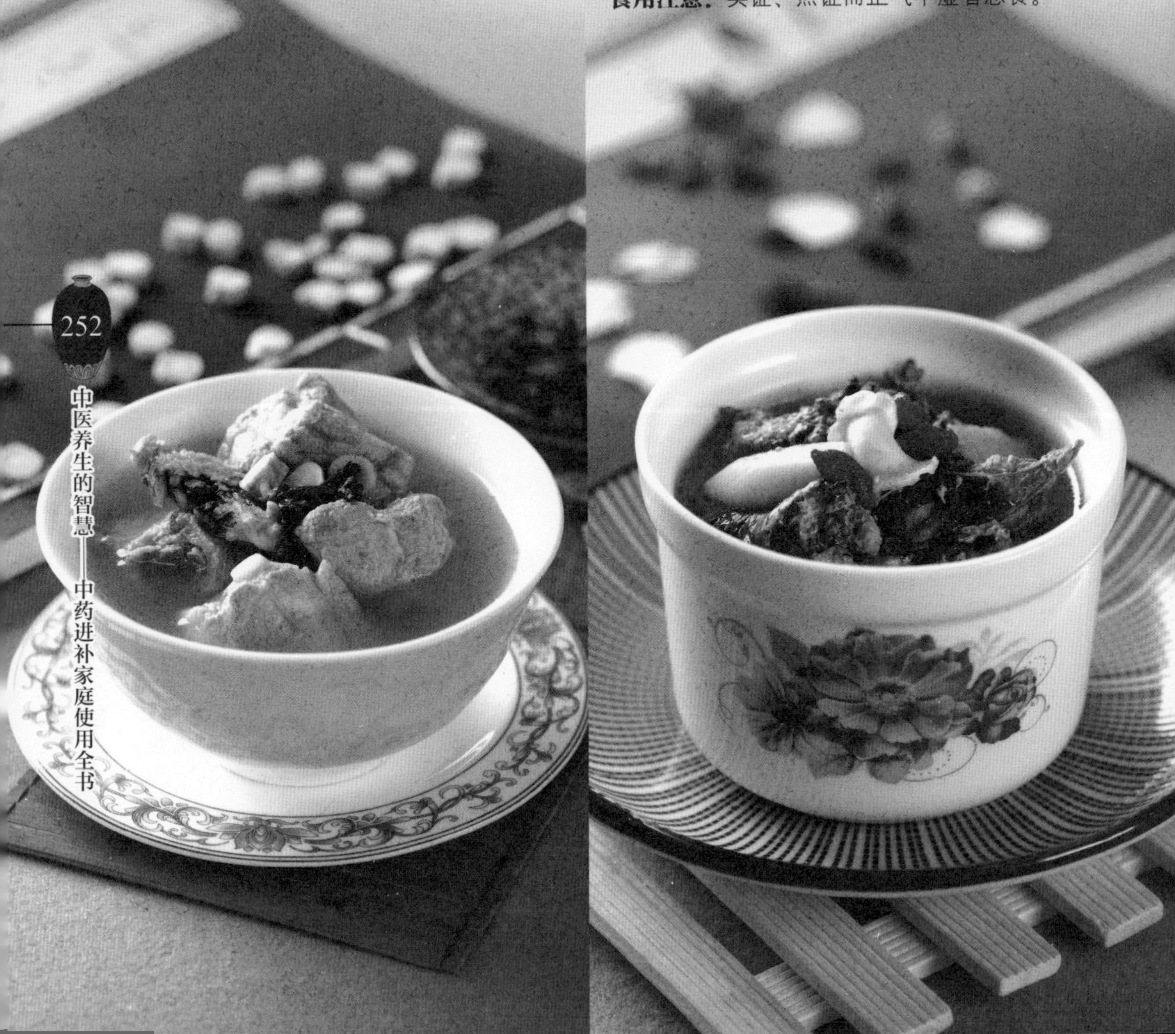

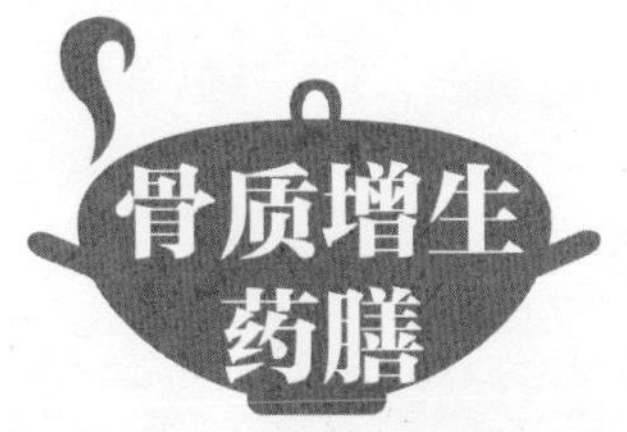

◆ **中医师的话**

骨质增生是指由骨质病理性增生所导致的局部关节、肌肉、韧带活动障碍，并伴发疼痛的疾病，主要发生部位在颈椎、腰椎、关节及跟骨等处。

中医学将骨质增生归入“骨痹”的范畴内，认为该病的发生原因是气血不足、肝肾亏虚，从而使风寒邪湿侵袭骨髓引起疼痛。

中医治疗方案以祛邪扶正、健骨补肾、活血化瘀、疏经活络、消肿等法为主，根据不同症状表现，加以祛风散寒、温经除湿、滋阴补气、补血升阳，从而达到治疗骨质增生的目的。

◆ **调养药材推荐**

枸杞叶

补肝益肾、祛风除湿、活血化瘀，可用于虚劳腰痛。

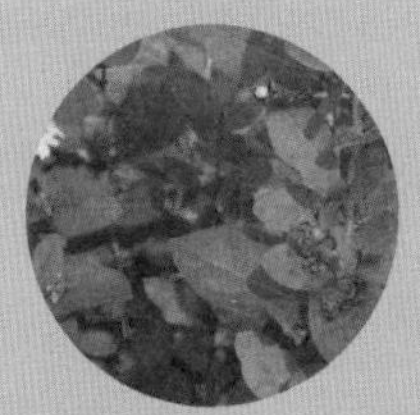

党参

补中益气、健脾益肺、养血补气，用于脾肺虚弱、四肢无力。

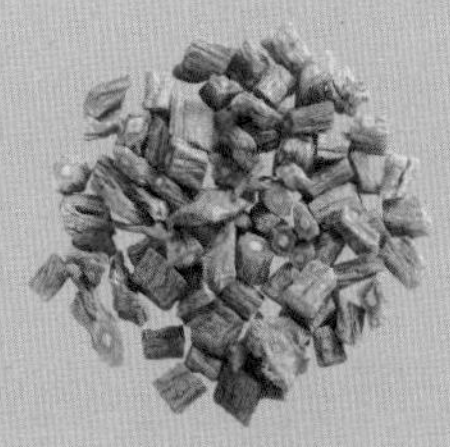

当归

补血和血、润燥滑肠，可用于痿痹、肠燥便难、跌扑损伤。

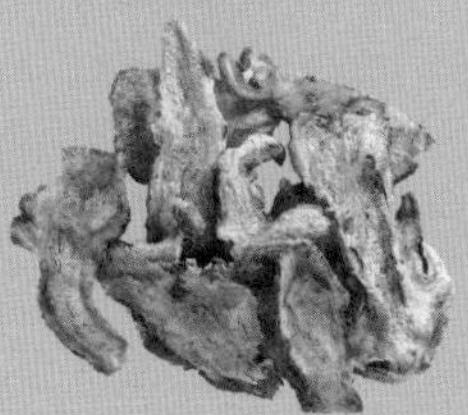

杜仲

补肝肾、强筋骨，可用于腰脊酸疼、足膝痿弱。

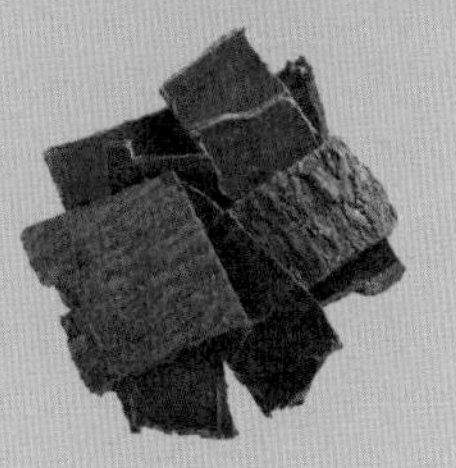

◆ **膳食宜忌**

✔ 宜食用高钙、低蛋白、富含多种维生素、有利于强筋健骨、滋阴补气的食物，如黑米、西红柿、胡萝卜、茭白、坚果、紫菜、菠菜、小白菜、生菜等。

✘ 不宜食用辛辣刺激的食物，如韭菜、茼蒿、洋葱、芥菜，以及菠菜等，会影响钙质的吸收；不宜食用橘子、橙子和糖等；禁烟酒。

◆ 调养药膳

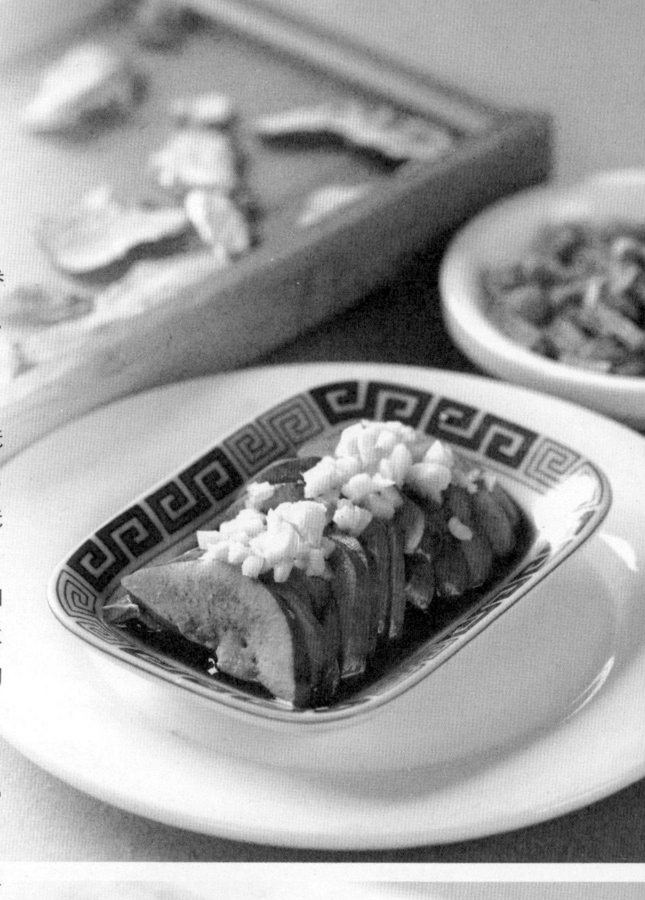

归参山药猪腰片

材料：猪腰 500 克，当归 10 克，党参 10 克，山药 10 克，酱油、食醋、生姜、蒜、麻油各适量。

做法：

1. 将猪腰剖成 2 片，去筋膜臊腺，洗净；当归、党参、山药分别冲洗干净，放入纱布袋中；生姜洗净切丝；蒜洗净切末。

2. 将猪腰和纱布袋一同放入盆中，加入适量清水，放入锅中，用大火隔水炖至猪腰熟透，捞出猪腰，冷却后切成薄片，装盘，放入酱油、食醋、生姜、蒜末和麻油，搅拌均匀即可。

功效：养血益气、补肾养肝，用于骨质增生。

食用注意：气滞、肝火盛、热盛出血者禁食；湿盛中满、大便溏泄者及孕妇慎食。

杞叶虾米羊肉粥

材料：粳米 250 克，羊肉 250 克，枸杞叶 50 克，虾米 30 克，葱白 5 克，生姜、食盐各适量。

做法：

1. 粳米洗净；羊肉洗净切片；枸杞叶洗净；葱白洗净切成细节；虾米去杂泡开；生姜洗净切丝。

2. 将羊肉、枸杞叶、虾米、葱白和生姜一同放入锅中，加入适量清水煮粥，煮至羊肉熟烂时，加入食盐调味即可。

功效：补肾益精、生津补肝，可用于腰脊疼痛。

食用注意：外感实热、脾虚泄泻者慎食。

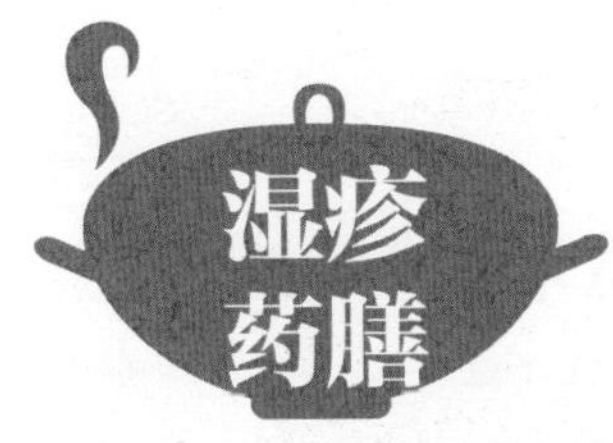

湿疹药膳

◆ 中医师的话

湿疹是一种常见的、易复发的变态反应性皮肤病，是皮肤对化学制剂、蛋白、细菌与真菌等物质的变态反应，好发部位为头面、四肢屈侧及会阴等，常呈泛发或对称性分布。湿疹是一种多因性疾病，病因复杂，一般与变态反应密切相关，一部分则是由遗传因素、内分泌功能紊乱或植物神经功能紊乱导致。

中医学对于湿疹虽然没有明确命名，但相关记录却有很多。中医学认为，湿疹发病是由于先天禀赋不足，后天失于调养、饮食失调，伤及脾胃，导致水湿停滞，继而转化为内热，外有风邪侵袭，从而引起风湿热邪相搏，浸淫肌肤而发病，引起湿疹。湿热化火、热重于湿，则为急性湿疹；湿热蕴结肌肤、湿重于热，则为慢性湿疹；湿邪郁结，长久下去则会化燥伤阴，导致脾虚血燥。

中医是根据湿疹不同时期的表现来进行治疗的，急性湿疹湿热重、红肿有渗出，以清热泻火、凉血利湿、健脾为主；慢性湿疹则以养血祛风、活血润燥为主要治疗方向。

◆ 调养药材推荐

土茯苓

健脾胃、强筋骨、去风湿、利关节、舒通血脉、解毒消肿、祛湿通络。

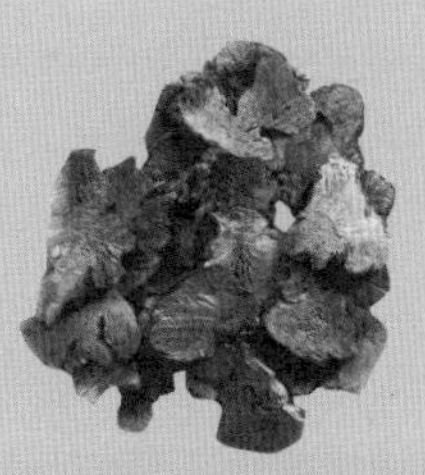

鱼腥草

清热解毒、排痈消肿、疗疮、利尿除湿，可用于热毒、湿邪引起的疮疡肿毒。

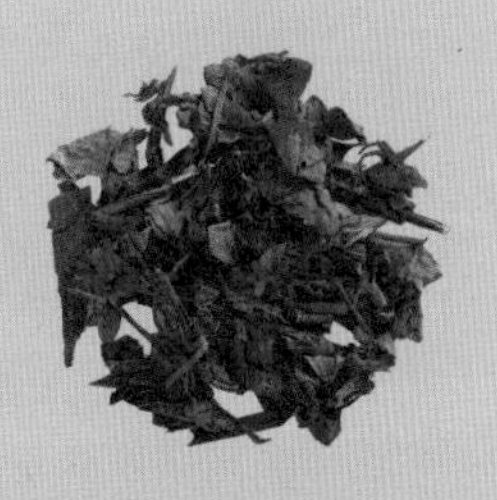

玉米须

利尿泄热、平肝利胆。

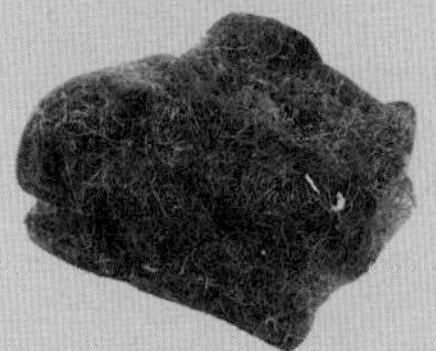

薏苡仁

健脾补肺、祛湿清热。

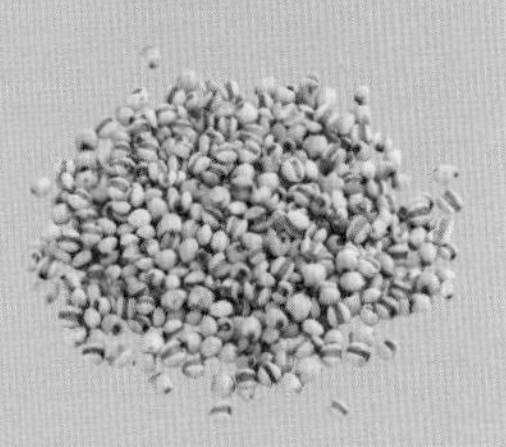

◆ 膳食宜忌

✔ 宜食用清淡、养血润燥、祛风清热的食物，如豇豆、空心菜、藕、鸭血、蘑菇、赤小豆、绿豆、猪瘦肉、新鲜水果等，保持大便通畅。

✖ 忌食辛辣、易发、过敏食物，如薄荷、花椒、辣椒、鱼、虾、浓茶等，以免加重病情；忌过敏药物及烟酒、咖啡，不利于湿疹康复。

薏苡玉须红豆粥

材料： 薏苡仁 30 克，玉米须 15 克，红豆 15 克。

做法：

1. 玉米须洗净；红豆去杂洗净；薏苡仁洗净，放入清水中浸泡一夜。

2. 将玉米须放入锅中，加入适量清水，煎煮 35 分钟，去渣，加入红豆、薏苡仁，煮成稀粥即可。

功效： 清热解毒、利湿泄热，适用于急性、亚急性湿疹。

食用注意： 低血压患者慎食。

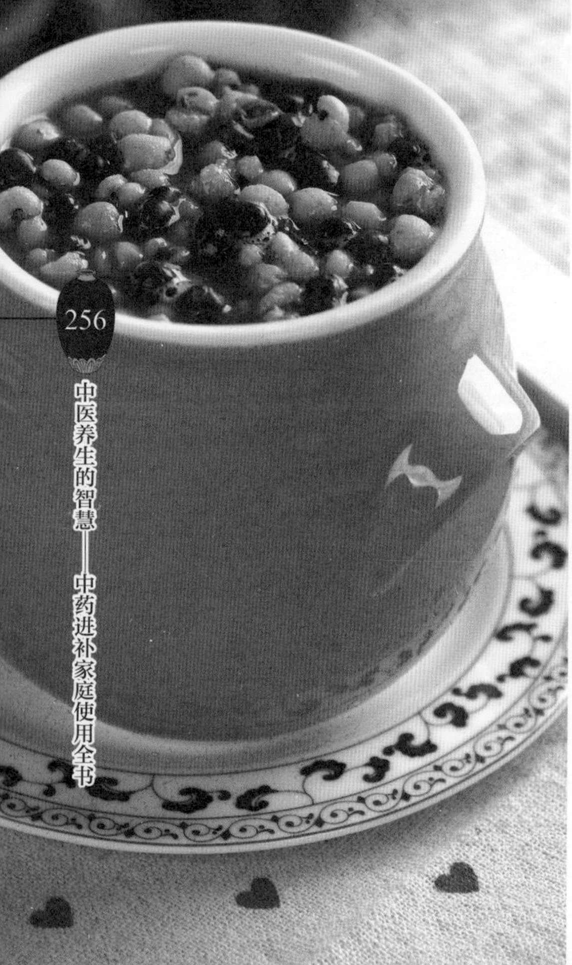

车前瓜皮薏米粥

材料： 冬瓜皮 30 克，薏苡仁 30 克，车前草 15 克，冰糖适量。

做法：

1. 冬瓜皮、薏苡仁、车前草分别洗净。

2. 将冬瓜皮、薏苡仁和车前草一同放入锅中，加入适量清水，煮至粥熟后，加入冰糖，煮至溶化即可。

功效： 健脾利湿、行水，适用于脾虚湿盛引起的湿疹。

食用注意： 内伤劳倦、阳气下陷、肾虚精滑及内无湿热者慎食。

绿豆鱼腥草昆布汤

材料： 绿豆 30 克，昆布（海带）20 克，鱼腥草 15 克，白糖适量。

做法：

1. 绿豆、昆布和鱼腥草分别洗净。

2. 将绿豆、昆布和鱼腥草一同放入锅中，加入适量清水煮汤，煮至熟后，加入白糖调味即可。

功效： 抗菌消炎，适用于各种湿疹。

食用注意： 虚寒性体质及疔疮肿疡属阴寒、无红肿热痛者忌食。

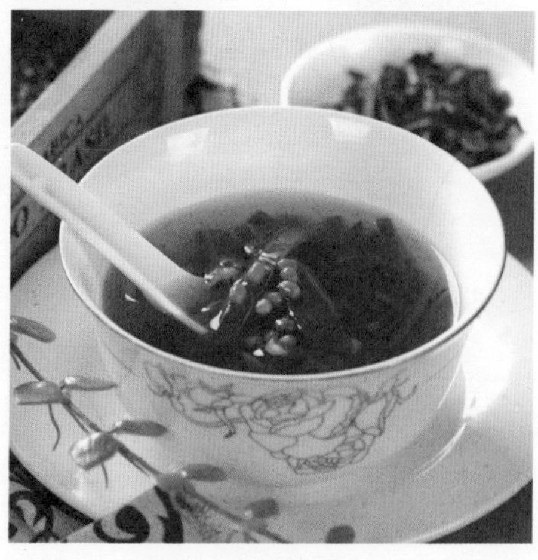

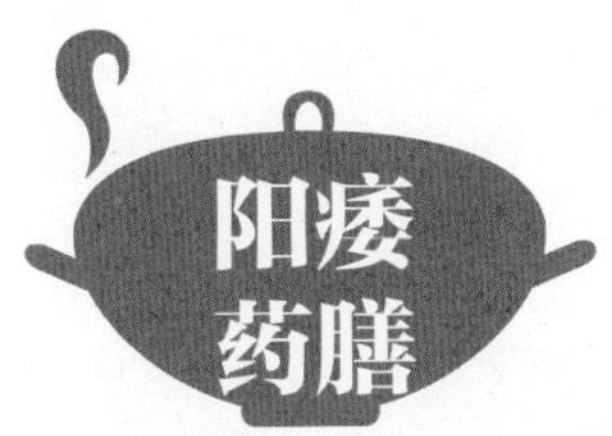

阳痿药膳

◆ 中医师的话

阳痿是指男性在进行性生活时，阴茎不能正常勃起或勃起不坚、坚而不久，或阴茎根本无法插入阴道进行性交，不能完成正常的性生活，一般性交失败率超过四分之一时才能诊断为阳痿。阳痿又称“阳事不举”，是最常见的男子性功能障碍性疾病。

中医认为，阳痿主要是由于肝气郁结、湿邪内阻及脏腑虚损所致，纵欲过度会引起肾精耗损、阳事不举；年老体衰或先天禀赋不足、过早婚育，均会导致肾气不足；而思虑忧郁、骤遇惊恐、肝气不舒，会使心脾受损，损伤肾气，使气血生化无源、气血两虚；嗜食酒浆肥甘，会聚湿成热，湿热下注，均会引起局部湿热困阻、败精阻窍、精道失畅，从而导致阳痿。阳痿的病因涉及肝、肾、心、脾、胆，治疗时以调养脏腑、解郁祛邪、补虚为主。

◆ 调养药材推荐

芡实

补脾止泻、益肾固精、祛湿止带，用于梦遗滑精。

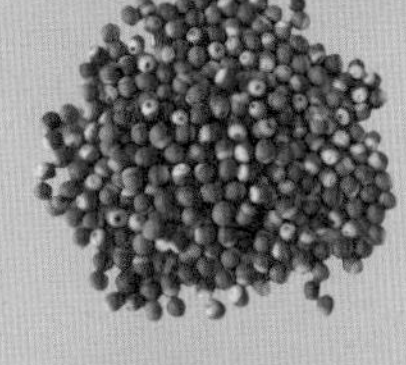

枸杞子

可用于肝肾阴亏、腰膝酸软、消渴、遗精。

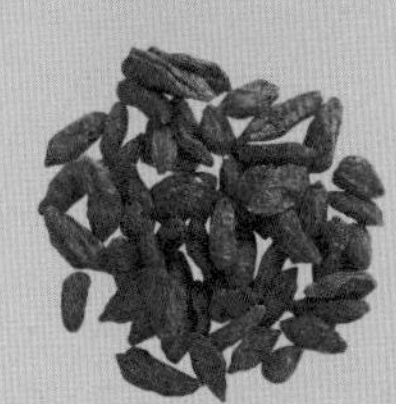

山药

补脾养肺、固肾益精，可用于遗精、肾虚尿频、心脾两虚导致的阳痿。

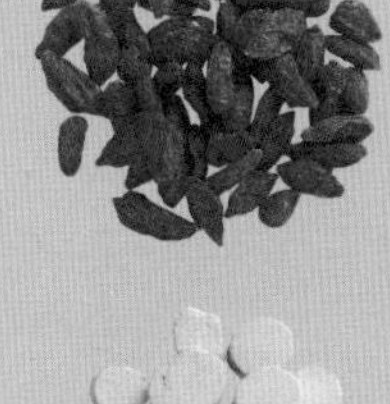

肉苁蓉

补肾阳、益精血、润肠道，可用于肾阳虚衰、精血不足引起的阳痿、遗精。

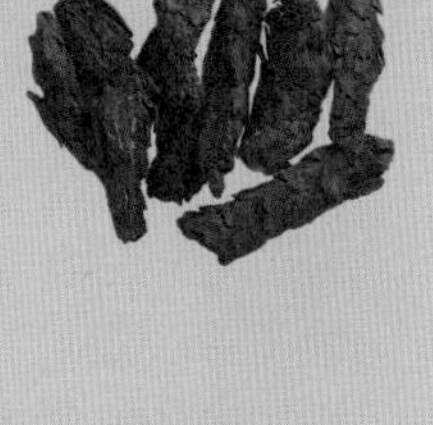

核桃仁

补肾温肺，用于腰膝酸软、阳痿遗精。

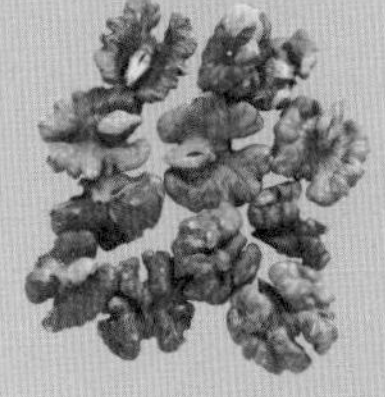

◆ 膳食宜忌

✅ 宜食用滋阴壮阳、富含锌及精氨酸的食物，如蛋类、鸡肉、韭菜、泥鳅、虾、海参、墨鱼、章鱼等，有助于增强精子能力，调高性功能。

❎ 忌食肥腻、过甜、过咸及刺激性的食物，如肥肉、糖果、腌肉、火腿、螃蟹、蛤蜊、芦笋、紫菜等，以免损伤肾精。

◆ 调养药膳

莲子芡实龙眼汤

材料： 薏苡仁 50 克，芡实 30 克，莲子 30 克，龙眼肉 8 克，蜂蜜适量。

做法：

1. 莲子、芡实、薏苡仁分别洗净。

2. 将莲子、芡实、薏苡仁和龙眼肉一同放入锅中，加入适量清水，大火煮沸后，改用小火煮 1 小时，加入蜂蜜调味即可。

功效： 补脾益气、固肾益精。

食用注意： 体虚、脾胃虚弱、中满痞胀、大便燥结、上火发炎者及孕妇忌食。

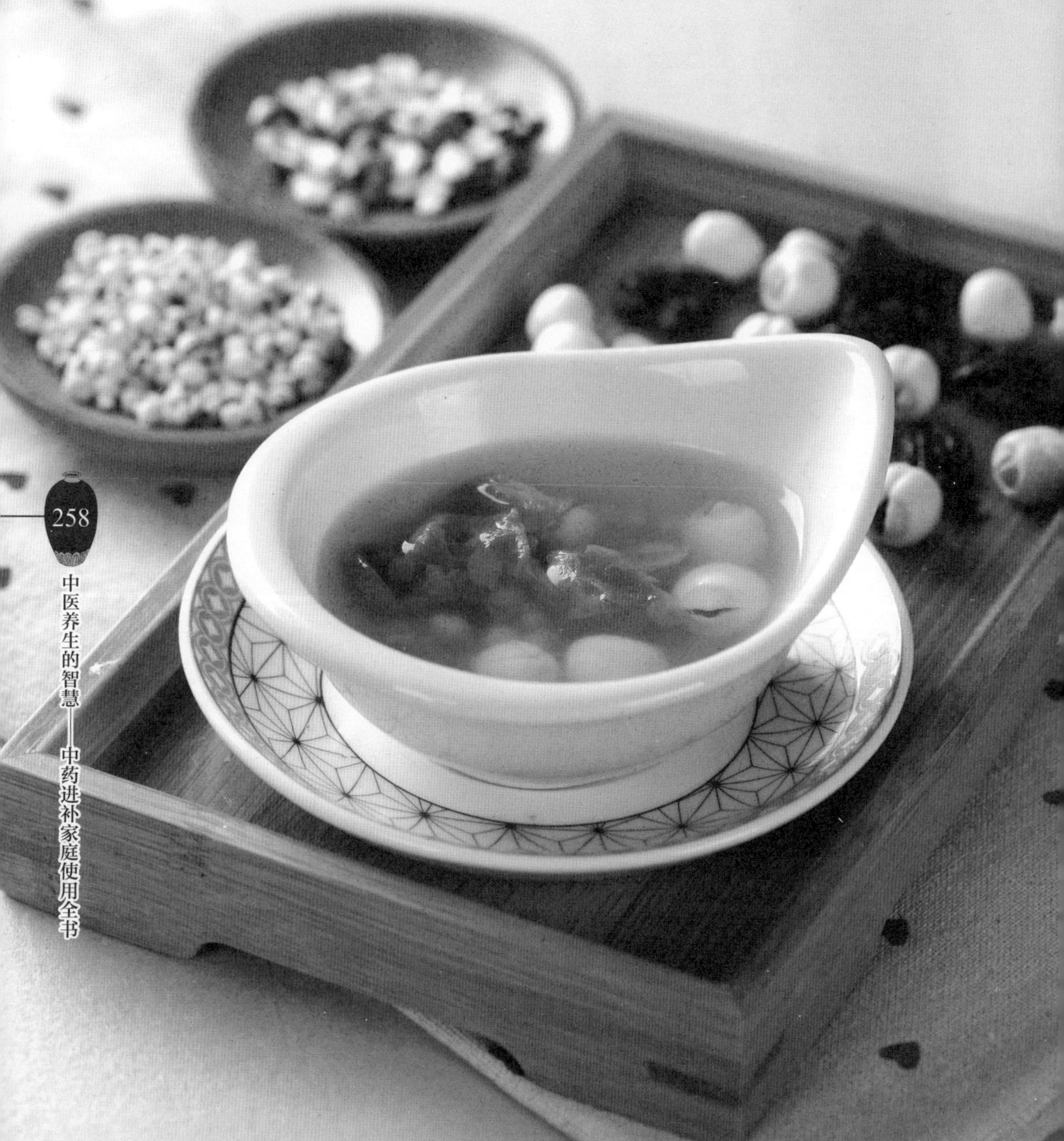

薏仁赤豆汤

材料：薏苡仁、绿豆、赤小豆各 30 克。

做法：

将薏苡仁、绿豆、赤小豆分别洗净，置于锅中，加入约 1000 毫升清水，大火煮开 5 分钟后改小火煮 30 分钟即可分多次食用。

功效：清热利湿，适用于湿热下注型阳痿。

食用注意：脾虚无湿、虚寒、肠胃虚弱者慎食。

山药桃仁羊肉汤

材料：羊肉 500 克，核桃仁 100 克，山药 100 克，高汤、食盐、鸡精各适量。

做法：

1. 羊肉斩块，放入沸水中氽一下，去除血水；山药去皮洗净、切块；核桃仁放入油锅焖熟。
2. 锅中加入高汤，放入羊肉、山药和核桃仁，炖煮约 2 小时，加入食盐、鸡精调味即可。

功效：健脾补肺、固肾益精。

食用注意：大便燥结、阴虚火旺、痰热咳嗽及便溏者不宜食用。

山楂茯苓橘皮散

材料：山楂 100 克，茯苓 100 克，橘皮 30 克。

做法：

将三味药材研成粉末，以温开水送服即可，每日 2 次，每次服 10 克。

功效：理气活血，可用于气滞血瘀型阳痿。

食用注意：阴虚火旺者慎用；孕妇不宜用。

核桃仁炒韭菜

材料：韭菜 250 克，核桃仁 60 克，香油、食盐各适量。

做法：

1. 将韭菜去杂洗净，切段。
2. 锅中放入适量香油烧热，加入核桃仁炒熟后，放入韭菜同核桃仁一起翻炒，加入食盐调味即可。

功效：补肾壮阳、用于阳痿。

食用注意：阴虚火旺、痰热咳嗽、便溏及眼部疾病患者不宜食用；阳亢及热性病症者忌食。

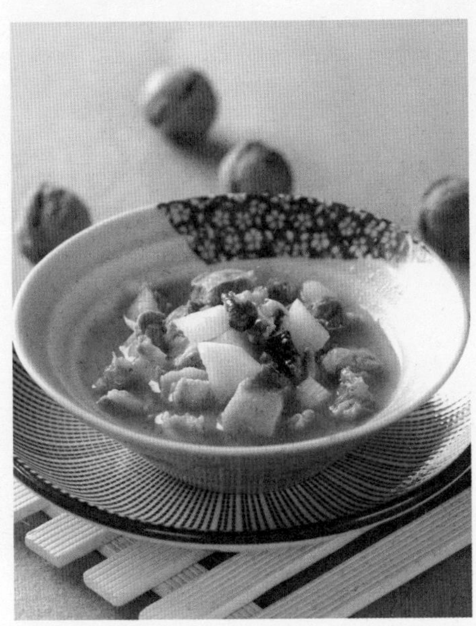

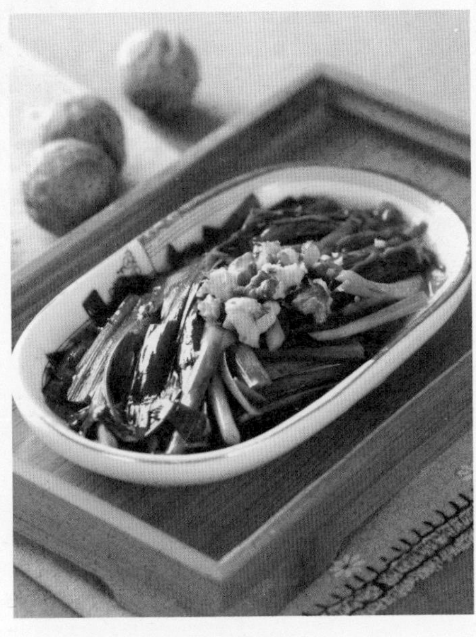

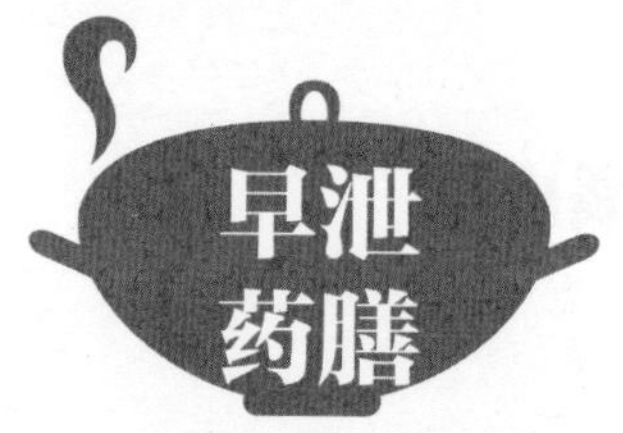

早泄药膳

中医师的话

早泄就是过早射精，是指男方的阴茎尚未与女方接触或者刚刚接触便提早射精，导致正常性生活受影响的情况。通常早泄的男性性交时间短于 2 分钟，性生活质量不高，甚至可能引起阳痿等其他性功能障碍。

中医认为，早泄以虚证为多，肾阴或肾阳有虚，心肾不交、阴虚火亢、肾气不固、水火不济、精关不足，引起手足心热、腰膝酸软、阴茎易勃、交媾迫切、夜寐易醒、体弱畏寒、小便清长、夜尿多、阴茎勃起不坚等，是男子发生早泄、梦遗等性功能障碍。另外，纵欲过度，或手淫过多，导致损伤精气、命门大衰，或思虑忧郁、恐惧过度，损伤心脾也会导致早泄。

中医治疗早泄，除了要避免上述影响因素外，还可以采用温肾壮阳的食疗法，补养、调治双管齐下。

调养药材推荐

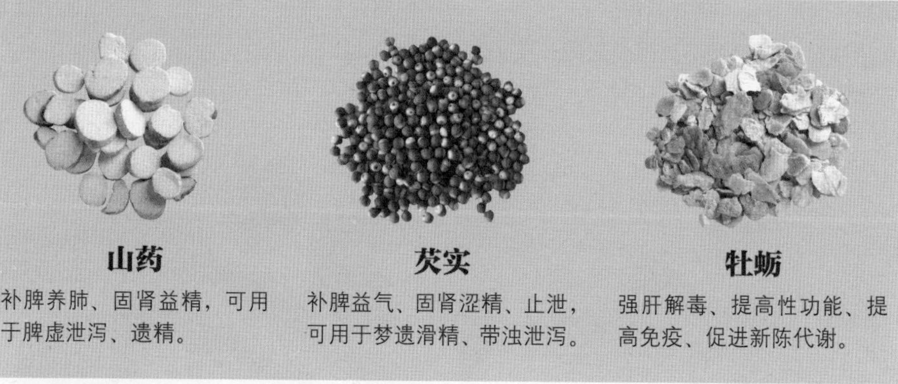

山药
补脾养肺、固肾益精，可用于脾虚泄泻、遗精。

芡实
补脾益气、固肾涩精、止泄，可用于梦遗滑精、带浊泄泻。

牡蛎
强肝解毒、提高性功能、提高免疫、促进新陈代谢。

膳食宜忌

✔ 宜多食用助阳填精的食物，如海鲜、豆制品、鱼虾、羊肉、动物肾脏、粳米、小米、高粱米、玉米面、黑豆、韭菜、洋葱、芹菜、莴笋、香菇、松子、栗子、榛子等食品，增强体质。

✖ 忌吃生冷性寒、损伤阳气的食物，如海松子、茭白、葱、姜、辣椒、胡椒、肉桂、花椒、丁香、茴香等。

◆ 调养药膳

山药牛肉汤

材料：瘦牛肉 500 克，山药 20 克，生姜、葱、食盐、料酒、食用油各适量。

做法：

1. 将瘦牛肉切块，放入沸水中氽一下，捞出沥干水分；生姜洗净切片；葱洗净切段。
2. 锅中加入适量油烧热，放入葱和生姜爆香后，放入牛肉块、料酒和适量清水，大火煮沸后，加入山药同煮，煮至牛肉熟烂后，放入食盐调味即可。

功效：健脾和胃、强筋壮骨，用于阳痿、早泄及性冷淡。

食用注意：大便燥结、外有实邪者忌食。

山药龙眼粥

材料：粳米 50 克，荔枝肉 10 克，山药 100 克，龙眼肉 10 克，五味子 5 克，白糖适量。

做法：

1. 粳米洗净；山药洗净，切成薄片；龙眼肉、荔枝肉、五味子分别洗净。
2. 粳米、山药、龙眼肉、荔枝肉和五味子一同放入锅中，加入适量清水，大火煮沸后，改用小火炖至粳米熟烂，粥变得黏稠后，加入白糖调味即可。

功效：补心益肾、养血填髓。

食用注意：大便燥结者不宜食用；上火发炎、糖尿病有实邪者及孕妇忌食。

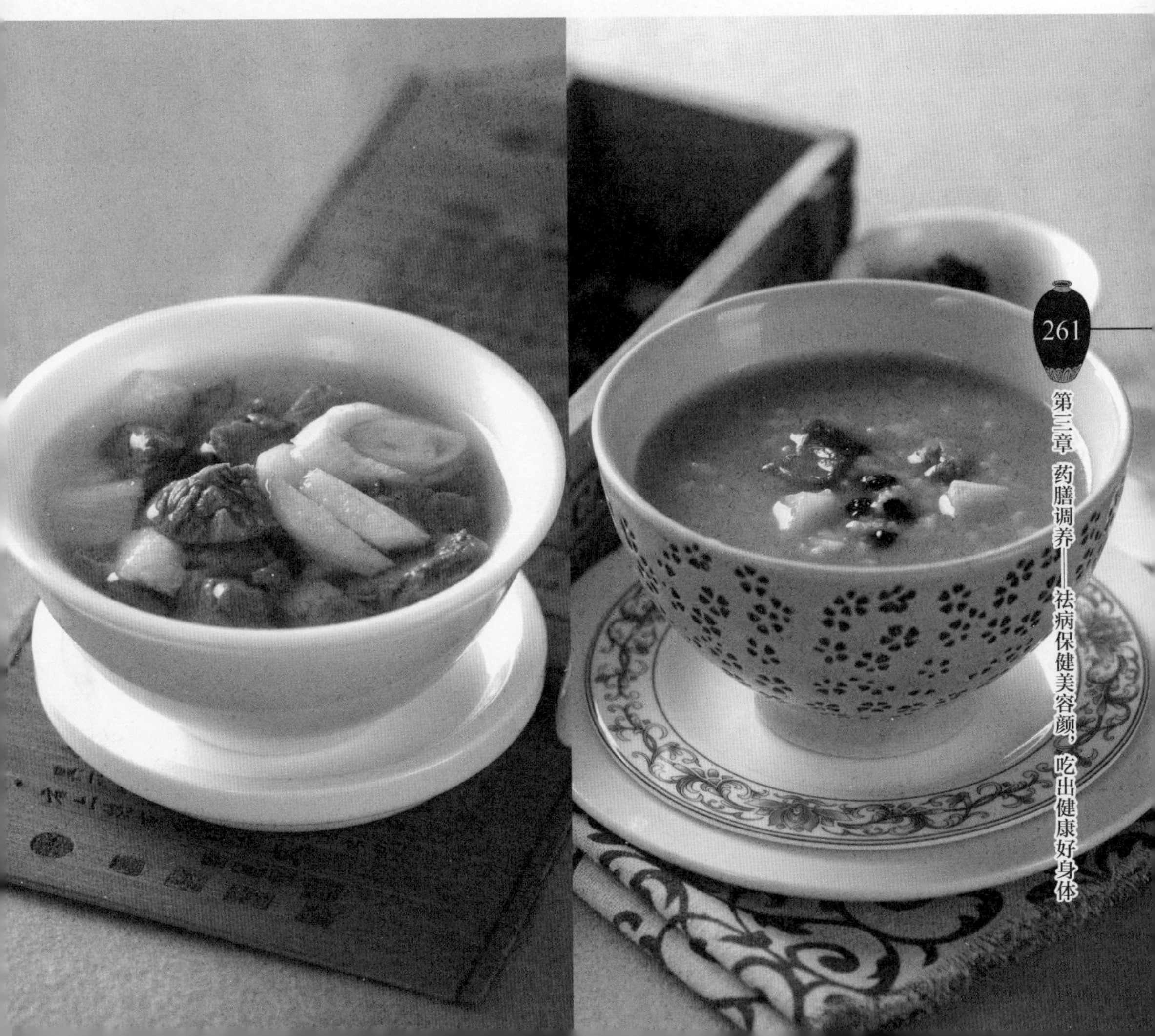

牡蛎肉末粥

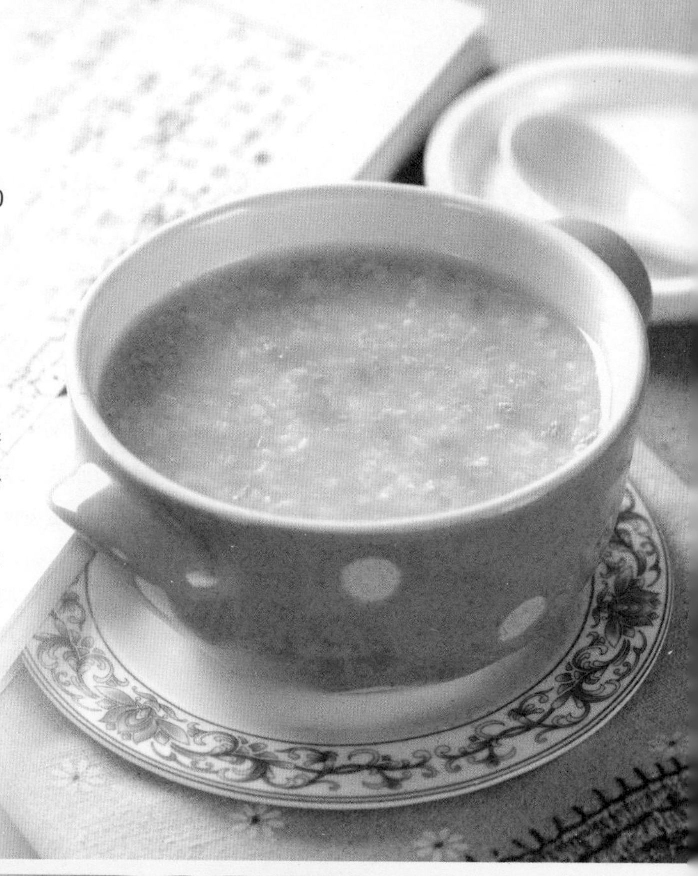

材料：米饭 200 克，鲜牡蛎 100 克，猪瘦肉 50 克，食用油、香油、食盐、芹菜、胡椒粉各适量。

做法：

1. 鲜牡蛎去壳洗净，捞出沥干；芹菜洗净切碎；猪瘦肉洗净切末，加入食盐、食用油、胡椒粉和香油拌匀，腌制 10 分钟；米饭用热水浸洗片刻，捞出沥干。
2. 米饭放入锅中，加入适量清水煮沸，放入猪瘦肉、鲜牡蛎，用小火煮至熟，加入芹菜末煮沸，放入食盐调味即可。

功效：强肝解毒、提高性功能。

食用注意：急慢性皮肤病患者忌食；脾胃虚寒、慢性腹泻者不宜食用。

莲子芡实粥

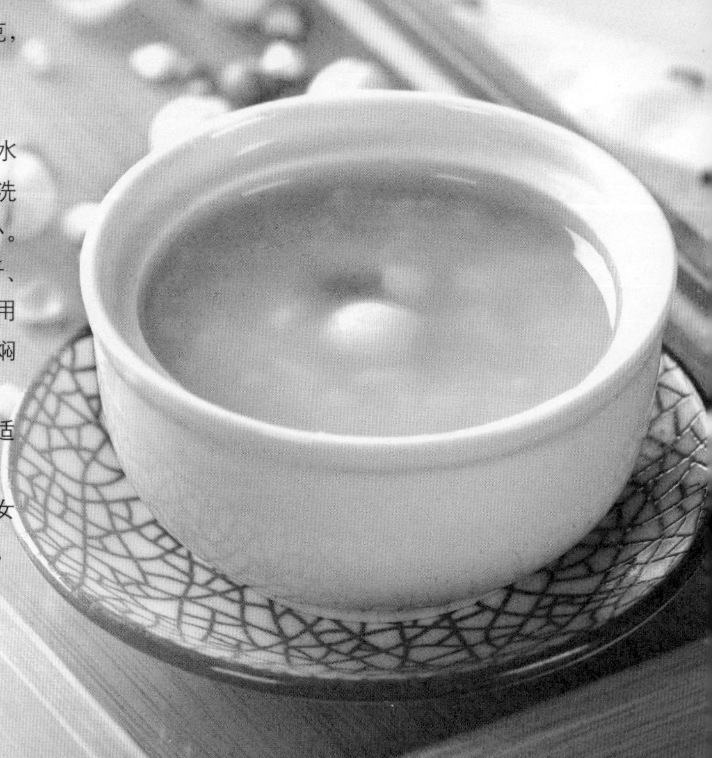

材料：糯米 100 克，莲子 50 克，芡实 50 克，冰糖适量。

做法：

1. 糯米、芡实淘洗干净，用清水浸泡 3 小时，捞出沥干；莲子洗净，用清水浸泡回软，除去莲心。
2. 锅中加入适量清水，放入莲子、芡实和糯米，大火煮沸后，改用小火熬煮成粥，放入冰糖，稍焖片刻即可。

功效：益肾养心、补脾涩精，适用于梦遗滑精。

食用注意：大便燥结者及产后妇女忌食；体虚或者脾胃虚弱者慎食。

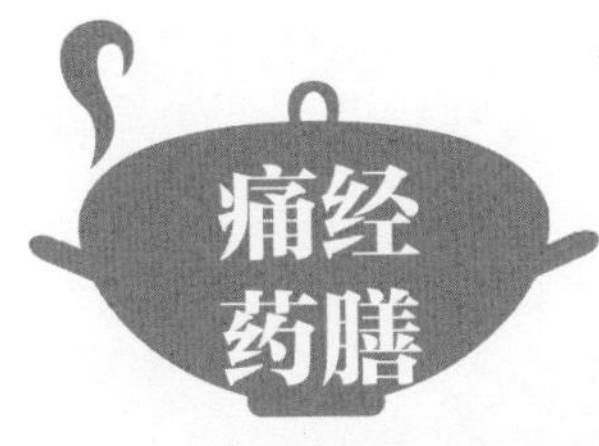

中医师的话

痛经是指妇女在经期前后或经期时，周期性下腹部痉挛性疼痛，并伴有全身不适，严重影响到日常生活，又称“行经腹痛”。

中医认为，抑郁、愤怒伤肝，会导致肝郁气滞、血行不畅，蓄积成血瘀，引起痛经。经期产后，受到寒邪侵袭，或是食用寒凉生冷的食物，会使寒气郁结、气血凝滞不畅，产生痛经；气血两亏型痛经，多是由于脾胃虚弱或是生病，耗损气血，使筋脉失去濡养，故而痛经。而肝肾亏损型痛经则是由于先天肾气不足、房事过度或久病虚损，损伤肾气，引起肾虚，从而导致精亏血少、不濡经脉，引起痛经。

中医治疗痛经是根据不同证型进行调养，主要是食用行气活血、温经祛寒、补养脾肾、养气补血的膳食，辅助调养。

调养药材推荐

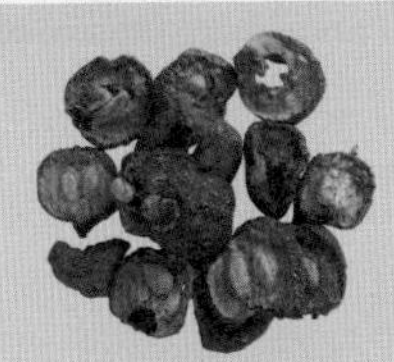

山楂

消食健胃、活血化淤、收敛止痢，可用于滞积、腹胀痞满、瘀阻腹痛。

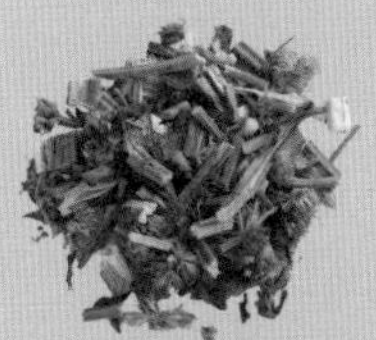

益母草

活血调经、利尿消肿，用于月经不调、痛经、经闭、恶露不尽、水肿尿少。

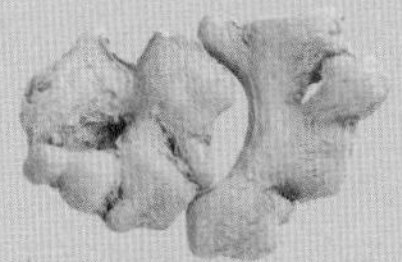

干姜

温中散寒、回阳通脉、燥湿消痰、温肺化饮。

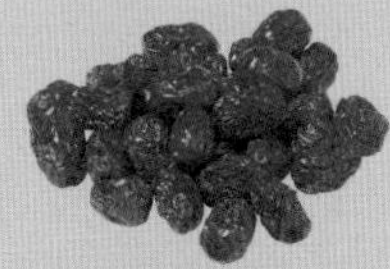

大枣

滋阴补阳、补中益气、补血调经、活血止痛，适用于气血不足、闭经痛经。

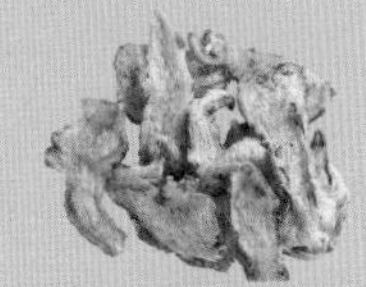

当归

补血活血、调经止痛、祛瘀润肠，可用于痛经。

膳食宜忌

✔ 宜食用能活血行气、通经活络、温经散寒、扩张血管、富含营养的食物，如蜂蜜、香蕉、芹菜、菠菜、芫荽、荠菜、空心菜、胡萝卜、生姜、葱、橘子、白薯、鸡、鸭、鱼、蛋类、奶类及动物血等，能缓解痛经。

✖ 不宜食用寒凉生冷、刺激性的食物，如螃蟹、蛤蜊、冰糕、酸梅、柿子等，少喝浓茶，以免加重痛经。

◆ **调养药膳**

益母草鸡肉汤

材料：鸡肉 250 克，益母草 10 克，香附 10 克，葱白、食盐各适量。

做法：

1. 益母草用温水略泡后，清水洗净；葱白洗净切段，用刀拍烂；香附洗净；鸡肉洗净，切成小块。
2. 把益母草、葱白、香附和鸡肉一同放入锅中，加入适量清水，炖煮至鸡肉熟烂，放入食盐调味即可。

功效：理气解郁、活血调经、祛瘀止痛、清热解毒、利尿消肿。

食用注意：气虚无滞、阴虚血少、月经过多、血热、寒滑泻利者及孕妇忌食。

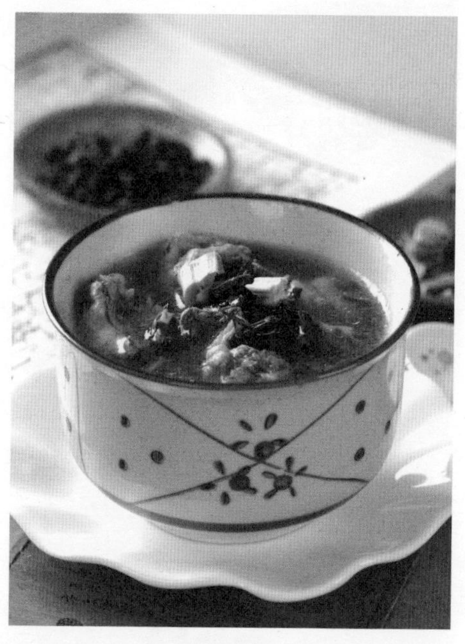

山楂大枣汤

材料：山楂 50 克，生姜 15 克，大枣 15 颗。

做法：

1. 将山楂、大枣分别洗净；生姜洗净切片。
2. 将山楂、大枣和生姜一同放入锅中，加入适量清水煎煮，取汁饮用即可。

功效：消食健胃、活血化瘀、收敛止痢，用于气滞血瘀型痛经。

食用注意：胃酸分泌过多、病后体虚、牙病患者，孕妇及儿童不宜食用。

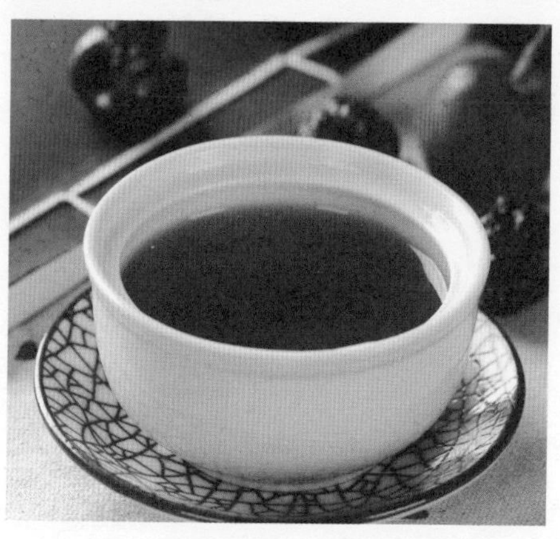

姜枣红糖汤

材料：干姜 5 克，大枣 6 颗，红糖 30 克。

做法：

1. 将大枣去核、洗净；干姜洗净切片。
2. 将大枣和干姜一同放入锅中，加入适量清水，大火煮沸后，改用小火再煮 40 分钟，加入红糖，煮沸即可。

功效：温中逐寒、养血温经。

食用注意：阴虚内热、血热妄行者及肝炎患者忌食。

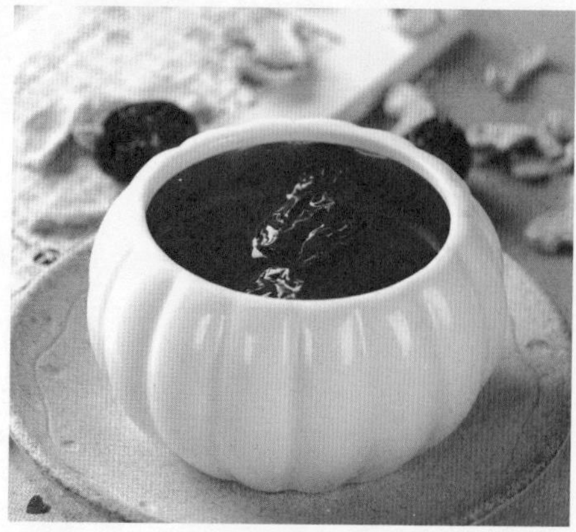

当归猪蹄汤

材料： 猪蹄 500 克，当归 30 克，食盐、味精各适量。

做法：

1. 猪蹄洗净，切块，放入沸水中汆一下；当归洗净浸泡。
2. 将猪蹄和当归放入锅中，加入适量清水，大火煮沸后改用小火炖煮，煮至猪蹄熟烂，加入食盐、味精调味即可。

功效： 补血通乳、调经止痛。

食用注意： 月经过多、阴虚内热、大便溏泻者不宜食用；热盛出血者忌食。

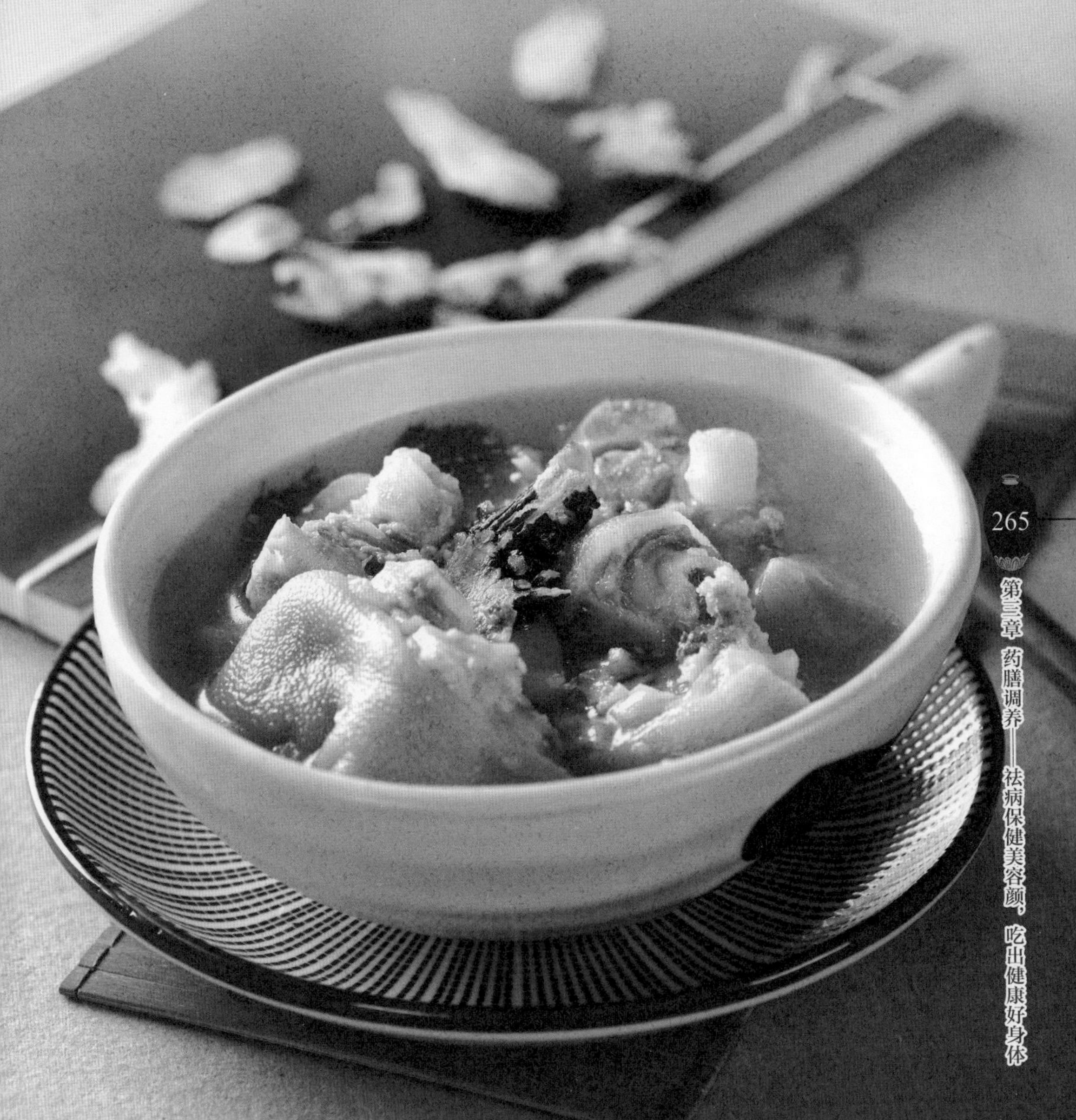

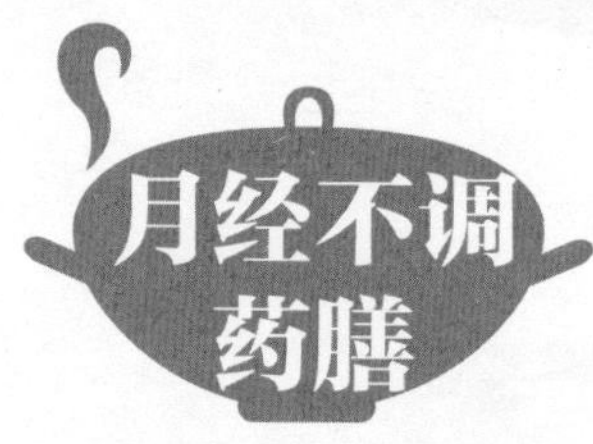

◆ 中医师的话

月经不调也称为“月经失调”，是一种常见的妇科病，周期不准、超前、落后、无定期、经量过多、过少、色泽不正、经血黏稠或稀薄、痛经等，都是月经不调的表现。

中医认为，月经不调多是由于肝肾亏损、气血失调等造成的，忧思过度使腑气郁结，引起血行凝滞不畅；愤怒过度则会引起气逆，导致血脉行逆，气血失畅，继而导致月经不调。另外，饮食不节、劳累或是房事过度以及风、湿、寒、暑、火、燥六邪侵袭，损伤脉络，也可能引起月经不调。月经不调严重者，还会引起闭经，导致不孕。

对于月经不调，在日常生活中，主要以预防为主，保持情绪稳定、饮食平衡，另外，则是利用一些补气养血、滋阴补肾、活血理气的膳食来进行调养。

◆ 调养药材推荐

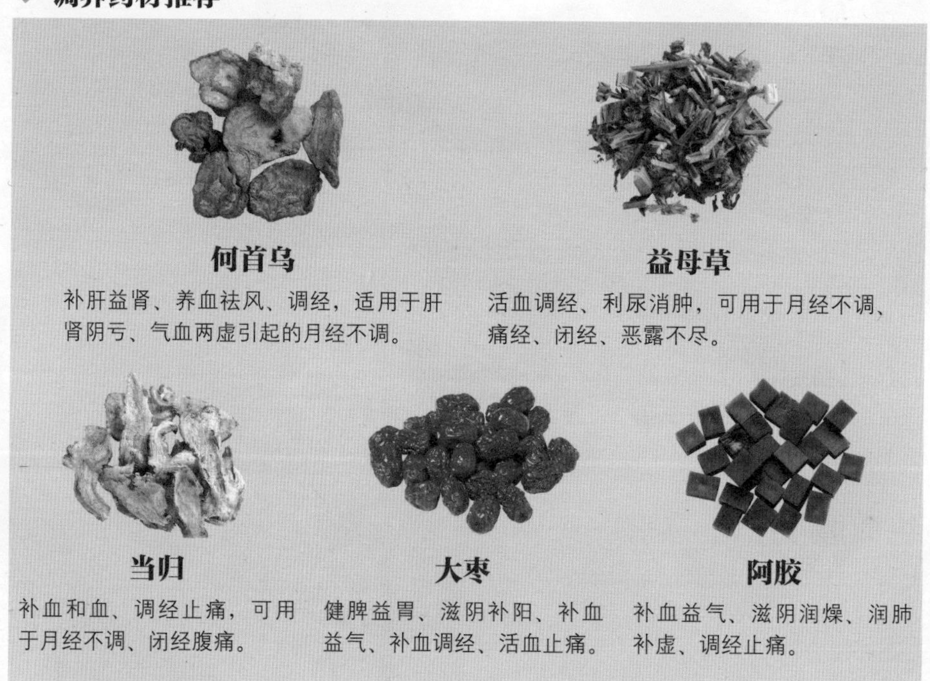

何首乌
补肝益肾、养血祛风、调经，适用于肝肾阴亏、气血两虚引起的月经不调。

益母草
活血调经、利尿消肿，可用于月经不调、痛经、闭经、恶露不尽。

当归
补血和血、调经止痛，可用于月经不调、闭经腹痛。

大枣
健脾益胃、滋阴补阳、补血益气、补血调经、活血止痛。

阿胶
补血益气、滋阴润燥、润肺补虚、调经止痛。

◆ 膳食宜忌

✔ 宜食用清淡且富含营养、开胃、易消化的食物，如牛奶、鸡蛋、豆浆、猪肝、菠菜、猪肉、鸡肉、羊肉、面条、薏米粥等，有助于促进新陈代谢，改善月经。

✖ 不宜食用生冷、辛辣等刺激性的食物，如葱、蒜、韭菜、生姜、凉粉、凉面、生冷瓜果等，以免导致月经不调。

◆ 调养药膳

鸡蛋阿胶汤

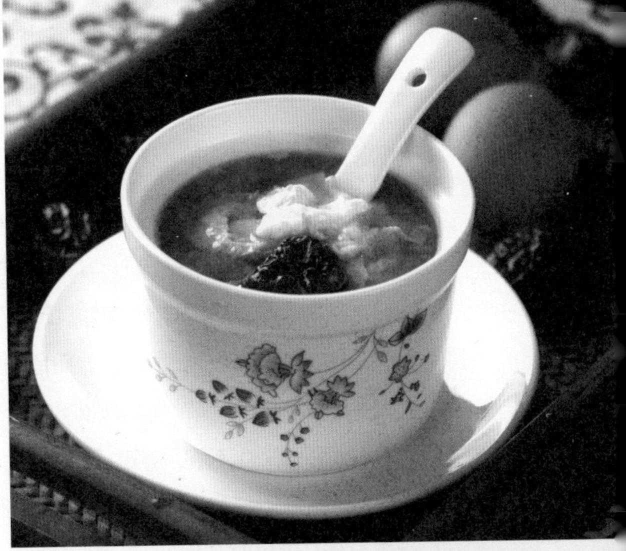

材料：鸡蛋 1 个，阿胶 10 克，大枣 6 克，红糖适量。

做法：

1. 大枣放入锅中，加入适量清水，大火煮沸后，敲入鸡蛋煮沸，改用小火煲约 1 小时。
2. 将阿胶捣碎，放入碗内，用煮沸的大枣、鸡蛋汤溶化，加入红糖调匀即可。

功效：补血阳虚、调经止痛。

食用注意：感冒、高血压、糖尿病、胃弱便溏者及孕妇慎食。

当归益母草蛋

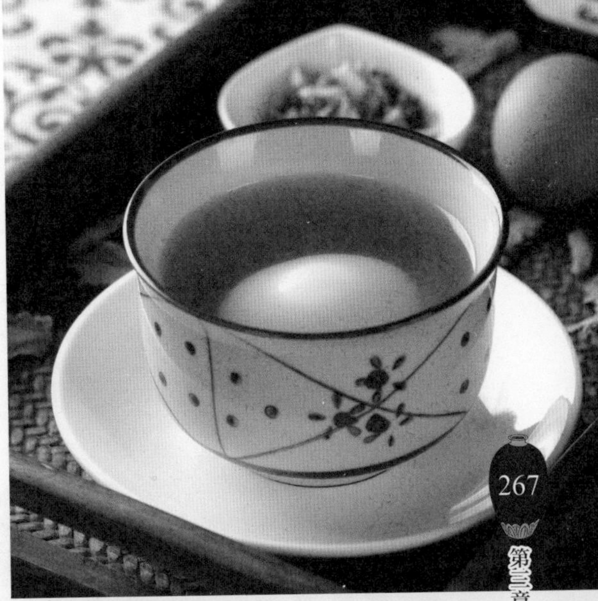

材料：鸡蛋 3 个，益母草 30 克，当归 10 克。

做法：

1. 将益母草除去杂质，与当归一起放入水中洗净；放入 3 碗清水，煎煮成 1 碗，去渣取汁；鸡蛋煮熟去壳，用牙签扎数个小孔。
2. 将去壳的鸡蛋放入锅中，倒入药汁，炖煮半小时即可。

功效：补血调经，用于血虚血瘀所致的月经不调、痛经。

食用注意：热盛出血者及孕妇禁食；湿盛中满、大便溏泄者慎食。

鸡血藤鸡蛋小米粥

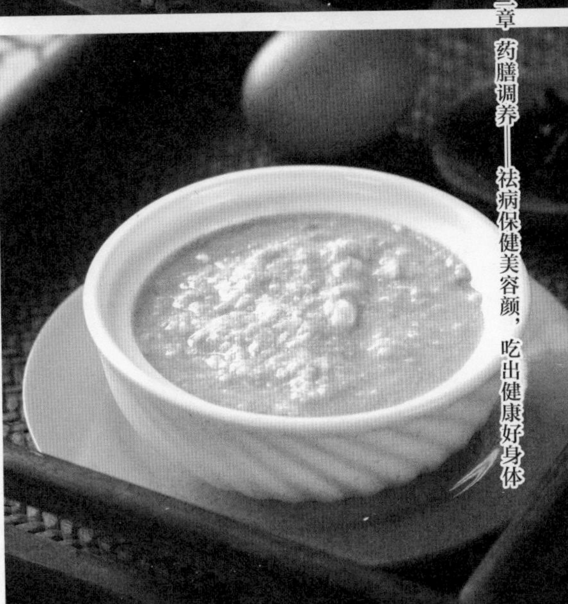

材料：小米 50 克，鸡蛋 3 个，鸡血藤 20 克，白糖适量。

做法：

1. 将鸡血藤洗净放入锅中，加入适量清水煎煮，去渣取汁；小米洗净。
2. 小米放入锅中，加入鸡血藤药汁及适量清水，大火煮沸后，打入鸡蛋，改用小火煮至粥成时，加入白糖拌匀即可。

功效：补血活血、调经止痛。

食用注意：大便溏泻及有湿痰者慎食。

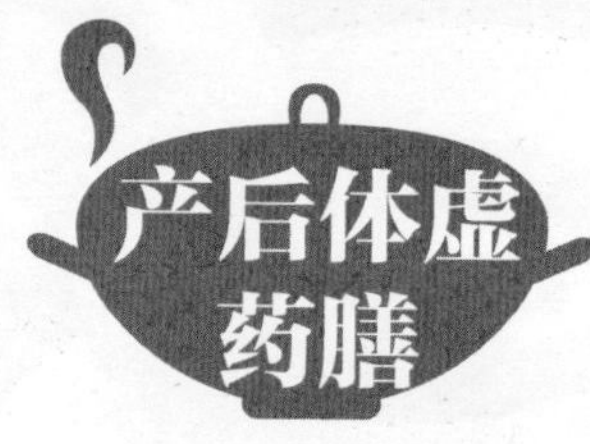

产后体虚药膳

◆ 中医师的话

产后体虚是由于妈妈在分娩过程中的能量消耗、创伤和出血，使元气耗损、气血不足导致的，主要表现为怕冷、怕风、出虚汗、腰膝酸软、小腹冷痛、心悸气短、四肢乏力、月经量少色黑、白带多、经期浮肿、面色晦暗、长斑、产后性冷淡等。

要改善产后体虚应以补气血为主。《景岳全书》说：“产后气血俱去，诚多虚证，然有虚者，有不虚者，有全实者，凡此三者，但当随证随人，辨其虚实，以常法治疗，不得执有诚心，概行大补，以致助邪。”大意是说产后补气血应辨清虚实、因人而异，不能一概大补，以免助长病邪。

◆ 调养药材推荐

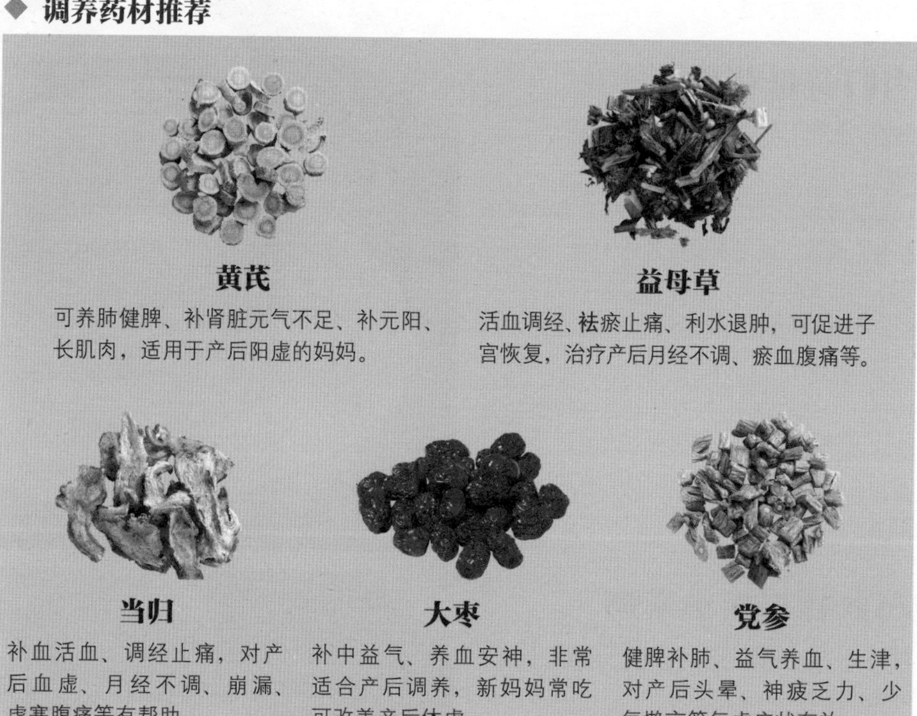

黄芪

可养肺健脾、补肾脏元气不足、补元阳、长肌肉，适用于产后阳虚的妈妈。

益母草

活血调经、祛瘀止痛、利水退肿，可促进子宫恢复，治疗产后月经不调、瘀血腹痛等。

当归

补血活血、调经止痛，对产后血虚、月经不调、崩漏、虚寒腹痛等有帮助。

大枣

补中益气、养血安神，非常适合产后调养，新妈妈常吃可改善产后体虚。

党参

健脾补肺、益气养血、生津，对产后头晕、神疲乏力、少气懒言等气虚症状有效。

◆ 膳食宜忌

✖ 不宜吃生冷食物，对气血恢复不利，影响脾胃消化吸收功能，并且不利于恶露的排出和瘀血的消散。

✖ 产妇饮食宜清淡，不要吃过于油腻和辛辣的食物，如大蒜、韭菜、辣椒、胡椒、茴香、肉桂、酒等辛辣温燥食物和调味香料。

◆ 调养药膳

归芪大枣鸡

材料：母鸡1只，炙黄芪10克，大枣10颗，当归5克，米酒、食盐各适量。

做法：

1. 母鸡宰杀后去毛去内脏，洗净、切块，在沸水中烫3分钟，捞出；黄芪、当归、大枣分别洗净。
2. 将黄芪、当归、大枣和鸡块同放入锅中，加入米酒和适量清水，大火煮沸后，小火炖煮至熟烂。
3. 去除药渣，加入食盐调味即可。吃肉喝汤。

功效：补气补血、活血健脾。

食用注意：阴虚阳亢、热盛出血者禁食；湿盛中满及大便溏泄者慎食。

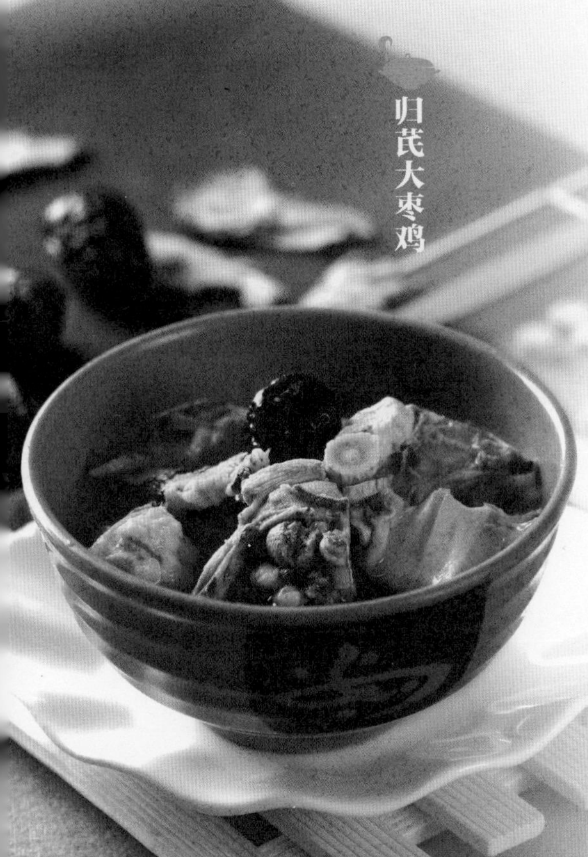

归芪大枣鸡

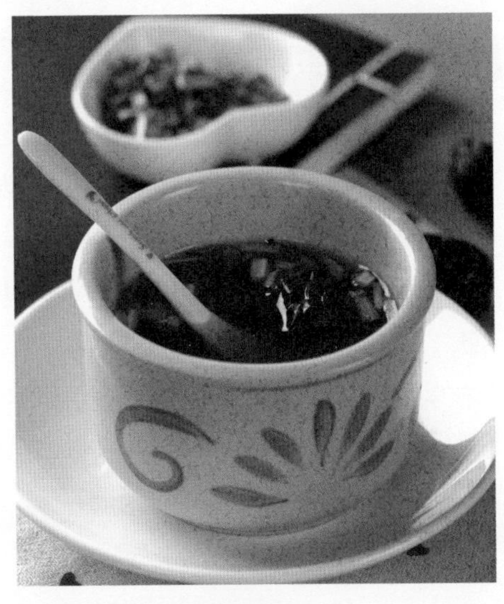

大枣益母草汤

材料：大枣50克，益母草30克，红糖50克。

做法：

1. 大枣、益母草分别洗净，加入适量清水，大火煮沸。
2. 加入红糖，改用小火煎煮至溢出药味即可。

功效：补气养血、活血去瘀。

食用注意：肝炎患者忌食。

大枣阿胶粥

材料：糯米150克，大枣10颗，阿胶5克，红糖适量。

做法：

1. 将糯米洗净，放入砂锅中，加入适量清水，大火煮沸后，改用小火熬煮至熟。
2. 加入阿胶、大枣，小火煮至阿胶完全化开后，加入红糖调味即可。

功效：养血止血、养阴润肺，适用于产后体虚、恶露不尽、贫血。

食用注意：患有感冒、咳嗽、腹泻等病或月经来潮时，应停服阿胶。

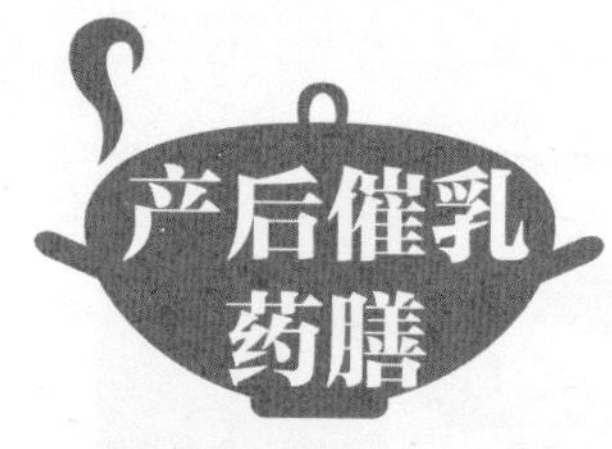

◆ 中医师的话

母乳是宝宝最好的食物，但有些妈妈的乳汁分泌不够，难以满足宝宝的日常需求，就需要通过药膳、按摩等方法催乳。中医认为导致乳汁不通的原因有很多，比较常见的有两种：

1. 气血虚弱：分娩会耗损妈妈的大量气血，致使脾胃虚弱，气血亏虚。而乳汁则是由气血化生，倘若气血不足，就会出现缺乳、少乳的情况，这类情况需要补气血。

2. 肝郁气滞：与妈妈产后情绪低落、精神状态不佳有关，需行气解郁。

具体是由哪种病因引起，需要医生针对具体情况进行辨证解析。

注意，产后不宜过早喝催奶催乳汤，最好在分娩 1 周后再开始喝催乳汤。过早喝催乳汤，乳汁分泌过快过多，宝宝吃不了，容易使乳腺管出现堵塞而导致乳房胀痛。

◆ 调养药材推荐

王不留行

具有活血通经、下乳消肿的功效，可治疗产后乳汁不通，乳痈肿痛。

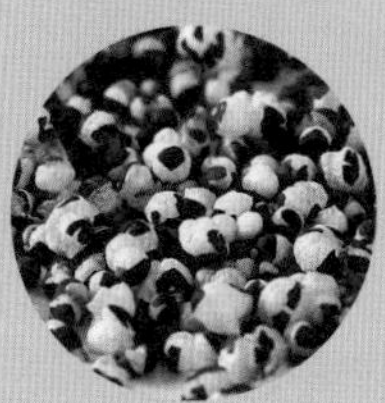

通草

清热利湿、疏通乳腺，对产后乳腺不通、乳汁不下有不错的疗效。

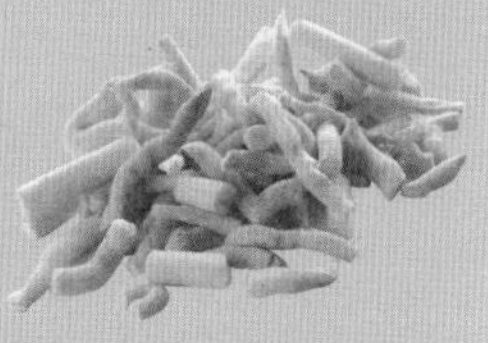

黄花菜

有养血生精、壮筋益骨的功效，可促进产后乳汁分泌。

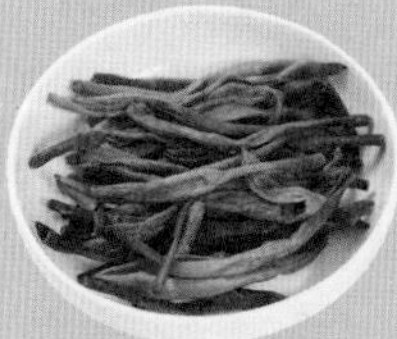

当归

可补血活血、润肠通便，对气血亏虚导致的缺乳、少乳有一定功效。

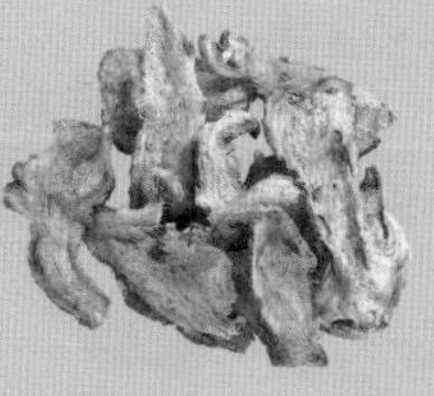

◆ 膳食宜忌

✔ 宜多吃一些温热、有助于补气血、解郁气的食物，如醪糟、大枣、鲫鱼、花生、黑糯米、燕麦等，有助于使乳汁泌出畅通。

✔ 建议每天喝牛奶，牛奶中的优质蛋白质对乳汁的分泌有很大的促进影响。

✘ 不宜食用生冷、寒凉的食物，会引起回奶。

✘ 若要使用西药催乳，请遵循医嘱。

通乳鲫鱼汤

材料： 鲫鱼 200 克，通草 5 克，川芎 5 克，当归 5 克，食盐、食用油、生姜各适量。

做法：

1. 鲫鱼去杂洗净；通草、川芎、当归分别洗净；生姜洗净切片。

2. 将通草、川芎和当归一同放入砂锅中，加入适量清水，煎煮 20 分钟，去渣取汁。

3. 锅中加入适量食用油烧热，将鲫鱼放入锅中稍微煎，加入生姜、药汁和适量清水，煲煮至熟，加入食盐调味即可。

功效： 清热利尿、益气活血、通乳。

食用注意： 阴虚火旺、上盛下虚、气阴两虚、中寒、气弱者慎食。

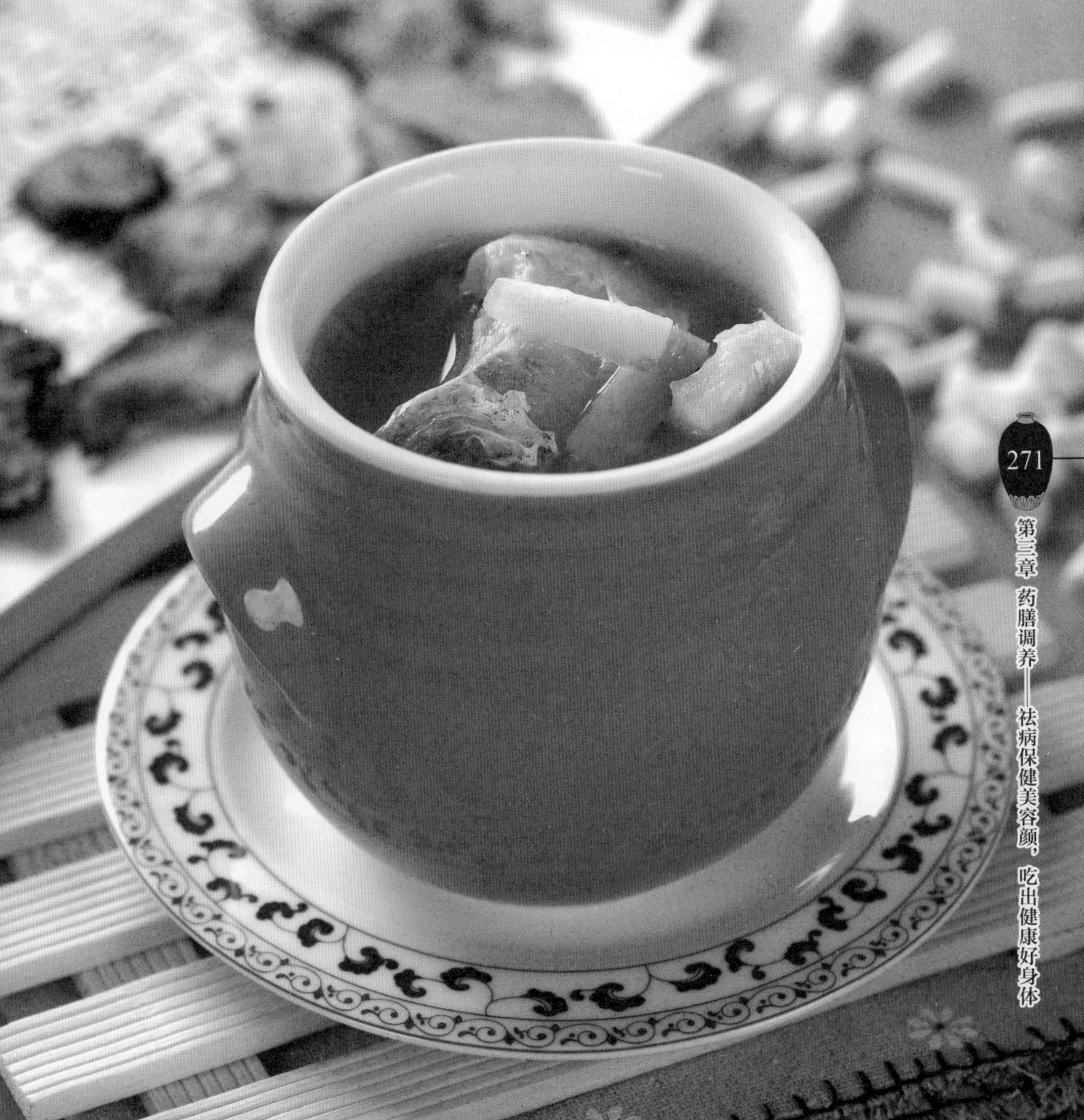

清淡肘子

材料：猪肘子1只，当归、王不留行各1份（猪肘子与当归、王不留行的重量比例为100 ：2 ：2），生姜、食盐各适量。

做法：

1. 猪肘子洗净；姜洗净切片。

2. 把猪肘子放入沸水锅中氽烫出血沫，洗净后捞出，放入砂锅中，加入当归、王不留行、生姜片和适量清水，大火煮沸后，改用小火炖煮至肘子酥软，加入食盐调味即可。

功效：活血补血、通经下乳、强健身体，适用于产后无乳体虚者。

食用注意：热盛出血者禁食；湿盛中满及大便溏泄者慎食。

通草猪蹄粥

材料：粳米100克，猪蹄1只，漏芦3克，通草2克，食盐、葱白各适量。

做法：

1. 将通草、漏芦放入锅中，加入适量清水，熬煮至汁浓，去渣取汁备用；猪蹄洗净剁成块；葱白洗净切末。

2. 将猪蹄、药汁、粳米和葱白一同放入锅中，加入适量清水，煮至肉熟烂，加入食盐调味即可。

功效：通乳下奶、美容养颜。

食用注意：气阴两虚、内无湿热及孕妇慎服。猪蹄中脂肪含量较高，刚生产后的妈妈不宜多食。

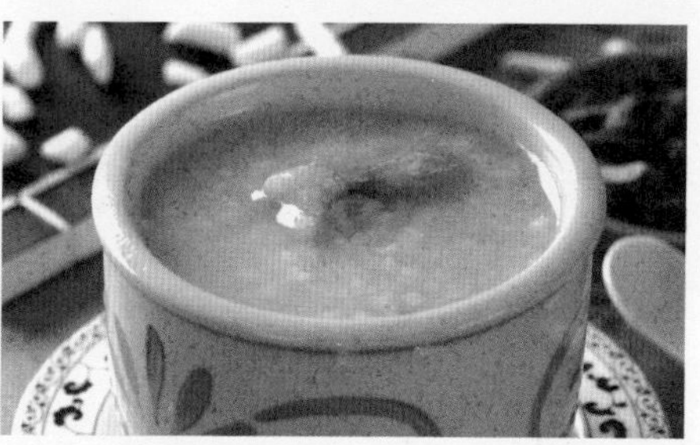

猪蹄通草汤

材料：猪蹄1只，通草3克，葱、生姜、食盐各适量。

做法：

1. 通草洗净切段；大葱洗净切段；生姜洗净切片；猪蹄洗净剁成块。

2. 把猪蹄放入沸水内氽烫约3分钟，捞出后放入砂锅中，加入通草、葱、生姜和1500毫升清水，大火煮沸后，再改用小火煮1~2小时，加入食盐调味即可。

功效：补血活血、康复身体、利水通乳汁。

食用注意：气阴两虚、中寒及内无湿热者慎食。

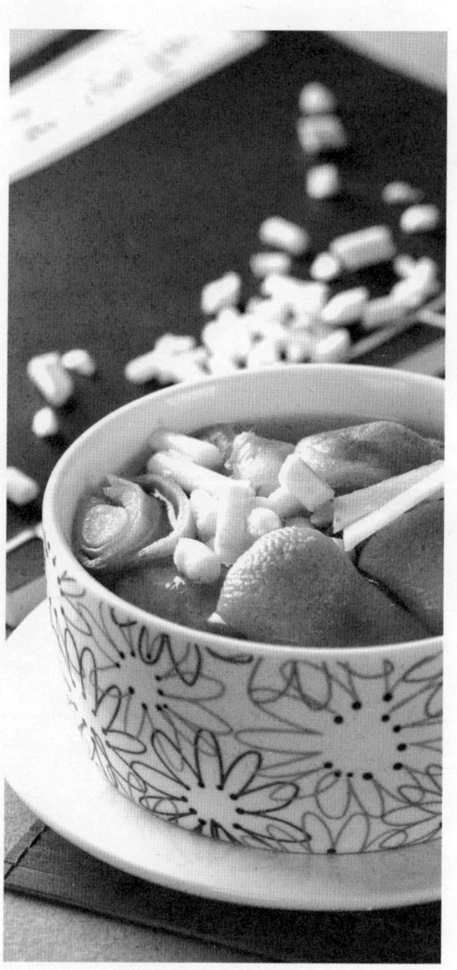

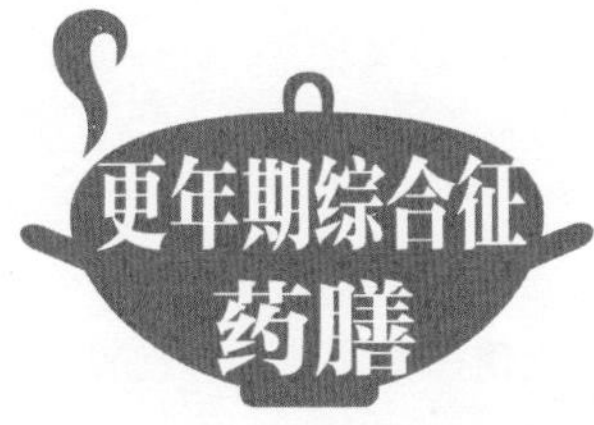

◆ **中医师的话**

更年期综合征是指妇女绝经前后（多发生于45～55岁）出现一系列身体症状，常见症状有月经紊乱、烘热汗出、烦躁易怒、心悸失眠、头晕健忘、精神抑郁、情志异常、胸闷、善叹息、咽喉异物感、浮肿、大便溏薄、皮肤瘙痒或有蚁行感等异常感觉，使患者饱受精神上的痛苦，发生高血压、冠心病、动脉硬化、骨质疏松、骨折等的危险性也随之增大。

中医称更年期综合征为绝经前后诸症或经断前后诸症，是由肾精亏虚、天癸衰竭、精血不足、冲任不通等因素导致的，可分为肾阴虚和肾阳虚两种类型。

日常调养主要从滋阴补肾、益气养血、活血调经、疏肝解郁、健脾祛湿等方面入手，促进体内阴阳平衡。

◆ **调养药材推荐**

枸杞子

具有补肾养肝、润肺明目等功效，可为更年期综合征患者补充肾精。

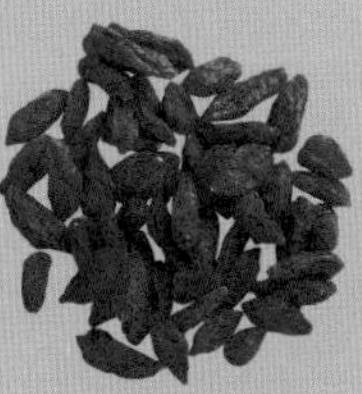

生地黄

有滋阴补肾、调经补血的作用，对血虚头痛等有效。

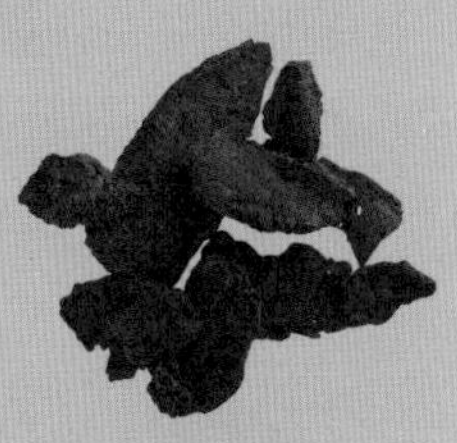

黄精

具有补气养阴、健脾润肺、益肾功能，对更年期综合征患者脾胃虚弱、体倦乏力、精血不足等有效。

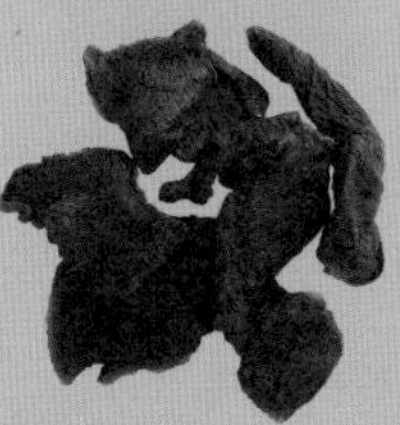

核桃仁

滋补肝肾、强健筋骨，可治疗腰腿筋骨疼痛、小便频数、女子崩带等。

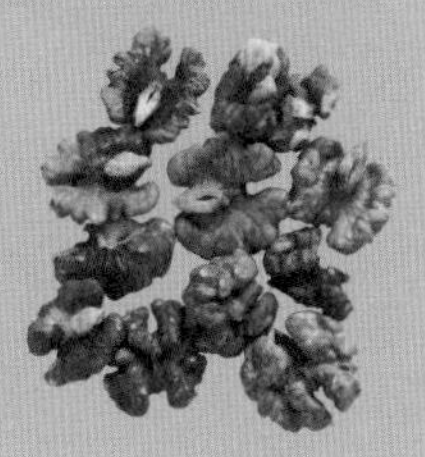

◆ **膳食宜忌**

✓ 多饮水，多吃新鲜的水果和蔬菜，多吃一些富含蛋白质和糖类、活血调经的食物，如牛奶、豆浆、蛋类、瘦肉、鱼类等。

✗ 禁食发物，如虾、蟹、羊肉、公鸡等，这些发物会加重阴部的瘙痒和炎症。

✗ 忌吃酸涩收敛之品，会导致瘀气滞血。

✗ 忌吃油炸、油腻的食物，这些食物助湿增热，不利于病情的治疗。

✗ 戒烟戒酒，烟酒刺激性很强，会加重炎症。

◆ 调养药膳

黄精山药炖鸡肉

材料：鸡肉 500 克，黄精 30 克，山药 60 克，食盐少许。

做法：

1. 鸡肉洗净，切成块；生姜洗净切片。
2. 将所有材料放入砂锅中，隔水炖熟，加入食盐调味即可。

功效：滋肾潜阳，适用于更年期综合征肾阴虚者。

食用注意：大便燥结、有实邪者忌食。

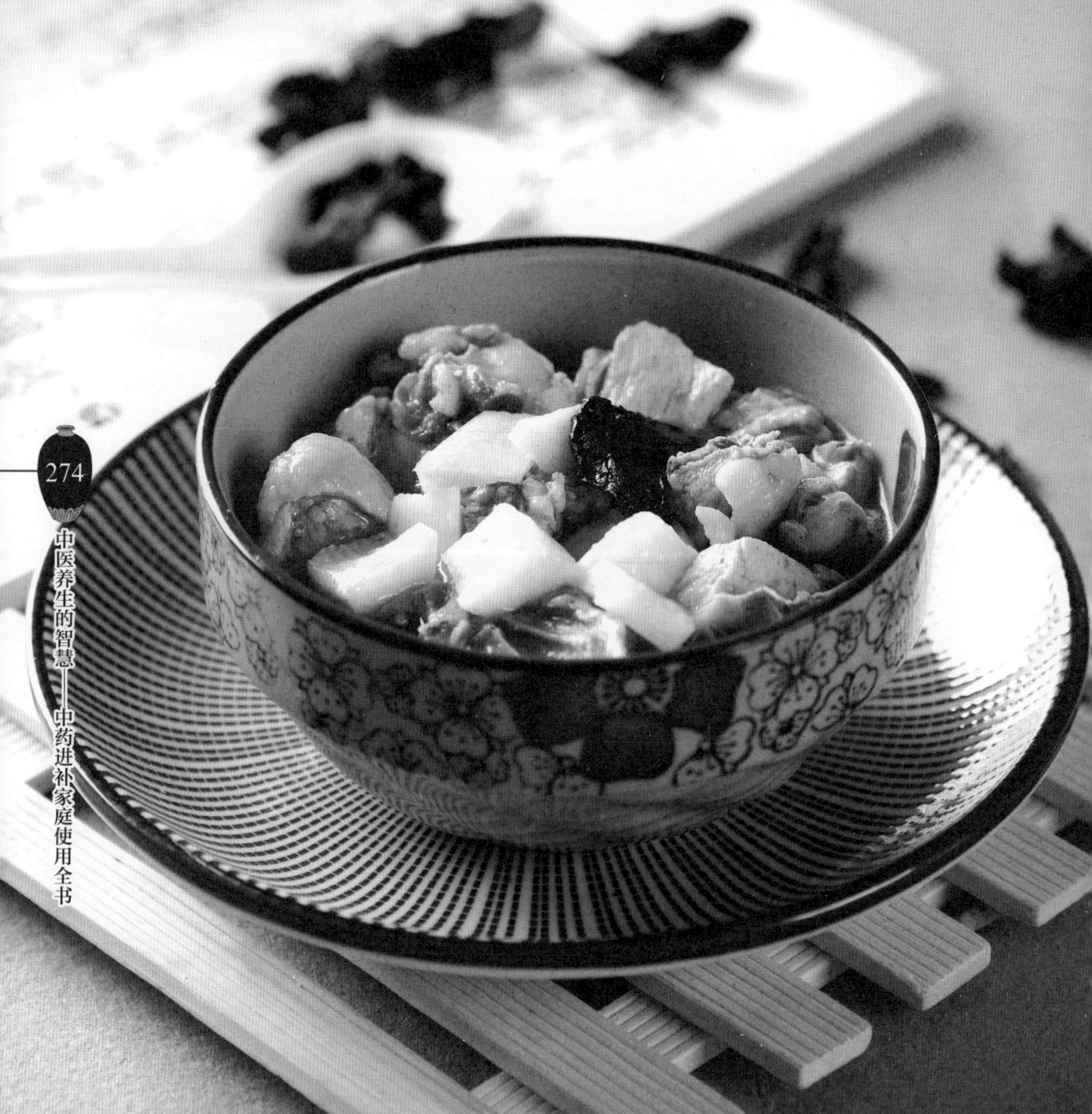

生地黄黄精粥

材料： 粳米 30 克，生地黄 30 克，黄精 (制)30 克。

做法：

1. 先将生地黄、黄精放入砂锅中，加两碗水，煎煮至一碗的药汁。

2. 粳米淘洗干净，放入锅中，倒入药汁，并加入适量清水，大火煮沸后，改小火煮至粥粘稠即可。

功效： 清热凉血、生津润燥补虚损、填精髓、益气阴。

食用注意： 脾虚泄泻、胃虚食少、胸膈多痰者慎食。

核桃莲肉猪骨粥

材料： 猪骨 500 克，大米 150 克，核桃仁、莲子各 50 克，生姜、食盐各适量。

做法：

1. 将莲子、大米分别洗净；猪骨洗净，切成小块；生姜洗净切片。

2. 将所有材料一同放入砂锅中，加入适量清水，大火煮沸后，改用小火炖至猪骨熟透，加入食盐调味即可。

功效： 补肾健脾、温肺敛气，适用于更年期综合征脾肾两虚者。

食用注意： 中满痞胀及大便燥结者忌食；体虚、脾胃功能弱者慎食。

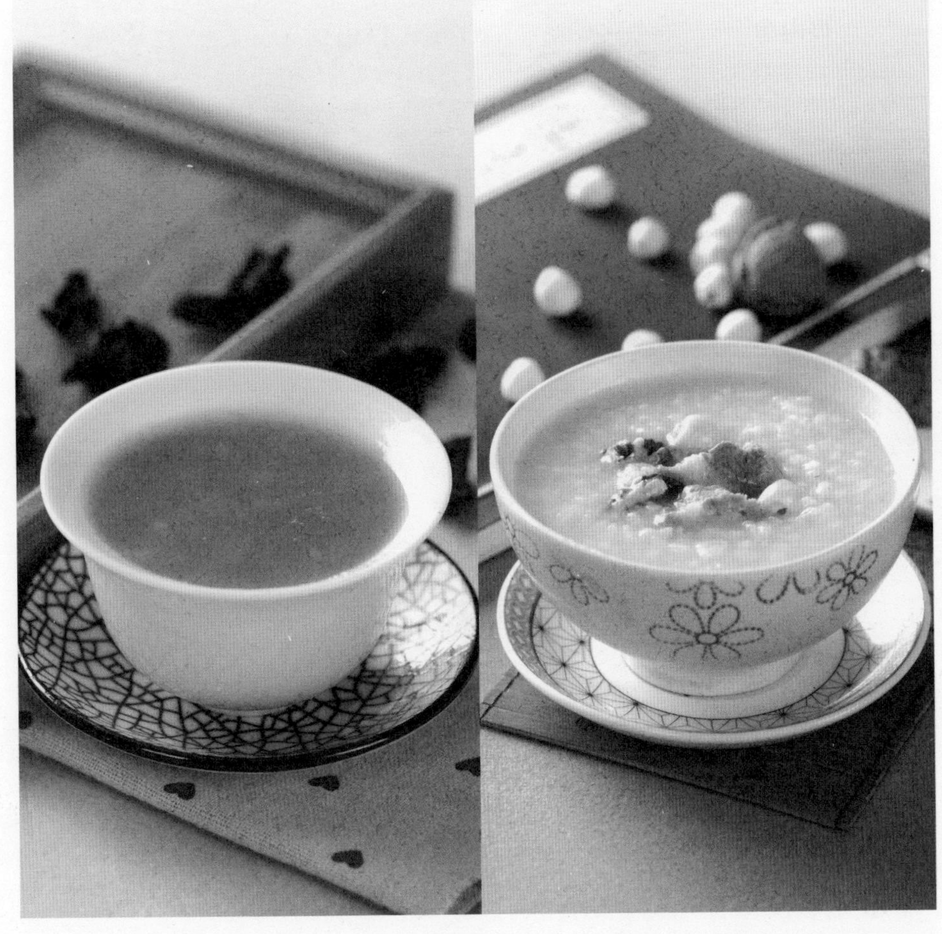

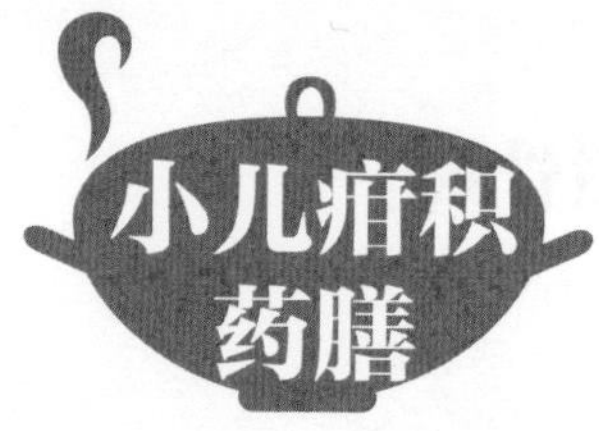

◆ 中医师的话

疳积是指由于喂养不当或由多种疾病的影响，使脾胃受损而导致全身虚弱、消瘦面黄、发枯等，常见于1~5岁儿童。

中医认为，疳积主要指小儿喂哺不足致使脾胃内亏而引起的营养不良，或因盲目加强营养，加重小儿脾胃负担，导致积滞中焦、损伤脾胃，导致气血亏虚、食欲下降，引起的营养失衡。疳积的常见症状为长期形体消瘦、精神萎靡不振或烦躁不安、头大、头发少而干枯、颈细腹大、饮食异常、大便不调等。

中医调理小儿疳积，常选用具有益气健脾、养胃消极、补气养血等功效的膳食协助调养。

◆ 调养药材推荐

鸡内金

有消积滞、健脾胃、助消化、疗疳积的作用。

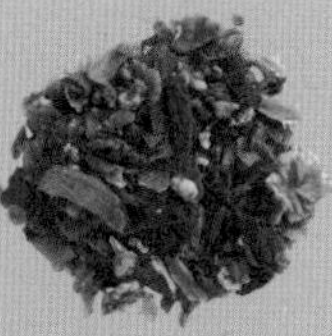

白扁豆

可补脾健胃、和中化湿、止泻，可用于小儿疳积引起食少便溏、消化不良、久泻不止等。

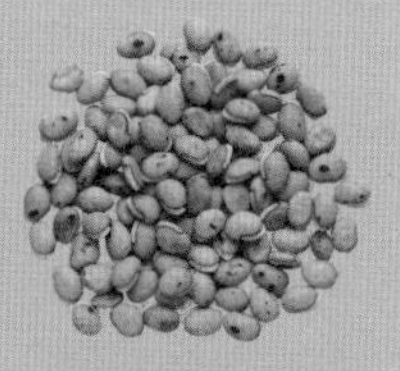

丁香

温中降逆、补肾助阳。用于脾胃虚寒，呃逆呕吐，食少吐泻等。

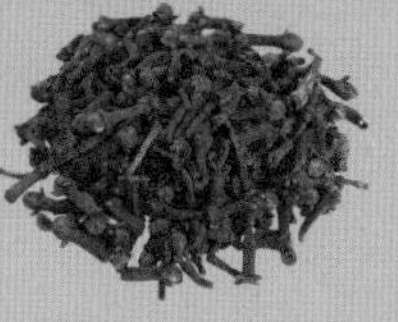

山楂

有消积滞的作用，对小儿饮食过饱，伤及脾胃有效。

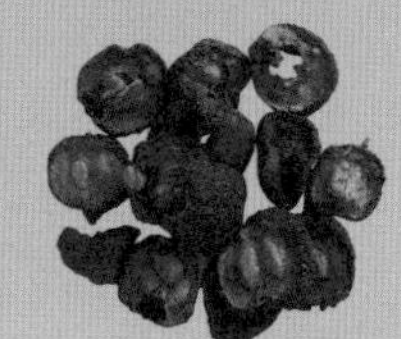

山药

补脾养胃、生津益肺，可用于疳积小儿提振食欲、强健脾胃，并治疗久泻不止。

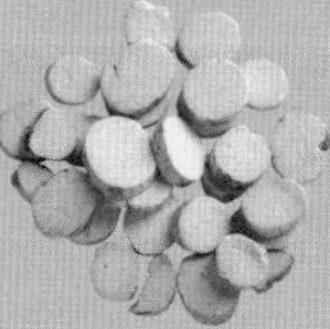

茯苓

具有渗湿利水、健脾和胃、宁心安神的功效，对治疗疳积有效。

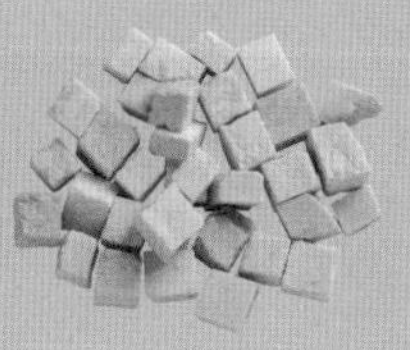

◆ 膳食宜忌

- ✔ 宜吃具有补脾益气、健胃消食作用的食物，如粳米、鳝鱼、鸡肝等。
- ✔ 宜吃温热的汤、粥等既营养又容易消化吸收的食物。
- ✘ 忌吃辛辣、炙烤、油炸、炒爆类食物，以免助湿生热。
- ✘ 忌吃生冷瓜果、性寒滋腻、肥甘黏糯等损害脾胃，难以消化的食品。
- ✘ 忌吃变味、变质、不洁的食物。

◆ 调养药膳

丁香姜汁奶

材料：牛奶250毫升，丁香2粒，姜汁20毫升，白糖适量。

做法：

1. 把丁香、姜汁和牛奶一同放入锅中，大火煮沸。
2. 捞出丁香，加入白糖拌匀即可。

功效：温中、暖肾、降逆，适用于小儿疳积瘦弱、呃逆、食入即吐。

食用方法：每日服1次，连服10日。

食用注意：胃热呃逆及口渴口苦口干者不宜食用；热性病及阴虚内热者忌食。

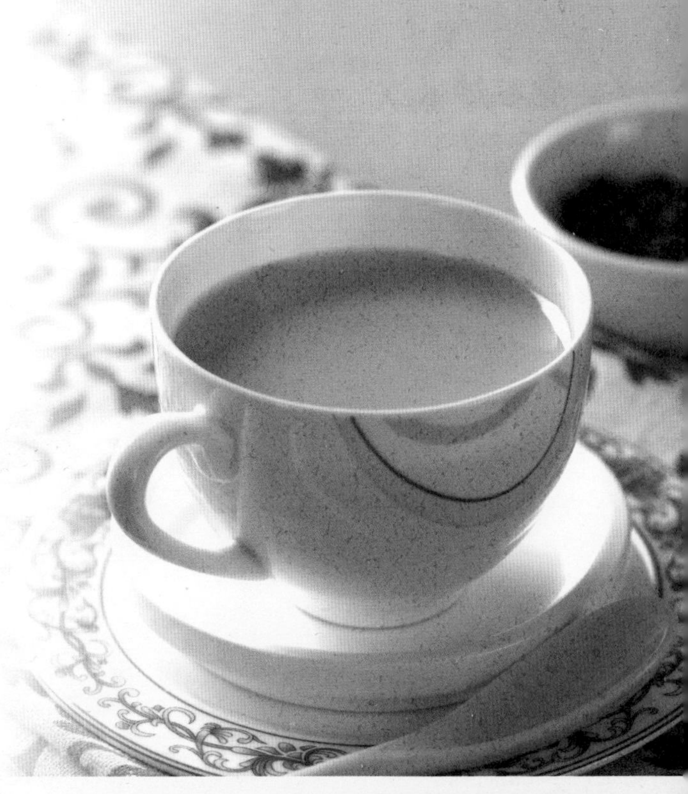

茯苓煮鸡肝

材料：鸡肝30克，茯苓10克，食盐适量。

做法：

1. 鸡肝处理干净，备用。
2. 所有材料一起放入锅中，加入适量清水，大火煮沸后改小火煮至鸡肝熟烂，加入食盐调味即可。

功效：健脾生血、补养肝肾、养血明目、宁心养神。

食用方法：吃肝、喝汤，每日分2次服，连服7～10日。

食用注意：虚寒精滑及气虚下陷者忌食。

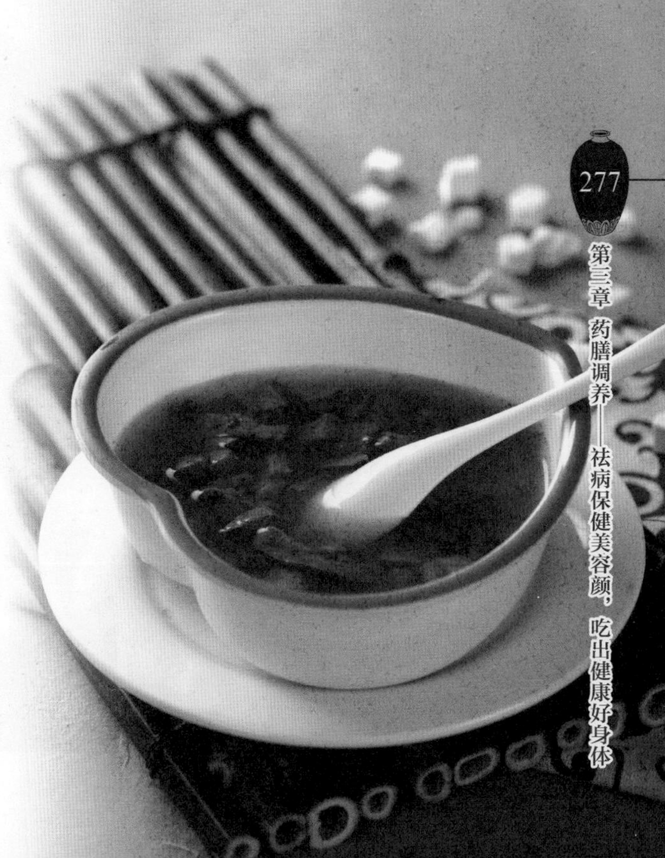

党参炒米饮

材料：炒米 30 克，党参 9 克，红糖适量。

做法：

1. 将炒米和党参一起放入砂锅中，加入 2000 毫升清水，大火煮沸后，改用小火煎至剩余 700 毫升左右。
2. 加入红糖调味即可。

功效：益气健胃、补脾敛汗。

食用方法：隔日 1 剂，连服 4 ～ 5 剂。

食用注意：气滞、肝火盛者禁食；邪盛而正不虚者不宜食用。

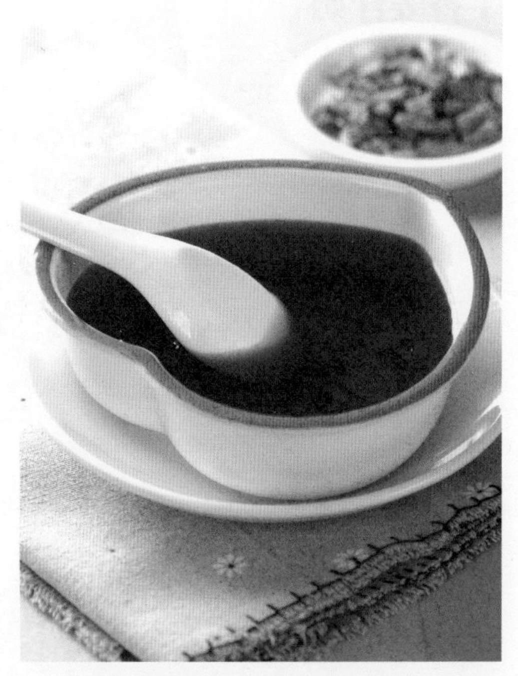

麦芽山楂饮

材料：炒麦芽 10 克，炒山楂片 3 克，红糖适量。

做法：

将炒麦牙和炒山楂一同放入锅中，加入 1 碗清水，煎煮 15 分钟后，取汁，加入红糖调味即可。

功效：消食化滞、健脾开胃，用于伤食泄泻、厌食、腹胀等。

食用注意：无积滞者、胃酸分泌过多者、病后体虚及患牙病者不宜食用。

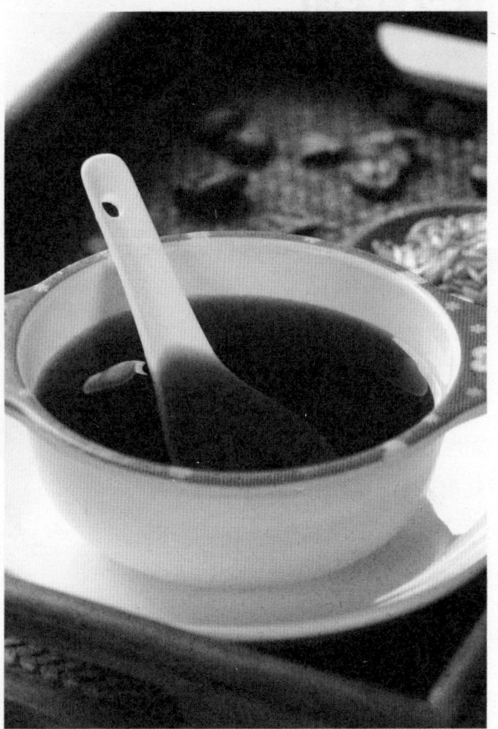

鸡内金煮鳝鱼

材料： 鳝鱼肉 100~150 克，鸡内金 10 克，酱油适量。

做法：

1. 鳝鱼肉洗净；鸡内金洗净。

2. 将所有材料放入锅中，加适量水，大火煮沸后改用小火煮至鳝鱼肉熟烂，加入少许酱油调味即可。

功效： 补虚损、健胃消积，适用于小儿疳症虚损，体质虚弱。

食用方法： 每日 1 次，连服 3 ~ 5 日。

食用注意： 不宜与柿子、苹果、茶叶等同时食用。

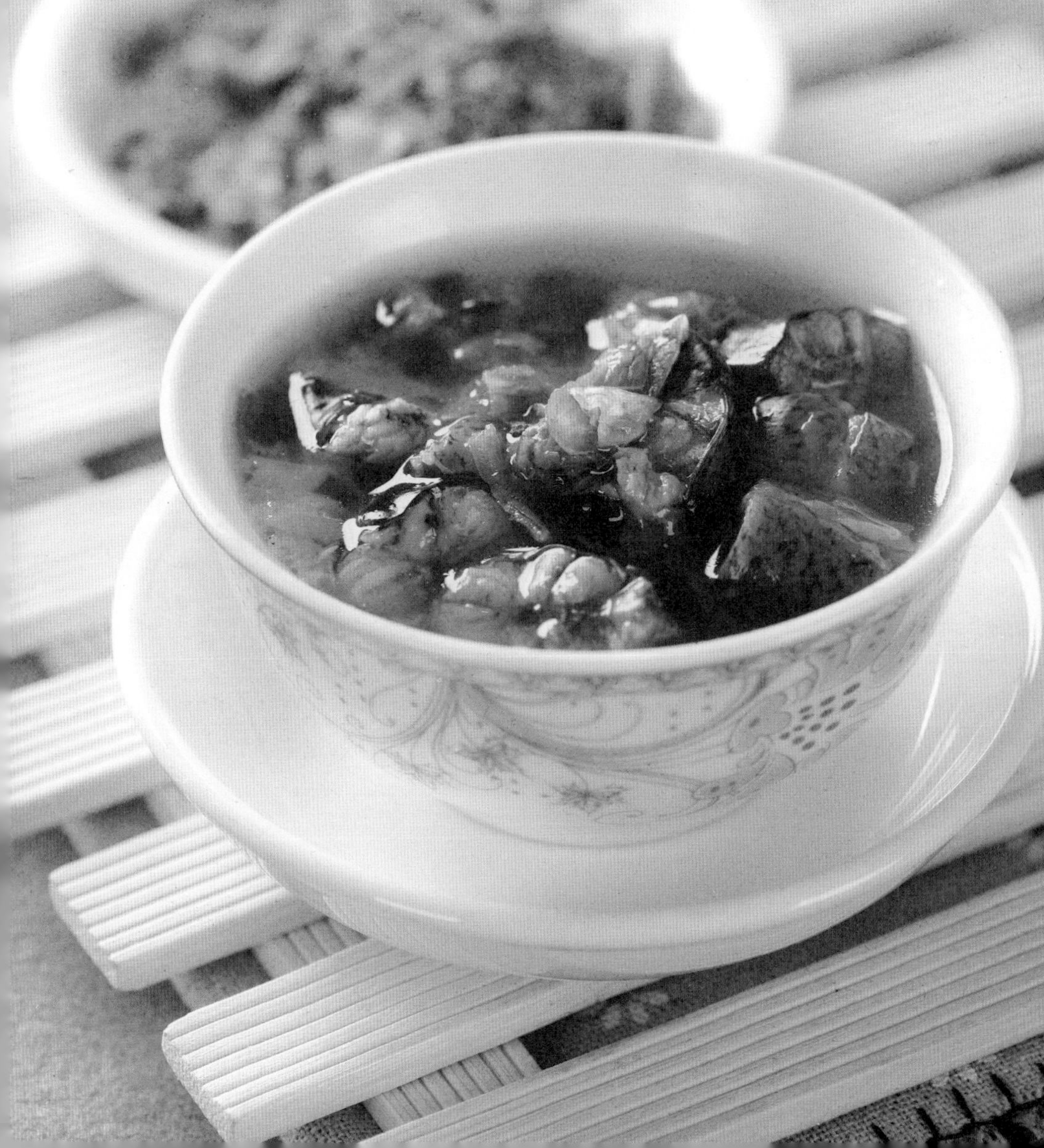

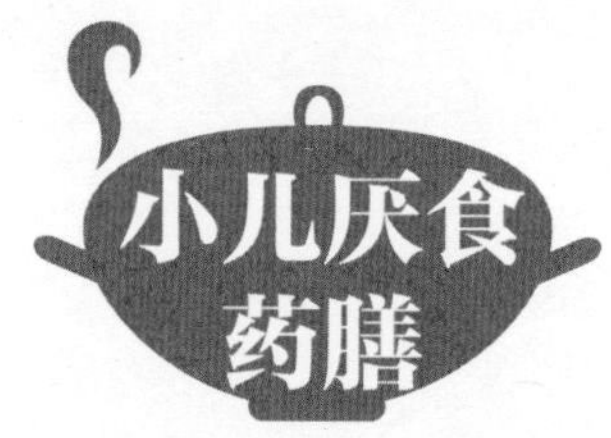

◆ **中医师的话**

小儿厌食表现为长期的食欲减退或消失、食量减少，症状严重的可造成营养不良，影响小儿生长发育。

中医认为，“胃为水谷之海、主受纳”，“脾主运化”，小儿厌食症主要由于脾胃功能失调造成的，需根据病因辨证施治。

1. 因饮食过多导致脾胃不和，运化功能失调，造成厌食，患儿常有食欲不振、恶心、呕吐及吐有残食、味酸臭、便溏不消化、乳儿有奶瓣、大便秘结、脘腹胀满、腹痛、烦躁好哭，夜眠不实等表现。治疗应以消食导滞、健脾和胃为主。

2. 因夏季暑湿感冒，致使湿邪内侵、脾被湿困，使运化受阻，从而引起厌食，常表现为面色萎黄、身困乏力、口腻乏味、不渴或有便溏。治疗常以健脾燥湿、调中和胃为主。

3. 因先天不足、元气虚弱（多见于早产儿）、肾气不充、脾胃功能虚弱、运化无力等引起的厌食，治疗应以健脾益气、调中和胃为主。

◆ **调养药材推荐**

山药

补脾养胃、生津益肺，适用于脾虚食少，久泻不止等。

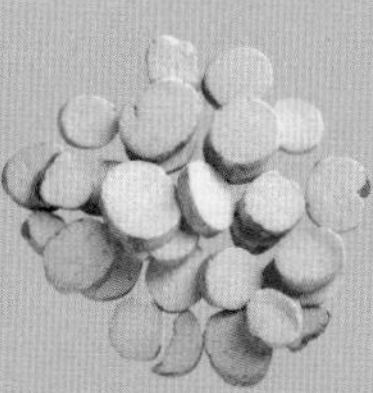

薏苡仁

利湿健脾、舒筋除痹、清热排脓，适用于脾虚湿困导致的小儿厌食。

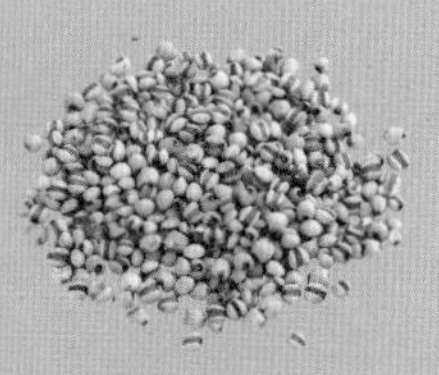

橘皮

长于理气、能行气宽中，用于脾虚饮食减少、消化不良，以及恶心呕吐等。

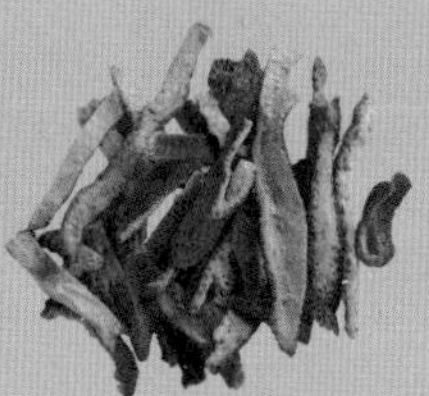

砂仁

有化湿开胃、温脾止泻、理气安胎的功效，可治疗脾胃虚寒、呕吐泄泻。

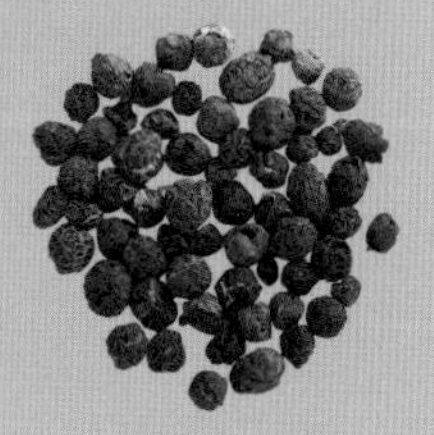

◆ **膳食宜忌**

✔ 让小儿养成定时、按顿进食的好习惯，饭前不吃零食、饮料，以免血糖升高影响食欲；饭后吃水果，觉后可以集中吃些糕点和糖果。

✔ 经常变换饮食的花样品种，做到荤素搭配，不要偏食。

✖ 要保持轻松愉快的进食情绪，不要威胁恐吓小儿进食，也不要乞求小儿进食。若小儿一餐不吃，不必顾虑，也不要再用零食补充，等他饿了自然会吃。

◆ 调养药膳

砂仁建曲饮

材料： 焦白术 10 克，砂仁、建曲、茴香各 6 克，丁香 2 克，白糖适量。

做法：

1. 将以上药物装入纱布袋内，扎紧口，放入锅中，加入 1000 毫升清水。

2. 将锅置在大火上煮沸后，改用小火再煎煮 25 分钟，倒出煎液。

3. 再加水 500 毫升，煮沸后再煎煮 20 分钟，除去药包，将两次煎液合并加入白糖拌匀即可。

功效： 健脾胃，用于小儿厌食。

食用方法： 每日 2 次，每日 50 毫升。

食用注意： 阴虚有热者忌食。

扁豆薏苡仁粥

材料： 扁豆 20 克，山药 15 克，薏苡仁 10 克。

做法：

1. 将扁豆、山药、薏苡仁分别洗净，一同放入砂锅中。

2. 加入适量清水，大火煮沸后，改用小火煮至薏苡仁熟软成粥即可。

功效： 和中健脾、消暑化湿，主治小儿厌食。

食用方法： 每日 1 次，连服 5~7 日。

食用注意： 脾虚无湿、津液不足、大便燥结者不宜食用；患寒热病、疟者及尿路结石者忌食。

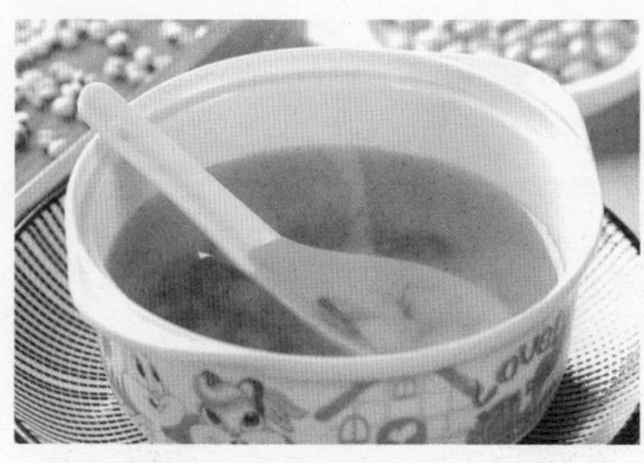

橘皮山楂茶

材料： 橘皮 15 克，焦山楂、莱菔子各 10 克。

做法：

1. 将橘皮、焦山楂和莱菔子一同研磨成粗末。

2. 将研好的药末放入杯中，加入适量沸水冲泡，代茶饮用。

功效： 健脾开胃、化食理气，适用于小儿厌食。

食用方法： 每日 1 剂，2 岁以下小儿药量减半。

食用注意： 阴津亏损、内有实热者及儿童慎食。

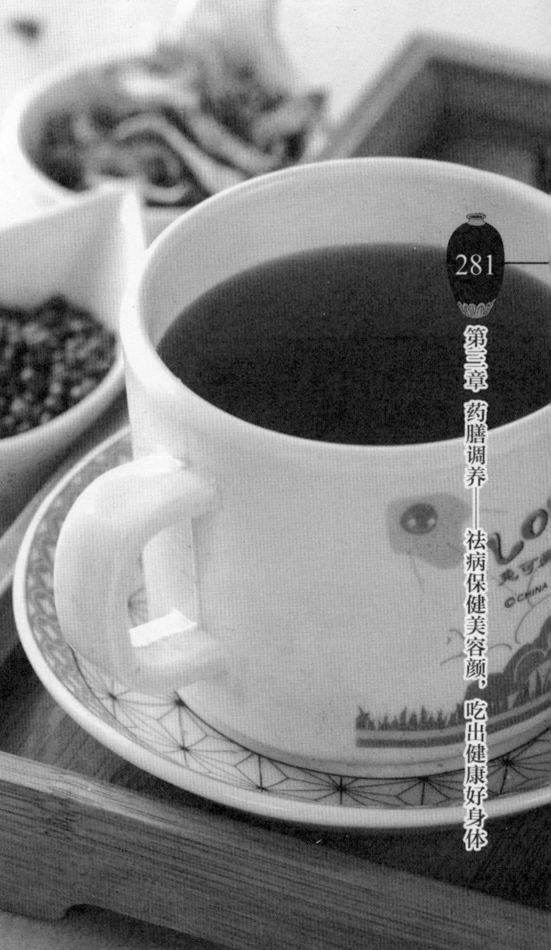

山药黄精鸡块

材料：鸡肉 100 克，黄精 10 克，山药 6 克，生姜、葱、醋、食盐、料酒各适量，鸡汤 200 毫升。

做法：

1. 将鸡肉洗净，切成小块；黄精洗净切片；山药洗净；生姜洗净切丝；葱洗净切段。
2. 把所有材料放入大碗中，倒入鸡汤，放入笼中，大火蒸 40 分钟即可。

功效：健脾胃、助消化，用于小儿厌食。

食用注意：患感冒、大便燥结者及肠胃积滞者忌用。

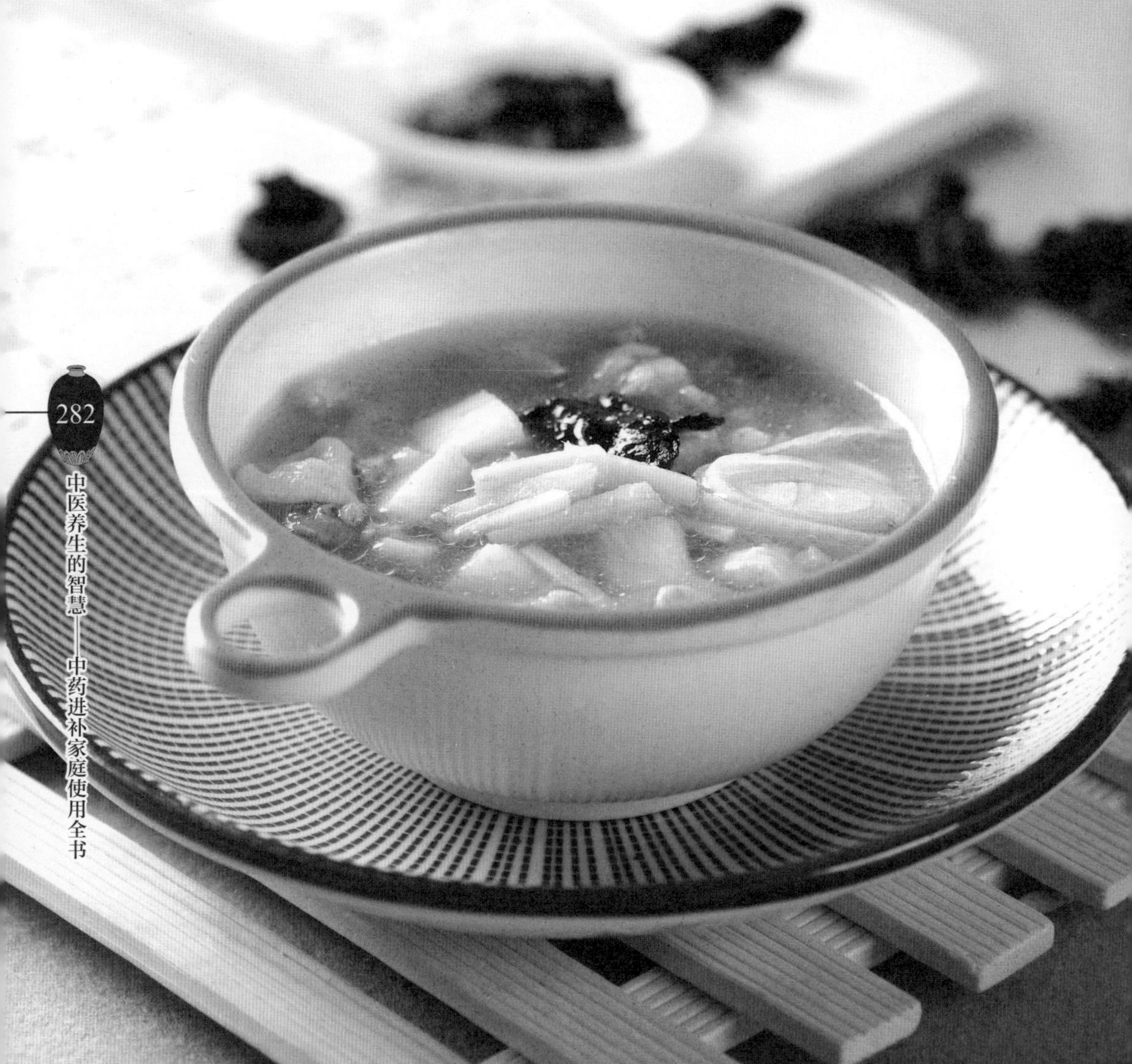

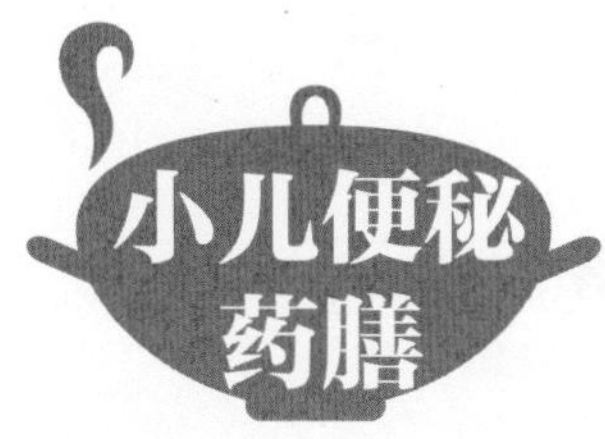

小儿便秘药膳

◆ **中医师的话**

小儿便秘表现为排便间隔时间延长，大便两天以上排1次，排便困难，伴有小腹胀急、神疲乏力、胃纳减退等。

小儿脾胃常有不足，脾胃运化功能不健全，脏腑功能较弱，同时又处于旺盛的生长发育期，对水谷精气的需求比成人相对要高。若饮食调摄不当、情志变化剧烈，极易造成脾胃运化失常，致使糟粕内留而便秘。中医常将小儿便秘分为以下三种类型。

热结便秘：小儿过食辛辣厚味，导致胃肠积热，或小儿热病之后，余热残留、胃肠燥热、耗伤津液，使其不能下润大肠而导致便秘，治疗常以清热润肠为主。

血虚便秘：小儿久病或大汗大下后，耗伤阴精、津液、血液，导致阴虚液涸、肠道津枯液少而致便秘，治疗应以养血、生津、滋阴为主。

气虚便秘：小儿体虚、气血不足，气虚则大肠传送无力，大便排出困难，治疗应以健脾益气为主。

◆ **调养药材推荐**

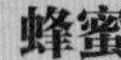

蜂蜜

补中益气、润肠通便、清肺解毒，药性温和。

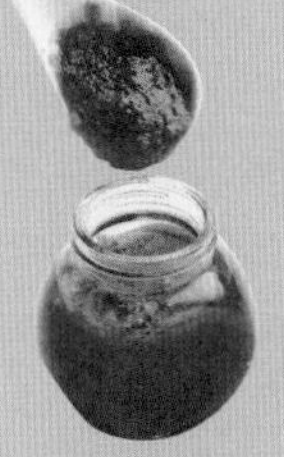

金银花

宣散风热、清解血毒，且不伤胃，可用于治疗热结便秘。

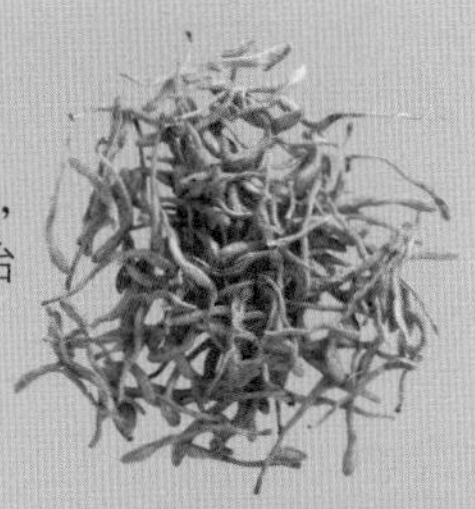

黑芝麻

补肝肾、益精血、润肠燥，适用于肠燥便秘。

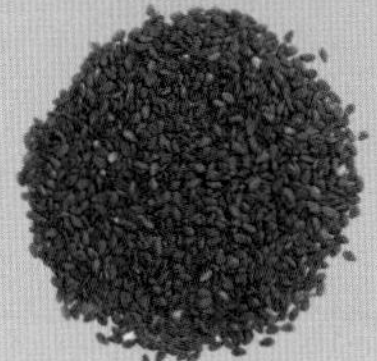

杏仁

具有润肺、止咳、滑肠等功效，并有滋补之效，适合身体虚弱的便秘患者。

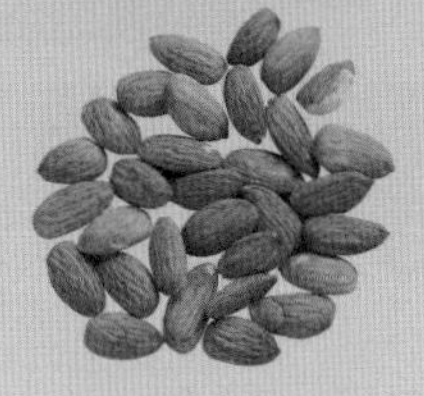

◆ **膳食宜忌**

✔ 应多吃蔬果，1岁内人工喂养的小儿较易发生便秘，建议小儿4个月后适量、逐步加喂果汁或菜泥、菜末、水果、粥类和谷类食物，如玉米粉、小米、麦片等制成的粥。幼儿可多吃粗粮食品，如红薯、胡萝卜及蔬菜，可以减少便秘的发生。

✖ 气虚、血虚便秘忌吃生冷食物；热结便秘小儿忌吃辛辣、煎炸刺激性食物。

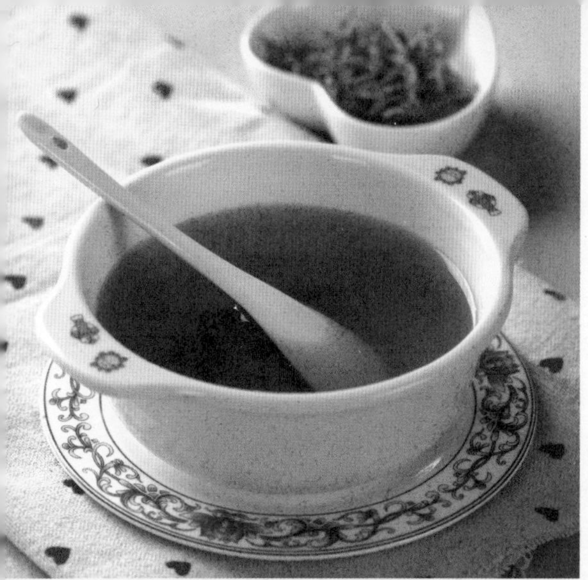

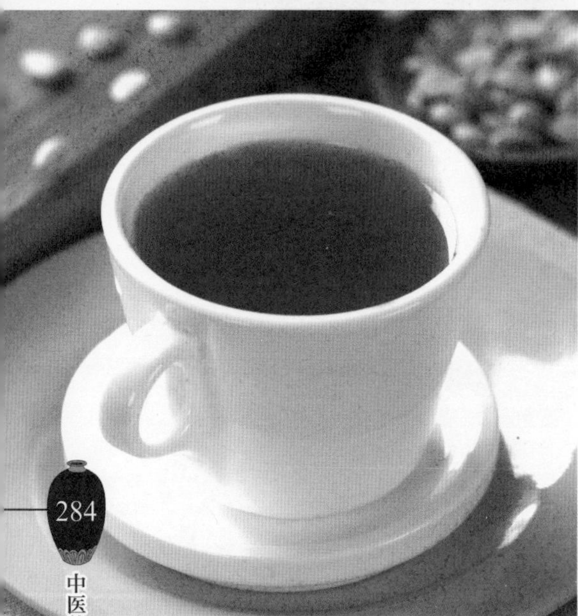

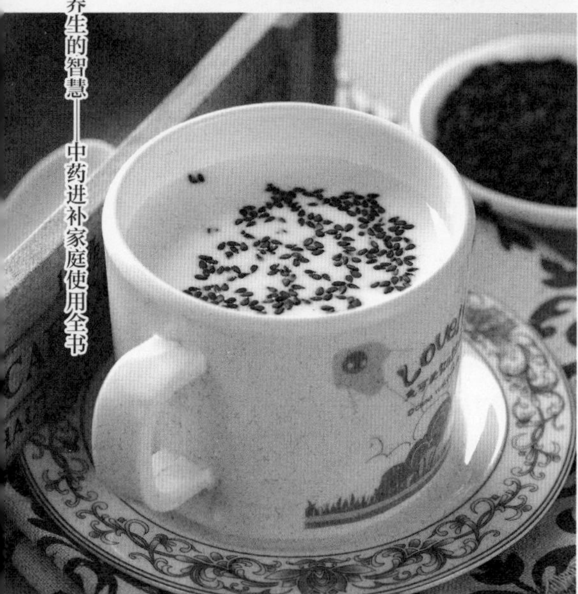

◆ **调养药膳**

蜜糖银花露

材料：蜜糖 30 克，金银花 15 克。

做法：

1. 将金银花洗净，放入砂锅中，加两碗水，煎煮至生 1 碗水，去渣取汁，冷却。
2. 取少许药汁，加入适量蜜糖，溶化后即可饮用。

功效：清热解毒、润肠通便，适用于热结便秘。

食用注意：喝不完的药汁可用玻璃瓶密封保存好；脾胃虚寒者不宜饮用。

杏仁羹

材料：核桃仁 20 克，苦杏仁 10 克，蜂蜜适量。

做法：

1. 将苦杏仁、核桃仁分别洗净，放入研磨机打碎成粉末。
2. 把粉末放入小锅中，加入适量清水，大火煮沸片刻后熄火，冷却至温热后加入蜂蜜调匀即可。

功效：润肺、清积食、散滞，适用于气虚性便秘。

食用注意：苦杏仁一次服用不可过多，每次以不高于 9 克为宜；阴虚咳嗽及泄痢便溏者禁食。

蜜奶芝麻羹

材料：牛奶 200 毫升，黑芝麻 20 克，蜂蜜 30 克。

做法：

1. 将黑芝麻洗净、晾干，炒热，研成细末。
2. 牛奶放入锅中，煮沸后，加入蜂蜜，搅拌均匀后，放入黑芝麻末，调匀即可。

功效：补中益血、和胃生津、润肠解毒，适用于久病体虚、肠燥便结等。

食用注意：慢性肠炎、便溏腹泻者忌食。

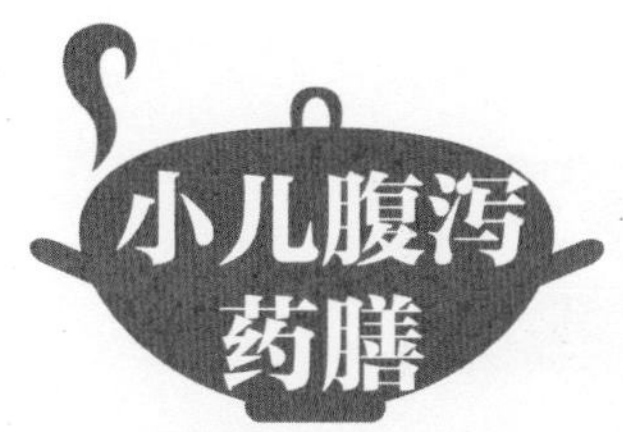

小儿腹泻药膳

◆ 中医师的话

小儿腹泻属于常见病。一方面因为小儿脾胃娇弱，形态和生理功能都未发育完全；另一方面小儿生长发育速度快，对食物、营养的需求量大。如果饮食不当，很容易伤及脾胃，引起腹泻。小儿腹泻大体可分为伤食（乳）腹泻、湿热腹泻、脾虚腹泻三种。

伤食型：进食过多易引起小儿消化不良，表现为泻酸臭大便、腹痛欲泻、泻后痛、大便或为蛋白状或夹奶瓣或夹不消化的食物残渣，调养应以消食导滞为主。

湿热型：体质湿热易引起的小儿消化不良，表现为大便深黄而臭或夹有黏液、腹泻急迫，伴有发热、腹痛、肛门红肿、灼热、疼痛不适等，调养应以清热利湿为主。

脾虚型：多为脾虚或脾肾阳虚引起的消化能力降低，表现为吃后就泻、大便稀溏且有较多食物残渣、面色萎黄或苍白、怕冷、腹泻易反复发作或病程较长等，调养应以健脾益胃为主。

◆ 调养药材推荐

山药

补脾养胃、生津益肺、补肾涩精，可用于治疗脾虚食少、久泻不止。

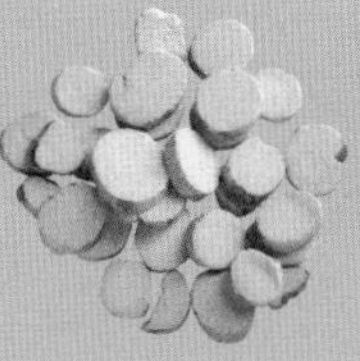

薏苡仁

利水消肿、健脾去湿、除痹止泻，常用于脾虚泄泻、纳少、脘腹胀满。

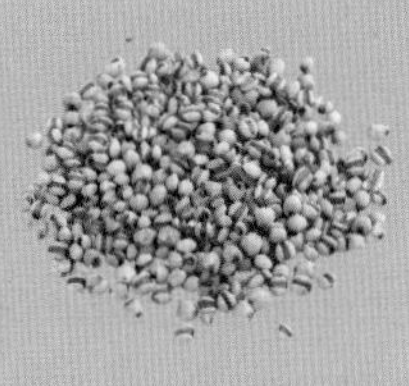

鸡内金

消食健胃，使胃运动功能明显增强，适用于伤食型腹泻。

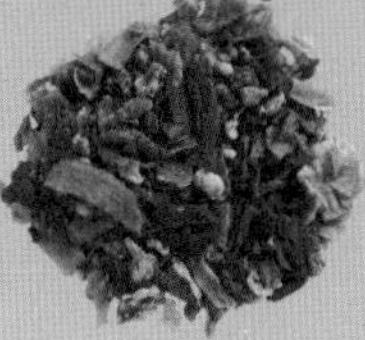

茯苓

渗湿利水、健脾和胃、宁心安神，适用于脾虚运化失常所致的泄泻。

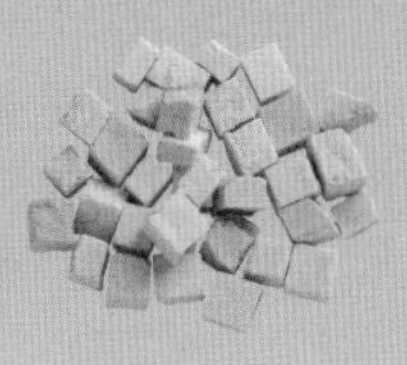

◆ 膳食宜忌

✔ 腹泻发生后，可禁食 6 ~ 8 小时，以减轻胃肠负担，并服少量浓度为 5% 的葡萄糖盐水。

✖ 不管是哪种腹泻，都不宜进食含纤维素较多的食物，不宜吃难消化的食物，如油煎、油腻食物以及糯米、高蛋白食物，也不宜进食容易产气的食物，以免加重腹泻。

✖ 湿热型腹泻应忌刺激性食品（如辣椒、饮料）、乳食（包括牛奶、奶制品）及助湿生热的食物（如肥甘厚味的油腻食品、生冷瓜果、巧克力等）。脾虚型腹泻忌生冷、寒性食物，如西瓜、冬瓜、豆腐、海味等。

◆ 调养药膳

茯苓大枣粳米粥

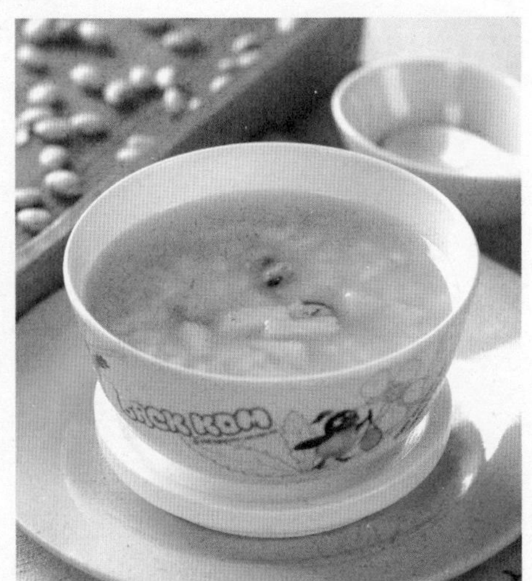

材料：粳米 10 克、茯苓粉 6~9 克，大枣 3 颗。

做法：

1. 将大枣去核洗净、切碎，放入锅中加水浸泡 20 分钟；粳米洗净。

2. 把粳米放入砂锅中，加入适量清水，再放入茯苓粉和大枣，大火煮沸后，改用小火煮成粥，加入白糖调味即可。

功效：健脾补中、利湿止泻，适用于患儿泄泻止后的调养。

食用注意：虚寒精滑及气虚下陷者忌食。

山药扁豆粥

材料：山药、粳米各 30 克，白扁豆 15 克。

做法：

1. 先将粳米、白扁豆分别洗净，一同放入锅中。

2. 锅中加入适量清水，大火煮沸后，放入山药，煮沸后改用小火继续煮至粥稠即可。

功效：消暑化湿、健脾止泻，适用于患儿湿热并重型腹泻。

食用方法：每日分 2 次服，连服 3~5 日。

食用注意：山药有收敛作用，所以患感冒、大便燥结者及肠胃积滞者忌用。

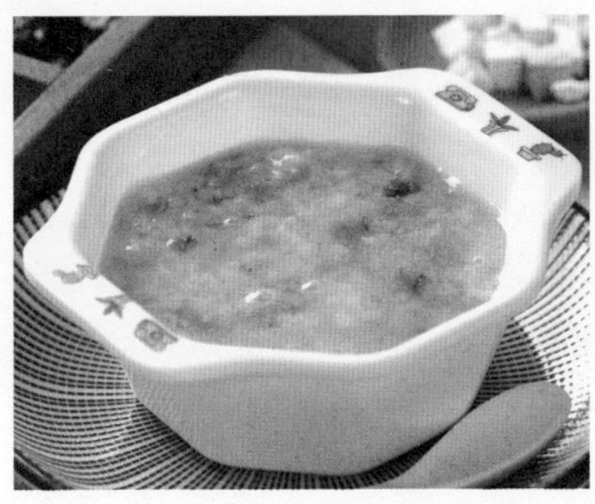

山楂胡萝卜汤

材料：鲜胡萝卜 2 个，山楂 15 克，红糖适量。

做法：

1. 将胡萝卜去皮、洗净，切成小块；山楂洗净。

2. 山楂和胡萝卜一同放入锅中，加入适量清水，大火煮沸后，改用小火煮至胡萝卜熟烂时，放入红糖调味即可。

功效：健脾化滞、暖胃和中，适用于伤食型腹泻。

食用方法：每日 1 剂，分数次服用，连服 2~3 日。

食用注意：孕妇应谨慎食用。

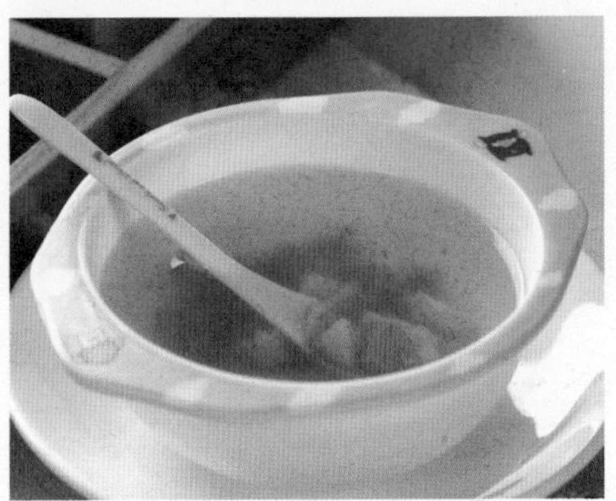

用药膳调和人体阴阳，需秉持『阳盛则清热，阴盛则祛寒，阴虚则滋阴，阳虚则温阳』的原则

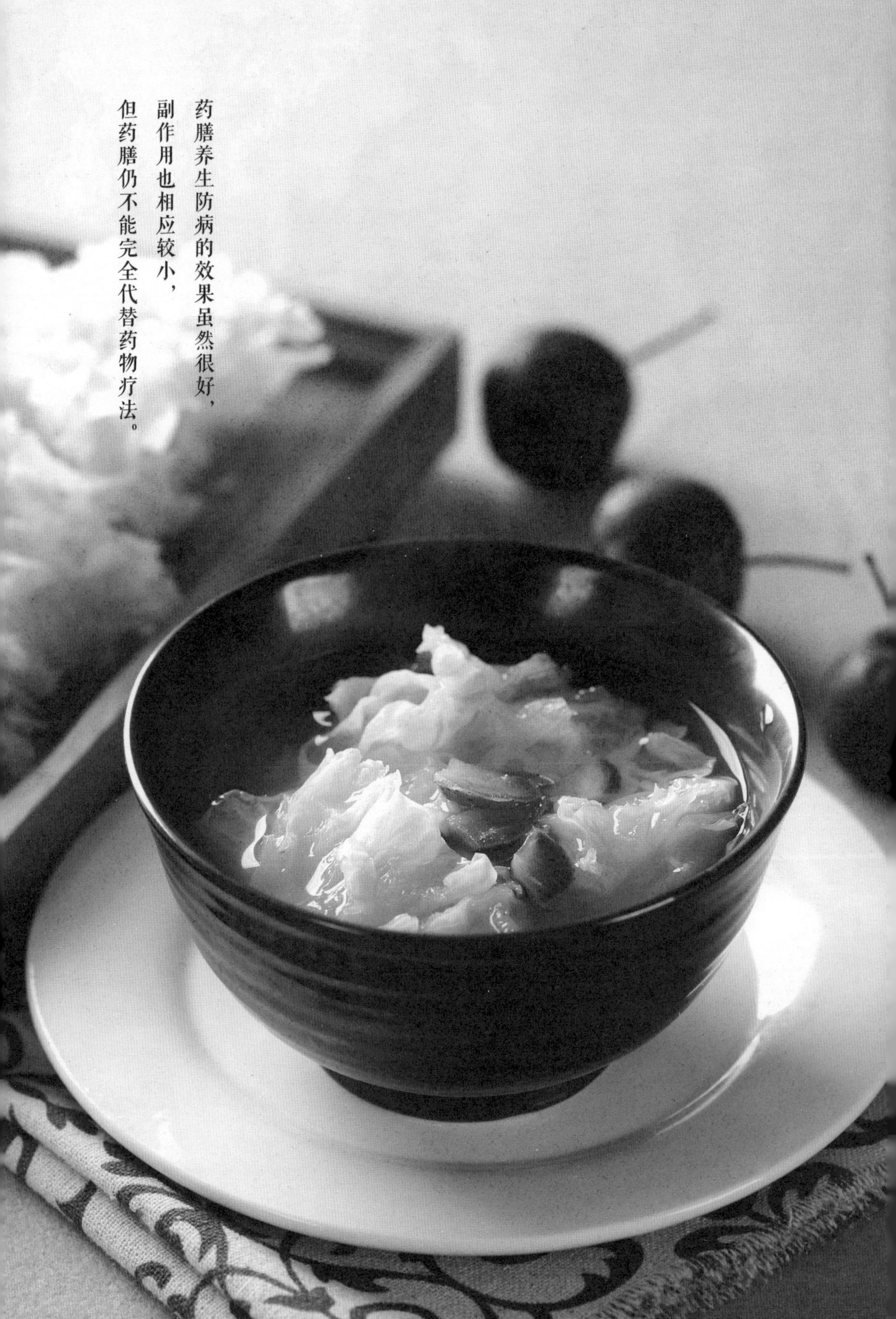
药膳养生防病的效果虽然很好，
副作用也相应较小，
但药膳仍不能完全代替药物疗法。